国家科学技术学术著作出版基金资助出版

纳米生物医学技术

Nanotechnology in Biomedical Sciences

主　编　许海燕　王　琛

编　者　（按拼音排序）

方晓红　顾　宁　蒋兴宇　靳　刚

梁　伟　夏善红　赵晓军　赵宇亮

中国协和医科大学出版社

图书在版编目（CIP）数据

纳米生物医学技术 / 许海燕，王琛主编．—北京：中国协和医科大学出版社，2009.2

（生物医学技术丛书）

ISBN 978-7-81136-130-8

Ⅰ．纳…　Ⅱ．①许…②王…　Ⅲ．纳米材料-应用-生物医学工程
Ⅳ．R318

中国版本图书馆 CIP 数据核字（2009）第 002576 号

纳米生物医学技术

主　　编： 许海燕　王　琛
责任编辑： 田　奇　刘　凯

出版发行： 中国协和医科大学出版社
（北京东单三条九号　邮编 100730　电话 65260378）
网　　址： www.pumcp.com
经　　销： 新华书店总店北京发行所
印　　刷： 北京丽源印刷厂

开　　本： 700×1000 毫米　1/16 开
印　　张： 24.25
字　　数： 380 千字
版　　次： 2009 年 6 月第 1 版　2009 年 6 月第 1 次印刷
印　　数： 1—3000
定　　价： 66.00 元

ISBN 978-7-81136-130-8/R·130

内容提要

本书围绕纳米技术在生物医学中的应用展开，是生物医学技术和纳米技术有机结合。全书共9章，详细阐述了纳米技术在生物医学若干领域的发展情况，包括纳米科技推动生命科学的发展、纳米粒子与药物载体技术、癌症早期建仓的纳米技术与材料、以医学应用为目标的纳米器件、用于生物传感器的纳米材料和技术、基于微纳加工技术的纳米生物传感器件、生命科学研究中的纳米表征技术——原子力显微术、再生医学中的多肽分子自组装技术、电纺丝制备纳米纤维技术及其生物医学应用研究、纳米材料对健康和影响及分析评价等；内容翔实、图文并茂，主要适合高等院校生物医学专业学生、研究生、研究人员等阅读参考。

序

我国的中长期科学和技术发展规划纲将纳米技术列入重大科学研究计划四项任务之一，是因为纳米科技正孕育着新的技术革命，给材料、信息、绿色制造、生物和医学等领域带来极大的发展空间，发展纳米科技将对社会与经济，乃至科技产生巨大的推动作用。

纳米技术是在纳米尺度上研究物质的结构与反应机制，进行纳米结构表征与检测，是涵盖材料、物理、化学、生物学与医学等多学科交叉的跨领域的新技术。纳米生物医学技术是纳米技术在生命科学研究中的应用，是生物技术和纳米技术的融合，研究纳米尺度的人造结构与细胞及分子之间的相互作用，利用纳米尺度物质所特有的物理、化学性能，开发针对疾病诊断和治疗的新型功能生物材料、医疗器件以及高效和高灵敏度的检测、诊断和治疗技术，提高疾病的诊治和预防、预警水平，促进人民健康。

本书主编之一许海燕教授是中国医学科学院纳米医学联合研究中心主任，主要从事纳米结构生物材料及其在生物医学中的应用研究，并加强与分子生物学和临床医学的交叉与合作，在利用纳米技术发展组织修复材料及纳米药物传递系统方面取得了有意义的研究成果；王琛教授是国家纳米科学中心主任，主要从事扫描隧道显微技术的原理及应用研究，在利用扫描探针显微技术研究核酸凝聚现象等纳米尺度上物质表面的物理和化学现象方面，取得了多项有意义的创新性成果。两位主编约请了国内从事纳米技术研究的有关专家介绍纳米技术在生物和医学若干领域中的研究进展，并着重于介绍这些领域中所应用的技术和材料，有利于从事生物学和医学的科技人员与从事纳米研究的工作者之间的交流沟通。

期望本书的出版有助于相关学科研究人员了解纳米技术在生物医学领域中可能的应用，推进我国纳米生物医学的发展。

中国科学院　院士

中国医学科学院北京协和医学院　教授

（签名）

2009年3月16日

前言

自20世纪80年代以来，纳米技术得到迅速发展并不断取得重要进展。同时，纳米技术快速向其他学科领域渗透，形成了许多全新的交叉学科。生命科学与纳米技术交叉融合所形成的纳米生物医学技术正是其中一个值得各领域研究者共同关注的新兴科学技术。纳米生物医学技术是纳米技术在生命科学研究中的应用，是生物技术和纳米技术的融合。这种融合的巨大潜能是十分显著的，这种全新的杂化形式意味着我们可以在原子水平上模仿和利用天然的生物系统，或者构建极微细的工具来研究生物系统的结构和性质。纳米技术正在生命科学中产生许多重要的作用。

纳米生物医学技术的研究正在不断形成众多分支，各分支的研究都在迅速发展，当前主要涉及在最基本的生物水平上研究纳米尺度的人造结构与细胞及分子之间的相互作用，利用纳米尺度物质所特有的物理、化学性能，开发针对重大疾病的早期诊断和有效治疗的新型功能生物材料、医疗器件，以及高效和高灵敏度的检测、诊断和治疗技术。从更加广义的角度来说，纳米生物医学技术是利用分子水平的工具和知识来诊断、治疗和预防疾病及创伤，解除疼痛，保持和促进人类的健康。

本书选取了一部分研究方向和相关的技术予以介绍。我们很荣幸地邀请到国内纳米生物医学研究领域中的部分专家学者来共同编写，包括，中国科学院力学所的靳刚教授、高能物理所的赵宇亮教授、化学所的方晓红教授、生物物理所梁伟教授、电工所的夏善红教授、国家纳米中心蒋兴宇教授、东南大学顾宁教授、四川大学赵晓军教授。各位作者都是活跃在研究一线的学者，分别承担着国家重大科学研究计划项目、“973计划”项目、“863计划”项目、国家自然科学基金项目的研究工作，他们在书中向读者介绍了若干领域的纳米生物医学的关键技术及其最新研究进展，旨在为不同领域中对纳米生物医学研究有兴趣的读者提供尽可能前沿和实用的信息与技术，也希望能借助本书为各个不同研究领域研究人员进行多学科的交叉与协作尽微薄之力。

本书各章之间既可独自成书，也相互有一定的交叠和关联，彼此之间的联合也可以成为新的方向。由于各个分支的研究特点不同，各位作者在写法上也独具特色，分别从基本原理、实验技术等方面做了充分的阐述，同时对所处领域的研究现状和发展动态给予了综合评述。

本书在编写过程中一直得到中国科学院物理研究所解思深院士给予的鼓励、关心与多方面的支持与指导，在此表示衷心的感谢。

本书的编写也得到国家重大科学研究计划项目“生物医学纳米材料与细胞作用研究”的支持，特此致谢！

许海燕　王　琛

2009 年 3 月于北京

目 录

第一章 纳米粒子与药物载体技术 …………………………… (1)
第一节 概述 ……………………………………………… (1)
第二节 脂质体 …………………………………………… (2)
第三节 聚合物胶束 ……………………………………… (10)
第四节 复合功能纳米粒子 ……………………………… (19)
第五节 二氧化硅纳米粒子 ……………………………… (25)
第六节 综述与展望 ……………………………………… (29)
第二章 癌症早期检测的纳米技术与材料 …………………… (35)
第一节 概述 ……………………………………………… (35)
第二节 纳米技术为癌症的及早诊断提供基础 …………… (37)
第三节 金属纳米材料与癌细胞检测 ……………………… (38)
第四节 纳米晶量子点结合分子探针进行肿瘤的在体检测 ……………………………………………… (44)
第五节 检测恶性肿瘤的磁性纳米材料与磁纳米传感器 …………………………………………… (49)
第六节 分子影像与纳米材料 …………………………… (58)
第七节 基于纳米传感器的癌症早期检测技术 ………… (66)
第八节 综述与展望 ……………………………………… (81)
第三章 以医学应用为目标的纳米器件 ………………………… (89)
第一节 概述 ……………………………………………… (89)
第二节 纳米器件制备方法 ……………………………… (90)
第三节 软刻蚀技术在细胞生物学中的应用 …………… (99)
第四节 软刻蚀技术在生化分析中的应用 ……………… (112)
第五节 综述 ……………………………………………… (127)

第四章 用于生物传感器的纳米材料和技术 …………………… (133)
第一节 概述 ………………………………………………… (133)
第二节 纳米材料电化学生物传感器 ………………………… (133)
第三节 磁性纳米颗粒生物传感器 …………………………… (136)
第四节 多功能纳米颗粒 ……………………………………… (139)
第五节 量子点生物传感器 …………………………………… (140)
第六节 纳米线生物传感器 …………………………………… (142)
第七节 光纤生物传感器 ……………………………………… (144)
第八节 微悬臂生物传感器 …………………………………… (147)
第九节 芯片型生物传感器 …………………………………… (149)
第十节 压电纳米生物传感器 ………………………………… (152)
第十一节 离子通道生物传感器 ……………………………… (153)
第十二节 绿色荧光蛋白（GFP）变构生物传感器 ………… (154)
第十三节 纳米孔生物传感器 ………………………………… (155)
第十四节 硅虫晶体管 ………………………………………… (155)
第十五节 综述 ………………………………………………… (156)
第五章 基于微纳加工技术的纳米生物传感器件 ……………… (161)
第一节 概述 ………………………………………………… (161)
第二节 微纳加工技术介绍 …………………………………… (161)
第三节 微纳生物传感技术 …………………………………… (165)
第四节 生物芯片 ……………………………………………… (178)
第五节 其他纳米生物器件 …………………………………… (188)
第六节 综述 ………………………………………………… (189)
第六章 生命科学研究中的纳米表征技术——原子力显微术 … (193)
第一节 概述 ………………………………………………… (193)
第二节 AFM 的基本原理 …………………………………… (194)
第三节 AFM 高分辨成像 …………………………………… (196)
第四节 AFM 单分子力谱 …………………………………… (202)
第五节 展望 ………………………………………………… (213)
第七章 再生医学中的多肽分子自组装技术 ………………… (220)
第一节 概述 ………………………………………………… (220)

第二节 自组装多肽 …………………………………………… (221)
第三节 自组装短肽在生物医学中的应用 …………………… (234)
第四节 实验部分 ………………………………………… (238)
第八章 电纺丝制备纳米纤维技术及其生物医学应用研究 …… (279)
第一节 概述 ……………………………………………… (279)
第二节 天然细胞外基质的结构、成分和功能概述 ……… (281)
第三节 高压静电电纺丝技术 …………………………… (283)
第四节 用于高压静电纺丝的常用生物材料 ……………… (293)
第五节 纳米纤维结构对细胞生长行为的作用 …………… (305)
第六节 纳米纤维结构支架在组织工程中的应用研究 …… (313)
第七节 纳米纤维支架作为药物和生物大分子载体的研究 ……………………………………………… (322)
第八节 综述 ……………………………………………… (324)
第九章 纳米材料对健康的影响及分析评价 ………………… (331)
第一节 概述 ……………………………………………… (331)
第二节 纳米材料生物安全性的体内研究 ………………… (332)
第三节 纳米材料生物安全性的体外研究 ………………… (353)
第四节 纳米材料毒性作用的机制 ……………………… (363)
第五节 纳米材料毒性的消除 …………………………… (365)
第六节 综述 ……………………………………………… (366)

第一章　纳米粒子与药物载体技术

第一节　概　述

纳米技术涉及物理学、化学、生物学、电子学、计算机科学等众多科学领域，是一门综合性和交叉性极强的新兴学科，其中纳米给药系统的研究具有巨大的发展潜力和诱人的应用前景。“纳米”是一个长度单位，相当于1/1000微米。当一种物质被不断切割至一定程度，其粒子小至纳米量级即为纳米材料，纳米尺度效应往往会赋予材料一些新的理化特性和生物学特性，使其在药物输送方面有许多优越性，包括可以跨越某些生物屏障、实现可控释放和靶向给药、延长药物作用时间、减少毒副作用等。因此，纳米给药系统有望成为攻克恶性肿瘤等多种顽疾的有力手段。

近年来，纳米生物技术的蓬勃发展吸引了全球科技界的目光，其中大小在1~1 000nm之间的纳米粒是较早开发的一类亚微型粒子，最初的应用主要是通过将药物包在粒子内部或与粒子表面结合等方式改善药物在机体内的运输。尽管纳米粒子的种类在迅速增加，但从总体上说，纳米粒子可划分为两大类。

1. 以有机分子为构造单位的粒子，例如脂质体、纳米胶束、固体脂质纳米粒、树状体、纳米囊和纳米球等。

2. 以无机物（主要是金属）为核心材料的粒子，例如磁性纳米粒、碳纳米管、量子点等。自从10多年前美国FDA批准了第一个多柔比星长循环脂质体药物（Duxil，Caelyx，都可喜）以来，与纳米药物输送系统相关的论文和专利数量都一直保持持续的增长。据不完全统计，目前已上市和处于临床研究阶段的纳米药物制剂已有20余种。

本章中主要介绍脂质体，聚合物胶束，无机纳米粒子、复合型功能纳米粒子的制备技术及其作为药物载体的应用研究。

第二节 脂 质 体

一、脂质体概述

脂质体（liposomes，或称类脂小球）是一种微小囊泡，它具有类似生物膜结构的脂质双分子层。脂质体通过双层脂质膜与细胞发生吸附、融合、脂交换和内吞等相互作用，可将部分包封的药物导入细胞中发挥作用。脂质体最初是由英国学者 Bangham 和 Standish 将磷脂分散在水中进行电镜观察时发现的，1971 年，英国 Rahman 等人开始将脂质体用于药物的输运载体。

脂质体的主要组成成分为磷脂[1]，为调节脂膜的特性，通常在脂膜中加入某种脂溶性成分，如胆固醇。胆固醇具有两亲性，可调节脂膜的流动性，降低脂膜的通透性[2]，与磷脂合用可制得相对稳定的脂质体。脂膜中掺入带电荷成分，如十八胺、磷脂酸等，可改变脂质体表面的荷电状态，从而改变脂质体的包封效率等理化性质和在体内的动力学行为。

脂质体的分类方法很多，主要依据其结构、组成和功能进行分类。按脂质体所包含脂质双分子层的层数可分为：单室脂质体和多室脂质体[3]。由一层脂质双分子层构成的脂质体称为单室脂质体。单室脂质体又分为大单室脂质体(large unilamellar vesicles,LUVs,粒径在0.1 ~ 1μm)和小单室脂质体(single unilamellar vesicles,SUVs)，粒径0.02 ~ 0.08μm；小单室脂质体又称为纳米脂质体（nanoliposomes），是具有脂质双分子层结构的最小单位，其大小依赖于介质的离子强度和膜的组成成分。由多层脂质双分子层构成的脂质体称为多室脂质体（multilamellar vesicles，MLVs，粒径在 1 ~ 5μm)，一般包载药物的能力比较低。在单室脂质体中，水溶性药物的溶液被一层脂质双分子层所包被，称为内水相；脂溶性药物则被包载于脂质双分子层中。在多室脂质体中，脂质双分子层将内水相隔离开来，水溶性药物存在于两膜层之间，脂溶性药物则包载于脂质双分子层中。经超声波分散的脂质体悬液多为单室脂质体；将多室脂质体通过限制孔径的膜滤后可以得到小单室脂质体[3]。

按脂质体特有的组成和功能可分为普通脂质体、阳离子脂质体、长循环脂质体和免疫脂质体[4]。

阳离子脂质体是一种带正电的脂质微囊。大多数阳离子脂质体是由一种中性磷脂和一种或多种带正电荷的成分通过单键、双键和多重键结合而成。阳离子脂质体主要作为非病毒介导的基因转染载体用于基因治疗[5]。

长循环脂质体[6]是基于普通脂质体在血液中易被单核巨噬细胞系统识别、摄取而被清除的特点发展起来的。它不仅延长了脂质体在血液循环中时间，而且提高了脂质体的体内外稳定性。

免疫脂质体是含有抗体或抗体片段的长循环脂质体。它是单克隆抗体修饰的脂质体的简称，集脂质体的组织特异性和抗体的靶向性于一体，是一种新型的载药系统。免疫脂质体主要用于恶性肿瘤的治疗，它在选择性地杀死或抑制肿瘤细胞生长的同时，对正常组织的毒副作用比较小，因此提高了化疗药物的治疗功效。免疫脂质体的制备方法通常有两大类：交联法和插入法。交联法指将抗体通过合适的偶联剂连接于脂质体的外表面。插入法指在抗体的一段引入亲脂性部分，然后通过脂溶性部分锚入脂质体的外层脂膜中。免疫脂质体的体外研究已取得了较好的效果，但体内实验的效果并不理想。

此外，还有根据肿瘤组织的微环境特征来构建的脂质体，如温度敏感型脂质体、磁性脂质体及 pH 敏感型脂质体。温度敏感型脂质体是指当温度达到脂质材料的相变温度时，脂质体双分子层膜的稳定性受到影响，膜的流动性和通透性增大，使所包封药物的释放速率增大，以达到治疗的效果。制备该类脂质体所用的脂质材料有二棕榈酰磷脂酰胆碱（dipalmitoyl - phosphatidyl - choline，DPPC）、二棕榈酰磷脂酰甘油（DPPG）和二棕榈酰神经鞘磷脂（DPSP），其相变温度为 41 ~43℃。温度敏感脂体具有良好的热靶向性，如 Kakinuma[7] 应用此类脂质体携载化疗药物顺铂，同时给大鼠脑瘤局部加热（41℃），显著增加了药物在脑肿瘤部位的聚集。pH 敏感型脂质体是指可以体内微环境的 pH 值作为脂质体内药物释放的激发因子，脂质体在 pH 值变化的条件下不稳定，脂质双分子层被破坏而释放药物。

二、普通脂质体的制备方法[3]

（一）注入法　该法是将磷脂溶于乙醚或氯仿等有机溶剂中，然后注入与之互不相溶的介质中，如注入亲水性溶剂中。这个方法的优点是制备过程简单，有机相中磷脂浓度对脂质体的大小影响较小；缺点是有机溶剂和高温会使大分子物质（如蛋白质等）变性或对热敏感的物质灭活，此外制得的脂质体粒径不易均匀。

（二）薄膜分散法　此方法是将磷脂或脂溶性药物等溶于有机溶剂中，在合适的容器中除去有机溶剂形成脂膜，再加入水或缓冲溶液，使脂膜水化并分散成为脂质体。该方法操作简便，可以得到具有典型多室结构的脂质体（多室脂质体），但是这种方法对药物的包封率较低。

（三）超声波分散法　对通过注入法或薄膜分散法得到的脂质体做进一步的超声波处理，可以得到单室脂质体悬液。通过该这种方法制得的脂质体尺寸小而分布均匀。

（四）逆相蒸发法　采用适当的方式将含有药物的水相均匀地分散于溶解有磷脂的有机溶剂相中，减压除去有机相后可以得到脂质体，由于在制备过程中发生了相的转变，故称此方法为逆相蒸发法。这种方法的特点是药物包封量大，体积包封效率可以比超声波分散法大近 30 倍，适合于包封水溶性药物及生物大分子活性物质，如各种抗生素、胰岛素、免疫球蛋白、碱性磷脂酶、核酸等。

（五）冻融法　上述方法制备得到的脂质体可进一步进行低温冷冻，然后加热熔融。如此循环若干次。冻融处理可改变药物在脂质体中的分布及相互作用方式。

除上述方法外，还有复乳法，透析法，离心法，前体脂质体法，钙融合法等。

三、制备脂质体的新方法和新应用

尽管传统脂质体的制备方法各有其优点，但由于其稳定性的问题，会产生药物渗漏、粒子聚集、磷脂氧化和水解、适用范围局限性较大等问题，影响了脂质体在临床上的应用。通过新技术、新材料的应用和对制备工艺改进，可以使这些问题得到有效的解决。本节主要介绍最近发展起来的制备脂质体的新方法和新用途，从其原理、材料、制备方法、表征及应用这几个方面进行举例说明。

（一）电荷中和法[8]制备脂质体及其应用

1．原理　以包载 siRNA 的脂质体制备为例。在组成脂质体的脂膜中掺入带正电荷的脂质成分，将其成膜，用含有等量负电荷的核酸片段的水溶液使脂膜水化，在适当的温度（脂质相变温度以上）孵育 30 ~ 60min。根据实验需要过不同孔径的聚碳酸酯微孔膜（50 ~ 1000 nm），即可得到所需粒径的脂质体。

2. 材料 蛋黄磷脂（ePC）、胆固醇（Ch）、聚乙二醇2000－二硬脂酰乙醇胺（PEG_{2000}－DSPE）、二棕榈酰乙醇胺（DPPE）、二油酰三甲胺丙烷（DOTAP）和罗丹明标记的二油酰乙醇胺（Rho－PE）均购自美国 Avanti Polar Lipids 公司；三乙胺、CL－4B 琼脂糖和聚乙二醇3400－二对硝基苯碳酸酯〔PEG_{3400}－（pNP）$_2$〕均购自美国 Sigma 公司；21 bp siRNA 由上海基因药物公司（Shanghai GenePharma Co.）合成，有义链为5′－GACUCGCAACACGCUAUUCTT－3′，并于3′端进行荧光素（FITC）标记，反义链为5′－GAAuAGCGuGuuGCGAGUCTT－3′；八聚精氨酸（R8）（本实验室合成）。

3. 制备方法

（1）pNP－PEG_{3400}－DPPE 的合成 取浓度为20mg/ml 的 DPPE 氯仿溶液10ml，置于50 ml 的圆底烧瓶中，滴加三乙胺（TEA）0.65 ml，将 PEG_{3400}－（pNP）$_2$（200mg/ml 氯仿溶液）约4.0 g 加入到上述混合液中，吹入氮气，密封，避光，于室温下磁力搅拌过夜。减压蒸干溶剂，真空除尽残留氯仿，加入0.01mol/L 的 HC1 水溶液100 ml，超声处理后形成透明的胶束溶液。以0.01mol/L 的 HC1 水溶液为洗脱液，经 CL－4B Sepharose 进行分离，除去未反应的 PEG_{3400}－（pNP）$_2$ 和释放的 pNP，收集含有 pNP－PEG－DPPE 胶束的洗脱液，冷冻干燥，用 TLC、HPLC、MS 和 NMR 对 pNP－PEG－DPPE 进行定性分析和定量检测。

（2）R8－PEG_{3400}－DPPE 的合成 用 R8 取代 pNP－PEG_{3400}－DPPE 中的 pNP，合成 R8－PEG_{3400}－DPPE。取100mg 所合成的 pNP－PEG_{3400}－DPPE 溶于10ml 氯仿中，置于50ml 茄形烧瓶中，于旋转蒸发仪上减压除去氯仿，形成脂膜，真空除尽残留氯仿。将25mg R8 溶于4ml 0.01mol/L 的 HC1 水溶液中，加入到内壁涂布了脂膜的茄形烧瓶中，于室温孵育30min，轻摇使脂膜充分分散。于混悬液中加10mmol/L（pH 9.0）的 Tris 缓冲液20 ml，混匀，氮气保护，于4℃孵育过夜。将样品置于截留分子量为5kD 的透析袋中，在10mmol/L（pH 7.4）的 Tris 缓冲液中透析约4h，再用去离子水于4℃透析24h，取出袋内溶液，冷冻干燥，置－20℃冰箱内保存。

（3）siRNA 脂质体的制备 将 ePC、Ch、PEG_{2000}－DSPE 和 DOTAP 的氯仿溶液按摩尔比60∶34∶3.0∶3.0 的比例混合，如需标记脂膜，可于上述混合液中加入占总脂质量摩尔比0.1% 的 Rho－PE，减压除尽氯仿后形成脂膜。

将一定量的 siRNA 溶于经 DEPC 处理的超纯水中，siRNA 用量以完全中和 DOTAP 所带的正电荷来计算。在 50℃水浴中，用含 siRNA 的水溶液将上述磷脂膜水化 30min，形成包裹 siRNA 的脂质体。用手动挤出装置将初步形成的脂质体分别过孔径为 0.4μm 和 0.1μm 的聚碳酸酯微孔膜（Whatman）10 次，得到粒径均一的脂质体。

取适量 R8 - PEG_{3400} - DPPE 溶于甲醇，置于圆底烧瓶中，氮气吹干成膜，加入上一步骤中制备好的脂质体混悬液，于37℃水浴中温浴 2h，使 R8 - PEG_{3400} - DPPE 定向地插入到脂质体的外层膜上。其中八聚精氨酸在脂质体中占总脂质成分的摩尔比一般为 0.5% ~1.0%，根据实验需要可适当调整其比例。用动态激光散射、冰冻蚀刻电子显微镜、核酸电泳来检验八聚精氨酸修饰的包载 siRNA 的聚乙二醇化脂质体的理化特性。

4. 表征

（1）冰冻蚀刻电子显微镜　冰冻蚀刻电子显微镜观察八聚精氨酸修饰的包载 siRNA 的脂质体的形貌和结构。标本置于 -196℃的液氮中，进行冰冻。然后用冷刀骤然将标本断开，升温后，冰在真空条件下迅即升华，暴露出断面结构，蚀刻后，向断面以 45°喷涂一层蒸汽铂，再以 90°喷涂一层碳，加强反差和强度。然后用次氯酸钠溶液消化样品，把碳和铂的膜剥下来，该复膜显示出了标本蚀刻面的形态，并用电镜观察。冰冻蚀刻电子显微镜照片显示，R8 - 1iposomal siRNA 的外形构造类似 SARS 病毒，其大小在 50 ~200 nm，由数个 15 ~30 nm 的小颗粒组装而成。

（2）动态光散射　动态光散射测定其粒径，liposoma1 - siRNA 和 R8 - liposomal - siRNA 粒径分布窄而均一，平均粒径分别为 133nm 和 138nm，liposomal - siRNA 经 R8 修饰后平均粒径增大了约 5nm。

（3）凝胶电泳　凝胶电泳显示，包裹于脂质体内的 siRNA 不能被溴化乙锭染色；用表面活性剂十二烷基磺酸钠处理脂质体后，其中的 siRNA 会被释放出来，并能被溴化乙啶染成明亮的条带（紫外灯下），该条带在凝胶上的位置与游离 siRNA 的条带一致。另外，被脂质体包裹的 siRNA 在血清中的稳定性显著增加，与血清共温育 24h 后未见分解。相反，游离的 siRNA 与血清共温育 6h 即被完全分解。

5. 应用　当前世界范围内进行的基因治疗实验中约有 13% 运用非病

毒载体[5]。1993年，Nabel[9]等用脂质体包载HLA－B7基因来治疗晚期黑色素瘤患者，部分患者的肿瘤缩小或消退，临床实验取得了一定成功。1994年，美国NIH、RAC公司申请以质粒DNA－脂质体为载体，对20例乳腺癌患者进行白介素－2（IL－2）基因治疗的临床研究，得到有关部门的批准[10]。以微观流体化技术生产的3β－［N－（dimethylaminoethane）carbamoyl］cholesterol（DC－chol）脂质体已在哈佛大学用于囊性纤维化瘤的基因治疗。另外，脂质体介导的基因转染也是目前研究的热点。Cinai[11]等将DNA寡聚体与1，2－Dioleoyl－sn－glycero－3－phosphoethanolamine（DC－chol/DOPE）阳离子脂质体复合，该复合物表现出罕见的、非经典的CD光谱学特性，并且在生理pH下稳定。糖基化的DC－chol/DOPE阳离子脂质体对目标细胞的转染效率更高[12]。

（二）化学偶联法制备脂质体及其应用

1．原理　以免疫脂质体的制备为例。首先制备外表面含有功能基团的脂质体，如表面带有氨基或羧基的脂质体，这些表面基团可被进一步修饰，通过适当的偶联剂与抗体或抗原以共价键形式连接。近年来，脂质体表现出来的免疫佐剂活性受到了广泛的关注。例如，研究发现，脂质体与抗原连接后可增强巨噬细胞对抗原的提呈作用而促进抗体的产生。下面以实例介绍卵清蛋白（ovalbumin，OVA）与脂质体偶联的制备方法及其脂质组成对免疫功能的影响[13]。

2．材料　二硬脂酰胆碱、二硬脂酰磷脂酰乙醇胺、二硬脂酰磷脂酰甘油酸、二油酰胆碱，二油酰磷脂酰乙醇胺、二油酰磷脂酰甘油酸均购自日本东京NOF Co.，胆固醇购于日本大阪Wako完美化学工业，OVA购自sigma公司，Alexa Flour 488蛋白标签购自分子探针公司。

3．脂质体的制备　首先制备两种组分不同的脂质体，一种是称为“硬脂酰”的脂质体，由二硬脂酰胆碱、二硬脂酰磷脂酰乙醇胺、胆固醇、二硬脂酰磷脂酰甘油酸按摩尔比4∶3∶7∶2的比例组成；另一种脂质体称为“油酰”脂质体，由二油酰胆碱、二油酰磷脂酰乙醇胺、胆固醇、二油酰磷脂酰甘油酸按摩尔比4∶3∶7∶2的比例组成。采用前述的薄膜分散法制备脂质体悬液。

将0.5ml的2.5%戊二醛溶液逐滴加入到2.5ml（pH＝7.2）的磷酸盐缓冲溶液中（含90mg脂质体和6mg的OVA），在37℃下轻轻搅拌1h，再加入0.5 ml的3mol/L甘氨酸－NaOH溶液（pH＝7.2），在4℃孵育过夜，以中止过量的醛基。将终反应液过CL－4B柱分离未偶联的

OVA 和偶联于脂质体的 OVA。4℃保存备用。

4. 表征

(1) 与脂质体偶联的 OVA 的数量　将^{14}C标记的 OVA 按上述反应连接到脂质体上，用标准曲线法测定和计算连接到脂质体表面的 OVA 的数量。测定结果显示，连接到硬脂酰脂质体和油脂酰脂质体的 OVA 数量分别为 47.0μg/mg 和 46.8μg/mg。

(2) 血清中抗体的检测　小鼠腹膜内注射含有 OVA 的脂质体（PBS 稀释）进行初次免疫，每只小鼠注射 200μl 脂质体，其中含 80μg 的 OVA，4 周后用同样方法进行第二次免疫。初次免疫 6 周后，从小鼠尾静脉采血，用 HRP 标记的羊抗鼠 IgG（Zymed 实验室，美国旧金山）检测血清中抗 OVA 的 IgG 抗体和 IgG 异构型。

(3) 抗原的提呈　将表面连接了 OVA 的脂质体与巨噬细胞共培养过夜，巨噬细胞用冷的培养基漂洗 3 次，将 5×10^4 的巨噬细胞与 2×10^4 OVA 特异性 T 细胞于 96 孔板中共培养 18h，用 Biotrak ELISA 系统测量培养上清中的 IL-2 浓度。表面连接 OVA 的油酰脂质体比表面连接 OVA 的硬脂酰脂质体表现出了更高的佐剂活性，可以在动物体内诱导产生更高的抗体滴度。

5. 应用　自 1974 年 Allison 等首次报道脂质体的免疫佐剂效应以来，脂质体被认为是最有希望用于人类疫苗的新型佐剂之一，人们对脂质体用作疫苗载体和佐剂的潜能做了大量的基础和临床研究。以治疗流感和艾滋病为例：Joseph[14] 等用脂质体包裹神经氨酸酶（neuraminidase，NA）、血凝素（nemagglutinin，HA）和含免疫刺激序列的脱氧寡核苷酸（ISS-ODN），经肌肉或鼻黏膜免疫小鼠，3～12 周后发现免疫效果较单独使用亚单位疫苗强 30 多倍，说明 ISS-ODN 固有的佐剂活性可以通过脂质体的包裹而得到提高。HIV 脂质体疫苗经志愿者临床试验表明，几乎无副反应和毒性，是安全有效的，能诱导机体产生抗原特异性抗体和细胞毒性 T 淋巴细胞。此外，还有很多脂质体作为治疗或预防脑膜炎、乙肝、破伤风、白喉等一些疾病疫苗载体的研究报道。

(三) pH 梯度法制备脂质体及应用

1. 原理　此方法主要通过调节脂质体内外水相的质子或其他离子的梯度进行药物装载，其特点是药物分子在质子或离子的驱动下由外水相进入内水相，最终达到内外水相的动态平衡。决定包封效率的主要因素包括药物与磷脂膜的作用方式、膜材的组成、脂质体的内水相体积，脂质体数目及温度等。此处以多柔比星脂质体专利为例做简单介绍[15]。

2. 材料和制备方法

（1）处方组分　多柔比星 10g，氢化大豆卵磷脂 48g，聚乙二醇衍生化二硬脂酰乙醇胺 16g，胆固醇 16g，柠檬酸 76.3g，柠檬酸钠 74.2g，蔗糖 500g，注射用水 5 000ml。

（2）制备工艺　称取处方量的氢化大豆卵磷脂、胆固醇和聚乙二醇衍生化二硬脂酰乙醇胺，用 1 000ml 氯仿溶解，于旋转薄膜蒸发器上减压除氯仿，制备磷脂膜；按处方配制 1 500 ml 柠檬酸缓冲液（0.3mol/L，pH = 4.0）、1 000 ml 碳酸钠溶液（0.5mol/L，pH = 11.4），经 0.2μm 微孔滤膜过滤备用。

在磷脂膜中加入配制的柠檬酸缓冲液 1 200 ml，振摇、搅拌，使磷脂膜完全水化，用高压均质器（AVESTIN Inc. EmulsiFlex - C8）制备空白脂质体，经 0.2μm 微孔滤膜过滤，除菌，备用。检测空白脂质体的粒径，保证粒径在 100nm 以下者大于 90%，加入配制的碳酸钠溶液 800ml，调节 pH 至 7.05，备用。

将多柔比星溶于 1 000ml 浓度为 30% 的蔗糖溶液，经 0.2μm 微孔滤膜过滤，置于 60℃水浴中保温 5min，与空白脂质体混合，在室温下振摇、搅拌，再置于 55 ~ 65℃的水浴中保温 10min（其间不断振荡），即得载多柔比星脂质体。

（3）表征　经检测，脂质体中多柔比星的含量为 100.21%，包封率 99.8%，粒径在 100nm 以下者大于 90%。将上述载多柔比星脂质体分装于西林瓶中（3ml/瓶），在冻干机中冻干，得到橙红色疏松块状物，密封，即得注射用多柔比星脂质体。

（4）应用　多柔比星脂质体是世界上第一个抗癌药物脂质体，于 1995 年底获得美国食品与药物管理局的批准进入临床，之后，两性霉素 B、柔红霉素脂质体也获美国食品与药品管理局批准用于临床。我国研制的紫杉醇脂质体也已获国家食品与药物管理局批准。此外，主要用于治疗乳腺癌和非小细胞肺癌的长春新碱、长春瑞滨等脂质体也进入了临床试验阶段。各国学者对脂质体的制备、稳定性、体内分布、应用等都进行了大量深入的考察研究，为最终应用于工业化生产奠定了基础。

第三节 聚合物胶束

一、引言

随着高通量药物筛选技术的不断发展，越来越多的可能有药用潜力的新化合物不断被发现。但是统计数据表明，筛选出的新化合物中至少有一半以上因水溶性差的原因在进入制剂研究阶段前就被淘汰了[16,17]。与此同时，许多已在临床应用的药物因为水溶性差的原因而导致吸收困难、个体生物利用度差异较大、毒性作用大等一系列问题。构效关系研究表明，疏水结构是此类药物发挥疗效所必需的关键结构。因此，开发高效增溶型载体是解决此类药物应用的关键技术。此外，有些药物在体循环中降解较快，不能有效地到达病灶部位。为了提高药物在血液循环中的稳定性、增强疗效、降低毒性，药物纳米载体的研究近年来吸引了科研界和企业界巨大的关注与资金投入，发展出了许多新型的药物载体，聚合物纳米胶束就是其中之一。

二、聚合物纳米胶束简介

（一）聚合物纳米胶束的概念　聚合物胶束是一类逐渐受到广泛关注的新型药物纳米载体，它是由两亲性的聚合物在合适的浓度和温度条件下，自发地在溶剂体系中形成的直径小于100nm的胶体分散体系。两亲性聚合物在水溶液中形成胶束的浓度称为临界胶束浓度（CMC）。

聚合物作为药物载体具有许多优点：①在理化性质方面：聚合物纳米胶束能够显著提高药物在水中的溶解度；②在生物相容性方面：药物被胶束化后能够提高其在生物体内的相容性，降低毒副作用，改善药物在体内的分布，提高药物对病灶部位的渗透能力，从而增强疗效。特别需要强调的是胶束化药物具有渗透滞留增强作用（enhanced permeability and retention，EPR），即被动靶向的作用[18]。所谓EPR效应主要是指由于肿瘤组织、炎症组织及梗死的病灶部位的血管内皮细胞不连续分布和渗透性较高，导致大分子型的药物或包载药物的纳米粒子能够蓄积在某些病灶部位。我们知道正常组织的血管内皮细胞是连续而致密的，只有小分子药物可以无选择性的自由地透过正常或者病变组织的血管内皮细胞，而以纳米粒子形式循环的药物可以通过病变组织中不连续或者空隙较大的血管内皮屏障，却难以自由地通过正常组织的血管内皮细胞屏障，因此会被动地富集到某些病变部位，有利于药物发挥最大的作用。

（二）聚合物型纳米胶束的结构　聚合物纳米胶束通常由两部分组成（图1－1）：疏水区域（构成胶束的核）和亲水区域（构成胶束的冠）。亲水区的聚合物链一般较疏水链长，二者之间需要保持一定的比例。过长的亲水链将导致聚合物以分子形式存在于水溶液中，如果疏水

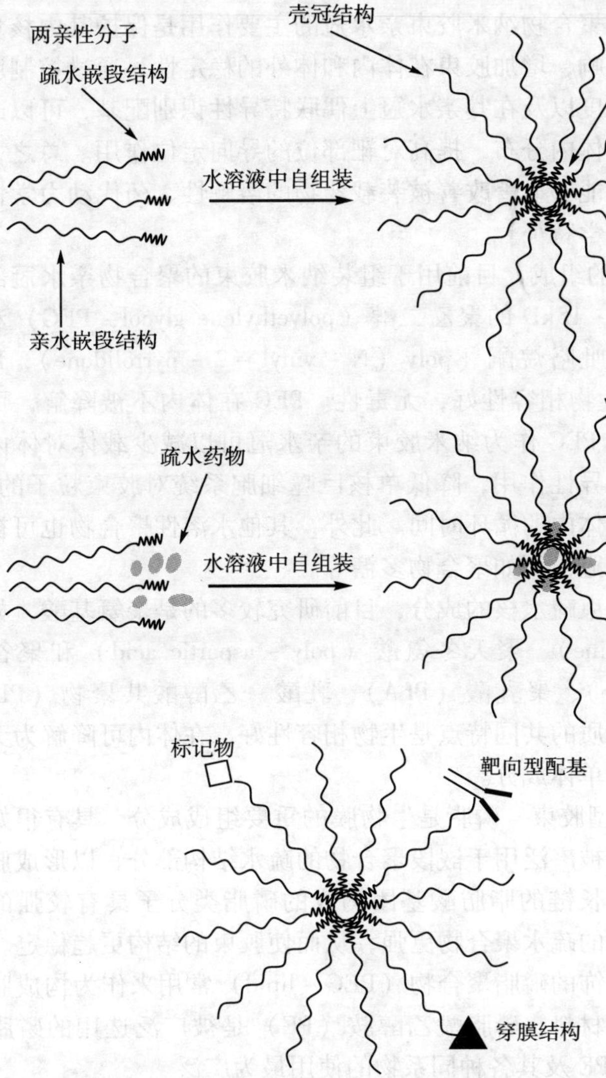

图1－1　纳米胶束结构简图

链过长也不能形成球形或圆盘形胶束结构，而是形成多为棒状或者片层状结构的胶束。为了保证作为药物载体的聚合物纳米胶束在体内有足够的稳定性，所用两亲性聚合物的CMC浓度至少低于10^{-5}mol/L，是普通的表面活性剂如吐温80的百倍以上。

聚合物纳米胶束的疏水核是装载药物的主体，应与被装载的药物有良好的兼容性，这样可以具有较高的载药能力，并在一定程度上可以控制药物的释放。聚合物纳米胶束亲水冠的主要作用是保护其内核免受不良外界环境的影响，增加胶束在体内和体外的稳定性。通过控制胶束的亲水性、电荷强度以及在其亲水冠上偶联特异性识别配基，可以改变聚合物纳米胶束的体内分布，提高对靶部位的导向定位作用。总之，载药聚合物纳米胶束能够显著改善被装载药物的溶解性、药代动力学性质和体内分布等生物学特征。

（三）胶束的组成　目前用于组装纳米胶束的聚合物亲水冠部分主要有分子量为1～15kD的聚乙二醇（polyethylene glycol，PEG）和聚N－乙烯基－2－吡咯烷酮〔poly（N－vinyl－2－pyrrolidone），PVP〕。PEG和PVP的生物相容性好，无毒性。PEG在体内不被降解，可以由肾排出体外。用PEG作为纳米胶束的亲水冠可以减少载体对体内各种蛋白分子的非特异性作用，降低单核巨噬细胞系统对胶束粒子的摄取，延长纳米胶束在体内的循环时间。此外，其他水溶性聚合物也可被用作纳米胶束的亲水冠，例如聚合物多糖等。

作为纳米胶束疏水核的成分，目前研究较多的是聚氨基酸，如聚赖氨酸（poly－lysine）、聚天冬氨酸（poly－aspartic acid）和聚谷氨酸（poly－glutamate）、聚乳酸（PLA）、乳酸－乙醇酸共聚物（PLGA）、磷脂等。这类物质的共同特点是生物相容性好，在体内可降解为无毒的可被机体代谢的单体成分。

（四）脂核型胶束　磷脂是生物膜的重要组成成分，具有很好的生物相容性，因此被广泛用于嵌段聚合物的疏水结构部分，以形成胶束的疏水核。由两个长链的脂肪酸基团构成的磷脂类分子具有较强的疏水性，比一般常用的疏水聚合物更强，从而使胶束的结构更趋稳定。

聚乙二醇修饰的磷脂聚合物（PEG－lipid）常用来作为构成脂核纳米胶束的两亲性材料。磷脂酰乙醇胺（PE）是被广泛选用的磷脂聚合物之一。PEG－PE及其各种同系物的使用最为广泛。

由PEG－PE组装形成的纳米胶束，其粒径在一定范围内随着PEG

链长度（分子量）的增加而增大，当 PEG 分子量超过 15kD 时，由于聚合物的亲水性过强，CMC 升高，胶束的稳定性开始下降。

PEG－PE 纳米胶束的形态非常均一，通常为球形，粒径分布范围较窄（10～20 nm）[19,20]。PEG－PE 纳米胶束在血液循环中能保持 48h 以上的稳定性[21]，受胃肠环境的影响也比较小。因此 PEG－PE 胶束是一类可装载和输送不同种类药物的纳米载体，具有很高的潜在应用价值。

PVP－lipid 的性质与 PEG－lipid 类似，也能形成大小在 5～20nm 的胶束，CMC 在 10^{-6}～10^{-4}mol/L 之间，有很好的药物装载能力和生物相容性。表 1－1 是各种不同的 PEG－PE 和 PVP－lipids 构成的胶束的特征。

（五）药物的装载　聚合物纳米胶束对一些水不溶性药物的增溶过程已经有专门的书籍介绍，并进行了一些可定量化的模拟研究[22,23]，这里仅作简单的概述。

表 1－1　常用两亲性聚合物 CMC 浓度及其形成胶束的粒径大小

胶束结构分子	CMC（M）	粒径大小（nm）
PEG_{750}－DSPE	1×10^{-5}	7～25
PEG_{2000}－DSPE	1×10^{-5}	7～20
PEG_{5000}－DSPE	6×10^{-6}	10～40
PEG_{2000}－DOPE	9×10^{-6}	7～20
PEG_{5000}－DOPE	7×10^{-6}	10～35
PVP_{1500}－P	3×10^{-6}	5～15
PVP_{8000}－P	4×10^{-5}	7～20
PVP_{15000}－P	2×10^{-4}	N/A
PVP_{1500}－S	2×10^{-6}	5～15
PVP_{8000}－S	5×10^{-5}	10～20
PVP_{15000}－S	2×10^{-4}	N/A

注：P 代表棕榈脂；S 代表十八烷基脂

在胶束组装过程中，胶束中具有强疏水性的内核将溶剂分子（通常为水分子）排出核外，形成一个分离的疏水相；被包载的药物通常为水不溶性药物、弱酸性或弱碱性药物，疏水相互作用将药物分子推动进入胶束的疏水内核，这一过程伴随整个体系自由能的降低，因此是一个自发的过程。当装载药物后，胶束的体积因药物分子的掺入而有一定程度的胀大，如果胶束的内核能够装载较多的药物分子时，这种胶束的载药量就较大。如果药物分子过载，将导致胶束结构的破坏，进而引起药物的泄漏。

通过选择不同的聚合物胶束可以使许多药物被高效装载，而且还能达到降低药物毒性、提高药物疗效的效果。有的药物可以直接用高分子进行修饰而形成胶束，如 PEG 化的多柔比星。

（六）聚合物型纳米胶束的性质　相对于其他传统意义的药物载体，聚合物纳米胶束具有很多优点，主要表现在其对被装载药物具有增溶和减毒的功能，药物释放在一定范围可控，以及良好的针对病灶部位的被动靶向性和在体内的长循环效应。

1. 对药物的增溶、控制释放和在体内的长循环效应　首先，聚合物纳米胶束由于疏水力作用能够高效地以非共价的形式装载具有疏水母核的药物，这样的装载过程是一种自发的物理行为，不影响药物本身的活性，同时还能够显著地对疏水药物进行增溶，并在一定程度上可控制药物的释放。其次，长循环特性是聚合物纳米胶束的重要性质之一，由于 PEG 具有良好的生物相容性，因此，PEG - PE 型的聚合物胶束载体可以逃逸单核吞噬细胞系统（MPS）的捕获，不被免疫系统清除，能够在体内有较长的循环时间。研究显示，PEG - PE 聚合物胶束在小鼠和大鼠体内的半衰期与 PEG 链的长度有关[21]，较长的 PEG 链能更好地保护胶束结构的完整性，延长体内半衰期。但是，PEG 化聚合物胶束在循环系统内的滞留时间一般短于 PEG 化的脂质体，这可能是由于 PEG 聚合物胶束粒径较小，使其能够在体内快速分布到病灶区域，被机体较快清除[24]。

2. 被动靶向和应激释药　被动靶向是聚合物纳米胶束最为重要的生物学性质，这是由 EPR 效应所导致的聚合物纳米胶束在实体肿瘤、梗塞部位、炎症区域等具有高通透性血管的病灶区域富集。长循环的特性和小而均一的粒径使聚合物纳米胶束比脂质体能更好地渗透、蓄积到病灶部位。研究表明，不同肿瘤组织的血管内皮具有不同的分子截流半径[25]，多数肿瘤组织的血管内皮间隙的截流半径约为 200nm，这使得直径在 20nm 左右的聚合物纳米胶束可以专一、高效地渗入肿瘤部位，如小鼠的路易斯肺癌皮下瘤。

此外，还有一类针对肿瘤组织特殊的生理特征而设计的聚合物纳米胶束[26]，例如：肿瘤组织的温度比正常组织高2～5℃，pH低1.0～2.5。因此可以根据肿瘤组织与正常组织温度的不同来设计和制备温度敏感的或pH值敏感的聚合物纳米胶束，当载药聚合物纳米胶束到达肿瘤部位时，由于肿瘤组织与正常组织微环境的不同，导致纳米胶束发生解聚，从而释放出所包载的药物。例如，以聚（2－乙基－2－噁唑啉）－聚丙交酯〔poly(2－ethyl－2－oxazoline)－b－poly(L－lactide)〕为载体材料制备的装载多柔比星的纳米胶束具有pH依赖的释药特性，在偏酸性的环境中，药物从载体中释放的速率较在正常生理pH值条件下快，这是因为载体材料在较低的pH容易发生解聚。实验表明，这种装载多柔比星的纳米载体在细胞内的晚期内含体和早期溶酶体中（pH 5.0～5.5）释放出药物[27,28]。

三、聚合物型纳米胶束的制备和表征

（一）聚合物纳米胶束的制备　载药纳米胶束的制备方法有多种，最简单的方法是将聚合物分子与药物溶于互溶的有机溶剂中，如二甲基甲酰胺（DMF），然后将上述溶液置于合适的透析袋中，在大量体积的水中进行透析［注：透析袋的材料要耐有机溶剂，透析袋的分子截流孔径选择要合适：小于药物分子的分子量而大于所用有机溶剂的分子量，水的体积应远远大于（1 000倍）透析袋内有机溶剂的体积］。这种方法仅适于实验室的小量制备，不能用于规模化生产。下面主要以实例介绍几种可以工业化的制备方法。

1. 紫杉醇普朗尼克胶束的制备　紫杉醇是一类常用的抗肿瘤药物，在水中几乎不溶，解决紫杉醇溶解度是实现其临床应用的关键。下面以制备紫杉醇普朗尼克纳米胶束为例[29]。

普朗尼克是一种典型的A－B－A型聚合物，A段是聚氧化乙烯（polyethylene oxide，PEO），B段是聚氧化丙烯（polypropylene oxide，PPO），形成EO－PO－EO的A－B－A嵌段结构（图1－2）。普朗尼克中的PEO为亲水部分，PPO为疏水部分，通过调节PEO和PPO的链段长度和含量比例可以控制普朗尼克的亲水和疏水性质，得到不同型号的普朗尼克，其CMC从10^{-3} mol/L到10^{-6}mol/L不等。

P105型普朗尼克（BASF公司）是聚合度为74的PEO和聚合度为

56 的 PPO 的嵌段共聚物，分子量约为 6 500Da，CMC 为 6.2×10^{-6}mol/L（40μg/ml）。

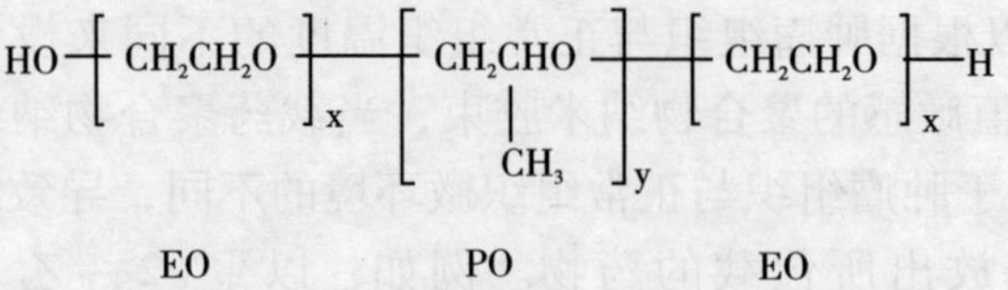

图 1-2 普朗尼克聚合物分子结构

【制备方法】 将 10mg 紫杉醇和 225mg 的 P105 置于圆底瓶中，加 10ml 乙腈溶解，于 50~60℃水浴中减压除去乙腈，形成含药的膜层；将 10ml 去离子水加入上述圆底瓶中，于 65℃水浴中震荡 30min，使含药膜水化，组装成胶束，过 0.22μm 的滤膜，冷冻干燥，即得冻干品。

2. 紫杉醇清蛋白纳米粒 紫杉醇与人血清清蛋白（HSA）具有很高的结合率，人血清清蛋白是机体的内源性物质，有良好的生物相容性；同时，人血清清蛋白具有典型的两亲性，可以作为药物输送的纳米载体。由美国生命科学（American Bioscience）公司开发的人清蛋白结合紫杉醇纳米粒注射混悬液（ABRAXANE）2005 年获美国 FDA 批准上市，用于治疗转移性乳腺癌联合化疗失败或辅助化疗 6 个月内复发的乳腺癌治疗[68]。

【制备方法】 用去离子水将注射用 HSA 溶液〔20%（w/v）pH = 6.9〕稀释到 3%（w/v）；在 29ml HSA 稀释溶液中加入 0.9ml 含 67mg 紫杉醇的氯仿溶液（紫杉醇与 HSA 的质量比为 7%），置于高压乳匀机内高压乳匀（室温，9 000psi），形成粒径约为 200nm 的乳液，真空除去氯仿，过 0.2μm 的滤膜，冷冻干燥。使用时，取冻干粉（含 0.7% 紫杉醇）加 0.9% NaCl（生理盐水）使重新混悬，紫杉醇含量为 1.5mg/ml，可稳定放置 12h。

3. PEG-PE 多柔比星纳米胶束 多柔比星分子由蒽环和氨基糖两部分组成，蒽环部分具有较强的疏水性，能够插入到两亲性聚合物胶束的疏水性内核中，而氨基糖部分具有一定的亲水性，在水环境中可以发生电离而带一个单位的正电荷，基于多柔比星分子的两亲性，作者实验室开发了一种新的 PEG-PE 多柔比星纳米胶束[19]。

作者实验室将 PEG_{2000} – PE 分子中的聚乙二醇（PEG）作为亲水冠，磷脂酰乙醇胺（PE）作为疏水性内核。PEG_{2000} – PE 中的磷酸根在水环境中发生电离带负电荷，使得 PEG_{2000} – PE 与多柔比星之间具有很强的亲和性，在疏水力和静电力的共同作用下，PEG_{2000} – PE 与多柔比星可以装配成稳定性好、药物装载量高的聚合物纳米胶束。

【制备方法】　取 40mg 盐酸多柔比星溶于 10ml 去离子水中，将 400mg PEG_{2000} – DSPE 分散于 10ml 去离子水中，将多柔比星水溶液与 PEG_{2000} – DSPE 溶液直接混合，在氮气保护下，于 40℃水浴孵育 30min，过 0.2μm 的滤膜，冷冻干燥。

（二）聚合物纳米胶束的表征　形貌是载药聚合物纳米胶束的一个重要参数，通过对胶束形貌的观察，可以了解胶束粒子的几何形状、粒径的分布、排列规律、粒子间是否有黏连等，对胶束的结构进行初步的分析。

由于粒径通常在 10 ~ 100nm，透射电子显微镜（TEM）、扫描电子显微镜（SEM）、原子力显微镜（AFM）等技术是表征聚合物纳米胶束形貌的有效工具。此外，通过动态光散射（DLS）和静态光散射（SIS）分析可以测定聚合物纳米胶束的流体力学半径及回转半径，表征其在溶液中的状态和行为[30]。除了对载药聚合物纳米胶束的粒径及形貌进行表征外，胶束的表面电荷、价态和胶束壳冠的通透性也是重要的评价指标。这是因为胶束的表面电荷及价态直接影响其稳定性、分散性，而壳冠的通透性则直接影响所载药物的释放速率。

一般来说，模拟体内生理环境对包载药物的释放特性进行考察是检验聚合物纳米胶束是否合适作为药物载体的第一个标准，当药物释放特性符合一定的要求后才能对其作进一步的评价。对载药聚合物纳米胶束的生物学效应进行表征是评价其作为药物载体成功与否的核心。通过体外细胞水平的药物活性检测和基于实验动物模型的体内药物效果的验证，可以判断载药聚合物纳米胶束是否达到了预期的目的。

四、聚合物纳米胶束在基因治疗中的应用

尽管近年来基因治疗遇到了一定程度的问题和困扰，然而对于遗传性疾病和免疫性疾病来说，基因治疗依然是最具潜力的治疗方法。基因治疗的关键在于研究和开发能够高效输送基因的载体。与病毒型载体相比，非病毒型载体有明显的优势，例如具有更高的安全性，制备简便，

易于大规模生产等。由于具有颗粒尺寸小、生物相容性好、在血液中半衰期长等优点，聚合物纳米胶束无疑是众多非病毒型载体中最具有应用前景的载体之一。

质粒 DNA（pDNA）通常带负电荷，因此，可以将其包装在带正电荷的 PEG 化聚合物纳米胶束核心中，已有关于 pDNA 和 PEG－b－PLL 形成 100nm 左右结构的胶束的报道[31,32]。PEG－b－PLL 的多聚赖氨酸〔poly（L－lysine）〕链带有正电荷，可以和带负电的质粒 DNA 相互通过静电引力结合形成 Polyion complex（PIC）胶束的核心部分，而聚乙二醇链形成胶束的外冠，一定程度上对包载的质粒 DNA 起到保护的作用，这样的 PIC 胶束装载的 pDNA 注射 3h 后，在血液中仍然可以被检测到，其在血液中的半衰期远远大于裸露的 pDNA（约 5min）。

为了提高基因输送效率，可以在装载 pDNA 聚合物纳米胶束的表面修饰一些针对靶部位的配基，例如，相比未修饰的载体胶束，表面修饰了乳糖分子的聚合物纳米胶束能够显著提高针对人源的肝癌细胞株 HepG2 的基因转染效率[33]。

虽然聚合物纳米胶束能够装载 pDNA 并使其到达靶部位，但是如何提高其转染效率仍然存在很多问题。聚合物纳米胶束通常被细胞通过内吞途径摄取，并且最后到达溶酶体。溶酶体的酸性环境和大量水解酶的存在会使胶束中包载的 DNA 或 RNA 会发生降解，从而影响转染效率。因此，设计能够特异性地逃逸内吞小体的纳米载体将能够有效地提高基因的转染效率。基于这一思路，可以用具有低 pKa（酸性物质电离平衡常数）值的阳离子型聚合物制备纳米胶束，例如聚乙烯亚胺（polyethyleneimine，PEI）带有大量氨基，可以中和内吞小体的酸性并破坏其膜的结构，从而提高所载基因的转染效率。但是由于 PEI 的毒性大，限制了其在人体中的应用[34]。

为了解决上述问题，Kataoka 实验室另外设计了一种 3 层结构的聚合物纳米胶束（图 1－3）[35]，在最外层是 PEG 链组成的壳冠，用于提高生物相容性，降低毒性；中间层由低 pKa 值的阳离子型聚合物组成，装载的基因可从内吞小体中逃逸；最内层是装载 pDNA 的载体部分。这种 A－B－C 型聚合物由 3 部分组成：高生物相容性的 PEG 链、低 pKa 值可从内吞小体逃逸的 poly［2－（N，N－dimethylamino）ethyl methacrylate］（聚二甲氨基乙基异丁烯酸，PMPA）聚合物链以及带正电的聚赖氨酸（PLL，Polylysine）链。在组装成多层胶束时，PLL 和带负电的

pDNA 形成胶束的核，PMPA 链位于中间层，用于调节载体分子的缓冲能力，外层是具有高生物相容性的 PEG 链。这种复合型胶束在转染人源的 HuH－7 细胞时比 PEG－PLL 型双层胶束转染效率显著提高，进一步的研究工作尚在进行中。

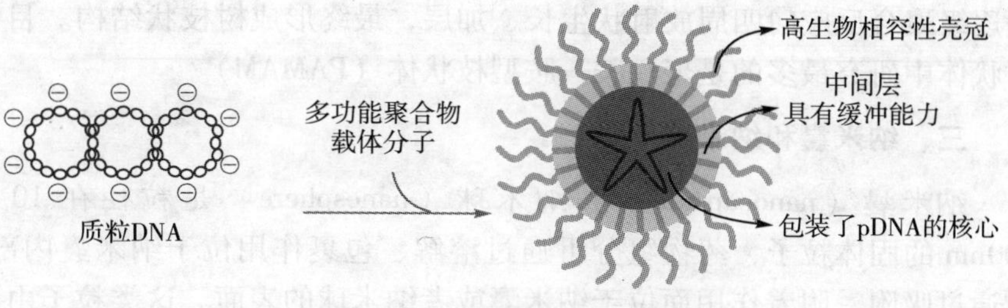

图 1－3　A－B－C 型复合功能聚合物构成的多层 pDNA 胶束载体

第四节　复合功能纳米粒子

本节首先介绍一些用于制备复合功能纳米粒子的组装元件（纳米粒子），然后介绍几种近年来发展较快的复合功能纳米粒，并对其发展趋势做较为详细的叙述。

一、固体脂质纳米粒

固体脂质纳米粒（solid lipid nanoparticles，SLN）粒径为 50～1 000nm，与以磷脂为主要成分的脂质体不同，固体脂质纳米粒是由多种固态的、天然或合成的类脂材料形成的固体颗粒，如脂肪醇、脂肪酸、磷脂、三酰甘油等，亦称 lipopearls。SLN 主要用于水难溶性药物如多柔比星等的运输。SLN 与脂质体相比毒性降低，载药量提高，生物稳定性加强，而且适合于大规模生产。SLN 的制备主要有超声分散法、高压均化法、溶剂乳化法、挥发法及微乳法等。

二、树状体（树枝状大分子）

树状体（dendrimers）是一种三维、高度分支化的合成高分子，外观上为放射状对称的球形粒子。树状体分子表面有极高的官能团密度，分子内部有大量可用于装载药物分子的空腔。树状体具有无免疫原性、稳定和高基因转染效率等特点，目前已经被用于雌激素、叶酸等抗肿瘤药物的输运、基因载体和磁共振成像造影剂等诸多方面。树状体的合成有收敛法和发散法两种：收敛法是由一系列小分支反复耦合，生成树枝状结构，然后锚定一个核心分子，从而产生一个由多个树枝状结构组成的树状体。发散法以一个核心起始分子（如氨、乙二胺、丙二胺等）经逐级聚合反应向四周放射状生长、加层，最终形成树枝状结构。目前树状体中研究最多的是聚酰胺—胺型枝状体（PAMAM）。

三、纳米囊和纳米球

纳米囊（nanocapsule）和纳米球（nanosphere）是粒径在 10 ~ 500nm 的固体粒子，药物组分可通过溶解、包裹作用位于纳米囊内部，或通过吸附、附着作用而位于纳米囊或者纳米球的表面。这类粒子由聚乳酸、乳酸－乙醇酸共聚物、壳聚糖、明胶等高分子材料制备而成，可用于包载亲水性或疏水性药物。纳米囊和纳米球的制备方法主要有自由基共聚法、微乳液聚合法、等电临界法、复乳化法、超声乳化法、复合乳化－溶剂挥发法、氧化还原法等[36]。

四、量子点

量子点（quantum dots）[37]又称为荧光半导体纳米晶，它是一种单晶，三维长度均在 1 ~ 10nm，尺寸和形状受到合成过程中的时间、温度和配基分子的控制。量子点的荧光发射和吸收与其组成和尺寸之间有依赖性。这种量子点可以把电子锁定在一个非常微小的三维空间内，当有一束激发光照射到量子点时，电子受到激发跃迁到更高的能级。当这些受激电子跃迁回到原来较低的能级时，会发射出特定波长的光波。

量子点主要用于生物医学影像领域，用以示踪药物在体内的动力学过程，或用于研究细胞和组织的结构与功能。最常采用的量子点是硒化镉晶体。微小的硒化镉晶体可以通过二甲基镉和硒发生反应而生成。把这两种物质放在高温的表面活化剂溶液中，当晶体达到了要求的大小时，使溶液冷却下来，溶液中的表面活性剂分子覆盖在晶体的表面，可以防止晶体进一步变大。

五、复合功能纳米粒

随着纳米技术的深入发展，如何开发出新型复合功能纳米粒子成为科学家们面临的挑战。与早期的单一功能给药系统不同，复合功能纳米粒子可以实现在同一个载体上运载多种物质和组合多种功能的目标，更有效地将生物活性物质运至指定的组织或细胞，通过可控的方式释放。在过去的几年里，科学家们通过对纳米粒子进行修饰，使其可包载多种有机或无机成分，并赋予其对一系列外界因子产生响应的特性，开发出了各种新型复合载体，如多室纳米粒子，可以将多种成分（如抗肿瘤药物与化疗辅助药物）包封于同一纳米粒中发挥协同作用；靶向控释纳米粒子，通过将纳米粒进行表面修饰，或利用高分子对 pH、温度、能量等因素的敏感性，实现条件可控释放，提高药物的靶向抗肿瘤效果；诊疗一体化纳米粒子，在纳米粒子载药的基础上，同时包载造影剂物质，将诊断和治疗结合为一体[38~42]。

以下对上述复合功能纳米粒做逐一介绍。

（一）多室纳米粒子　用多室纳米粒子载体可以运载多种药物，实现一举多得的需求。在恶性肿瘤的临床治疗中，往往需要采用多种药物协同作用的治疗方案，因为单一的化疗药可以杀死细胞，却不能改善肿瘤微环境，往往事倍功半，而新型复合纳米粒子可以将两种或多种药物运载至同一微环境中发挥作用[43]。美国麻省理工学院的研究人员在 2005 年的《自然》杂志上报道[44]，他们开发了一种称为“纳米细胞”的新型复合纳米粒，可以将血管生成抑制剂和化疗药物同时运载至肿瘤组织，并按照设定的顺序释放，先阻断细胞养料来源，再杀死肿瘤细胞。

（二）靶向控制释放的纳米粒子载体　对于抗肿瘤药物而言，药物释放的靶向性越强，药效越好，毒副作用越小。许多纳米粒子由于 EPR 效应的存在，可以被动地富集到肿瘤组织。通过在纳米粒子表面连接相应的抗体或者配基，可以显著提高其对组织和细胞的靶向性。利用纳米粒子的 pH 敏感等特性，还可以将药物运载至不同的细胞内区间释放。

传统的基因载体主要以病毒型载体为主，要有效地将基因运转至核内，载体还需要克服细胞质膜、内体膜以及核膜等屏障。要克服这些屏障，需要一种可以把特异性识别配基、逃逸溶酶体及显示核定位信号等多种功能综合到一起的给药系统。日本北海道大学的科学家据此提出了“程序包装”的概念[44]，其基本思想是：首先建立一个克服所有屏障的程序；然后构建功能性装置并进行合理的三维布局；最后研制能够将所有装置集合在一个纳米结构上的技术。已经有研究人员构建出了一种包膜型多功能纳米载体装置（MEND）[45]。MEND 内部是由聚阳离子和质粒 DNA 构成的致密的核，外层是由 R8 穿膜肽修饰的脂膜。MEND 的转染活力不亚于腺病毒载体和 Lipofectamine 2000，并且未观察到明显的细胞毒性。作者构建了抗荧光素酶干扰 RNA 和荧光素酶编码质粒，外部包裹聚赖氨酸（poly－L－lysine，PLL）。在抗荧光素酶干扰 RNA 和荧光素酶编码质粒的共转染试验中，MEND（PLL）的荧光素酶活性抑制率和蛋白抑制效率都接近 90%，等于或略高于 Lipofectamine 2000。

（三）诊疗一体化纳米粒子　纳米技术极大地推动了恶性肿瘤的早期检测、诊断以及临床治疗的进展，由此产生一门新的学科——纳米肿瘤学。纳米粒子目前被越来越多地用于体内肿瘤成像、肿瘤分子标志物的筛选和药物靶向运输等方面的研究与开发。研究显示，有些乳腺癌会在癌细胞表面表达蛋白标志物，如雌激素受体、孕酮受体、ERBB2 等，因此可以针对这些标志物来做出诊断和给予相应的治疗。研究人员已经研制出了一些将肿瘤诊断和治疗融为一体的纳米粒子。例如，美国研究人员以生物素和抗生物素蛋白作为“接头”，将 ERBB2 抗体连接到表面修饰过的具有核－壳结构的纳米粒子表面[46]。这种具有核－壳结构的纳米粒子的“核”是一个球形、绝缘的硅纳米粒子，外壳是镀金薄层。通过表面连接的 ERBB2 抗体分子的导向，这种纳米粒子被运送到癌组织中。当用近红外线从身体外部照射癌变组织时，近红外线能被埋藏在癌变组织中的纳米粒子的镀金壳吸收，纳米粒子发热而导致其周围癌变组织升温并死亡，从而完成肿瘤的热切除。这种可主动寻找和杀死恶性肿瘤细胞的复合功能纳米粒子已在实验鼠上获得成功。利用这种方式进行的热切除效率比对照组高了近 100 万倍。

六、制备和表征方法举例

（一）多室纳米粒（纳米细胞给药系统）[43]

1. 材料　乳酸－乙醇酸共聚物 5050（PLGA 5050）、二甲基甲酰胺（DMF）、p－硝基苯－氯甲酸酯（pNC）、三乙胺（TEA）、聚乙二醇－二硬脂酰磷脂酰乙醇胺（PEG－DSPE）、卵磷脂、胆固醇、多柔比星（Doxorubicin，DOX）、康普瑞汀（Combretastatin）。

2. 制备　将 PLGA 溶解在 DMF 中，在室温下和氮气环境中在 TEA 的催化下与 DOX 进行反应，摩尔比为 PLGA：DOX：TEA＝1：1：4；采用乳化－溶剂蒸发法将 PLGA－DOX 偶联物制成大小为 80～120nm 的纳米粒子，超速离心（10 000g，25 000g，50 000g）除去游离的 DOX，过

100nm 孔径的滤膜，得到适合作为内核的纳米粒子。

将 PLGA－DOX 纳米粒子混悬在水中，加入到含康普瑞汀的脂膜中，经过水化过程即得多室纳米粒子。其中，药物与脂质的摩尔比为0.9∶1；脂膜中的卵磷脂、胆固醇、PEG－DSPE 的摩尔比为2∶1∶0.2。

3. 表征

（1）形貌　将脱水纳米粒子置于碳膜上，外镀金，用放大倍数为3 700的 Jeol 扫描电子显微镜（SEM）观察。

（2）尺寸　动态光散射试验和透射电子显微镜结果显示，多室纳米粒子的大小在 180nm 左右。

（3）药物释放性能　将载药纳米粒子悬浮在 1ml 的 PBS 缓冲液或低氧细胞裂解液中，装入到截留分子量为 10kD 的透析袋中，在37℃下于 20ml 的 PBS 中透析，并伴以轻缓振荡。按照规定的时间点取样，过十八烷基键合硅胶（C18）柱，用反向 HPLC 方法检测释放物的含量。康普瑞汀可以在 12h 内达到较高浓度，而多柔比星的释放则相对很缓慢，释放时间可达 15d。

（4）生物学评价　该纳米细胞给药系统在人 B16/F10 癌和路易士肺癌模型上表现出了良好的抑瘤效果。

4. 应用　利用多室纳米粒子技术可以将不同功能的药物、基因、蛋白质等元素构建到同一个载体中，比如同时包载抑制耐药基因表达的小 RNA 和抗肿瘤药物，或将作用靶点不相同的药物同时包载等等，从而利用多室纳米粒子全面调节药物作用的微环境，更好地实现复合给药方案。

美国加利福尼亚技术研究所的研究人员合成了一种携带小分子干扰 RNA 的聚合物纳米粒子，该纳米粒子还同时携带一种能够黏附在肿瘤细胞上的分子，一旦黏附成功，纳米粒子中的小分子干扰 RNA 就开始发挥作用，抑制癌细胞生长基因的表达，阻止癌细胞的复制和扩散。将其注入到患有尤因肉瘤的实验鼠体内 3 周半后，未接受治疗的 8 只实验鼠体内的癌细胞均都大面积扩散，接受治疗的 10 只实验鼠中只有 2 只鼠的癌细胞在缓慢扩散，而此前对这种肿瘤几乎没有有效的治疗方法[47]。

（二）靶向控释型纳米粒子－TNFα 复合树状体[48]

1. 材料　TNFα 序列片段（pORF9－mTNFα 和 pORF－hTNFα）、表达载体 pCMV SPORT hgal、PAMAM 枝状体、线性聚乙烯亚胺、聚乙

烯亚胺树状体（PPIG3）。

2. 制备 根据已知序列和市售表达质粒构建TNFα质粒，可被端粒酶启动子（hTR，hTERT）调控表达。将质粒DNA（50μg）溶解在无菌的5%葡萄糖溶液中，按照操作指南与PAMAM树状体、线性聚乙烯亚胺或聚乙烯亚胺枝状体（250μg）进行混合，制备出复合枝状体。

3. 评价 这种复合树状高分子纳米粒子经静脉注射后可以到达实体瘤并有效地进行基因表达，对人A431表皮癌、C33a宫颈癌、LS174T直肠癌的治疗效果均优于单纯基因治疗，且无显著毒性。研究还显示，枝状体本身表现出一定的细胞毒性，因此这种基因疗法结合了枝状体的自身毒性和TNFα的表达活性，疗效要好于二者单一给药或顺序给药。

4. 应用 靶向控释型纳米粒子最有价值的应用是在新型抗肿瘤药物研究上。研究表明，与游离药物相比，纳米粒子缓释的抗肿瘤药物可以有效地在肿瘤组织中积累，提高疗效。通过在纳米粒子表面连接抗体或进行化学修饰，可以进一步提高其靶向性能，减少其在正常组织和细胞中的累积，起到减毒增效的作用。

具体而言，靶向性的实现主要是通过物理化学靶向和生物靶向两种途径。物理化学靶向主要是利用纳米载体的pH敏感性、磁敏感性、光热敏感性等特点，在外部环境诱导下实现药物的可控释放。例如，利用磁性脂质体包载多柔比星，在大鼠实验中显示，在大鼠左肝外叶施加磁场后，磁区作用下组织的药物浓度可以达到非磁区作用组织的2.6倍。生物靶向则是通过在纳米载体上结合细胞表面抗原的抗体或受体的配基，利用载体和肿瘤细胞的特异性结合，实现靶向治疗。研究表明，多数肿瘤细胞表面的叶酸受体数量和活性均明显高于正常细胞，故可在纳米粒子表面连接上叶酸（FA）分子，利用叶酸配体与受体之间的特异结合，实现对肿瘤细胞的靶向作用，从而提高载体所载药物的疗效。研究结果显示，FA修饰的纳米粒子在前列腺癌细胞和口腔癌细胞中均表现出更高的蓄积量。中国科研人员采用异型双功能交联剂SPDP将人肝癌单抗Hab18与载米托蒽醌的清蛋白纳米颗粒化学偶联，构建了人肝癌特异的免疫纳米颗粒。结果表明，免疫纳米粒体外能特异性结合并杀伤靶细胞SMMC 7721人肝癌株。

第五节　二氧化硅纳米粒子

一、引言

本节主要介绍硅作为纳米粒子的应用前景及硅纳米粒子的制备方法[49~54]。与有机聚合物纳米粒子相比较，硅纳米体系具有自己的特点：①制备过程简单，环境要求不高；②硅纳米粒子的大小、形状、孔径易于控制，且在生物体内有很好的稳定性；③硅纳米粒子的大小和孔径不随溶液 pH 的改变而发生变化；④硅纳米粒子不易被微生物污染；⑤硅纳米粒子可以有效地保护被包载的物质（如酶、药物等）；⑥硅纳米粒子具有很好的生物相容性，且表面易被修饰，可以进一步连接靶向性配基、药物、造影剂等；⑦硅纳米粒子被广泛用于感光制剂的载体，在光学治疗方面广泛应用。由于硅的这些特点，使其在其他领域中也得到广泛应用，如用于选择性分离、催化作用、绝缘性材料等，此外也可以将多孔硅材料作为气体吸附剂、重金属离子吸附剂，还可以作为酶的固定材料。

硅纳米管（Silicon nanotube，SNT）是硅纳米粒子的一种，可用作基因转染的载体。研究人员选择哺乳细胞 COS－7 作为研究对象，检测了绿色荧光标记硅纳米管的细胞穿透性。实验结果显示，60%～70%的硅纳米管以内吞的方式进入细胞，大部分硅纳米管定位在胞质中。利用 MTT 法检测硅纳米管的细胞毒作用的结果显示，在实验的条件下，硅纳米管对细胞的存活具有很小的影响。在基因转染实验中，质粒 DNA 插入到硅纳米管中形成DNA－SNT 复合物，将此复合物用于细胞转染，结果显示在胞质中有绿色荧光蛋白的表达。虽然转染效率低于 10%～20%，明显低于传统磷酸钙的转染效率（60%～70%），但是此结果第一次显示了硅纳米管可作为基因及药物的运载体系。通过优化 SNT 的结构，有可能将核酸、蛋白质及小分子量的生物制剂输送到胞质。

二、硅纳米管的制备和修饰[55~58]

（一）硅纳米管的制备　自 Martin 开发了模板合成法以来，几乎任何材料都可制备出分散均匀、孔径尺寸确定的纳米管。此种方法的起始是以多孔的铝板为模板，这种铝板经电化学处理，孔的直径可控制在 5

纳米到几百纳米，长度从十几纳米到几百毫米的范围。这种方法用于制备纳米管尤为适合，因为纳米孔的圆柱形内壁是化学反应的起点。截至目前，模版合成法是制备纳米管最容易的手段，几乎任何材料都可制备成纳米管。以下简单介绍用模版合成法制备硅纳米管的过程（图 1－4）。

模板合成法尤其适合制备纳米管，可以将纳米孔径大小的圆柱形墙壁作为化学反应的起点。图 1－4 显示了典型的模板法合成过程：首先制备具有一定纳米孔径圆柱形墙壁的铝膜，膜的表面进行化学修饰，并加热铝膜至 670℃，将所选纳米材料通过气溶胶制备成薄膜，然后将纳米薄膜注入铝板的圆柱形槽内，再用 25% 的磷酸选择性溶解铝膜，过滤后收集纳米管。纳米管直径大小及长度可通过铝板进行调节。

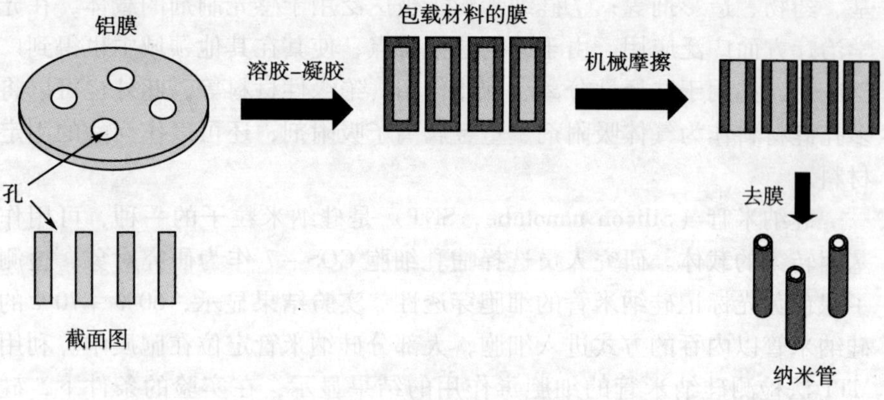

图 1－4　模板合成法示意图

（二）硅纳米管的功能化修饰　模版合成法不仅提供了一种简单的制备硅纳米管的方法，而且提供了对硅纳米管内、外表面进行修饰的方法。此外，硅纳米管在光波的紫外区与可见区（200～800 nm）无光吸收，利用这一特性可将某些荧光染料负载在其内部，以提供光学信息。图 1－5 是对硅纳米管表面进行不同功能修饰的示意图。

具体过程如下：利用溶胶－凝胶方法制备所需铝板的孔径及长度，将二氧化硅薄膜注入铝板，硅纳米管的外表面被模板的槽壁所保护而不被修饰，此时可选择性修饰硅纳米管的内表面。随后将模版溶解，即可获得外表面未被修饰而内表面被修饰的硅纳米管。此时，外表面可按照

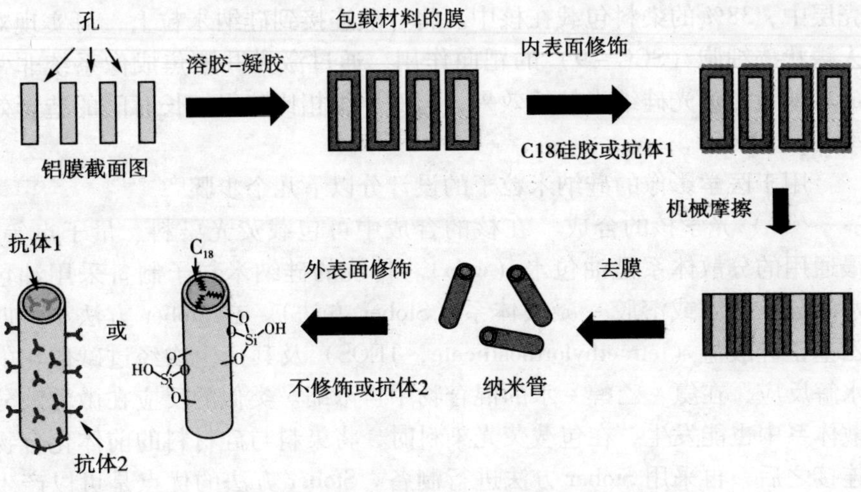

图1-5　硅纳米管表面进行不同修饰的示意图

不同需要再进行修饰。

制备两种硅纳米管来验证其表面的可修饰性：一种硅纳米管外表面疏水、内部包载绿色荧光分子；另一种为硅纳米管外表面修饰亲水性基团，内部包载蓝色荧光分子。将经过上述不同修饰的两种硅纳米管放入水与正己烷的混合溶液中，在上部的正己烷层中可检测到绿色荧光，在水层可以检测到蓝色荧光。若亲水性硅纳米管的外表面被 C18 修饰，可以促使其向有机层移动。这种不同功能修饰的方法在特异性抗体连接时也可应用。

三、在医学影像方面的应用

近年来，无机纳米粒子作为造影剂得到了广泛的研究和应用[59-62]，硅纳米粒子作为医学影像的一种载体引起了人们浓厚的兴趣，主要原因为：两亲性硅纳米粒子具有良好的生物相容性和安全性；硅纳米粒子的外部可消除电荷作用；二氧化硅是一种优良的光学导体；荧光染料可有效地包载于硅纳米粒子中，不仅增加了染料的光学稳定性，而且保持了染料的光学特征的完整性；硅纳米粒子在溶液极性改变时粒径不发生变化；硅纳米粒子的表面很容易进行修饰，可连接多种生物大分子，包括蛋白质、多肽、抗体、寡聚核苷酸等。最近有文献报道[63]，将 FITC 染料包载于硅纳米粒子中作为造影剂获得成功。62%的荧光染料被包载在壳层中，38%的染料包载在核中。将叶酸连接到硅纳米粒上，可实现对人鳞状癌细胞（SCC－9）的靶向作用，通过激光共聚焦成像系统非常成功地检测荧光硅纳米粒的效果，与对照组相比获得较长时间的造影效率（$p<0.05$）。

用于医学影像的硅纳米粒子的设计分以下几个步骤[64~67]：

（一）光学核的合成　在核的合成中可包载荧光染料、量子点等。最通用的分散体系是油包水（w/o）。传统的硅纳米粒子制备采用油包水的分散系统或溶胶－凝胶体系（Stober 方法）。在 Stober 方法中，四乙基正硅酸盐（tetraethylorthosilicate，TEOS）及其衍生物经过碱催化的水解反应，在氨－乙醇－水的混合物中再浓缩。类似的反应在微乳液分散体系中也能发生。在包载荧光染料时，将染料与硅材料的前体化合物连接之后，再采用 Stober 方法进行制备。Stober 方法的优点是可以产生大量的纳米粒，但不足之处是粒径不够均匀，且纳米粒表面不易被修饰；而微乳液分散法则有利于表面修饰。

（二）壳的合成　硅纳米粒壳主要是保护光学核内的染料免受外部环境影响，作用有 3 个方面：①增强核内物质的光学稳定性（如有机染料）；②增强其光学性能（如：量子点）；③提供与表面修饰分子的连接及黏附能力。通常的制备方法是利用硅烷化试剂浓缩，进一步采用微乳液分散体系覆盖在核表面。

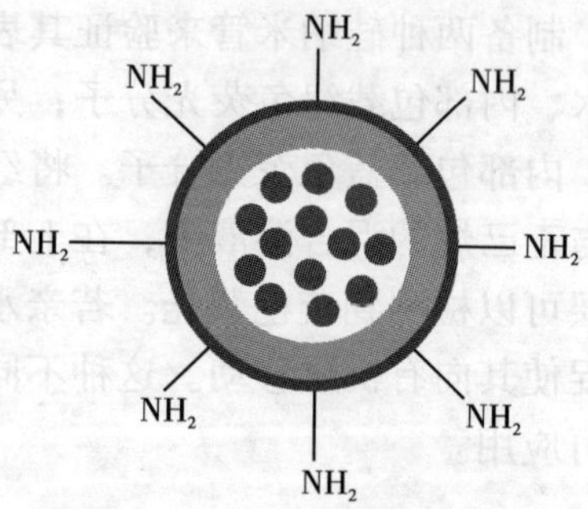

图 1－6　包载荧光染料和表面氨基化的硅纳米粒子示意图

注：图中●代表荧光染料，灰色为功能化的壳，表面氨基为进一步的生物分子连接提供反应位点

（三）表面修饰　为了便于生物分子的连接，可将硅纳米粒子外壳上的羟基做适当的处理，转变为氨基或羧基，还可引入其他基团或聚合物分子，以防止纳米粒的聚集，例如，在表面引入 PEG 分子等。图 1－6 是包载荧光染料和经氨基衍生物修饰的硅纳米粒子的示意图。

第六节 综述与展望

纳米粒子所具备的制备方法较多、适于规模化生产、稳定性较好和生物利用度高等特点，为人类攻克各种疾病提供了新的手段，使其在肿瘤、心血管疾病的诊断与治疗中具有良好的发展前景。据统计，截至2006年底，世界市场上的纳米药物品种已达38种，其中涉及给药系统的23种，生物材料9种，体内成像3种，体外诊断2种，主动灌注1种。

目前，纳米粒子已由单纯作为抗肿瘤化疗药的载体向与多种肿瘤治疗手段相结合的方向发展。对纳米粒子的修饰也由单一的表面基团修饰向物理学、化学、物理化学、生物联合修饰的方向发展，载药的种类和数量也不断增多。但迄今为止，大多数研究仍处于实验室阶段，而且相关基础研究尚不充分，制备方法受包载物的电荷、溶解性的影响较大，还难以找到统一的方法。

此外，目前已知的肿瘤细胞特异性抗原还十分有限，其抗体和配体的数量也受到相应的限制，纳米载体的主动靶向性对于研究者来说仍然是一个重大的挑战；而通过局部磁场或光照射实现靶向的精度也有待于进一步提高。各种体内外实验的评价结果对于临床疗效的参考价值也有待验证。

综上所述，将纳米粒技术全面应用于生命科学，还需要多学科研究者的全面协作和共同努力。

（梁 伟 陆晓燕 唐 宁 曲 卉 张春玲）

参 考 文 献

1. 陆彬主编. 药剂学. 北京：中国医药科技出版社，2003：450～455.
2. 陆彬主编. 药物新剂型与新技术. 北京：人民卫生出版社，2002：121～130.
3. 张志荣主编. 靶向治疗分子基础与靶向药物设计. 北京：科学出版社，2005：12～21.
4. 徐辉碧主编. 纳米医药. 北京：清华大学出版社，2004：161～176.
5. Patil SD，Rhodes DG，Burgess DJ. DNA-based therapeutics and DNA delivery systems：a comprehensive review. AAPS J. 2005，7：E61.

6. Oku N. Anticancer therapy using glucuronate modified long-circulating liposome. Adv Drug Del Rev. 1999, 40:63.
7. Kakinuma K, Tanaka R, Takahashi H, et al. Drug delivery to the brain using thermosensitive liposome and local hyperthermia. Int J Hyperthermia. 1996, 12:157.
8. Zhang C, Tang N, Liu X, et al. siRNA-containing liposomes modified with polyarginine effectively silence the targeted gene. J Control Release. 2006, 112:229.
9. Nabel GJ, Nabel EG, Yang ZY, et al. Direct gene transfer with DNA-liposome complexes in melanoma: expression, biologic activity, and lack of toxicity in humans. Proc Natl Acad Sci U S A. 1993, 90:11307.
10. 王军志. 国外基因治疗临床研究动向及市场展望. 生物工程进展, 1997, 17:56.
11. Ciani L, Casini A, Gabbiani C, et al. DOTAP/DOPE and DC-Chol/DOPE lipoplexes for gene delivery studied by circular dichroism and other biophysical techniques. Biophys Chem. 2007, 127:213.
12. Kawakami S, Yamashita F, Nishikawa M, et al. Asialoglycoprotein receptor-mediated gene transfer using novel galactosylated cationic liposomes. Biochem Biophys Res Commun. 1998, 252:78.
13. Tanaka Y, Kasai M, Taneichi M, et al. Liposomes with Differential Lipid Components Exert Differential Adjuvanticity in Antigen-Liposome Conjugates via Differential Recognition by Macrophages. Bioconjugate Chem. 2004, 15:35.
14. Joseph A, Louria-Hayon I, Plis-Finarov A, et al. Liposomal immunostimulatory DNA sequence (ISS-ODN): an efficient parenteral and mucosal adjuvant for influenza and hepatitis B vaccines. Vaccine. 2002, 20:3342.
15. Baxian Yi. Doxorubicin liposome hydrochloride preparation and its preparing method. Publication info: CN1562065, 2005.
16. Lipinski CA, Lombardo F, Dominy BW, et al. Experimental and computational approaches to estimate solubility and permeability in drug discovery and development settings. Adv Drug Deliv Rev. 2000, 46:3.
17. Lipinski C. A. Drug-like properties and the causes of poor solubility and poor permeability. J. Pharmacol. Toxicol. Methods. 2000, 44:235.
18. Maeda H, Wu J, Sawa T, Matsumura Y, Hori K. Tumor vascular permeability and the epr effect in macromolecular therapeutics: a review. J Control Release. 2000, 65:271.
19. Tang N, Du G, Wang N, et al. Improving Penetration in Tumors With Nanoassemblies of Phospholipids and Doxorubicin. J Natl cancer Inst. 2007, 99:1004.
20. Torchilin VP, Lukyanov AN, Gao Z, Papahadjopoulos-Sternberg B. Immunomi-

celles: targeted pharmaceutical carriers for poorly soluble drugs. Proc Natl Acad Sci USA. 2003, 100:6039.

21. Lukyanov AN, Gao Z, Mazzola L, et al. Polyethylene glycol-diacyllipid micelles demonstrate increased acculumation in subcutaneous tumors in mice. Pharm Res. 2002, 19:1424.
22. Gao Z, Lukyanov AN, Singhal A, et al. Diacylipidpolymer micelles as nanocarriers for poorly soluble anticancer drugs. Nano Lett. 2002, 2:979.
23. Li X, Mattice WL. Large internal structures of micelles of triblock copolymers with small insoluble molecules in their cores. Langmuir. 1998, 14:4074.
24. Weissig V, Whiteman KR, Torchilin VP. Accumulation of protein-loaded long-circulating micelles and liposomes in subcutaneous Lewis lung carcinoma in mice. Pharm Res. 1998, 15:1552.
25. Monsky WL, Fukumura D, Gohongi T, et al. Augmentation of transvascular transport of macromolecules and nanoparticles in tumors using vascular endothelial growth factor. Cancer Res. 1999, 59:4129.
26. Helmlinger G, Yuan F, Dellian M, Jain RK. Interstitial pH and pO2 gradients in solid tumors in vivo: high-resolution measurements reveal a lack of correlation. Nat Med. 1997, 3:177.
27. Jones MC, Ranger M, Leroux JC. pH-sensitive unimolecular polymeric micelles: synthesis of a novel drug carrier. Bioconjug Chem. 2003, 14:774.
28. Wang C. H, Wang C. H, Hsiue GH. Polymeric micelles with a pH-responsive structure as intracellular drug carriers. J Control Release. 2005, 108:140.
29. Wang Y, Yu L, Han L, Sha X, Fang X. Difunctional Pluronic copolymer micelles for paclitaxel delivery: Synergistic effect of folate-mediated targeting and Pluronic-mediated overcoming multidrug resistance in tumor cell lines. Int J Pharm. 2006, 11:28.
30. Rösler A, Vandermeulen GW, Klok HA. Advanced drug delivery devices via self-assembly of amphiphilic block copolymers. Adv Drug Del Rev. 2001, 53:95.
31. Katayose S, Kataoka K. Water-soluble polyion complex associates of DNA and poly (ethylene glycol)-p(L-lysine) block copolymer. Bioconjug Chem. 1997, 8:702.
32. Itaka K, Yamauchi K, Harada A, et al. Polyion complex micelles from plasmid DNA and poly (ethyleneglycol) -poly (L-lysine) block copolymer as serum-tolerable polyplex system: physiological properties of micelles relevant to gene transfection efficiency. Biomaterials. 2003, 24:4495.
33. Wakebayashi D, Nishiyama N, Yamasaki Y, et al. Lactose-conjugated polyion complex micelles incorporating plasmid DNA as a targetable gene vector system: their preparation and gene transfecting efficiency against cultured HepG2 cells. J Control

Release 2004, 95:653.
34. Boeckle S, von Gersdorff K, van der Piepen S, et al. Purification of polyethylenimine polyplexes highlights the role of free polycations in gene transfer. J Gene Med. 2004, 6:1102.
35. Fukushima S, Miyata K, Nishiyama N, et al. PEGylated polyplex micelles from triblock catiomers with spatially ordered layering of condensed pDNA and buffering units for enhanced intracellular gene delivery. J Am Chem Soc. 2005, 127:2810.
36. Yezhelyev MV, Gao X, Xing Y, et al. Emerging use of nanoparticles in diagnosis and treatment of breast cancer. Lancet Oncol. 2006, 7:657.
37. Michalet X, Pinaud FF, Bentolila LA, et al. Quantum dots for live cells, in vivo imaging, and diagnostics. Science. 2005 307:538.
38. Sharma P, Brown S, Walter G, et al. Nanoparticles for bioimaging. Adv Colloid Interface Sci. 2006, 123-126:471.
39. Wagner V, Dullaart A, Bock AK, et al. The emerging nanomedicine landscape. Nat Biotechnol. 2006, 24:1211.
40. Hatakeyama H, Akita H, Kogure K, et al. Development of a novel systemic gene delivery system for cancer therapy with a tumor-specific cleavable PEG-lipid. Gene Ther. 2007, 14:68.
41. Yih TC, Al-Fandi M. Engineered nanoparticles as precise drug delivery systems. J Cell Biochem. 2006, 97:1184.
42. Yang J. Perspective on the application of nanoparticules as drug delivery and control release systems. Basic & Clinical Medicine 2006, 26:7.
43. Nishiyama N, Kataoka K. Current state, achievements, and future prospects of polymeric micelles as nanocarriers for drug and gene delivery. Pharmacol Ther. 2006, 112:630.
44. Sengupta S, Eavarone D, Capila I, et al. Temporal targeting of tumour cells and neovasculature with a nanoscale delivery system. Nature. 2005, 436:568.
45. Fukushima S, Miyata K, Nishiyama N, et al. PEGylated polyplex micelles from triblock catiomers with spatially ordered layering of condensed pDNA and buffering units for enhanced intracellular gene delivery. J Am Chem Soc. 2005, 127:2810.
46. Hirsch LR, Stafford RJ, Bankson JA, et al. Nanoshell-mediated near-infrared thermal therapy of tumors under magnetic resonance guidance. Proc Natl Acad Sci USA. 2003, 100:13549.
47. Moriguchi R, Kogure K, Akita H, et al. A multifunctional envelope-type nano device for novel gene delivery of siRNA plasmids. Int J Pharm. 2005, 301:277.
48. Dufès C, Keith WN, Bilsland A, et al. Synthetic anticancer gene medicine exploits

intrinsic antitumor activity of cationic vector to cure established tumors. Cancer Res. 2005, 65:8079.

49. Chen CC, Liu CH, Wu CH, et al. Preparation of fluorescent silica nanotubes and their application in gene delivery. Adv. Mater. 2005, 17:404.
50. Pantarotto D, Singh R, McCarthy D, et al. Functionalized carbon nanotubes for plasmid DNA gene delivery. Angew. Chem., Int. Ed. Engl. 2004, 43:5242.
51. Zheng M, Jagota A, Strano MS, et al. Structure-based carbon nanotube sorting by sequence-dependent DNA assembly. Science. 2003, 302:1545.
52. Hou S, Wang J, Martin CR. Template-synthesized DNA nanotubes. J. Am. Chem. Soc. 2005, 127:8586.
53. Lee H, Kepley LJ, Hong HG, et al. Adsorption of ordered zirconium phosphonate multilayer films on silicon and gold surfaces. J. Phys. Chem. 1988, 92:2597.
54. Spector M, Selinger J, Singh A, et al. Controlling the morphology of chiral lipid tubules. Langmuir. 1998, 14:3493.
55. Mitchell DT, Lee S, Trofin L, et al. Smart nanotubes for bioseparations and biocatalysis. J Am Chem Soc. 2002, 124:11864.
56. Martin C. R. Nanomaterials: a membrane-based synthetic approach, Science. 1994, 266:1961.
57. Masuda H, Fukuda K. Ordered metal nanohole arrays made by a two-step replication of honeycomb structures of anodic alumina. Science. 1995, 268:1466.
58. Steinle ED, Mitchell DT, Wirtz M, et al. Ion channel mimetic micropore and nanotube membrane sensors. Anal. Chem. 2002, 74:2416.
59. Sharma P, Brown S, Walter G, et al. Nanoparticles for bioimaging. Adv Colloid Interface Sci. 2006, 16:471.
60. Qhobosheane M, Santra S, Zhang P, et al. Biochemically functionalized silica nanoparticles. Analyst. 2001, 126:1274.
61. Santra S, Yang H, Dutta D, et al. TAT conjugated, FITC doped silica nanoparticles for bioimaging applications. Chem Commun (Camb). 2004, 21:2810.
62. Kumar P, Mittal K. L, Handbook of microemulsion science and technology. New York: Marcel Dekker. 1999.
63. Santra S, Liesenfeld B, Dutta D, et al. Folate conjugated fluorescent silica nanoparticles for labeling neoplastic cells. J Nanosci Nanotechnol. 2005, 5:899.
64. Debnath S, Dasgupta A, Mitra RN, et al. Effect of counterions on the activity of lipase in cationic water-in-oil microemulsions. Langmuir. 2006, 22:8732.
65. Dasgupta A, Das D, Das PK. Probing the relationship between interfacial concentrations and lipase activity in cationic W/O microemulsions: a quantitative study by

chemical trapping. Langmuir. 2007, 23:4137.

66. Dasguptad A, Das D, Rajendra NM, et al. Surfactant tail length-dependent lipase activity profile in cationic water-in-oil microemulsions. J Colloid Interface Sci. 2005, 289:566.

67. Nishioka Y, Yoshino H. Lymphatic targeting with nanoparticulate system. Adv Drug Deliv Rev. 2001, 47:55.

68. Gradishar WJ. Albumin-bound nanoparticle paclitaxel. Clin Adv Hematol Oncol. 2005, 3 (5):348.

第二章 癌症早期检测的纳米技术与材料

第一节 概 述

20 世纪以来，全世界恶性肿瘤的发病率和死亡率迅速增加，目前多数发达国家中，恶性肿瘤在居民死亡原因中占首位或第二位。我国癌症发病率总体上一直在上升，从 1991 年至 2000 年，我国城市居民中癌症病死率上升了 18.31%，农村居民中病死率上升了 11.03%。据估算，我国每年用于癌症患者的医疗费用达 800 亿元，约占卫生总费用的 20%。在 2000 年，恶性肿瘤在居民死亡原因中，在城市占第一位，在农村占第二位。除子宫颈癌、胃癌、食管癌等一些癌症的发病率有所下降外，肺癌、肝癌、大肠癌、前列腺癌和乳腺癌等仍在继续上升。另据世界卫生组织 2003 年 4 月 3 日公布的一项报告指出，到 2020 年全世界癌症发病率可能增长 50%，届时每年新增癌症患者将达 1 500 万人。报告呼吁采取紧急措施，以阻止形势的恶化。由此可见，对癌症的预防、诊断以及治疗是十分艰巨的挑战，必定成为生物医学探索以及医学临床研究的最重要的任务之一。

癌症是个复杂的问题。世界卫生组织曾经提出，1/3 的癌症可以预防，1/3 的癌症如能早期诊断可以治愈，1/3 的癌症可以通过有效治疗而减轻患者的痛苦，达到延长生命的目标。因此，解决癌症问题，除了有效的治疗手段之外，关键还在于预防和早期诊断。从诊治的角度看，越早发现，便意味治愈的可能性愈大。问题是早到什么程度，也就是通过什么标志或判据，来检测与判断癌症最终将要发生？

癌症的发生是一个多步骤的过程，主要包括接触致癌物后肿瘤发展潜伏期、在多种肿瘤演变过程中出现的一连串病理学事件、年龄特异性的肿瘤发病率、家族性癌症存在的倾向以及当今与恶性肿瘤发生的不同病理学事件相关的分子和基因损伤等。目前比较广泛接受的观点认为癌症发生往往以 4 个连续的阶段为特征：始发突变、促癌、演进及恶变。在此过程中，当致癌物质与 DNA 相互作用时，始发突变就发生了，结果引起DNA的一条链断裂，而更常见的是产生一个改变了的核苷酸，即所谓的加合物。如果在修复酶纠正DNA损伤之前该基因组被复制，那么DNA聚合酶就能错配受损的序列，并且把这一可遗传的错误永远地留在基因组中。为了形成加合物，还需要在损伤对面的DNA链上插入一个错误核苷酸。这些错误结合可能绝大多数对细胞不起作用，但是如果这种改变出现在某个编码或某个生长调节蛋白的序列上，那么在某些条件下，这种错误可为该细胞提供一种选择性生长的有利条件，包括使细胞处于促癌剂的作用之下。

促癌剂被认为可以优先选择始发突变细胞，或刺激始发突变细胞的增生，形成多发性良性肿瘤或增生损伤，这是癌发生的第二个阶段。促癌作用是完全可逆的，撤去促癌剂可使扩增的细胞克隆或增生结节消失。在演进阶段，第二次遗传事件或者一系列遗传事件发生，使始发突变细胞获得某种持续选择性生长的有利条件，或者以某种方式增加一个将突变细胞变成肿瘤细胞的可能性。它为良性腺瘤转变成浸润性并最终转变成转移性肿瘤提供了推动力。这些改变可能是由多次接触致癌物质引起的，也可能是由于参与复制的酶的常规错误所导致的自发性突变，或者由于始发突变诱导的基因组的不稳定性。不管机制如何，其后果是细胞的不可逆改变，从而导致肿瘤表型的表达。

由此可见，对肿瘤发生时期的精确判断（一般称为对癌症的早期诊断），是一个非常困难的问题，迄今还没有确切的依据与方法来达到对癌症最早且真正发生时刻的精确判定。从基因水平上获得诊断信息极大地推动了癌症的早期诊断技术的进展。但是，如上所述，毕竟从基因改变到癌症的最终发生还有相当多的不确定性，这就需要我们考虑，是否应该将产生肿瘤细胞、或者在细胞水平以下产生改变的某一个时刻作为癌症发生的比较确定的起点，也就是说，在细胞以及亚细胞水平上进行分析诊断有可能找到癌症发生的确定时间。我们用“及早诊断”这样一个名称来表示对这个相对比较精确时段的把握。另外，从治疗的角度看，对于“癌症治愈”也需要一个判定的标准，从这个角度来说，对癌症的及早诊断技术与标准也可能成为癌症治愈的标准。

当今世界各国对癌症的研究都投入了非常大的力量，在基础研究和医学技术发展等很多方面都获得了长足的进展。如果能借助纳米技术寻找到癌症发生和及早诊断的更多依据，建立相应的技术，将可能极大地推动癌症诊治工作的进展，为人类造福。

第二节　纳米技术为癌症的及早诊断提供基础

纳米技术是通过控制分子、原子的组装，或者通过一些其他的微细加工与制造技术来获得纳米尺度的材料、特定的纳米结构，研究它们的特性并寻求应用的技术。纳米科技，包括纳米材料、纳米器件以及纳米表征测量技术等对生物、医学的进步产生了巨大的影响，其中一个重要且直接的方面，就是纳米技术对癌症诊断与治疗技术发展的推动。

世界上许多国家在恶性肿瘤的诊断及治疗研究方面的做法给了我们一些启发。

1. 恶性肿瘤是个综合性的问题，对待恶性肿瘤也应该采用复合的办法或措施。例如，美国政府组织了包括宇航署（NASA）、国立卫生院（NIH）等部门参加的针对恶性肿瘤研究的专项研究计划；美国国家喷气推进实验室与国家癌症研究所（NCI）在发展检测肿瘤的极高灵敏度生物分子传感器等方面开展合作。

2. 在恶性肿瘤的诊治方面，特别加强了新技术的应用研究，除了在传统的治疗技术方面引进新的内容，如在放射治疗方面引进精确定位以及精确计算，并控制治疗部位与时间的所谓“适形、调强技术”，还特别开展了许多新原理与新技术的研究。例如，肿瘤生物芯片与相关生物信息学、纳米技术的研究等。美国的 NCI 在 2004 年建立了美国癌症研究的纳米技术平台，联合相关癌症中心、研究所、联邦实验室以及相关高技术公司开展针对恶性肿瘤的新概念、新原理以及新技术的研究，特别在在体分子成像、肿瘤生物学过程研究以及肿瘤有效治疗用药物传输和释放体系、疗效快速评价等方面开展研究。

纳米技术在推进癌症及早诊断技术发展方面的研究主要包括，借助纳米表征测量技术认识生物分子行为及发展过程，发展对疾病细胞、包括某些特定生物分子的检测与操控等；采用纳米磁性材料、量子点发光材料，结合分子识别、分子组装技术，对疾病细胞进行标记、识别、分离等；利用纳米器件（包括纳米电极、光极以及其他形式的器件），结合光、机电元件，通过综合测量表征从细胞中获取有关疾病，如癌症发生的信息等。

利用纳米技术为癌症的及早检测与诊断提供基础将主要体现在：①基于纳米表征测量技术与相关分析技术，结合相关分子生物学、细胞生物学等方法，逐渐搞清楚癌症发生的应急预警或应该进行人工干预的最早时间或时段；②采用纳米技术发展癌症预警的在体、实时检测方法与相关材料、器件等；③基于纳米技术发展可用于人群普查的癌症检测的高通量、高灵敏度（同时兼顾低假阳性要求等）的廉价、快速的材料与器件，甚至系统。

以下各节将概述金属、半导体与磁性纳米材料、纳米生物传感器与微纳系统等纳米技术的发展现状，重点介绍纳米技术在癌症及早检测等方面的应用基础研究。

第三节 金属纳米材料与癌细胞检测

从青铜器时代开始，人类就在生产与生活中使用金属与合金材料了，随着对金属材料认识的不断深入，应用也越来越广泛。从 19 世纪开端，物理学研究了金属与合金的力学、电学和磁学等性质，并以金相显微镜观察了金属的显微组织，取得了对合金的凝固、固态相变及再结晶等现象的初步认识，建立了一个和生产实验密切相关的独立学科。20 世纪初，X 射线衍射方法的应用将金属研究深入到原子水平，随后，电子显微镜等显微成像与微区谱分析技术等的使用，将显微组织和晶体结构之间的区域连接起来，并进一步研究相关的电子结构、缺陷性质和探测化学成分。随着对金属结构与性能研究的不断深入，利用金属的电子、光子学特有性质而应用于器件，以及生物学、医学等方面的探索也愈来愈受到重视。

一、金属纳米材料的制备

纳米技术的出现对金属材料的纳米化及相关结构和性能的研究起了极大的推动作用。金属材料的纳米化或制造金属纳米颗粒材料可以采用许多方法，主要包括物理气相沉积（PVD）、化学气相沉积（CVD）、惰性气体冷凝法、微波等离子体、低压火焰燃烧、溶胶－凝胶化处理、溶液的热分解和沉淀等，其中，PVD 法与惰性气体冷凝法最具有代表性。惰性气体冷凝法的主要过程是在真空蒸发室内充入低压惰性气体，然后对蒸发源采用真空蒸发、加热、高频感应等方法使原料气化或形成等离子体，原料气体分子与惰性气体原子碰撞失去能量，凝聚形成纳米尺寸的团簇，然后骤冷。

此外，还有一些特别的化学方法，主要是利用化学反应，结合一定的条件控制，包括结合一定的外场或射线作用等控制反应过程，获得所需要的纳米颗粒材料，如化学还原法、射线辐照法、电化学法、微乳液法等。对于生物医学应用方面而言，化学方法被认为是比较合适的。相对于前面所说的物理方法，化学方法灵活多样，更加易于控制，包括在材料颗粒尺寸控制、结构与形貌控制等方面具有明显的优势。此外，化学合成工程中也较容易通过中间某些阶段进行分子修饰，实现纳米颗粒的功能化。以微乳液法制备纳米银颗粒为例，可以采用环己烷作溶剂，聚环氧乙烯基壬苯醚作表面活性剂，在银盐水溶液中形成微乳液，并用同样的方法制得 $NaBH_4$ 微乳液，将两种溶液混合反应一定时间后，离心分离获得纳米银产物。微乳液中微乳胶团上的表面活性剂所形成胶束限制了胶团粒子之间的物质交换，使其具有保持和稳定原有尺寸的特性，微乳胶团内生成的产物颗粒尺寸也得到了控制。

二、用于电子显微镜研究的金属纳米材料

金属，尤其是贵金属，如金、银等纳米颗粒应用于电子显微镜中对生物样品，尤其是细胞细微结构的观测研究，从 20 世纪 70 年代就开始了。例如，早在 1971 年就有研究将纳米尺寸的金颗粒与蛋白质结合，制成用于电子显微镜分析的金探针，成为金纳米颗粒应用于细胞免疫标记和组织化学的起始点。另外，还有研究表明，亚硝酸银在对苯二酚存在下可以在金纳米颗粒表面被还原，说明金纳米颗粒具有催化作用。把金催化银还原的现象运用到组织学的研究中，就形成了现在的所谓免疫金银染色法（IGSS），它可以用于电子显微镜甚至光学显微镜，对抗原、抗体进行的定位、定性、甚至定量研究。

在电子显微镜观察生物样品的过程中，由于电子束通常容易穿透生物样品，使其各种结构或者成分的相对反差不大，因此需要一些特别的探针来予以标定。金属纳米颗粒相对于一般生物样品，具有很高的电子密度且尺寸足够小的特点，对所标记的生物结构或者穿过的生物样品影响非常小，因而可被作为电子显微镜生物探针。当然，其前提是可以制备获得参数一定的稳定的金属纳米颗粒，同时，可以根据需要在这些金属颗粒表面修饰特定的生物探针分子，如某些抗体、核酸分子等。

这里我们着重介绍金纳米材料。生物标记用的金纳米材料通常是通过氯金酸在还原剂，如白磷、抗坏血酸、枸橼酸钠、鞣酸等作用下，形成特定大小的纳米颗粒，并由于特定水溶液环境下的静电作用而成为一种稳定的胶体状态，经常也称为胶体金。胶体金的颜色随颗粒大小不同而改变。

金纳米颗粒与生物分子结合，某种程度上是蛋白质等生物分子被吸附到纳米金颗粒表面的静电组装过程。吸附机制一般认为是在弱碱环境下金颗粒表面带负电荷，与蛋白质的正电荷基团因静电吸附而形成牢固结合；由于是静电结合，所以不影响蛋白质的生物学性质。目前已有包括与葡萄球菌A蛋白、免疫球蛋白、内毒素、糖蛋白、酶、抗生素、激素、牛血清清蛋白多肽缀合物等非共价结合等的报道。纳米金颗粒的这些物理特性使其广泛地应用于免疫学、组织学、病理学和细胞生物学等领域。

人们通常所说的免疫金标记技术（Immunogold labelling techique），也是利用金纳米颗粒的高电子密度特性，在显微镜下可观察到金标蛋白结合处呈黑褐色颗粒；当这些标记物由于特异性而在相应的配体处大量聚集时，目视即可发现红色或粉红色的斑点，因而可用于定性或半定量的快速免疫检测。例如，采用包埋前染色法结合免疫金标记，利用电子显微镜观察51kD精子膜抗原的抗体在精子上的定位。已有研究表明，含抗51kD抗体的阳性血清作用于精子后，通过免疫金探针标记技术，可以发现精子顶体后区出现纳米金颗粒，说明51kD精子抗原定位于顶体后区。由于顶体后区是精子重要的功能区，该区域抗原的减少表示这种抗体可能与不育关系密切。另一个例子是，TF（thomson - friedenreich）血型抗原是一种癌相关抗原，在腺癌细胞中通常表达会明显增加。Devaraj Halagowder研究组采用免疫金标记技术，通过TF抗原的表达可清楚地区分正常食管细胞和食管癌细胞（图2-1）。

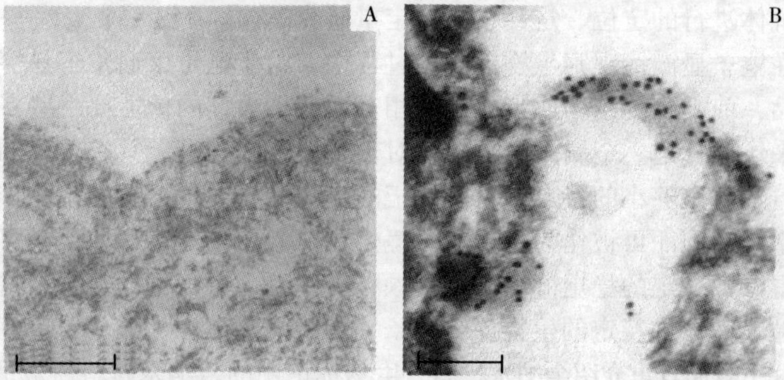

图2-1 正常食管细胞和食管癌细胞

A. 正常食管细胞；B. 癌细胞中TF抗原表达改变的透射电子显微镜（TEM）照片[3]

三、金属纳米颗粒用于癌细胞的光学检测

纳米粒子的尺寸处于由微观向宏观的过渡区域，因此通常会表现出独特的光学性质。与块体材料相比，纳米粒子对光的吸收有很大加强，且光反射率低，从而成为优异的光电、光热转换材料。1908 年德国物理学家 Gustav Mie 通过光与球形颗粒的 Maxwell 电磁学方程，解释了球形纳米颗粒具有特殊光学性质的原因。金属纳米颗粒对光的吸收来源于其表面自由电子的等离子共振（surface plasmon resonance，SPR），其最大吸收峰位取决于粒子的尺寸和形状，同时，颗粒周围的介质也起着非常重要的作用。基于金属纳米颗粒的表面等离子共振对外围介质变化的敏感性，可设计出一些光学检测方法。例如，通过研究金纳米颗粒的共振光散射强度与粒径之间的关系，发现粒径为 10 ~ 95nm 的金纳米粒子的最强共振散射峰位于 580nm，此波长下共振光散射强度与金粒子粒径成正比，因此，通过对共振峰的测量，可检测纳米颗粒及其所携带或连接的有关物质。

生物系统绝大多数处于水相环境中，金属纳米颗粒在水溶液中吸收光谱的最大吸收峰与很多因素有关，包括，电解质、还原剂、体系温度等。例如，水相中的金纳米颗粒表面具有双电层结构，因此粒子的吸收光谱随周围介质的变化而表现出复杂的性质。研究人员采用电动力学方法计算了表面结合 DNA 的金纳米颗粒发生团聚时的光学性质变化。改变粒子的双电层结构（如加入电解质）常引起粒子的团聚并进而产生沉淀，这个现象成为有关检测中可以利用的方法。例如，基于金纳米颗粒聚集作用可进行抗体蛋白免疫检验，即将某种蛋白抗原结合在金纳米颗粒表面，在对应抗体存在下，检测金纳米颗粒在 620nm 处的吸收，由所测量的金纳米颗粒的聚集状态来反映被检测抗体的数量，测定血清中的某些与肿瘤相关的抗体蛋白水平（图 2 -2）。

另一方面，由于受表面等离子共振的激发，金属纳米颗粒可以共振散射可见和近红外光。散射光的强度与颗粒的尺寸和聚集状态有关。研究发现，它们的散射截面远大于有机染料的散射截面，且具有抗光漂白性能，可作为细胞成像中的对比剂，通过光学显微镜高效实时地检测癌细胞。很多癌细胞表面都含有表皮生长因子受体（EFGR），而正常细胞表面则较少。基于这个现象，德克萨斯大学的 Rebecca Richards - Kortum 研究组以金纳米颗粒作为体内反射的强对比剂，利用其特殊的光散

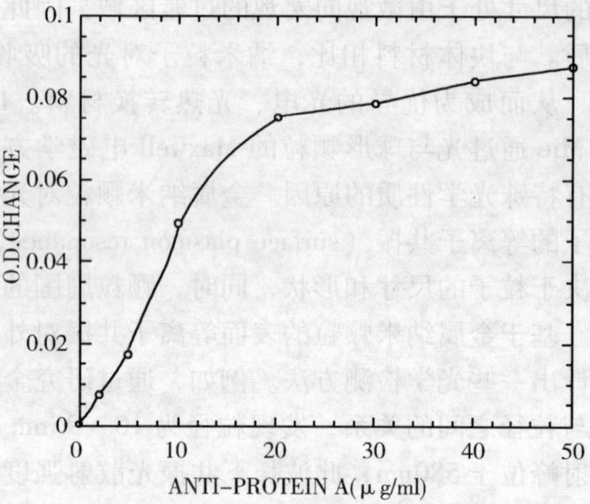

图 2 – 2 620nm 处光吸收随抗体蛋白浓度变化的标准曲线[5]

射特性，检测子宫颈癌细胞（图 2 – 3）。另一个例子是，佐治亚理工学院的 Mostafa A. El – Sayed 研究组采用抗 EGFR – 金纳米颗粒作为对比剂，高效方便地检测上皮癌细胞。结果表明，由于癌细胞上 EGFR 的过表达，抗 EGFR – 金纳米颗粒会特异且均一地连接到癌细胞上，使得暗场光散射照片中的癌细胞和正常细胞有明显区别（图 2 – 4）。由于周围介质的介电常数不同，使连接到癌细胞和正常细胞上的金颗粒所产生的吸收光谱也有所区别，因此，这种检测方法不需要昂贵的显微镜或激光的参与，具有方便、快捷的特点，显示出良好的实际应用前景。此外，由于金纳米棒在近红外区表现出强的吸收和散射特性，抗 EGFR – 金纳米棒除了作为检测癌细胞的对比剂外，还可同时作为具有高效选择性的治疗癌症的光热剂，在低能量的近红外激光的照射下，可以杀死癌细胞而不伤害正常细胞（图 2 – 5）。

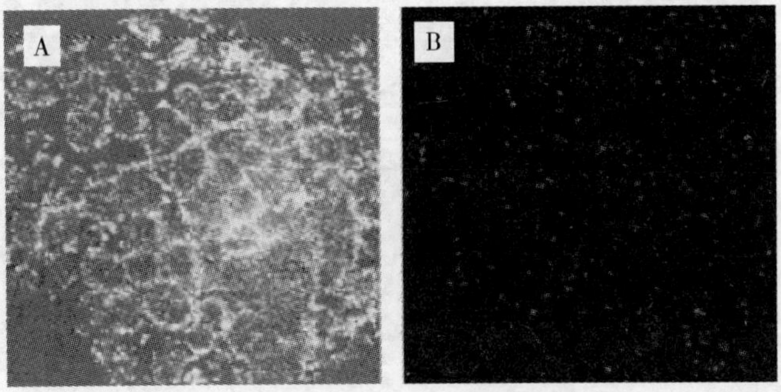

图 2－3　子宫颈组织切片中标记抗 EGFR 抗体的金纳米颗粒

注：A. 肿瘤组织；B. 正常组织[6]

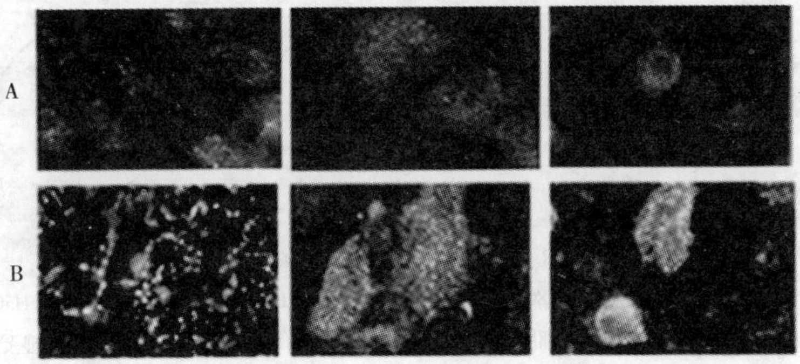

图 2－4　正常细胞和癌细胞的区别

A. 无金纳米颗粒时 HaCaT 正常细胞（左）、HOC 癌细胞（中）及 HSC 癌细胞（右）的光散射照片；B. 抗 EGFR－球形金纳米颗粒与细胞孵育 30min 后的光散射照片[7]

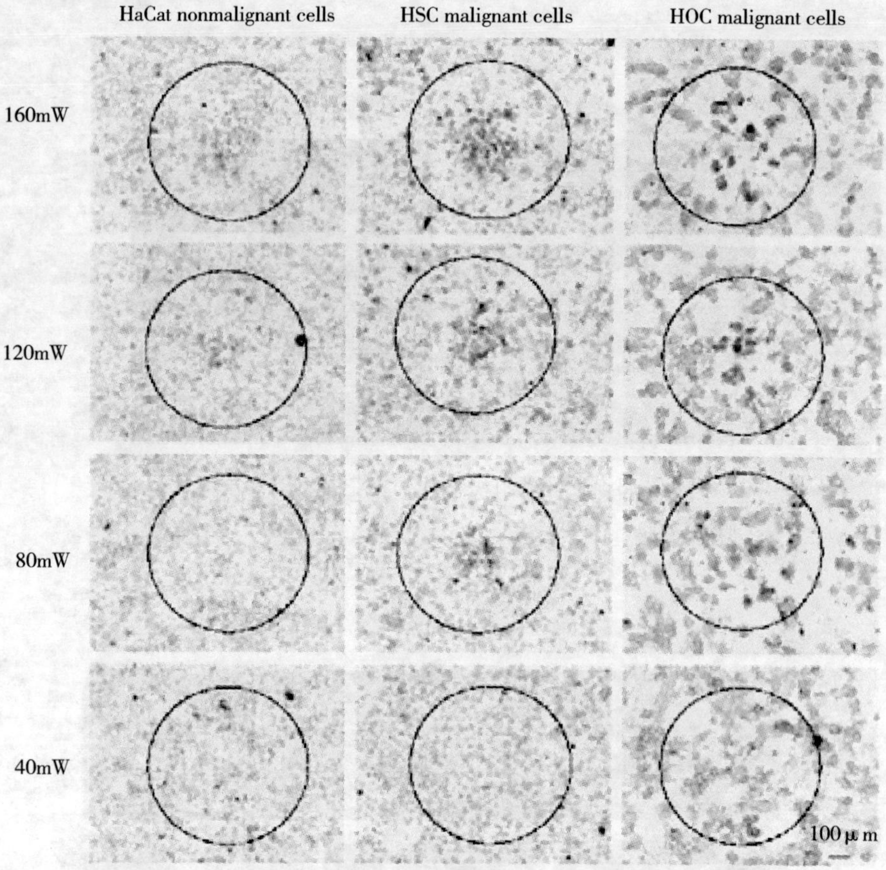

图 2-5 抗 EGFR-金纳米棒孵育后选择性光热治疗癌细胞

注：圆圈所示为激光点。在 80 mW 时，HSC 癌细胞和 HOC 癌细胞明显受损，而 HaCat 正常细胞则不受影响。HaCat 正常细胞只有在 120mW 时才开始受损，在 160mW 时为明显受损[8]

第四节 纳米晶量子点结合分子探针进行肿瘤的在体检测

纳米晶量子点是指一定数量的原子按照一定原理组成的聚集体，其尺寸一般小于 100nm，具有明显区别于块体材料的理化性质，也不等同于一般的小分子。量子点是在三个维度上限制尺寸的材料，因为有显著离散的能量谱和易于处理，可根据其组分及尺寸精细调节其光子统计规律，在量子编码、量子计算以及生物分子检测与分离等许多方面具有巨大的应用前景。图 2－6 展示的透射电子显微镜照片为半导体 CdSe 纳米晶量子点中原子有序排列的结构。

纳米晶量子点包括金属纳米晶量子点、半导体纳米晶量子点，以及其他材料的纳米晶量子点等。以下对纳米晶量子点在新型荧光检测方面的原理及在癌症早期检测方面的研究做一些介绍。

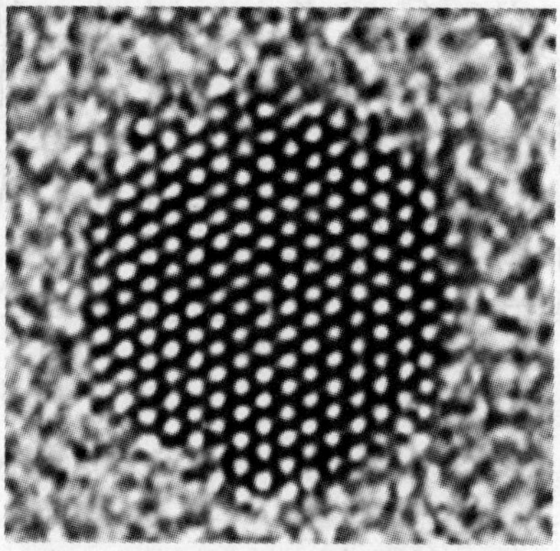

图 2－6　粒径小于 10nm 的 CdSe 纳米晶中有序排列原子的透射电子显微镜照片

块体（bulk or macroscopic）半导体，如发光二极管（LEDs）的发光源自半导体受到光或电的激发而产生电子－空穴对，此电子－空穴对复合后产生的一部分能量以发光的形式得到释放。因此，这种光的能量或波长与材料的组分及相应的能带结构有关。但是，当半导体材料的物理尺寸减小到远远小于电子－空穴对的尺寸（Bohr 半径尺度）时，需有另外的能量在纳米尺度的半导体结构中"限制"这种激发，从而导致发射光的能量增加，也就是发光波长向短波长方向移动，这就是所谓的量子限域效应（quantum confinement），相应的发射光的能量增加被称为半导体纳米材料发光波长的蓝移现象。图 2－7 为不同粒径的 CdSe 纳米晶的吸收光谱，随着 CdSe 纳米纳米晶粒径的减小，Ⅰ到Ⅶ的吸收峰发生蓝移，吸收光子的能量提高。

与荧光分子不同，纳米晶量子点的吸收峰与发射峰之间具有很长的距离，并且发射光与激发光的波长重叠较小，因此可以进行较宽波长的

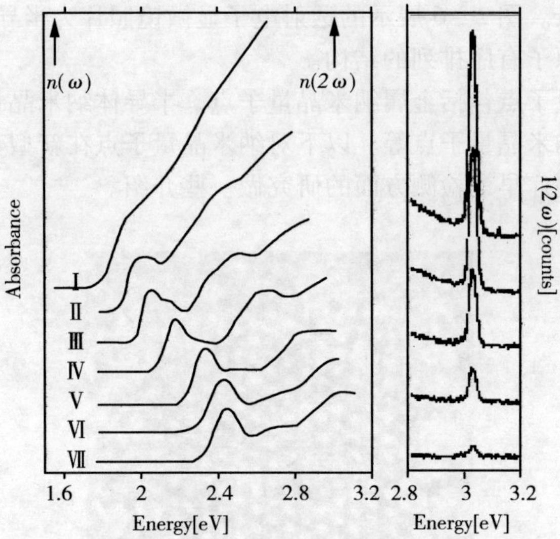

图 2－7　不同粒径 CdSe 纳米晶材料的吸收光谱

注：7 种样品的平均粒径分别为：（Ⅰ）4.5nm；（Ⅱ）2.8nm；（Ⅲ）2.3nm；（Ⅳ）1.7nm；（Ⅴ）1.35nm；（Ⅵ）1.2nm；（Ⅶ）1.15nm，图中上部左侧箭头表示一定波长激发光的能量，右侧箭头指出相关二倍频的能量位置。右图为受到自 0.05W 到 0.6W 的不同激发强度的 CdSe 纳米晶的超瑞利散射

激发，如图 2－8 所示。这个性质使我们在对量子点做进一步的信号采集与处理时滤波相对容易，从而可以提高检测信号的亮度与灵敏度，这也是应用半导体纳米晶量子点的一个重要的优点。

在生物医学检测与分离等方面应用的半导体纳米晶量子点一般是典型核－壳结构，通常以具有特殊光学效应的纳米晶作为核心，包覆具有其他功能的外壳，例如，具分子识别功能、阻止核心氧化功能，以及提高生物相容性的功能等。通过选择不同的核心材料可以控制量子点发射波长的区域（图 2－9），例如，CdSe 的发射波长在可见光波段，CdTe 在红光偏红外波段，InAs 在近红外（NIR）波段。控制纳米晶的尺寸可以精细调节量子点的实际发光波长，如 3nm 的 CdSe 发光波长为 520nm，5.5nm 的 CdSe 发光波长为 630nm，3nm 到 5.5nm 之间的尺寸将导致 520nm 至 630nm 之间波长的发光。这种发光的波长宽度取决于纳米微粒

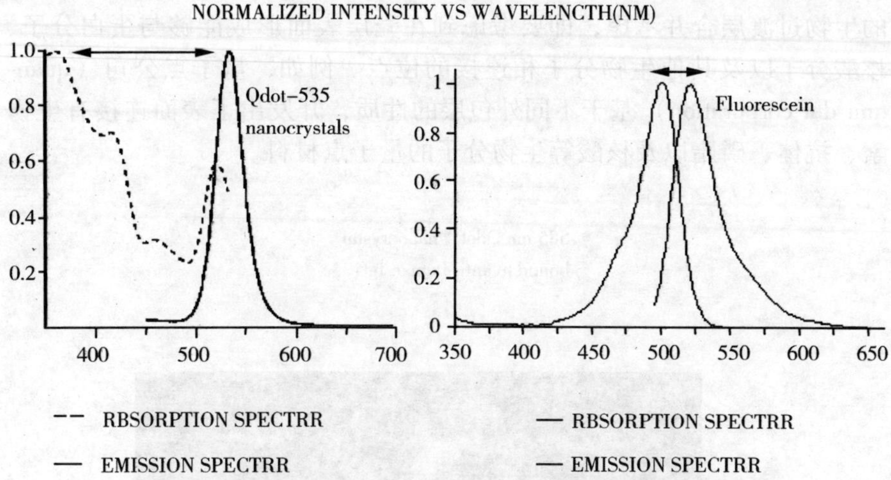

图 2－8　量子点和荧光分子的吸收光谱与发射光谱

注：左图为量子点的吸收与发射谱峰，其中虚线为吸收谱，实线为发射谱；右图为荧光分子的吸收光谱与发射光谱，其中左峰为吸收峰，右峰为发射峰

的尺寸分布，尺寸的单分散性越好，则发光波长的分布越窄。

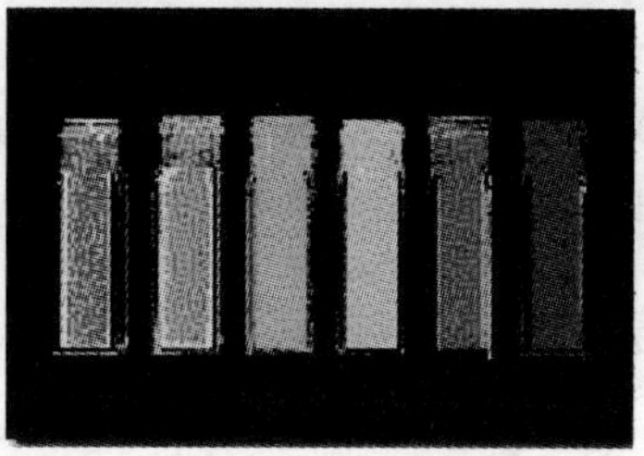

图 2－9　不同的核心材料可以控制量子点发射波长的区域

注：采用单一激发光源可以激发出纳米晶量子点材料，依据不同的粒径而可能具有的几乎全可见光波段的发光

通常纳米晶核心的外面需要包覆一层其他的无机或者有机材料，以提供对核心的保护和对光学性质的放大等功能（图 2－10）。例如，包覆的材料层可以增大光学量子产率，提高光学稳定性 10 倍左右，还可

以增加量子点的化学稳定性。选择保护层的无机材料时也可以与最外层的生物过渡层合并考虑，即要考虑到在壳层表面形成能够与蛋白分子、核酸分子以及其他生物分子相连接的位点。例如，量子点公司（quantum dot corporation）基于不同外包层的性质，开发出了表面连接有生物素、抗体、磷脂以及核酸等生物分子的量子点材料。

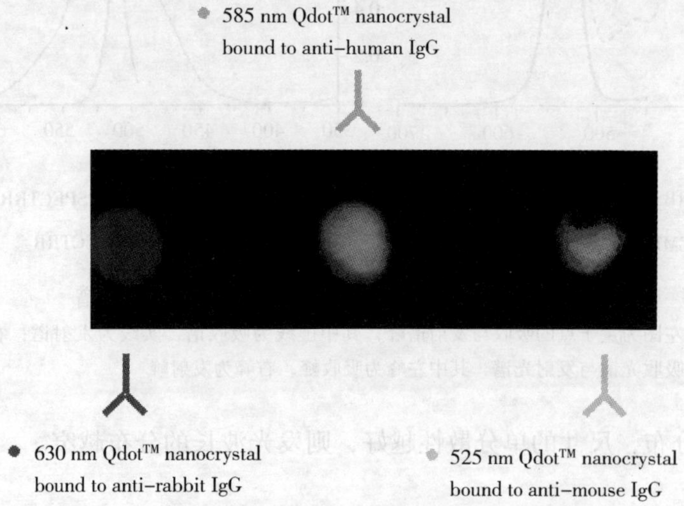

图 2－10　不同粒径 CdSe 纳米晶量子点作为内核的微球

注：具有 630nm、585nm、525nm 的发光波长，其外层分别连接抗兔 IgG、抗人 IgG、抗鼠 IgG 生物分子

这些被组装在壳层表面上的各种生物分子扩大了量子点材料在生物检测方面的应用范围，目前已涉及到细胞编码、免疫学检测、生物微阵列芯片以及在线核酸分子杂交等许多方面。例如，将不同粒径的纳米晶量子点与不同的分子联接，在细胞中与特定的受体结合，实现对活细胞或者特定细胞的量子点编码。图 2－11 所示的荧光显微镜照片即为结合了不同粒径量子点的 CHO－K_1 细胞，它们分别具有 519nm、535nm、587nm 以及 616nm 的最大发射波长。通过照片可以相当容易地在多种细胞中将目标细胞识别出来。此外，若在纳米晶表面连接某些化合物，也可以用于化学药物的筛选，预计在细胞层次上将获得非常好的选择灵敏度与选择效率。

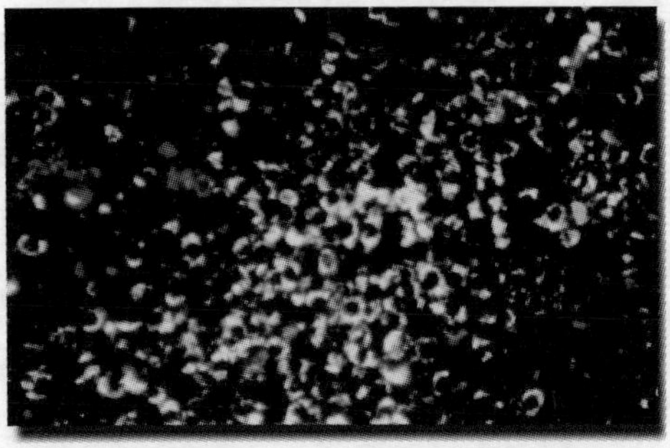

图 2-11　结合了不同粒径纳米晶量子点的 CHO-K1 细胞的荧光显微镜照片

在临床诊断中，判断癌细胞是否已向身体其他部分扩散的至关重要一步是进行前哨淋巴结活组织的检查。一般而言，前哨淋巴结是最先接受到来自癌组织体液或细胞的淋巴结。淋巴系统将体液和细胞导流到含有抗癌白细胞的淋巴结中，如果细胞已经从肿瘤的原发部位迁移至淋巴结，这就预警癌细胞正在身体内扩散。John V. Frangioni 和 Moungi G. Bawendi 及同事发现，使用量子点标记前哨淋巴结，即使只用 1cm 的组织，也能看清楚淋巴结中是否有癌症细胞。另外，这一新方法还可用于确保前哨淋巴结的完全切除。

综上可见，纳米晶量子点在应用于生物分子识别与检测方面存在这样一些优势：在较宽波长范围的激发光激发下，发光波长的带宽很窄，且发光波长可以根据纳米晶的材料组分、粒径大小等参数做精确的调控；纳米晶量子点的发光亮度较强，并可通过外包覆材料进一步增强，同时改善其光学稳定性和化学稳定性；可针对有关检测的目标分子进行应用拓展，在外壳层表面进行分子修饰，包括结合特定功能的生物分子，具有广阔的应用发展空间。

第五节　检测恶性肿瘤的磁性纳米材料与磁纳米传感器

磁性纳米材料包括磁性纳米颗粒材料以及磁性纳米相块材。因为在磁学结构上与通常的块体材料存在很大的差别，磁性纳米材料表现出一些特异的磁学性质。研究与理解这种因为小尺寸以及表面效应所带来的材料磁学性质的巨大变化，以及研究这些性质的新应用，已经成为磁性材料领域的热点方向之一。铁氧体纳米材料的研究已经有相对较长的时间，由于这类材料具有一些特别的优异性质，包括超顺磁性和高矫顽力、相对较好的生物相容性等，它们在生物、医药领域中的应用受到了更多的关注。本节将介绍铁氧体纳米材料及器件在癌症早期检测中的相关技术及发展趋势。

一、磁性纳米材料的制备

铁氧体材料有许多种类，较典型且研究较多的材料有 $\alpha-Fe_2O_3$、$\gamma-Fe_2O_3$、$NiFe_2O_4$、Fe_3O_4 等。制备铁氧体纳米材料的方法有许多种，比较常见的有物理粉碎法、激光烧蚀法、真空镀膜法，化学方面有微乳液法（反胶束法）、高能射线或微波场辅助化学方法、分子自组装法、喷雾热分解法、水热法、水解法、化学共沉淀法、溶胶-凝胶法、相转移法以及超临界法等。

沉淀法是较多采用的方法之一，首先把沉淀剂加入到金属盐溶液中，生成沉淀，然后对沉淀物进行煅烧等热处理，从而制得相应的纳米颗粒。沉淀法分为直接沉淀、均一沉淀、共沉淀方法等。沉淀法的特点是操作相对简单，其缺点是容易引进杂质。以化学共沉淀法为例，在 N_2 保护下制备 Fe^{3+}（一定浓度的 $FeCl_3 \cdot H_2O$）和 Fe^{2+}（另外一定浓度的 $FeSO_4 \cdot H_2O$）的混合溶液 250ml（pH = 1.7）；在剧烈的磁力搅拌下将一定浓度的氨水缓慢滴入混合溶液中，直至 pH = 9；反应 30min，生成黑色沉淀。将生成物用永磁铁分离出来，用去离子水洗数遍。真空干燥收集。在使用时可通过超声将产物分散于去离子水中，制成一定浓度的纳米颗粒溶液。图 2-12 所示是用此方法制备的 Fe_3O_4 球形纳米颗粒的透射电镜（TEM）照片，粒子的平均粒径约为 7.5nm。

2002 年，Stephen O'Brien 与 Chris Murray 和 Franz Redl 合作，发展了一种全新的化学制备纳米铁氧体的方法，该方法将 $Fe(CO)_5$ 分解与利用油酸及其衍生物包覆表面相结合，制备出的 $\gamma-Fe_2O_3$ 纳米颗粒的单分散性很好，且尺寸均一。如图 2-13 所示，纳米颗粒的平均粒径为 12nm，尺寸分布仅为 3.3%，电子衍射及超高分辨的透射电子像表现出规则的晶体结构。

磁性微球通常指由磁性纳米颗粒与各种含活性功能基团的材料复合

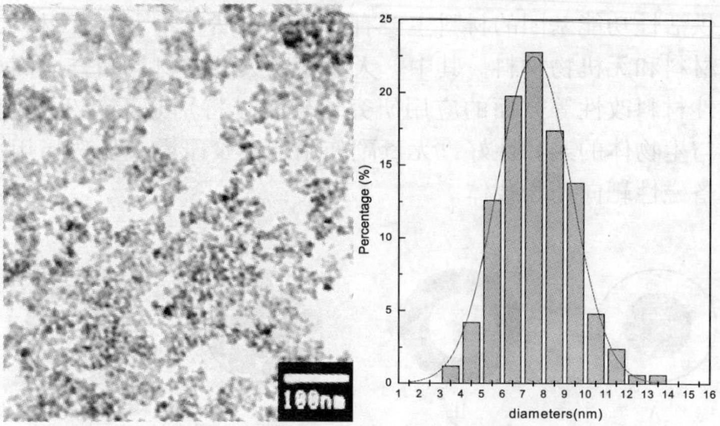

图 2-12　化学共沉淀法制备的 Fe_3O_4 纳米颗粒的 TEM 照片及其粒径分布图[11,12]

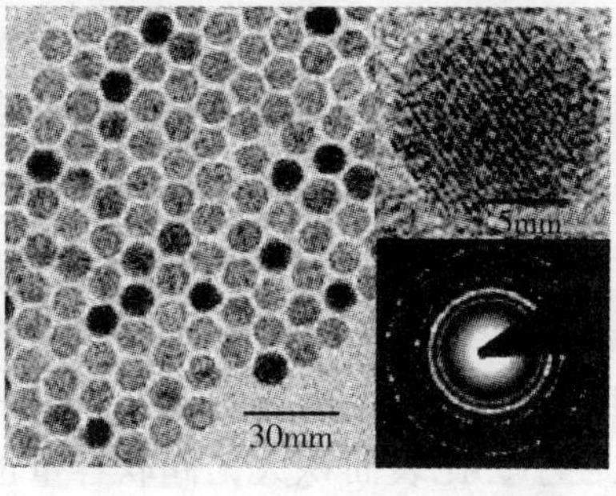

图 2-13　采用 Fe（CO）$_5$ 分解方法制备的 $\gamma-Fe_2O_3$ 纳米粒子的透射电镜照片及电子衍射图

而成的、具有一定磁性及特殊表面结构的复合材料。通过共聚合和表面改性技术，可以在磁性纳米颗粒表面连接多种活性功能基团，如 -COOH、-COH、$-NH_2$ 等，也可共价结合酶、细胞、抗体等生物活性物质。根据磁性纳米粒子与活性功能基团之间连接方式的不同，可分为 4 种不同的结构类型：①核壳型：包括磁性核型或磁性壳型（图 2-14

中A，B)；②混合型（图2-14中C)；③多层型（图2-14中D)。制备磁性微球的方法包括共沉淀法、共混包埋法、单体聚合法和界面沉积法。提供活性功能基团的材料主要有3类：天然生物大分子材料、合成高分子材料和无机物材料。其中，天然生物大分子材料和合成高分子材料在磁性材料改性等方面的应用研究比较多，特别是天然生物大分子，由于其与生物体的亲和性好，无毒副作用，不少研究人员选择用这类材料来制备磁性靶向药物载体。

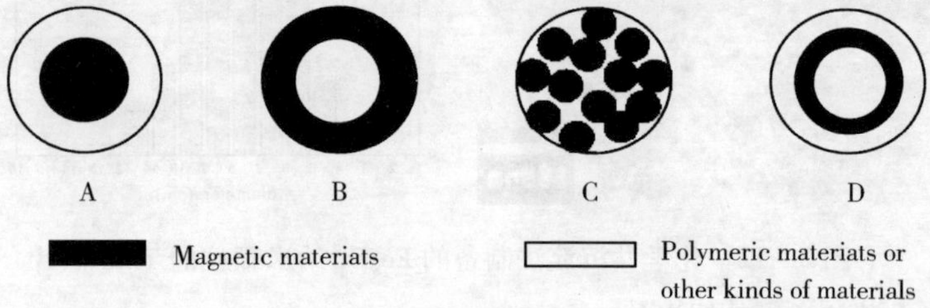

图2-14 磁性微球的分类[13]

注：A. 磁性核型；B. 磁性壳型；C. 混合型；D. 多层型

二、磁性纳米材料在癌细胞的分离与识别中的应用

磁分离是利用功能化的磁性纳米颗粒表面配体（或受体）与受体（或配体）之间的特异相互作用，如抗体与抗原、亲和素与生物素等，来实现对靶向生物目标的快速分离。目前磁分离方法已广泛应用于细胞分离、分类、蛋白质提纯、核酸分离等领域。

磁性微球由于粒径小、比表面积大，偶联容量也相应增大；此外悬浮稳定性好，便于高效地与目标产物偶联；又因其具有超顺磁性，在外磁场的作用下固液相的分离十分简单，可省去离心、过滤等繁杂操作，因此在细胞分离中有不俗的表现。例如，在不溶性的磁性微球表面接上具有生物活性的吸附剂或其他配基（如抗体、外源凝结素等），利用它们与目标细胞的特异性结合，在外磁场作用下可以方便、快速地对细胞进行分离、分类。与常用的细胞分离方法相比，具有简单、快捷、高效和安全等特点。

临床诊断中经常需要进行活组织检查，或者了解血液中癌细胞的水平。在磁性纳米微粒表面结合特定的抗体或糖蛋白，可以使磁性微粒特异性地与肿瘤细胞结合，再通过磁收集的办法，富集探察区域的癌细胞，如图 2 - 15 所示。对收集到的样品可以通过振动样品磁强计等进行磁性测量，也可进行化学发光测量，同时还可以结合显微观察来获得癌细胞的数量水平等指标，使检查时间大大缩短。

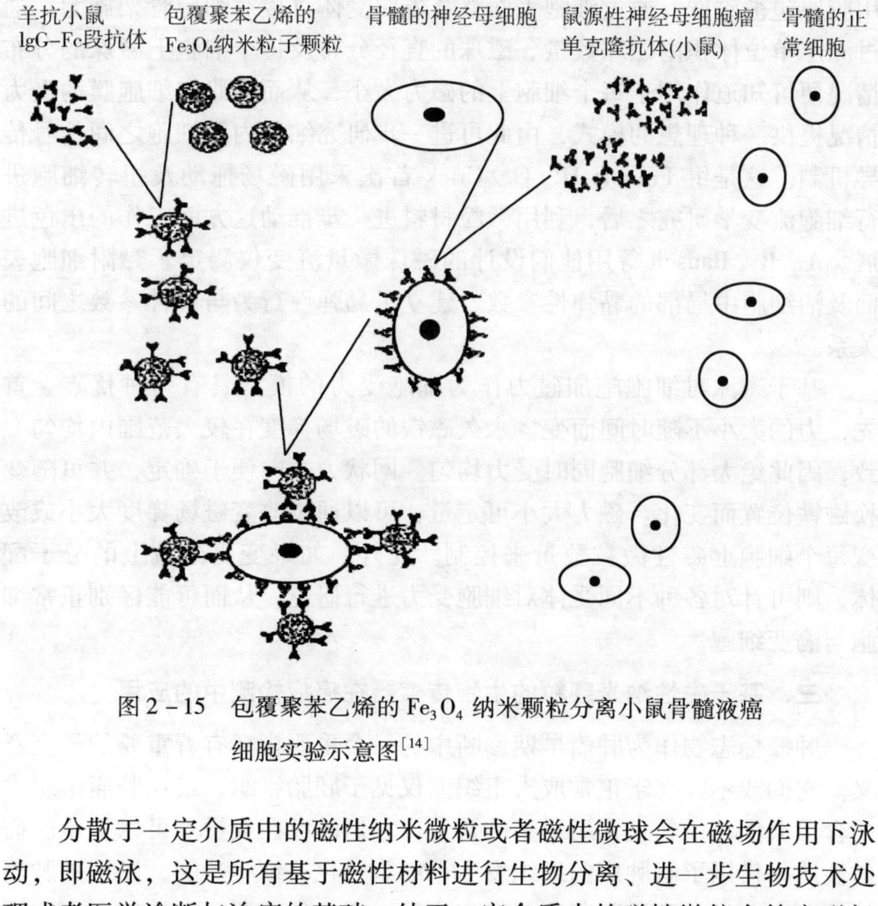

图 2 - 15　包覆聚苯乙烯的 Fe_3O_4 纳米颗粒分离小鼠骨髓液癌细胞实验示意图[14]

分散于一定介质中的磁性纳米微粒或者磁性微球会在磁场作用下泳动，即磁泳，这是所有基于磁性材料进行生物分离、进一步生物技术处理或者医学诊断与治疗的基础。处于一定介质中的磁性微粒在特定磁场下的运动规律是磁泳研究的主要内容，主要包括微粒的质量、表面性质以及微粒的磁化性质、微粒周围介质对微粒运动的影响、施加磁场的强度、磁场分布（包括一定的磁场梯度分布）以及交变磁场的频率参数等对微粒泳动的影响，其中微粒的磁极化性质以及表面包覆对微粒磁学性质的改变是关键研究内容之一，受到很大的关注。

磁性微粒的磁泳特性已在细胞和生物大分子的力学特性测量中获得了应用。例如，研究细胞对机械压力的反应，尤其是细胞增殖所导致的细胞内部压力传入而使细胞功能改变的一系列反应，对研究细胞动力学具有重要价值。磁性微粒在磁场的作用下按照设计者的意愿进行移动，可使研究者研究多种细胞的受力情况。Michael Glogauer 与 Ning Wang 等用胶原包被磁珠，通过细胞表面整合蛋白受体直接对细胞骨架施力，通过测定单位体积内磁珠数量、磁珠的直径分布及每个细胞上磁珠的分布情况便可知道作用于每个细胞上的磁力大小，从而为研究细胞膜的受力情况提供一种理想的模式，由此可进一步研究细胞内及细胞之间信号传导机制。这是继 Francis H. C. Crick 首次采用磁场拖动及扭转细胞进行细胞流变学研究之后，利用微粒材料进一步推动这方面工作的出色进展。A. R. Bausch 等用他们设计的磁珠微量流变仪测定了黏附细胞表面及活细胞中局部的黏弹性参数，建立了黏弹性行为与各种参数之间的关系。

基于磁泳对细胞施加磁力作为细胞受力的模型具有多种优点。首先，力的大小不随时间而变，永久磁铁的磁场梯度在较大范围内均匀一致，因此绝大部分细胞同时受力均匀。网状力方向便于确定，并可随变换磁铁位置而变化。磁力大小可定量，可以通过改变磁场梯度大小或改变每个细胞上磁性微粒数量来控制。此外，如果变更微粒上的分子配体，则可针对各种不同受体对细胞受力进行研究，从而可能区别正常细胞与癌变细胞。

三、基于磁性纳米颗粒的生物传感器在癌症检测中的应用

肿瘤标志物作为肿瘤早期诊断中的一个重要指标有着重要的研究意义。它们或不存在于正常成人组织而仅见于胚胎组织，或在肿瘤组织中的含量大大超过在正常组织里的含量，它们的存在或量变可以提示肿瘤的性质，借以了解肿瘤的组织发生、细胞分化、细胞功能，以帮助肿瘤的诊断、分类、预后判断以及治疗指导。生物传感器可以快速方便地检测包括肿瘤标志物的多种生物活性物质。磁性纳米粒子独特的物理特性已被应用于各种类型的生物传感器。下面介绍一些与磁性纳米粒子相关的生物传感器的应用研究。

磁阻式生物传感器是直接利用磁性纳米粒子的磁性，通过粒子产生的磁信号来进行检测或者控制的传感器。这类传感器反映出磁性纳米粒

子在生物检测和药物分析上的重要应用价值。一个典型的磁阻式生物传感器如图 2－16 所示，在传感器上固定一组与待检测生物分子相互补的分子或探针分子的阵列，当待检测的生物分子通过分子阵列时，没有标记的分子将会被冲走，经过磁标记的分子会与互补的分子或探针分子互相作用，从而使系统的阻抗产生变化，探针传感器通过测定系统阻抗的变化来确定磁标记的存在。

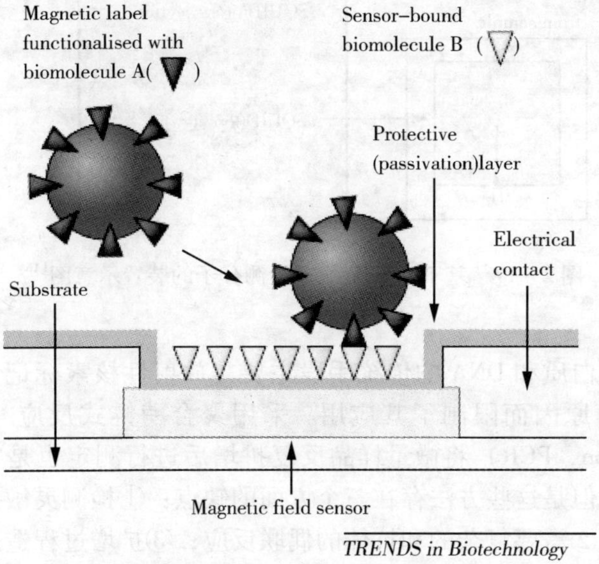

图 2－16　磁阻式传感器检测的主要原理[15]

美国加州大学伯克利分校的 Chemla 等基于超导量子干涉装置（superconducting quantum interference device，SQUID），提出了一种利用顺磁性纳米粒子快速检测生物样品的技术（图 2－17）。首先在磁性粒子上固定特定的抗体并分散到溶液中，用显微镜进行实时观测，然后加上平行于 SQUID 的脉冲磁场。在磁场的作用下，纳米粒子被网状磁化；当磁场消失时，没有结合抗体的粒子由于布朗运动弛豫过程很快，所以不能被检测到信号，而结合了靶分子的磁性纳米粒子由于 Neel 弛豫，会产生一个缓慢衰减的磁信号，通过 SQUID 采集信号即可分析出待检测物质。应用该技术无需分离未被特异性抗体标记的纳米颗粒，直接检测特异性靶分子，从而大大缩短检测时间，提高检测效率。

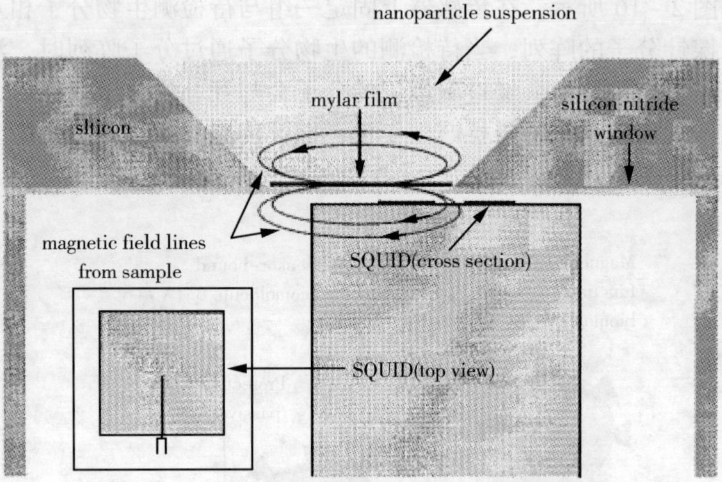

图 2－17 基于 SQUID 快速检测分子的装置示意图[16]

检测蛋白质和 DNA 的传统手段主要是放射性核素标记方法，因放射性污染等原因而限制了其应用。采用聚合酶链式反应（polymerase chain reaction，PCR）将微量样品反复扩增后进行测定也是常规的测定方法之一。但是这些方法存在三个方面的缺点：①检测灵敏度受到标记物的影响；②需要复杂的和抗体的偶联反应；③扩增过程造成的污染将造成较大误差。

美国西北大学的 Chad Mirkin 等提出了一种基于磁性纳米粒子和金属纳米粒子的双粒子 DNA 检测方法来克服以上问题与影响。如图 2－18 所示，他们采用了一种生物条码方法（bio－bar－code amplification，BCA），首先将磁性纳米粒子表面连接单克隆抗体并与目标 DNA 杂交，再在金纳米粒子上连接目标 DNA 和多克隆抗体，其中金纳米粒子表面修饰的 DNA 标记物含量要远高于多克隆抗体含量，将两种粒子混合，利用抗体－抗原特异性识别作用，将金纳米粒子富集到磁性纳米粒子表面，通过磁分离和去杂交化得到 DNA 标记物，进一步利用金标银染技术对信号量放大，最后对 DNA 标记物进行定量检测。该方法可以达到与 PCR 相近的灵敏度，但是不需要对引物进行扩增，克服了 PCR 扩增过程中污染物对检测结果的影响。此方法同样适用于蛋白质的检测。

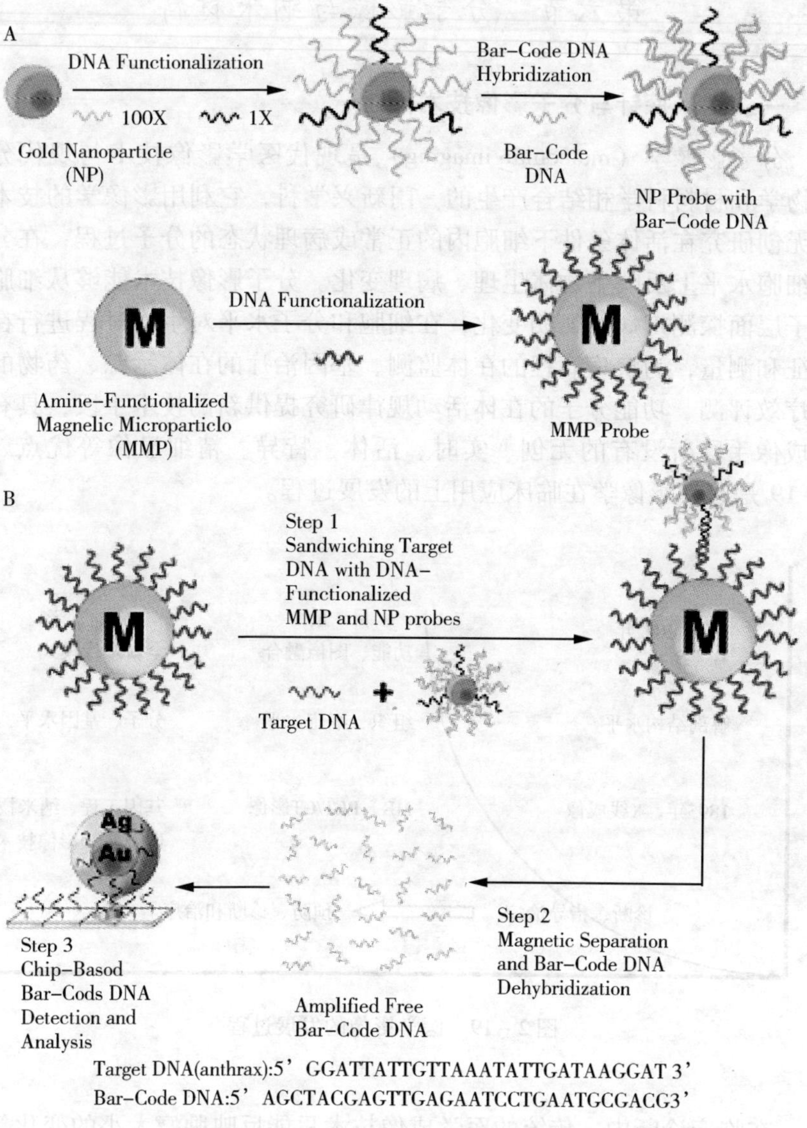

图 2-18 基于磁性纳米粒子的蛋白质检测原理示意图

注：(A) 功能化金纳米粒子和磁纳米粒子的制备；(B) 基于磁性纳米粒子的 DNA 检测步骤[17]

第六节　分子影像与纳米材料

一、纳米探针与分子影像技术概述

分子影像学（molecular imaging）是现代医学影像技术与现代分子生物学和材料科学相结合产生的一门新兴学科，它利用影像学的技术手段无创研究在活体条件下细胞内的正常或病理状态的分子过程，在分子或细胞水平上反映生物体生理、病理变化。分子影像技术能够从细胞和分子层面探测疾病的初期变化，在细胞和分子水平对生物过程进行在体表征和测量，为疾病病程的在体监测、基因治疗的在体示踪、药物的在体疗效评测、功能分子的在体活动规律研究提供新的技术手段，具有传统成像手段所没有的无创、实时、活体、特异、精细显像等优点。图2－19是医学影像学在临床应用上的发展过程。

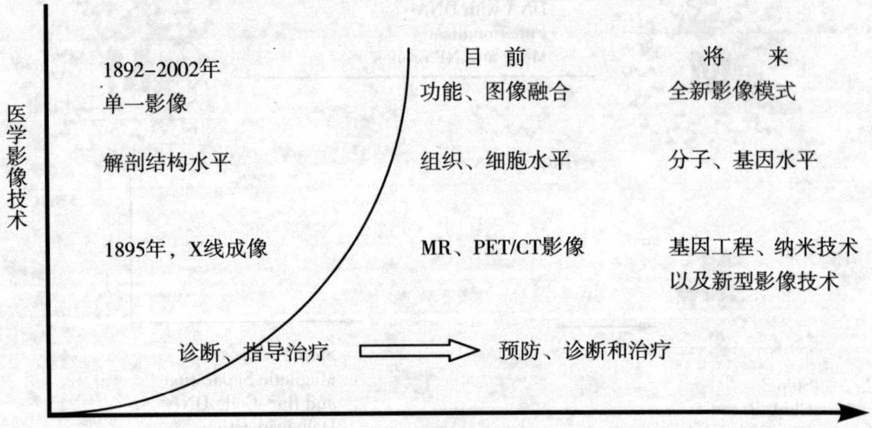

图2－19　医学影像的发展过程

在临床诊断中，传统的医学成像技术只能反映肿瘤大小的变化等疾病后期的症状，分子影像并不是替代传统影像技术的另一种成像形式，而是通过特定的体内免疫靶标来提高诊断的准确性，力争实现重大疾病的早期检测与诊断。

纳米颗粒具有独特新颖的光学、电学和结构学特征，可针对靶标对其表面进行特异性分子修饰。这些纳米粒子能够在分子水平特异性地与特定器官或组织相互作用，在检测肿瘤标志物的同时，运载大剂量化学治疗药物或基因治疗药物，仅杀伤肿瘤细胞，而几乎不损害健康正常细胞。这种“智能”多功能纳米造影剂将有可能在肿瘤发生初期进行早期特异性检测和有效靶向治疗，为影像医学的发展注入了新的活力。标记（纳米）分子探针制备技术的发展将会导致新学科“医学影像化学”的形成和发展，并使影像医学从对传统的解剖和生理功能的研究，深入到分子水平的成像，去探索疾病的分子水平变化，对癌症做出更准确的早期诊断。

多种复合多功能纳米材料的应用为诊断技术和影像技术提供了灵敏、快速和价廉的新方法。目前主要的方法是在各种纳米粒子表面连接大量特异性物质，包括细菌、癌细胞和单个分子等，使其具有特异性靶向作用。这种在纳米粒子基础上构建各种分子造影剂的分子影像技术有可能检测到机体在出现癌症解剖结构变化前的分子改变、癌细胞早期转移、心血管初步纤维化的形成等疾病的早期生物特性变异，是早期诊断恶性肿瘤、冠心病和脑部重大疾病的有效手段，为诊断影像技术的进步提供了新的技术平台。

分子影像技术主要探测分子水平的病变，而不是这些分子改变后所引起的解剖结构的变化。肿瘤疾病在解剖结构发生改变之前会出现分子水平的变化，通过分子影像技术可从分子水平反映体内的功能和代谢状况，达到早期诊断、及时治疗的目的。与普通造影剂不同，纳米微粒介导的各种靶向造影剂主要提高了辨别难以与周围正常组织区别开的病变组织的能力，为了达到这样的目的，这些纳米微粒需要满足如下基本条件：①在体内循环的半衰期长；②纳米微粒表面能被靶向分子修饰；③使用造影剂后的影像具有低信噪比；④毒副作用小；⑤易于生产和临床使用；⑥可适用于目前的各种商业化的影像模式；⑦这些分子靶向的纳米微粒造影剂要能够克服各种生理屏障，包括血管壁、细胞间隙、细胞膜、血脑屏障等；⑧能连接上一些治疗药物，在诊断的同时可进行早期治疗。图 2－20 是纳米微粒探寻与疾病相关的生物标志物的过程示意图。

分子影像技术的关键因素之一是靶向抗体（分子探针）。目前分子探针主要有以下 3 种：①用放射性核素标记的分子探针；②以某种疾病相关的标志物分子作为靶分子的分子探针；③以体内某种

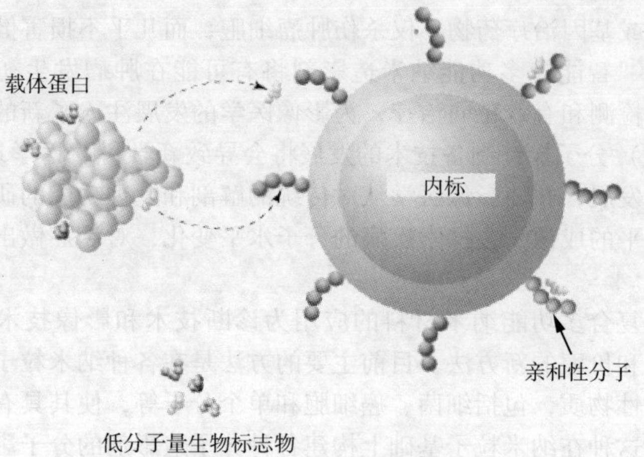

图 2-20 纳米颗粒寻找疾病相关生物标志物示意图

注：可能的靶向目标是 DNA、RNA 和其他相关蛋白质[24]

细胞上的特定受体作为靶分子的分子探针。选择合适的分子探针并记录这些分子探针所探寻的靶分子信号，即可进行分子成像，如图 2-21 所示意。

对细胞或分子的靶向识别和有效结合是磁性纳米粒子实现活体中特定分子靶向造影的关键条件。用于修饰磁性纳米粒子的靶向分子可以是一些小分子，如受体配基、酶底物等，也可以是高分子量的亲和配体，如单克隆抗体、重组蛋白等。尽管目前高度亲和性的靶向分子探针和分子造影剂还十分稀少，但是随着影像学、分子材料（包括纳米材料）、分子生物学（包括相关信号通道、受体、抗体、配体）、基因研究等学科的不断发展，预期将有一大批新的分子影像学诊断药物和新型的分子影像学诊断技术及设备进入临床应用。分子影像在癌症早期诊断中的各种表现形式和应用领域（图 2-22）。

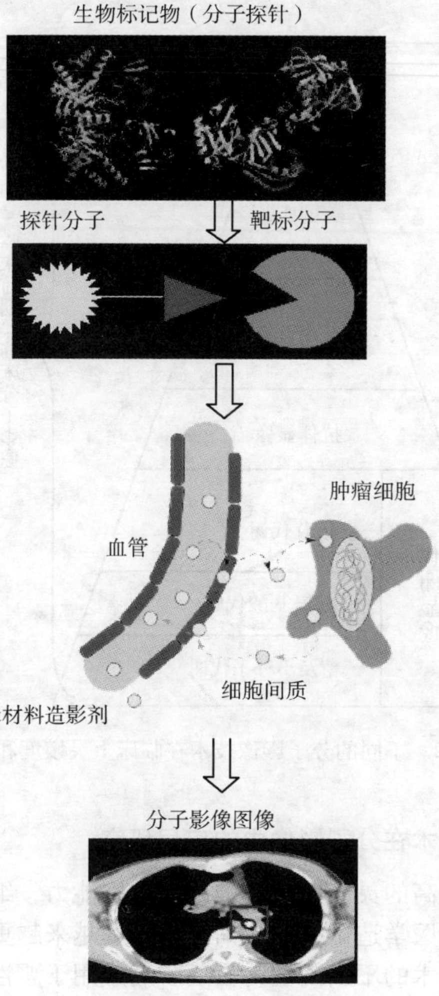

图 2－21　分子影像的成像过程示意图

注：首先将特异性的分子探针连接到纳米材料或其他造影剂材料上，当连接分子探针的造影剂材料进入血管后，特异性靶向肿瘤组织并与相应的肿瘤细胞特异性相互作用，通过 MRI、CT、US 等目前临床可用的影像技术和手段，从分子水平进行癌症的早期诊断

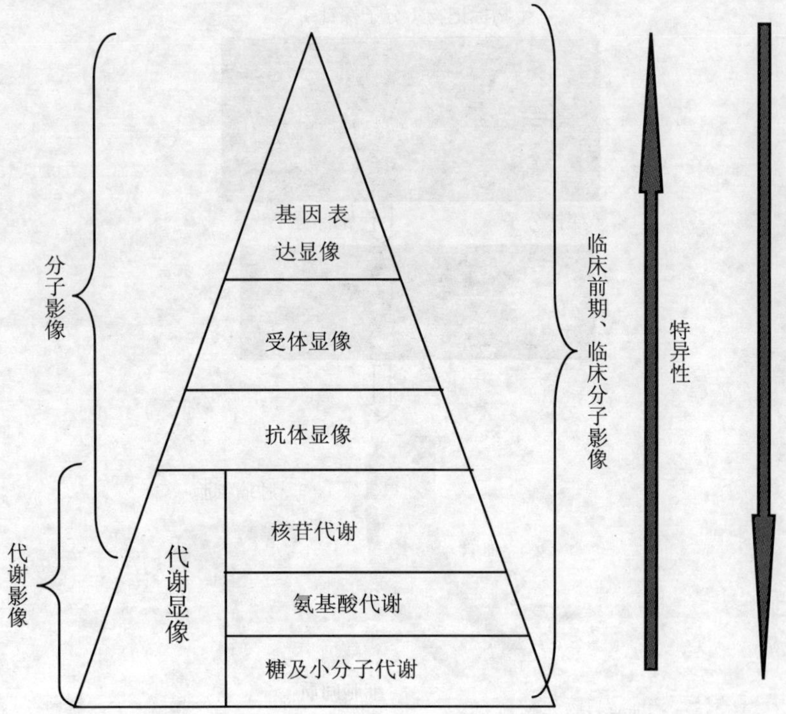

图2-22 不同的分子影像技术在临床上灵敏度和特异性区别

二、纳米技术在分子影像中的应用研究

由于具有更高的灵敏度和更准确的识别能力，纳米技术在发展新一代生物传感器和医学造影技术方面正在发挥越来越重要的作用，各种纳米材料和纳米技术的不断出现将会逐步形成用于恶性肿瘤多功能检测和有效治疗的纳米技术平台。目前在癌症早期诊断检测中应用纳米粒子的分子影像技术主要有以下几种：计算机断层（CT）影像技术、正电子发射断层显像技术（positron emission tomography，PET/CT）成像技术、磁共振（MRI）影像成像技术、超声（ultrasonography，US）分子造影影像技术等，以下分类简要介绍。

（一）计算机断层（CT）影像技术　X线成像造影剂（分子探针）应用的局限性使计算机断层（CT）成像技术在纳米分子影像学中的应用较少。具有笼状结构的富勒烯纳米材料可包裹一个或两个重金属元素进行X线造影。金属镝（Dy）、铒（Er）、钆（Gd）、铕（Eu）和镥（Lu）中的一种或两种原子被富勒烯C－82包裹后形成多羟基富勒醇后，如Gd@C－82（OH）$_{40}$，其水溶液可用于4层或16层多层螺旋CT扫描。研究结果显示，虽然这些金属富勒醇还不足以取代目前临床使用的碘化CT造影剂，但是它们具有成为新型分子CT显微造影剂的潜能。

纳米技术在CT技术中的另一个应用主要表现为开发以图像为特征的新型纳米尺度图像分析技术，从而从分子或原子水平对图像特征进行分析和理解。在低信噪比和低分辨率的条件下，通过纳米尺度的表征进行特征部位和特定靶标的检测，并通过新型CT分子显影技术对癌症进行分子水平的检测与早期诊断。

（二）正电子发射断层显像技术（positron emission tomography，PET/CT） 正电子放射性药物是由正电子放射性核素所标记的一类化合物。正电子放射性核素如^{18}F、^{11}C、^{13}N等均为缺中子、富质子的放射性核素，它们衰变时发射出一个正电子和一个中微子，核中一个质子转变为中子。正电子的射程仅1～2mm即发生湮灭辐射（annihilation radiation），失去电子质量，转变成两个能量为511 keV、方向相反的γ光子。PET就是通过探测两个方向相反的能量为511 keV的γ光子来进行成像。正电子放射性核素的半衰期短，在快速合成、标记后需在短时间内使用。

PET/CT分子影像技术融合了CT和PET两种影像技术优势，可从分子水平反映机体的生理功能和代谢状况，达到对疾病进行早期诊断和及时治疗的目的。PET/CT一次性显像可获得形态和功能信息，形成两种技术的优势互补，与单纯用PET或CT检查相比，大大提高了对疾病诊断的特异性和准确性；同时又采用X线CT图像对核医学图像进行全能量衰减校正，使核医学图像真正达到定量的目的，提高了诊断的准确性。

核医学造影技术、PET/CT以及表面修饰了高特异性靶向分子的放射性核素纳米粒子的联合应用可为癌症的诊断提供更准确的检测信息，从而进行追踪和有效治疗。癌症检测和治疗中核素标记的单克隆抗体技术在临床上的成功应用预示了纳米载体系统未来在临床肿瘤学中的重要地位。例如，载^{18}F标记氟硝基咪唑丙醇（^{18}F－FMISO）的纳米粒子进入细胞后，在硝基还原酶的作用会下发生还原反应，在氧含量正常的细胞中，还原后的基团还可重新氧化成原来的有效基团，而当组织细胞缺氧时，还原后的基团无法重新氧化而滞留。肿瘤组织经放射治疗后由于细胞肿胀、水肿会进一步缺氧，所以载^{18}F－FMISO 的纳米粒子对放射治疗效果的评价具重要作用。

总之，通过正电子核素标记的分子探针可以在分子水平显示基因及其表达产物的功能变化，PET/CT 分子影像技术具有更高的特异性、灵敏度和稳定性，将在癌症早期诊断中发挥重要的作用。虽然目前几种核素标记的多功能纳米载体材料已在动物模型上显示出了癌症早期检测和治疗有效性，但这种技术的临床前、临床后、长期毒副作用仍需进一步研究。

（三）磁共振（MRI）分子成像　分子水平的 MRI 成像建立在传统 MRI 成像技术基础上，它以特殊分子造影剂作为成像依据，将非特异性物理成像转为特异性分子成像。MRI 分子影像学可在活体完整的微循环下研究病理机制，并提供三维信息，与传统的组织学相比更立体、快速。MRI 在分子影像学中的应用主要包括基因表达与基因治疗成像、分子水平定量评价肿瘤血管生成、显微成像、活体细胞及分子水平评价功能性改变等方面。

磁性纳米颗粒是一类重要的影像诊断工具。在磁性纳米颗粒上连接合适的抗体就可以使它识别特异性的分子、细胞、组织。用于分子磁共振造影剂的超顺磁磁性纳米颗粒主要由氧化铁颗粒（包括 Fe_2O_3、Fe_3O_4 和其他水不溶铁氧体）和聚合物外壳（如右旋糖酐－70 等）构成，这些聚合物包裹的氧化铁磁共振造影剂目前已有临床应用。在这些表面修饰过的磁性纳米颗粒表面连接各种靶向抗体，能进行分子水平的影像检测，达到高空间分辨率，尤其是超高场的 MRI，可以成倍提高图像的信噪比，大大提高图像的空间和时间分辨率，在影像的某个特定部分提取更多的测量参数。

MRI 成像技术虽然具有高分辨率及成像参数的多元性的特点，但敏感性较低（微克分子水平），与核医学成像技术的纳克分子水平相比低了几个数量级，因此需要把标记物的信号进一步放大。传统的磁共振造影剂钆喷替酸葡甲胺（Gd－DTPA）难以满足这个需求。目前主要采用以下两种方式进行分子造影剂增强：

1. 使用超顺磁性物质，如单晶体氧化铁的纳米颗粒使信号放大　例如，当用超顺磁性纳米颗粒标记了转铁蛋白后，便可在磁共振成像仪上监测体内转铁蛋白受体的表达和调节。又如，携带编码胞嘧啶脱胺酶

CDNA（来自酵母菌）的肿瘤细胞被种植到动物体内后，运用^{19}F磁共振波谱分析，可以观察和定量检测抗代谢产物5－氟尿嘧啶（由酵母菌的胞嘧啶脱胺酶催化5－氟胞嘧啶产生）。此研究的结果显示了5－氟尿嘧啶在体内的转化以及对基因治疗效果进行影像学观察的可能性。当进一步在氧化铁颗粒表面修饰聚乙烯吡咯烷酮并连接上靶向分子探针后，还可以减低毒副作用，增强分子靶向性和磁共振信号。

2. 用二级系统放大MRI分子图像信号　该方法用特定的单个酶（如酪氨酸激酶）对细胞内多个分子进行催化，通过MRI影像技术监测催化产物。例如，在黑色素形成过程中，首先是酪氨酸酶羟基化产生二羟苯丙氨酸或多巴胺；接着是多巴胺氧化，多巴胺在氧化过程中会自发缩合环化和聚合，形成黑色素。由于黑色素与金属离子尤其是铁离子有很高的亲和力，从而对黑色素性癌症的T1显影有显著的增强信号作用，能够在细胞分子水平进行相关癌症病变的检测。

（四）超声分子影像（ultrasonography）技术　超声分子影像学是近几年超声医学在分子影像学方面的研究热点。它利用超声微气泡造影剂来发现疾病早期在细胞和分子水平的变化，有利于人们更早、更准确地诊断疾病。通过此种方式也可以在患病早期进行基因治疗、药物治疗等。

微气泡的膜材由脂质材料、合成高分子材料和蛋白质材料包裹气体而成，其表面可以进一步用靶向分子修饰。理想的靶向微气泡超声造影剂必须能迅速分布于血液循环，并稳定地积聚于靶组织，在特定组织中出现高于背景、能持续一段时间的特定对比回声。例如，将肿瘤新生血管靶分子$\alpha_V\beta_{III}$连接到脂质体微气泡表面，能使微气泡主动靶向聚集到肿瘤微血管内，不仅能增强组织器官回声强度及多普勒信号强度，提高辨别细微结构能力，还能够显示组织器官的血液灌注状况，利用声像图从分子水平描绘组织结构与功能的变化情况，在细胞和分子水平上探查肿瘤发生、发展及转化过程。随着超声分子影像学的迅速发展，靶向性微气泡造影剂将为肿瘤分子的确认带来革命性的突破。图2－23是超声分子造影剂的靶向过程的示意图。

传统超声造影剂仅提供血流与组织灌注学信息，靶向性超声造影剂超越了传统超声造影剂的局限。这些纳米尺度的微气泡能够特异性地停留在病灶组织，在超声能量作用下产生回声反射信号，转换成图像，在恶性肿瘤的早期诊断和治疗方面显示出巨大的应用前景。在所有妇科恶

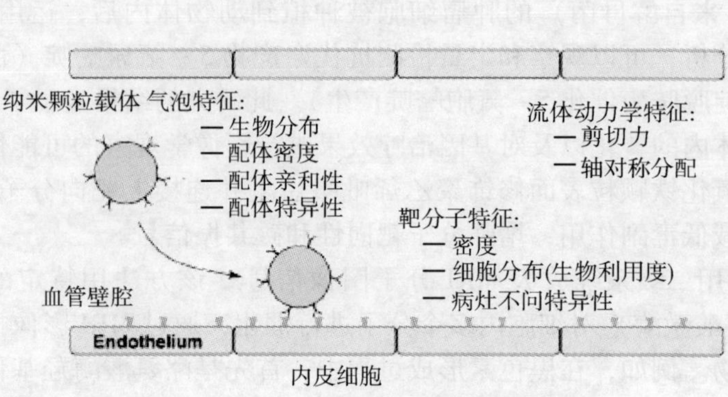

图 2-23 超声分子造影剂的靶向示意图[34]

性肿瘤疾病中，卵巢癌每年的病死率居于前列。尽管各种外科手术介入治疗和化疗技术不断发展，但是到目前为止，卵巢癌术后存活率仍然十分低下，在 70% ~75% 被诊断出卵巢上皮性癌Ⅲ或Ⅳ阶段的妇女中，5 年存活率仅为 15%。如果在卵巢发生病变的早期（Ⅰ阶段）进行治疗，存活 5 年甚至以上的病人将增加到 90%。因此卵巢上皮性癌的早期诊断和治疗具有极大的意义。有研究显示，通过超声微气泡制备主动靶向超声造影剂，可对卵巢上皮性癌进行早期检测，及早发现卵巢上皮性癌，降低这类癌症的病死率。

虽然目前超声分子影像技术已显示出了巨大的临床应用前景，但其灵敏度在某些组织或者器官中会显著下降，包括在容易发生声衰减的肝脏组织、被肺气或胃肠道气体遮挡的部位，以及深部的病变组织。例如难以用超声分子影像捕捉到典型表现的肝内小肿瘤，也难以对少血供的肿瘤做出定性诊断。另外，超声分子靶向造影剂的制备目前也存在稳定性、主动靶向性等方面的问题，仍需联合其他相关检测手段才能进行准确评价。

第七节 基于纳米传感器的癌症早期检测技术

纳米器件通常定义为功能单元为纳米尺度的器件，其中最早实现应用的一类可能就是纳米传感器。在生物、医学等领域中，纳米生物传感器具有非常重要的应用前景，也是纳米器件领域中最具吸引力的方向之一。例如，利用尖端直径小到足以插入活细胞内而又基本不干扰细胞正常生理过程的超微传感器或纳传感器（又称为纳极），可以获取活细胞内足够的动态信息及反映整体功能状态的信息。这是微电极技术在纳米加工技术飞速发展的情况下出现的必然结果。

由于三维体加工技术的进步，结合分子组装技术，装载微动作器的具有高灵敏度和快速响应性能的纳米生物传感器已经在实验室中产生，它标志着集成制造技术的尖端水平及其在生物、医学应用方面的新进展，使得原本仅存在于科学幻想中的血管医疗机器离我们近了一步。现在还很难将所有的有关纳米生物传感器的研究作一个全面的介绍，不仅是因为其涵盖的领域非常宽，更是因为其发展速度日新月异。

纳米生物传感器的关键是制备纳米尺寸的功能单元，即敏感单元，其中敏感分子的选择、组装等都是其中重要的研究内容。将这些敏感分子装配在检测部分，通过其对特定分子的识别响应，并由物理性质的改变，如应变改变、光学性质变化等，反映出这种特异性的响应，最终完成传感器的设计功能。以下对一些在癌症早期检测方面具有明显应用前景的纳米生物传感器做介绍。

一、纳米阵列

利用基因阵列和蛋白质阵列进行的遗传物质和蛋白质分子筛选将使科学家能够最终破解个体遗传密码，探索肿瘤基因表达，并研制出新的治疗药物。目前这类被广泛应用的高通量分析工具的敏感单元（阵列元素）尺度通常在微米量级。随着近年来新基因和蛋白质的鉴定及其临床应用的快速发展，这类微阵列芯片需要进一步小型化，以达到更高的排列密度、灵敏度，同时减少样品消耗。利用尽可能少的样品体积达到更高的检测灵敏度是临床应用的实际需求。为了达到这些要求，阵列元素的大小必须由微米尺度缩小到纳米尺度。制作这种纳米尺度阵列的方法包括纳米印刻平板印刷术（nanoimprint lithography，NIL）、微接触印刷术（microcontact printing，μCP）、光刻平板印刷术（photolithography）、电子束蚀刻平板印刷术（electro beam lithography），以及蘸笔纳米平板印刷术（dip - pen nanolithography，DPN）等。

在上述方法中，DPN 工艺尤其引人注目。这种技术是由美国西北大学纳米技术研究所的 Chad A. Mirkin 研究组发明的。其原理如图 2 - 24 所示，通过将原子力显微镜（atomic force microscope，AFM）探针的针尖（笔）浸没在功能分子（墨水）的溶液中，在"笔"尖的表面上覆盖一层"墨水"分子。将"笔"与基底表面（纸）接触，这时将在"笔"与"纸"之间形成半月形水层。在周围环境条件的控制下，"笔"尖上覆盖的"墨水"将通过水层自发沉积到"纸"上，形成具有纳米精度的稳定图案。与目前其它技术相比，DPN 技术具有不需要制作模具或者印章、操作简单、材料选择灵活、成本低、周期短、分辨率高、能够精确控制阵列分子位置、保持生物分子活性，以及可以在同一块芯片上制作多种不同分子的纳米阵列等优点。这使 DPN 技术成为在纳米尺度上制作生物分子（如 DNA，蛋白质等）阵列的首选。

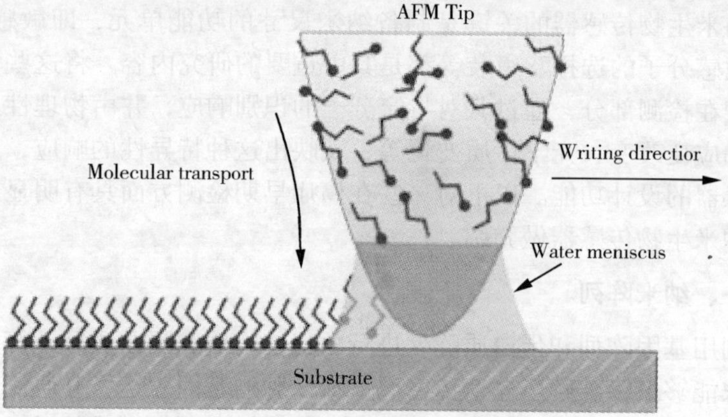

图 2－24　DPN 技术的原理示意图[62]

2002 年，Chad A. Mirkin 与芝加哥大学的 Milan Mrksich 提出将 DNP 技术应用于生物检测中，形成了一种新的纳米水平诊断技术。这种方法利用 AFM 的独特优势，不需要额外的仪器设备，也不需要对目标分子进行标记，只需利用 AFM 成像，对高度、摩擦力或静电改变等参数进行高灵敏的检测。例如，根据 AFM 针尖与捕获探针（如抗体）之间的作用力可以确定探针分子的高度，当靶物质（如抗原）与捕获探针结合时，探针分子的高度会发生变化，这样即可定性检测抗体－抗原的结合，又可经统计计处理得到两者结合的定量结果。相对于传统的微点阵技术，DPN 技术制备的阵列元素的尺寸可以降低 1 000倍以上，阵列的密度也相应上千乃至上万倍地增加。一旦这个新的纳米技术得到优化，人们将会在较短的时间内得到更多、更精确的疾病信息。

目前，利用 DPN 技术制备生物分子纳米阵列主要采取两种方法：一种是采取亲和捕获的方式，首先将带有功能基团的化学分子形成化学纳米阵列，封闭周围位点，阻止非特异吸附，然后在化学纳米阵列表面固定高亲和的配体，通过分子识别固定生物分子，或通过与阵列分子末端功能基团的化学反应固定生物分子，最终形成生物分子的纳米阵列。该方法中，最常用也是最成熟的体系为金基板 - 16 - 巯基 16 羧酸（MHA） - 生物素 - 抗生物素 - 蛋白 - 生物素标记的蛋白。例如，2002 年，杜可大学的 Ashutosh Chilkoti 教授所在研究组和 Stefan Zauscher 教授所在研究组报道了用 DPN 技术制备蛋白质纳米阵列的工作。首先是在金基底上排列 MHA，通过 MHA 活化末端羧基与生物素的氨基反应以固定生物素，形成生物素的纳米阵列，最后采用生物素 - 抗生物素蛋白的分子识别体系制备出生物素标记的牛血清蛋白的纳米阵列，该阵列元素的特征大小为 200nm。2004 年，西北大学的 Chad A. Mirkin 教授所在研究组和 Steven M. Wolinsky Mirkin 教授所在研究组合作，报道了一种基于 MHA 与 HIV - 1 p24 的单克隆抗体之间的静电相互作用制备出的 HIV - 1 p24 的单克隆抗体纳米阵列，其元素的特征尺寸小于 100nm。他们还利用受 HIV - 1 感染的病人血浆中的 HIV - 1 p24 抗原和抗体阵列原位杂交，以金纳米颗粒修饰的抗 HIV - 1 p24 的多克隆抗体作为探针，研究阵列元素的高度变化，从而检测血浆样品中存在的 HIV - 1 病毒，并用荧光定量 PCR 得出检测限：即使每毫升血浆样品中少于 50 个抗原，也可被检测出，超过了传统的 ELISA 检测限的 1 000 倍。这在临床中特别适合婴儿或者儿童血液样品的重复测试。

另外一种方法是采用生物分子作为“墨水”，直接阵列生物分子。Chad A. Mirkin 利用 Si - 2 - ［methoxypoly（ethyleneoxy） - propyl］ - trimethoxysilane（Si - PEG）修饰的 AFM 针尖分别在碱处理的玻璃表面制备了兔免疫球蛋白抗体（IgG）和荧光标记的抗兔 IgG 的阵列，阵列元素的最小特征可以达到 55nm。他们还在醛基修饰的玻璃表面制备兔 IgG 和人 IgG 的阵列，形成双组分蛋白质纳米阵列，并采用荧光标记的抗兔 IgG 验证了纳米阵列的生物识别能力。结果表明，Si - PEG 修饰的针尖通过疏水作用吸附蛋白可以保持至少部分蛋白的活性和它们与基底作用过程中的有效分子传输，为在玻璃表面直接阵列不同的蛋白分子提供了一种通用针尖修饰的模式，可以方便地移植到其余种类蛋白的阵列过程。此外，研究人员为了避免单针尖直接阵列蛋白所导致的通量太低的缺点，以 MEMS 技术为基础发展了多针尖阵列技术。

二、基于纳米孔的肿瘤基因检测

癌症通常因为基因突变导致细胞的过度增殖而发生。导致癌症发生的突变后基因称为癌基因。在过去的 25 年中，科学家已经在人类基因组的 2.5 万个基因中识别出了 350 多个与癌症有关的基因。这些基因的发现主要是依靠扫描定位、生物鉴定等传统方法。对人类基因组进行测序有助于针对每个病人的独特基因而采取不同的个性化治疗手段。然而，通常的测序方法需要将 DNA 切割成更小的碎片并复制，然后再使用多种测序仪器检测，这类方法不仅进程缓慢，对人的基因组进行测序需要花上数月时间，耗资巨大，而且结果容易产生误差。

纳米孔基因测序技术（nanopore sequencing）是一种全新的、既快捷又耗费低廉的测序技术，可将核苷酸信号转变成电信号用于基因测序。这种技术是将单个 DNA 分子如同穿过针孔一样通过比人头发还细 1000 倍的纳米孔，测量其产生的电流。由于不同的 DNA 分子在结构上和化学上都有所区别，组成 DNA 的每个碱基都有各自独特的电子特征，因而不同碱基会对应不同的电流。通过记录电流特征，实现对 DNA 的测序。该方法在数小时内就可能完成对人类基因组的测序，而且成本低廉。另外，由于这种方法可能在 DNA 链穿越纳米孔时对其进行一次性测序，因而会比通常的方法更精确，不易出错。这种测序技术的应用将有助于推进基于基因组技术的个性化医学向现实迈进一步。

制备这种纳米孔通常有两种方法：一种是将插入到油脂双分子层的跨膜蛋白作为有机膜，如 α-溶血素；另一种是通过各种传统或非传统制备方法得到纳米孔，包括离子束刻蚀法、潜径迹蚀刻法、微模塑法等。美国伊利诺斯大学香槟分校的 G. Timp 研究组还发明了一种硅半导体膜，可作为生物膜的代替品，通过微调通过膜的电压让 DNA 穿过纳米小孔，用于 DNA 测序。

美国加州大学圣地亚哥分校的 Massimiliano Di Ventra 研究组通过测量 DNA 在穿越细微孔隙时产生的电干扰对 DNA 进行测序（图 2-25）。他们还以数学计算方法和计算机模型模拟了 DNA 分子的电振现象，研究如何区分构成 DNA 的四种不同的碱基（A、G、C、T）。整个计算工作都基于一个直径大约只有 1nm 并由两对微小金电极环绕的氮化硅孔隙，这些金电极将记录 DNA 穿越纳米孔时产生的与 DNA 链垂直的电流。在 DNA 通过孔隙时保持电流与 DNA 链垂直，减小 DNA 的结构性振动，可以弱化噪音。

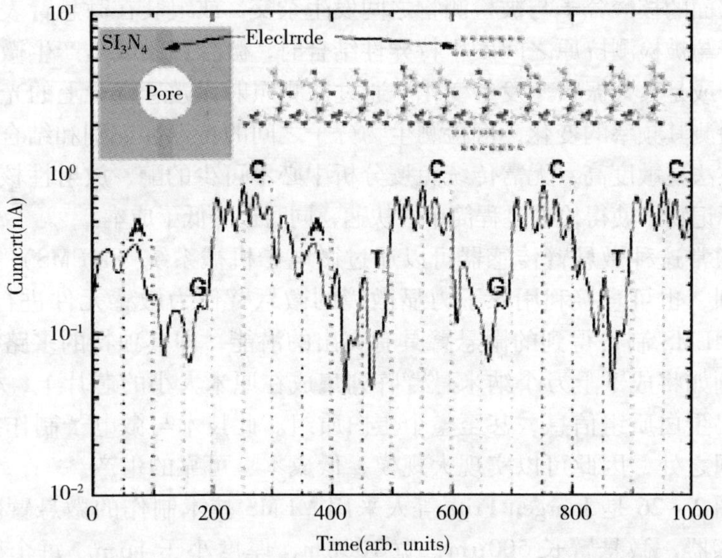

图 2－25 序列为 AGCATCGCTC 的单链 DNA 匀速穿越纳米孔时得到的电流随时间变化曲线

注：左内插图为四个电极形成的纳米孔的俯视示意图。右内插图为理想的单链 DNA 穿越纳米孔的侧面示意图[73]

DNA 穿过纳米孔的速度需要控制，否则常常会影响检测结果。西北大学的 Sandip Ghosal 研究组发现，DNA 被电场力拉入纳米孔通道时，会牵引其周围的液体一起穿过通道，流体层出现的摩擦力形成了抵抗电场拉力的抗性，可以减慢 DNA 的穿过速度。DNA 在纳米孔中的流动机制有助于研究人员设计更多的增加摩擦力的方法，如可以通过对通道内壁进行包被来降低 DNA 的流动速度。

三、微悬臂传感器

目前已知的一些癌症标志物分子，如癌胚抗原（CEA）、前列腺特异抗原（PSA），由于特异性不强，限制了其在癌症早期诊断中的应用。而微悬臂梁传感器可作为癌症特异性标志物筛选的候选技术。

微悬臂梁传感器是组装在悬臂或悬臂端部敏感单元，是通过与被检测物特异性相互作用而显著改变悬臂振动特性的一类传感器。在生物检测方面，可以利用生物分子的相互作用来引起微机械悬臂梁的运动或应变的改变，从而进行有关生物分子的检测或力学性质的测量。例如，当组装在微悬臂表面的核酸分子与被检测物之间发生杂交，或组装在微悬臂表面的抗体分子与被检测抗原之间发生特异性结合时，微悬臂梁或是产生微小弯曲变形，或是其共振频率发生变化。通过探测照射在微悬臂梁上的光束的偏转或检测其频率的变化，可检测生物分子之间的特异性识别和结合。这种检测方法灵敏度高，无需传统免疫分析中必不可少的酶、放射性核素、荧光等标记物，使得检测过程简单、快速，同时还降低了成本。

通常这种微悬臂传感器可以通过微电子机械系统（MEMS）技术制备得到，也可直接利用原子力显微镜的微悬臂作为敏感元件进行检测。通过 MEMS 制备得到的微悬臂具有突出的潜能，即其独特的多路传输能力。例如将成千上万个纳米悬臂阵列集成在厘米大小的芯片上，便可同时读码蛋白质组信息，甚至整个蛋白质组。此技术与微电子制作技术存在相同之处，因此可以实现大规模、低成本、可靠的生产。

图 2－26 是 Juergen Fritz 等人采用 MEMS 技术制作的微悬臂阵列生物传感器，微悬臂长 500μm，宽 100μm，厚度小于 1μm。每个微悬臂梁的一面都被修饰一种具有特异性识别能力的生物分子。当微悬臂梁浸入待测溶液中时，溶液中相应的底物分子与微悬臂梁上的生物分子相结合，分子之间产生的作用力引起梁表面张力发生变化，微悬臂梁发生弯曲变形。另外，他们还将 1 000 个以上的微悬臂梁组成平行的微悬臂阵列，并选择多种生物分子对微悬臂梁表面进行修饰，可以同时检测和分析多种不同生物分子之间识别及结合的信息。研究结果表明，无论单个悬臂梁的非特异性响应有多大，悬臂梁的不同偏转都可提供出足够强的有关分子识别的信号。互补寡核苷酸的杂交实验结果显示，此传感器可以清楚地检测两个 12－mer 的寡核苷酸间的单个碱基失配。与此类似，有关蛋白 A 与免疫球蛋白相互作用的实验显示，该纳米力学传感器在检测生物分子识别方面具有很广泛的适用性。

微悬臂梁传感器还可应用于生物动作器中。Wu 等人采用 DNA 杂交实验研究表明，运动的产生源自分子结构熵的改变和生物分子相互作用引起的分子热力学的改变这两者间的相互影响。通过在 DNA 杂交过程中控制熵的变化，可操作悬臂梁的运动方向。

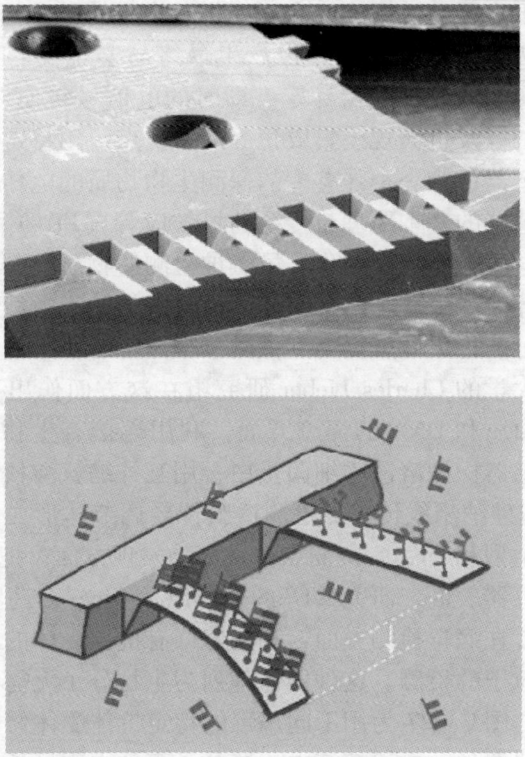

图 2-26　微悬臂阵列生物传感器

注：其中上图为微悬臂梁器件结构的扫描电镜照片，下图为在微悬臂表面组装不同生物分子探针形成生物分子传感器的示意图[76]

四、纳米线电学传感器

对单个分子进行电子输运性质的研究始终是研究人员面临的挑战。这方面研究的意义在于，有可能利用单个或少量分子电学性质的变化作为传感器的敏感信号。上述研究在发展生物传感器时遇到了较大的困难。首先是如何在纳米尺度的电极内进行分子组装和操作来实现单个分子的安装，例如，这些分子与电极如何接触。此外，对于生物分子而言，由于通过分子的载流子输运受环境因素的影响极大，包括气压、温度、湿度、溶液 pH 值、溶液组分及浓度等等，因此研究的进展相对缓慢。

纳米线由于直径与被探测的生物或化学物质的尺寸相当，因而可以作为优秀的初级信号转换器，用以产生最终与宏观仪器界面连接的信号。由于具有实时直接、无需标定、即时的电信号转换、超高灵敏度、优异的选择性，以及可大规模集成化等诸多优点，用特定的表面受体修饰的纳米线传感器成为一类强有力的探测生物物质的电传感器。

纳米线传感器的基本原理与传统的场效应管（FET）类似，即电导随表面电场或电压的变化而变化。虽然被检测的物质仅与纳米线的表面相互作用，但却能导致整个纳米结构直径范围的体积内载流子的耗损或积聚，从而有可能把灵敏度提高到探测单个分子的水平。

美国哈佛大学的 Charles Lieber 研究组在这方面作出了一系列突出的工作。在蛋白质和 DNA 的探测方面，利用连接有生物素分子的 p－型硅纳米线传感器探测溶液中细菌蛋白；用互补缩氨酸核酸（PNA）受体修饰的 p－型硅纳米线传感器检测透膜传导调节体形成的纤维化囊肿的受体基因野生型和 DF508 突变点；在药物发现方面，把 Abl 激素连接到硅纳米线传感器表面，研究 ATP 的束缚以及 Gleevec 药物对 ATP 束缚的竞争性抑制；在病毒检测方面，利用修饰有抗体受体的纳米线传感器实现单个病毒粒子的检测。这种器件阵列为生物分子无需标定的多元探测提供了可能。图 2－27 为用不同病毒的特定抗体受体修饰的两种不同的纳米线传感器器件。在稀溶液中，单分子事件占主导地位，在不同传感器元件中显示出不同目标病毒的结合、解缚非连续事件，显示了该阵列的选择性多元探测性能。图 2－27 中所示的两个不同病毒表面带有相反的电荷，当结合到相应纳米线传感器的特定受体上时，将导致不同的电导变化（增加或减少），从而实现选择性检测的目的。这种方法的简单性、高灵敏性和选择性使得这类纳米线传感器有望成为快速检测疾病的关键元件。最近，该小组还使用此硅纳米线阵列检测出血液中微量的癌症标志物分子，并且只需要几分钟就可以在一滴血中检测出多种癌症标记物分子。他们将癌细胞标志物受体的单株抗体与纳米线连接，当被检测物中的标志物分子与纳米线上的单株抗体结合时，纳米线的导电率会根据自身的掺杂程度及蛋白质的表面电荷而改变。研究人员已开发出能检测前列腺特定抗原、前列腺癌－α_1－胰凝乳蛋白酶、癌胚抗原及黏液蛋白－1 等肿瘤标志蛋白质的纳米线检测元件。该项研究成果被刊登在《自然生物技术》期刊上（2005 年 23 卷 10 期）。

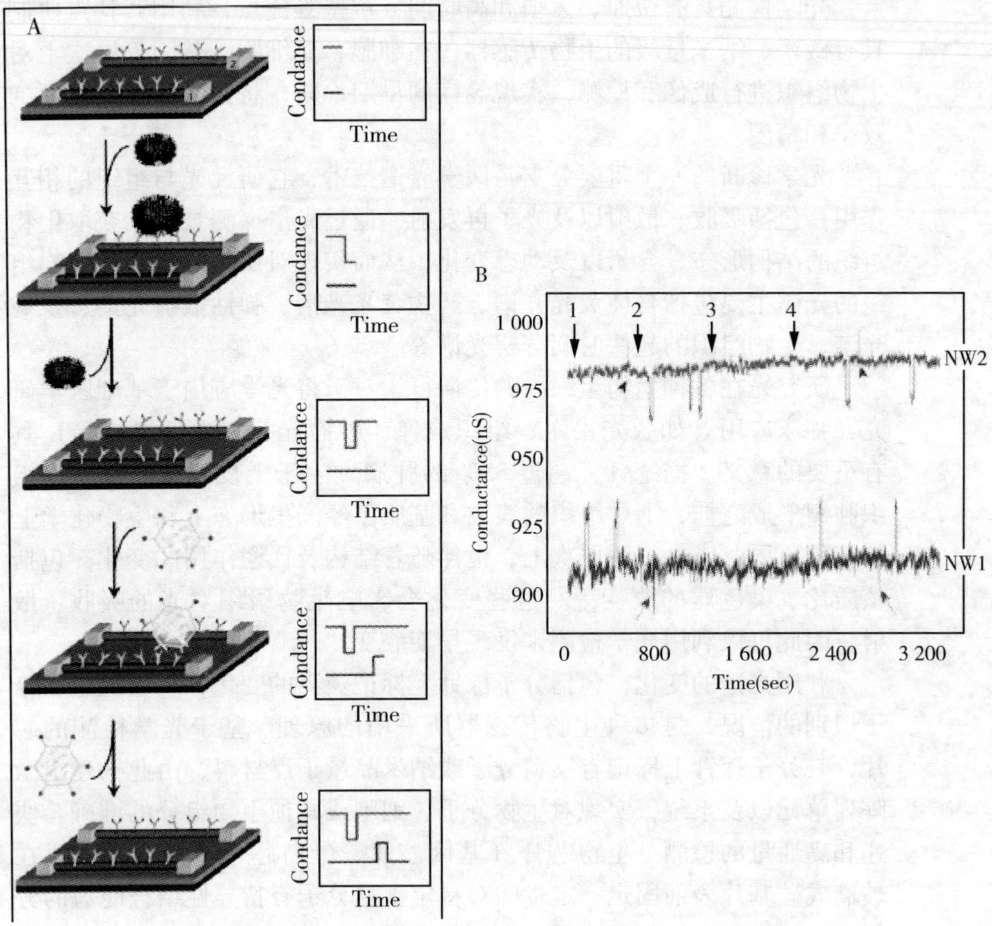

图 2－27　不同病毒的特定抗体受体修饰的两种不同的纳米线传感器器体

注：A. 修饰有抗体受体的硅纳米线传感器的多元单病毒检测示意图。用传感器检测带有相反电荷的两种病毒的事例阐明了特殊的结合、解缚方式及所对应的电导变化；B. 从两个硅纳米线元件同时获得的电导随时间变化的曲线图。NW1 修饰有腺病毒的抗体，NW2 修饰有甲型流感病毒的抗体。黑色箭头 1～4 分别对应加入腺病毒、甲型流感病毒、纯缓冲溶液、和腺病毒与甲型流感病毒 1∶1 混合物的事件。红色和蓝色箭头所指的电导变化是由病毒粒子扩散经过纳米线时导致，而非由特异性结合引起[80,81]

五、纳米光学传感器

光学检测具有快速、无损和高时间分辨率等优点，利用其特点研制具有微米、纳米量级的生物传感器，在细胞、亚细胞、基因等层次上对生物组织进行成像和检测，实现癌症的早期诊断，将会大大提高诊断的效率和精度。

光学诊断的一个重要分支是医学光谱技术，它研究光与组织的相互作用，包括吸收、散射以及光子再发射，通过光谱探测技术，获取生物组织的结构形态、含量以及动态变化，从而实现对疾病的诊断。生物组织的光谱主要包括自体荧光光谱、药物荧光光谱、弹性散射光谱、拉曼光谱、生物组织的超快时间分辨光谱等。

研究光在各种生物组织内的传播行为对于将光学应用于基础医学研究和临床应用（如激光手术、组织成像、肿瘤光疗、光学层析等）具有重要的意义。据统计，超过 85% 的肿瘤发生于上皮组织，在上皮组织肿瘤形成之前，上皮组织的表皮和基质已经产生形态上和生物化学上的变化；同时，在细胞层次上，也伴随着结构及代谢作用的变化，包括核质比、染色质的改变等。这些变化会影响生物组织对光的吸收、散射，因此可以利用光学检测来发现早期癌变。

利用光谱的变化，包括分子探针上标记荧光的变化，来反映生物分子识别的情况，是多种生物传感器所采用的原理。基于光学检测的芯片，其分子探针上标记有染料分子或纳米晶量子点材料，由此构建出微阵列单元以及系统，实现对生物分子、细胞或其他生物组分的准确、快速和高通量的检测。生物芯片（基因芯片、蛋白芯片等）通常需要在玻璃或硅基片表面固定一定量的对特定生物分子有特异性结合能力的分子识别探针，它们都属于纳米生物传感器的范畴。

除上述基于光检测的生物芯片之外，基于光学检测的纳米生物传感器还有许多，包括光纤纳米生物传感器、基于近场光学与相关谱的生物传感器、化学光电生物传感器等。

光纤纳米传感器是一种通过腐蚀或热拉等技术制成的具有纳米尺度尖端的光纤，其表面可以通过共价偶联等结合一定数量的探针分子，通常是抗体等对目标生物分子具有特异性结合的分子，同时也结合一定的染料分子，或标记一定的纳米晶量子点材料。Brian M. Cullum 等人发展出一类基于结合抗体分子的光纤纳米生物传感器，如图 2 - 28 所示。

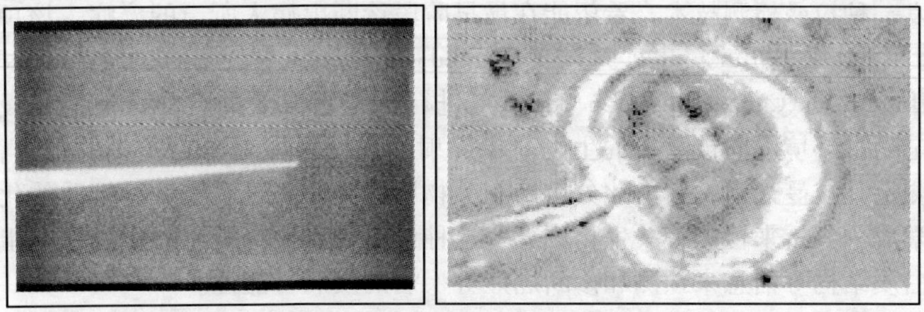

图 2-28　纳米传感器及其应用

注：左图为光纤尖端的纳米生物传感器，光纤尖端直径约 50nm；右图为哺乳动物细胞与插入其内的纳米传感器的显微图像，细胞直径约 10μm[84]

他们利用这种传感器检测一种致癌物苯并嵌二萘的 DNA 加合物 benzo [a] pyrene tetrol（BPT）进入人乳癌细胞以及鼠肝上皮细胞等哺乳动物细胞的机制，研究结果表明，每种细胞中 BPT 的浓度是近似相同的，由此推断，扩散可能是 BPT 传入细胞的主要机制。

加州大学 Berkeley 分校的 Luke P. Lee 与 Qintao Zhang 研究组发展了一种 NanoLAPS 系统，是在通常的 LAPS（The light - addressable potentiometric sensor）3 层结构中，将用来测量目标物扩散特性的硅层制备成特征尺寸达到纳米级的微柱阵列，大大提高了空间分辨率，由此可以对细胞运动的特性进行更为精确的测量。肿瘤细胞的迁移能力较正常细胞强许多，对细胞活动能力的测量可能成为判定肿瘤细胞的一种参考方法。

日本东京大学浜口宏夫研究组与庆应大学、日本浜松光电公司（Hamamatsu Photonics）合作，使用拉曼散射光谱技术，基于生物分子结构对癌细胞和正常细胞成功地进行了区分。采用波长为 1 064nm 的近红外激光为光源，共同开发出了能够检测近红外拉曼散射光光谱的检测设备。通过这种被称为“时空分解拉曼散射光谱技术”的系统，能够利用拉曼散射光谱技术精确区分出不同的生物分子结构，从而达到区别癌细胞和正常细胞的目的。尽管实验是用拉曼散射光的光谱对切除下来的肺癌组织进行观测，但如果开发出像光纤内镜那样的装置，就能够以数百纳米的空间分辨率在体观测（癌）细胞，有望用于对癌症的早期发现和治疗。

以开发计算机硬件核心著称于世的 Intel 公司也在基于纳米技术开发一种拉曼检测技术，希望能在最早阶段诊断出病人所患的癌症。该项目由 Andy Berlin 负责，并与美国 Fred Hutchinson 癌症研究中心（Fred Hutchinson Cancer Research Center）进行了富有成效的合作。他们在设定的微环境下向被分析的生物对象发射激光，激发对象物质中的分子，测定其拉曼光谱，并由此分析出有关物质成分，通过对极少量物质的化学成分分析来检测有关生物成分。这种设备将通过分析血清中的一些蛋白质结构等信息来预测和诊断癌症等疾病的发病可能性。

在癌症诊断方面，组织自体荧光技术发展得较早并取得了很大的进展。自体荧光诊断对各种组织病变的研究已经进行得比较深入和系统，包括，消化道病变、皮肤病变、血管病变以及其他部位病变等等。这种诊断技术是根据人体正常组织和癌组织在激光激发下产生的不同特征谱来诊断癌症。由于细胞新陈代谢、组织形态与组织血管形成等因素，正常组织与肿瘤组织的光谱在总体强度与光谱分布方面有显著差异。该方法简单且无需用药，已经成为了一个研究的热点。然而，由于人体正常组织与癌变不同阶段的肿瘤组织的结构和生物成分各不相同，肿瘤自体荧光特性十分复杂。此外，因激光激发波长的改变而产生的自体荧光谱也千差万别。因此目前的方法大部分是依据研究有限数量标本的自体荧光谱得出的经验模型。在实际应用中还需要一种能够具体分析影响逸出荧光光谱的各种因素的算法，来进一步发展目前的经验方法。这样的算法应该能够解释组织的物理化学特性，提供组织的生化和形态学信息，以探测体内的组织病变。

除此之外，近期发展起来的一个方向是研究单个细胞的光学散射特性，根据测得的角度散射光谱来区分癌变细胞和正常细胞。美国德州大学奥斯丁分校的 Rebecca Richards - Kortum 研究组已经在这方面取得了一定的进展。由于该方法无需对细胞进行染色，同时可以结合微流控芯片技术，利用气压、液压和电压，或者利用介电电泳力、光学陷阱、行波介电电泳以及磁场等技术来操纵细胞，可以进一步研制相关的高效方便的传感器。

六、纳米电化学传感器

通过电流、电压、阻抗等电化学参数的变化，反映能够发生氧化还原反应的电活性物质的情况，是电化学传感器的一般原理。这些电活性物质与待研究的生物分子或细胞有直接或间接的关联，由此便可建立电化学生物传感系统。目前，将电化学传感器用于检测肿瘤细胞、肿瘤标志物等与疾病相关的生物体系的研究已日益受到人们的广泛关注。研究最多的肿瘤标志物集中于肿瘤抗原和癌基因。

在癌症的早期发病阶段，病变细胞或肿瘤标志物的含量很低，传统的电学方法无能为力，纳米技术为实现高灵敏的电化学生物传感检测提供了独特的方法。将纳米技术和电化学传感技术联合起来，应用到癌症的检测与诊断中，引起了许多研究者的浓厚兴趣。最常用的方法是将纳米颗粒引入电化学传感器，以获得高灵敏度、高选择性，多功能的微型癌症传感器件。首先，纳米颗粒的表面效应有利于增强敏感分子的吸附能力及反应速度，从而大幅提高对癌细胞的检测灵敏度，减少检测时间，且可实现高通量的实时检测分析。另外，由于大部分纳米颗粒具有很好的生物相容性，可以保持生物分子的活性，从而保证整个检测分析系统的有效性。此外，有些纳米颗粒本身就可以作为探针分子，根据其自身的电学性能，用于检测可以获得极高的性能。

在众多纳米材料中，金纳米颗粒由于其合成方法简单、性质稳定、生物相容性好、电子传导性能优越等特点，成为该类研究中最常采用的材料之一。南京大学鞠熀先研究组将金纳米颗粒组装到表面修饰有壳聚糖的电极表面，用以固定表面高水平表达 P－糖蛋白的人白血病细胞 K562/ADM，不仅防止了细胞的外漏，还长时间保持了细胞在电极上的活性。通过采用电化学酶联免疫法获得了 $5.0\times10^4 \sim 1.0\times10^7$/ml 的细胞数线性范围和 1.0×10^4 的检测下限。他们还通过金纳米颗粒和壳聚糖复合物固定癌胚抗原，形成竞争类型的免疫反应，得到了理想的结果。

氧化铁纳米颗粒也是一种应用比较广泛的材料，不仅制备简单，还具有良好的磁学性能、电学性能和生物相容性，可以集分离、富集、检测于一体。Pan 等用流动注射电化学阻抗光谱学的方法研究了癌胚抗原（CEA）的检测，这种方法是将抗体连接到磁性纳米颗粒表面，当抗体与检测物中的抗原发生免疫反应时，阻抗发生显著改变，由此来对被测物中的 CEA 进行定量。通过磁铁控制表面连接了抗体的磁性纳米粒子与电极的结合与分离，可以获得方便、可逆的分离和检测过程。用这种方法检测的血清中癌胚抗原的浓度与相应阻抗值成正比，获得了 1.5 ～ 60ng/ml 的线性范围，检测限为 0.5ng/ml（S/N＝3）。

此外，纳米颗粒本身也可作为电活性物质来标记和间接测定蛋白质、基因等生物分子，对癌症的早期诊断也有一定意义。Liu 等通过夹心式免疫反应与无机纳米晶体标记的电化学检测相结合，获得了同时测定三种抗原的方法（图 2 – 29）。这种方法的基本原理是标记在二抗上的纳米晶体有一定的电活性，并且在电化学溶出伏安法中有着不同响应，通过检测纳米晶体的响应可以获得对应抗原的信息。这种本身具有电活性的纳米粒子标记方法与溶出伏安电化学技术的联合可以使抗原的检测限达 10^{-15} mol 级别。

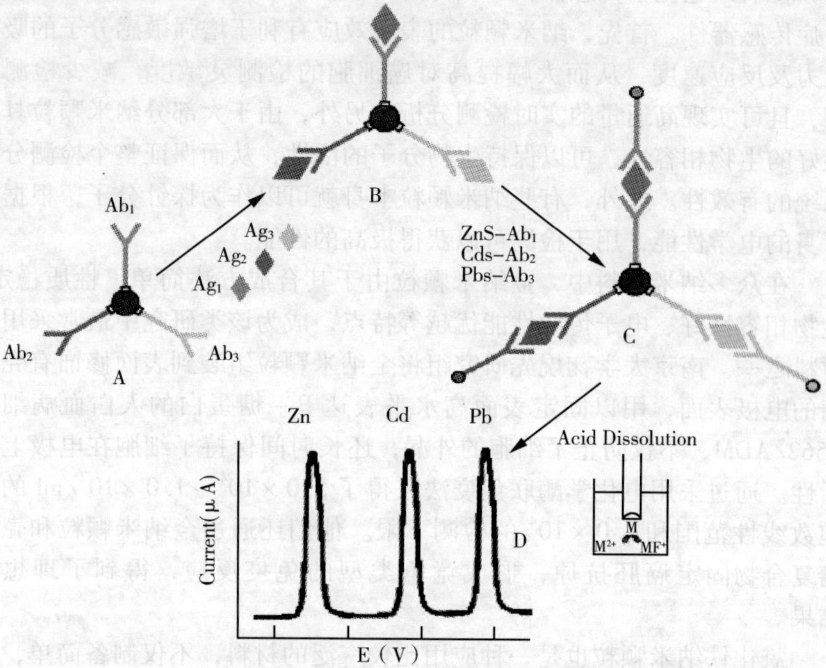

图 2 – 29　基于不同无机纳米晶体标记的多蛋白电化学检测示意图

注：A. 修饰磁珠的三种不同抗体；B. 抗体抗原的免疫反应；C. 标记纳米 ZnS、CdS、PbS 晶体的二抗的捕获；D. 纳米晶体的溶解及电化学溶出伏安法检测[92]

以上所述均是以肿瘤抗原为肿瘤标志物的电化学检测，下面介绍以癌基因为肿瘤标志物的电化学检测。由于电化学 DNA 传感器具有快速、灵敏、低能耗、易于微型化和集成化等优点，被认为是在时效、成本等有较高限定要求场合实现 DNA 检测的首选技术之一。将纳米颗粒引入电化学DNA生物传感器中，可提高电化学DNA生物传感器的灵敏度、重现性和选择性。因此，纳米电化学DNA生物传感器已成为新一代的DNA检测方法。

目前，通过引入纳米颗粒提高电化学DNA生物传感器灵敏度的途径通常有两种：一是通过引入纳米颗粒来改进DNA在电极上的固定化方法，提高待测物或探针的固定量。例如，对纳米放大技术的电化学DNA传感器的研究，提出了“多级三维双放大”的概念，采用循环伏安法（CV）、差分脉冲伏安法（DPV）和原子力显微镜，研究基于金纳米颗粒标记DNA探针的电化学DNA传感器杂交信息放大方法。这种通过纳米放大技术的可视化基因诊断芯片研究为临床诊断提供了全新的方法。二是通过引入纳米颗粒来提高检测信号物质的灵敏度。樊春海等报道了通过对电极界面纳米尺度的精细调控，同时引入金纳米粒子进行电化学信号放大，可以显著提高癌基因检测的灵敏度。据介绍，所制备的纳米电化学生物传感器目前可在1~2h内快速检测到约2万多个DNA分子，检测灵敏度达到10^{-15} mol/L，超出常规荧光DNA检测方法约3个数量级。

第八节　综述与展望

纳米技术的进步与发展为癌症的研究和治疗带来了前所未有的机遇。人类基因组计划为我们展示了大量有关癌症基因学和蛋白组学方面的重要知识，揭示了癌症的起因，为人类攻克癌症提供了新的可能。而纳米技术则是把这些知识转化为用于癌症早期检测的革命性的新技术，探测癌症的发生和发展过程的内部生物学特征，在生化阶段即分子水平对癌症进行早期检测、诊断与预测，并给予早期干预治疗。

在癌症的早期检测、诊断和防治中，纳米技术的应用尚处于动物实验阶段，只有少数药物已进入临床Ⅰ、Ⅱ期试验或投入市场。根据当前国际上纳米生物医学研究的现状可以预见，纳米技术在癌症的早期诊断与检测方面将有如下发展趋势：①多种诊断指标同时进行，从而实现高通量、高效率的生物分子检测；②诊断与治疗结合在同一个纳米系统上，从而实现一种具有早期检测癌症、准确定位癌细胞、向癌细胞直接传输抗癌药物、并对治疗效果进行实时监测的多功能的纳米装置。其中，对治疗效果的实时监测可替代直接对肿瘤尺寸、分子表达和靶向性信号通路进行的观察，甚至替代一些传统的终点分析方法，如缓解时间和生存时间。体内分子显像剂的开发，治疗－诊断显像双重纳米载体技术的建立，体内显微镜技术（通过荧光光子技术对单个细胞进行显像）的出现，将对最优的诊断治疗提供确实的依据。

纳米技术与癌症医学相结合，将有望从本质上改变癌症的临床治疗水平。近年来，随着纳米技术的发展，许多新的肿瘤检测方法，包括诊断材料与器件等被不断地发现，并正处于积极的研究与发展阶段。但仍应进一步加速研究步伐，使其早日成为能真正运用于医疗实践、解决实际问题的成熟技术。

（顾 宁 杨 芳 黄 岚 彭芳芳 王 孟）

参 考 文 献

1. R. G. 麦肯尼尔著. 癌的生物学基础. 高静译. 北京：清华大学出版社，2003.
2. 喻毅强，沙国柱，郭慧芳等. 51KD精子膜抗原在精子的表达. 电子显微学报，1999，18（2）：191.
3. Kannan Sankaranarayanan，Lakku Reddi，Niranjali Devaraj，et al. Expression of peanut agglutinin-binding mucin-type glycoprotein in human esophageal squamous cell carcinoma as a marker. Molecular Cancer，2003，2：38－48.
4. Barbara W. Chwirot，Stanisaw Chwirot，Waldemar Jedrzejczyk，et al. Ultraviolet laser induced fluorescence of human stomach tissues：Detection of cancer tissues by imaging techniques. Laser Surg. Med，1997，21（2）：149－158.
5. Thank N. T. K，Rosenzweig Z. Development of an aggregation-based immunoassay for anti-protein a using gold nanoparticles. Anal Chem.，2002，74(7)：1624－1628.
6. Konstantin Sokolov，Jesse Aaron，Betsy Hsu，et al. Optical Systems for In Vivo Molecular Imaging of Cancer. Technology in Cancer Research & Treatment，2003，2（6）：491－504.
7. Ivan H. El-Sayed，Xiaohua Huang，Mostafa A. El-Sayed. Surface Plasmon Resonance Scattering and Absorption of anti-EGFR Antibody Conjugated Gold Nanoparticles in Cancer Diagnostics：Applications in Oral Cancer. Nano Letters，2005，5（5）：829－834.
8. Xiaohua Huang，Ivan H. El-Sayed，Wei Qian，et al. Cancer Cell Imaging and Photothermal Therapy in the Near-Infrared Region by Using Gold Nanorods. J. AM. CHEM. SOC.，2006，128：2115－2120.

9. Juergen, Marko B, Hans P L, et al. Translating Biomolecular Recognition into Nanomechanics. Science, 2000, 288 (5464) : 316 - 318.
10. Sungjee Kim, Yong Taik Lim, Edward G Soltesz, et al. Near-infrared fluorescent type II quantum dots for sentinel lymph node mapping. Nature Biotechnology, 2004, 22 (1): 93 - 97.
11. Ming Ma, Yu Zhang, Wei Yu, et al. Preparation and characterization of magnetite nanoparticles coated by amino silane, Coll. Surf., 2003, 212 : 219.
12. N. J Turro., P. H. Lakshminarasimhan, S. Jockusch, et al. Spectroscopic Probe of the Surface of Iron Oxide Nanocrystals. Nanoletters, 2002, 2 (4) : 325 - 328.
13. 廖鹏飞，夏金兰，聂珍媛，等. 磁性微球的制备及在生物分离应用中的研究进展. 生物磁学，2005，5 (4) : 47 ~ 51.
14. 陈克正，王丽平，刘兴斌. 纳米微粒在生物医药领域中的应用研究. 药学进展，2000，24 (4) : 193 - 196.
15. Daniel L. Graham, Hugo A. Ferreira, Paulo P. Freitas. Magnetoresistive-based biosensors and Biochips. Trends in Biotechnology, 2004, 22 (9) : 455 - 462.
16. Y. R. Chemla, H. L. Grossman, Y. Poon, et al. Ultrasensitive magnetic biosensor for homogeneous immunoassay. Pnas, 2000, 97 (26) : 14268 - 14272.
17. Nam JM, Stoeva SI, Mirkin CA. Bio-Bar-Code-Based DNA Detection with PCR-like Sensitivity, J. AM. CHEM. SOC., 2004, 126 : 5932 - 5933.
18. Robert A. Smith, Andrew C. von Eschenbach American Cancer Society Guidelines for the Early Detection of Cancer: Update of Early Detection Guidelines for Prostate, Colorectal, and Endometrial Cancers: Also: Update 2001—Testing for Early Lung Cancer Detection. CA Cancer J Clin, 2001, 51 : 38 - 75.
19. Sina Dorundi, Ayan Banerjea. Colorectal cancer: early diagnosis and predisposing causes. Surgery, 2006, 24 (4) : 131 - 136.
20. Victoria White, Richard Miller, Victoria White Richard Miller. Colorectal cancer. Medicine, 2007, 35 (6) : 297 - 281.
21. R. Gennaria, U. Veronesia, C. Andreolic, et al. Early detection of cancer: Ideas for a debate. Critical Reviews in Oncology/Hematology, 2007, 61 : 97 - 103.
22. F. Garibaldia, E. Cisbania, S. Colillia, et al. Molecular imaging: High-resolution detectors for early diagnosis and therapy monitoring of breast cancer. Nuclear Instruments and Methods in Physics Research A, 2006, 569 : 286 - 290.
23. Juhana M. Hakum¨aki, Timo Liimatainen. Molecular imaging of apoptosis in cancer. European Journal of Radiology, 2005, 56 : 143 - 153.
24. Groneberg DA, Giersig M, Welte T, et al. Nanoparticle-based diagnosis and thera-

py. Current Drug Targets, 2006, 7 (6) : 643 – 648.

25. Mitra A, Nan A, Line BR, et al. Nanocarriers for nuclear imaging and radiotherapy of cancer. Current Pharmaceutical Design, 2006, 12 (36) : 4729 – 4749.

26. Nico van Zandwijk. New methods for early diagnosis of lung cancer, Lung Cancer, 2002, 38 : S9 – S11.

27. Anne M Morawski, Gregory A Lanza, Samuel A Wickline. Targeted contrast agents for magnetic resonance imaging and ultrasound. Current Opinion in Biotechnology, 2005, 16 : 89 – 92.

28. Mountz JD, Hsu HC, Wu Q, et al. Molecular imaging: new applications for biochemistry. J Cell Biochem Suppl, 2002, 39 : 162 – 171.

29. Blasberg RG. Molecular imaging and cancer. Mol Cancer Ther, 2003, 2 : 335 – 343.

30. Hogemann D, Basilion JP. "Seeing inside the body": MR imaging of gene expression. Eur J Nucl Med Mol Imaging, 2002, 29 : 400 – 408.

31. Auricchio A, Acton PD, Hildinger M, et al. In vivo quantitative imaging of gene transfer by single-photon emission computerized tomography. Hum Gene Ther, 2003, 14 : 235 – 261.

32. Weissleder R, Moore A, Mahmood U, et al. In vivo magnetic resonance imaging of transgene expression. Nat Med, 2000, 6 : 351 – 355.

33. David A. Fishman, Leeber Cohen, Stephanie V. Blank, Lee Shulman, et al. The role of ultrasound evaluation in the detection of early-stage epithelial ovarian cancer. American Journal of Obstetrics and Gynecology, 2005, 192 : 1214 – 1222.

34. Beat A Kaufmann, Jonathan R Lindner. Molecular imaging with targeted contrast ultrasound. Current Opinion In Biotechnology, 2007, 18 : 11 – 16.

35. Li Mao. Recent advances in the molecular diagnosis of lung cancer. Oncogene, 2002, 21 : 6960 – 6969.

36. Sahoo, S. K., Parveen, S., Panda, J. J. The present and future of nanotechnology in human health care. Nanomedicine- Nanotechnology and Medicine, 2007, 3 (1) : 20 – 31.

37. Wang L, O'Donoghue MB, Tan WH. Nanoparticles for multiplex diagnostics and imaging. Nanomedicine, 2006, 1 (4) : 413 – 426.

38. Lee HY, Lim NH, Seo JA, et al. Preparation and magnetic resonance imaging effect of polyvinylpyrrolidone- coated iron oxide nanoparticles. J Biomedical Materials Research Part B-Applied Biomaterials, 2006, 79B (1) : 142 – 150.

39. Sinha R, Kim GJ, Nie SM, et al. Nanotechnology in cancer therapeutics: bioconjugated nanoparticles for drug delivery. Molecular Cancer Therapeutics, 2006, 5 (8) : 1909 – 1917.

40. Ribeiro E, Shah M. Computer vision for nanoscale imaging. Machine Vision Applications, 2006, 17 (3) : 147 – 162.
41. Groneberg DA, Giersig M, Welte T, et al. Nanoparticle-based diagnosis and therapy. Current Drug Targets, 2006, 7 (6) : 643 – 648.
42. Grodzinski P, Silver M, Molnar LK. Nanotechnology for cancer diagnostics: promises and challenges. Expert Review of Molecular Diagnostics, 2006, 6 (3): 307 – 318.
43. David H Geho, Clinton D Jones, Emanuel F Petricoin, et al. Nanoparticles: potential biomarker harvesters. Current Opinion Chemical Biology, 2006, 10 (1): 56 – 61.
44. Portney NG, Ozkan M. Nano-oncology: drug delivery, imaging, and sensing. Analytical and Bioanalytical Chemistry, 2006, 384 (3) : 620 – 630.
45. Sanjeeb K. Sahoo, Vinod Labhasetwar. Nanotech approaches to drug delivery and imaging. DDT, 2003, 8 (24) : 1112 – 1120.
46. Miyamoto A, Okimoto H, Shinohara H, et al. Development of water-soluble metallofullerenes as X-ray contrast media. European Radiology, 2006, 16 (5): 1050 – 1053.
47. Ralph Weissleder, Umar Mahmood. Molecular Imaging. Radiology, 2001, 219 (2) : 316 – 333.
48. Hogemann D, Basilion JP. "Seeing inside the body": MR imaging of gene expression. Eur J Nucl Med Mol Imaging, 2002, 29 : 400 – 408.
49. Auricchio A, Acton PD, Hildinger M, et al. In vivo quantitative imaging of gene transfer by single-photon emission computerized tomography. Hum Gene Ther, 2003, 14 : 235 – 261.
50. Weissleder R, Moore A, Mahmood U, et al. In vivo magnetic resonance imaging of transgene expression. Nat Med, 2000, 6 : 351 – 355.
51. David A. Fishman, Leeber Cohen, Stephanie V. Blank, et al. The role of ultrasound evaluation in the detection of early-stage epithelial ovarian cancer. American Journal of Obstetrics and Gynecology, 2005, 192 : 1214 – 1222.
52. Beat A Kaufmann, Jonathan R Lindner. Molecular imaging with targeted contrast ultrasound. Current Opinion In Biotechnolgy, 2007, 18 : 11 – 16.
53. Li Mao. Recent advances in the molecular diagnosis of lung cancer. Oncogene, 2002, 21 : 6960 – 6969.
54. Gregory M Palmer, Nirmala Ramanujam. Diagnosis of breast cancer using optical spectroscopy. Med. Laser Appl., 2003, 18 : 233 – 248.
55. A Bouhelier, J Renger, M R Beversluis, et al. Plasmon-coupled tip-enhanced near-field optical microscopy. J of Microscopy, 2003, 210 : 220 – 224.
56. Takaaki Oiwa, Hiroshi Nishitani. Three-dimensional touch probe using three fibre optic displacement sensors. Measurement Science and Technology, 2004, 15 : 84 – 90.

57. Nikolaos S Soukos, Michael R Hamblin, Suzanne Keel, et al. Epidermal Growth Factor Receptor-targeted Immunophotodiagnosis and Photoimmunotherapy of Oral Precancer in Vivo. Cancer Research, 2001, 61:4490 – 4496.
58. Liu Quan, Nirmala Ramanjjam. Relationship between depth of a target in a turbid medium and fluorescence measured by a variable-aperture method. Optics Letter, 2002, 27 (2):104 – 106.
59. Nirmala Ramanujam, Jin Xian Chen, Kirk Gossage, et al. Fast and Noninasive Fluorescence Imaging of Biological Tissues In Vivo Using a Flying-Spot Scanner. IEEE Transactions on Biomedical Engineering, 2001, 48 (9):1034 – 1041.
60. Changfang Zhu, Quan Liu, Nirmala Ramanujam. Effect of fiber optic probe geometry on depth-resolved fluorescence measurements from epithelial tissues: a Monte Carlo simulation. J. of Biomedical Optics, 2003, 8 (2):237 – 247.
61. H. Mattoussi. Self-Assembly of CdSe-ZnS Quantum Dot Bioconjugates Using an Engineered Recombinant Protein. J. Am. Chem. Soc., 2000, 122 (49):12142.
62. http://chemgroups.northwestern.edu/mirkingroup/dpn.htm
63. 刘小龙，沙继斌，张镇西. 蘸礁笔纳米平板印刷术（DPN）在蛋白质芯片中的应用. 化学通报，2006，12：909 ~ 915.
64. Smith, J. C., Lee, K. B., Wang, Q., et al. "Nanopatterning the Chemospecific Immobilization of Cowpea Mosaic Virus Capsid. Nano Lett., 2003, 3:883 – 886.
65. Lee, K. -B, Park, S. -J, Mirkin, et al. Protein Nanoarrays Generated by Dip-Pen Nanolithography. Science, 2002, 295:1702 – 1705.
66. Lee K. B, Lim J. H, Mirkin C A. Protein Nanostructures Formed Via Direct-Write Dip-Pen Nanolithography. J. Am. Chem. Soc., 2003, 125:5588 – 5589.
67. Lim J H, Ginger D S, Lee K B, et al. Direct-Write Dip- Pen Nanolithography of Proteins on Modified Silicon Oxide Surfaces. Angew. Chem. Int. Ed., 2003, 20: 2411 – 2414.
68. Jinho Hyun, Sang Jung Ahn, Woo Kyung Lee, et al. Molecular Recognition-Mediated Fabrication of Protein Nanostructures by Dip-Pen Lithography. Nano Lett., 2002, 2 (11):1203 – 1207.
69. Ki-Bum Lee, Eun-Young Kim, Chad A. Mirkin, et al. The Use of Nanoarrays for Highly Sensitive and Selective Detection of Human Immunodeficiency Virus Type Ⅰ in Plasma. Nano. Lett., 2004, 4 (10):1869 – 1872.
70. H Helfritzsch, K Junker, M Bartel, et al. Differentiation of positive autofluorence bronchoscopy findings by comparative genomic hybridization. Oncology Reports, 2002, 9:697 – 701.
71. Minsoung Rheel, Mark A. Burns. Nanopore sequencing technology: nanopore prep-

arations. Trends in Biotechnology, 2006, 25 (4) : 174 - 181.

72. Q. Zhao, G. Sigalov, V. Dimitrov, et al. Detecting SNPs Using a Synthetic Nanopore. Nano Lett., 2007, 7 (6) : 1680 - 1685.
73. Johan Lagerqvist, Michael Zwolak, Massimiliano Di Ventra. Fast DNA Sequencing via Transverse Electronic Transport. Nano Lett., 2006, 6 (4) : 779 - 782.
74. Sandip Ghosal. Effect of Salt Concentration on the Electrophoretic Speed of a Polyelectrolyte through a Nanopore. Phys. Rev. Letts., 2007, 98 : 238104.
75. Gao L, Li Q, Song Z, et al. Preparation of nano-scale titania thick film and its oxygen sensitivity. Sensors and Actuators B, 2000, 71 : 179 - 183.
76. Juergen Fritz, Marko Baller, Hans Peter Lang, et al. Translating Biomolecular Recognition into Nanomechanics. Science, 2000, 288 (5464) : 316 - 318.
77. N. J Turro., P. H. Lakshminarasimhan, S. Jockusch, et al. Spectroscopic Probe of the Surface of Iron Oxide Nanocrystals. Nano Letters, 2002, 2(4): 325 - 328.
78. Y Hegerfeldt, M Tusch, EB Brocker, et al. Collective Cell Movement in Primary Melanoma Explants: Plasticity of Cell-Cell Interaction, beta1-Integrin Function, and Migration Strategies. Cancer Res, 2002, 62 : 2125 - 2130.
79. Lindy Murphy. Biosensors and bioelectrochemistry. Current Opinion in Chemical Biology, 2006, 10 : 17.
80. Fernando Patolsky, Gengfeng Zheng, Oliver Hayden, et al. Electrical detection of single viruses. Proc. Natl. Acad. Sci. USA, 2004, 101 : 14017.
81. Fernando Patolsky, Charles M. Lieber. Nanowire nanosensors. Materials today, 2005 : 20 - 28.
82. Fernando Patolsky, Gengfeng Zheng, Charles M. Lieber. Nanowire-based Banosensors. Anal. Chem., 2006, 1 : 4261 - 4269.
83. S. P. Fodor, L. L. Read, M. S. Pirrung, et al. Light-directed spatially addressable chemical synthesis. Science, 1991, 251 : 767 - 773.
84. Brian M. Cullum, Tuan Vo-Dinh. The development of optical nanosensors for biological measurements. Reviews, 2000, 18 : 388 - 393.
85. Alex W. H. Lin, Nastassja A. Lewinski, Jennifer L. West, et al. Optically tunable nanoparticle contrast agents for early cancer detection: model-based analysis of gold nanoshells. J of Biomedical Optics, 2005, 10 (6) : 064036 - 1 - 10.
86. R. Drezek, A. Dunn, R. Richards-Kortum. Light scattering from cells: finite-difference time-domain simulations and goniometric measurements. Appl. Opt., 1999, 38 : 3651 - 3661.
87. J. Mourant, J. Boyer, A. Hielscher, et al. Influence of the scattering phase function on light transport measurements in turbid media performed with small source-

detector separations. Optics Letters, 1996, 21:546-548.

88. Dan Du, Huangxian Ju, Xueji Zhang, Jing Chen, Jie Cai, Hongyuan Chen Dan. Electrochemical Immunoassay of Membrane P-glycoprotein by Immobilization of Cells on Gold Nanoparticles Modified on a Methoxysilyl-Terminated Butyrylchitosan. Matrix Biochemistry, 2005, 44:11539-11545.

89. Jie Wu, Jinhai Tang, Zong Daia, Feng Yan, Huangxian Ju, Nabil El Murr. A disposable electrochemical immunosensor for flow injection immunoassay of carcinoembryonic antigen. Biosensors and Bioelectronics, 2006, 22:102-108.

90. Jiehua Lin, Huangxian Ju. Electrochemical and chemiluminescent immunosensors for tumor markers. Biosensors and Bioelectronics, 2005, 20:1461-1470.

91. Jin Pan, Qingwei Yang. Antibody-functionalized magnetic nanoparticles for the detection of carcinoembryonic antigen using a flow-injection electrochemical device. Anal Bioanal Chem., 2007, 388:279-286.

92. Guodong Liu, Joseph Wang, Jeonghwan Kim, et al. Electrochemical Coding for Multiplexed Immunoassays of Proteins. Anal. Chem., 2004, 76:7126-7130.

93. M. T. Castañeda1, A. Merkoçi, M. Pumeraa, S. Alegreta. Electrochemical genosensors for biomedical applications based on gold nanoparticles. Biosensors and Bioelectronics, 2007, 22:1961-1967.

94. Jacob A. Hansen, Rupa Mukhopadhyay, Jonas. Hansen, et al. Femtomolar Electrochemical Detection of DNA Targets Using Metal Sulfide Nanoparticles. J. Am Chem. Soc., 2006, 128:3860-3861.

95. 葛存旺，谭逸斌，廖建辉，等. 电位控制DNA在金电极上的分子自组装. 科学通报2001, 46 (21):1768-1773.

96. 王伟，黄岚，张宇，等. 用分子自组装技术制备的单电子器件的Monte Carlo模拟. 物理学报, 2002, 51 (1):63-67.

第三章　以医学应用为目标的纳米器件

第一节　概　述

纳米器件是利用纳米级的加工和制备技术设计制作的具有纳米级尺度和一定功能的器件。近年来，纳米技术作为一项新的科学技术备受世人瞩目，与此同时纳米器件在生物医药学的研究中也发挥着日益重要的作用。例如，基因组密码的破解和有机合成方法的发展，分别产生了疾病治疗的靶目标和更多候选药物，它们均需要高通量、低消耗的纳米器件进行有效筛选；生物实验室每天都进行着成百上千的分析实验，很多实验可提供的样品量有限，因此需要在小容积的反应器中用微量的反应物和试剂进行；另外，特定疾病的基因信息与微型化的分析相整合将会产生一系列新型诊断工具。微加工、自动化和生物医学的结合使得这些成为可能，微纳米加工技术的发展促进了更多用于生物医学的纳米器件的制备，而这些纳米器件的应用进而又推动了生物医学的向前发展。

随着技术的改进和新技术的不断发明创造，加工纳米器件的方法日新月异，同时纳米器件也越来越多的应用到了生物医学领域，其涉及的范围非常广泛，我们不可能仅用几万字对所有应用进行详细的讲解。由于后面的章节会对纳米技术在临床医学中的应用进行专门介绍，因此本章主要阐述目前在生物学领域应用较多的软刻蚀（soft lithography）技术，以及以该技术为基础的纳米器件在基础医学中的应用。第一部分介绍软刻蚀的主体技术以及基于软刻蚀的微流控系统，懂得了其原理有助于理解可以用这项技术来解决什么类型的生物医学问题；第二部分讲述了软刻蚀在细胞生物学方面的应用；第三部分则讨论了以软刻蚀为基础的微流控系统在高通量生化分析中的应用。对于其他比较有代表性的纳米器件也会有所涉及。

第二节 纳米器件制备方法

一、纳米加工技术简介

把物质进行纳米尺度加工，从而制备出微型器件的纳米加工技术有多种分类方式。一种将其分为平面工艺、探针工艺和模型工艺。平面工艺依赖于光刻技术，是最早开发也是目前应用最广泛的微纳米加工技术，它以平行方式加工，适合于大规模生产；探针工艺用各种微纳米尺寸的探针取代了传统的机械切削工具对样品进行直接加工；模型工艺则是利用微纳米尺寸的模具复制出相应的结构，包括纳米压印、塑料模压和模铸。另外一种分类方法是将纳米加工分为两种方式，即所谓自上而下（top - down）和自下而上（bottom - up）的加工技术。“自上而下”就是利用光或电子束等来消除部分材料，从而留下所需要的图形结构；“自下而上”则依赖于分子自组装过程，通过从下向上淀积原子或分子来制备新型材料，这种技术有可能把原子或分子进行有序排列，从而制备出所需的结构。下文中所要介绍的自组装单分子膜就属于该范畴。

在所有的微加工技术中，光学刻蚀（optical lithography）是最早用于半导体集成电路的技术。它的原理与照相类似，不同的是半导体硅片与光刻胶代替了照相底片与感光涂层。光学曝光的目的是把掩模板的图形转移到光刻胶上，经过曝光显影之后，光刻胶上最终会出现掩模的图形结构。光学曝光涉及成像系统、光刻胶的特性、曝光与光刻胶显影的工艺条件、光学掩模板的设计与制作等一系列相关技术。光刻最早应用在生物研究中的是硅片上制作的微结构，而引起生物医学界广泛关注的例子则是 DNA 阵列的制作。虽然微电子工业的发展逐步完善了传统光刻和相关用于制作整合线路的技术，但是它的一些不足却限制了在生物医药领域的应用：①加工费用高；②表面性质修饰方面具有局限性；③多数情况下不能直接应用到蛋白和细胞方面；④从图案设计到成品加工过程的周期较长；⑤大多数的生物学家对这项技术不了解甚至无法接触到，所以应用推广较困难。

二、软刻蚀技术

美国哈佛大学的 Whitesides 小组建立的一套统称为软刻蚀的方法是对传统光刻方法的补充和扩展。软刻蚀是以微接触印刷（microcontact printing）和微流控技术（microfludics）为代表的一系列微加工技术的统称，它以含有各类凹凸图案的弹性印章的成形和印刷为基础，主要包括两个关键的特性：①通过翻模获得的具有设计图案的弹性塑料印章；②把复杂大分子和生物材料图案化。软刻蚀技术相对简单低廉，具有良好的生物相容性、操作流程简单，尤其是可以控制基底表面的分子的组成，把很多生物相关的复杂大分子图案化在基底上，图案化细胞及控制其微环境。在该技术中经常用到的弹性聚合物——聚二甲基硅氧烷（polydimethylsiloxane，PDMS）也具有一些对于生物学应用非常有利的特点，如光学透明、易于操作、低成本等。因此软刻蚀技术在生物医药学研究中的应用日益广泛。下文首先介绍软刻蚀的主要特点及工艺。

（一）表面修饰　随着各种装置的微型化，它们的表面积与体积比也会随之增加，因而表面性质在决定装置整体性能方面具有举足轻重的地位。在微系统，尤其是那些应用于生物方面的微系统中，通常需要进行分子水平的表面修饰。金表面形成的自组装单分子膜（self - assembled monolayers，SAMs）在某种程度上已经变成生物医学应用中一种不可缺少的表面修饰（图 3 - 1）。软刻蚀适合用于修饰表面以控制其组成、形貌和特性，软刻蚀和 SAMs 结合已经广泛应用于生物医学方面的微系统制作中。

贵金属如金和银的表面与硫醇分子相互作用可形成 SAMs。硫醇的分子结构组成为：$HS(CH_2)_nX$，其中 n 一般为 9 ~ 18，X 为一个小的有机功能基团。表面金属原子与硫醇基团选择性结合形成紧密的烃硫基 - 金属的连接；这些碳链〔$(CH_2)_n$〕之间的强烈相互作用使 SAMs 有序化并达到接近固态晶体的结构。构成 SAMs 的硫醇的结构中亚甲基的数目如果大于 10 个，则表面性质主要由功能基团 X 决定，我们一般把 X 基团称做 SAMs 的末端基团。由于末端基团可以通过有机合成来形成和修饰，所以 SAMs 的表面性质可以通过对 X 基团的化学修饰而改变。SAMs 也可以在其他表面上由别的分子形成，例如，长链的硅烷在以 SiO_2 为主的表面（氧化硅或玻璃）也可形成 SAMs。但氧化硅表面的 SAMs 形成条件比金表面的硫醇 SAMs 形成条件苛刻，而且容易出现多层高分子聚合物，因而不易控制表面性质，所以在生物大分子吸附和细胞培养的实验中已用较为广泛的还是硫醇在金表面形成的 SAMs。

由于金表面的 SAMs 具有生物相容性、易于操作、化学稳定性好，因此它在蛋白吸附、细胞黏附等基础研究中有着广泛的应用。SAMs 表

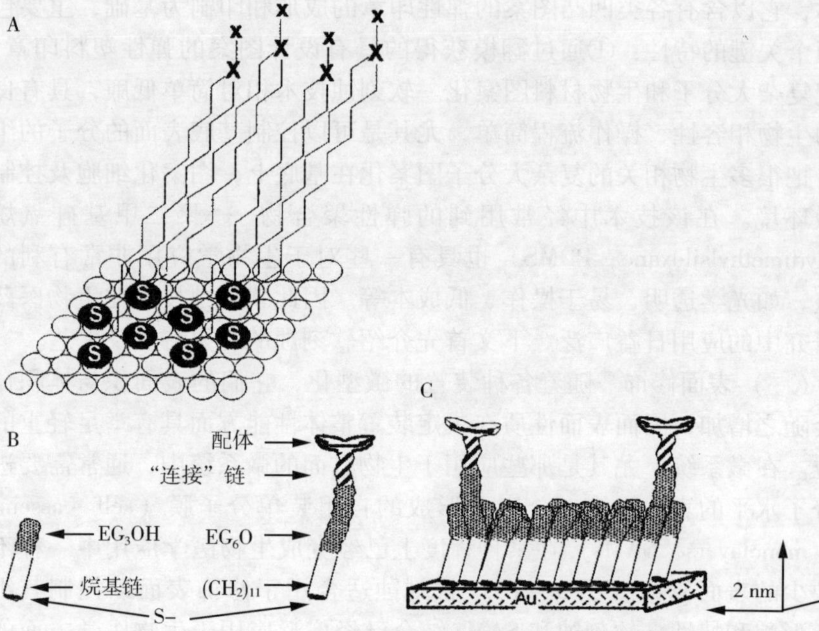

图 3－1　表面自组装单分子膜结构及排列简图

注：A. S 原子与金表面配位在界面暴露出末端的 X 集团，烷基链与表面成 ± 30° 紧密排列，X 集团相对比较小，这种定位使相邻烷基链间的范德华力达到最大；B. 应用在生物学研究中的典型的硫醇结构；C 用 B 中的硫醇结构形成的 SAM 示意图

面发生的生化过程可以用多种方法进行检测，如红外光谱、原子力显微镜、扫描电镜、表面等离子共振波谱等；SAMs 易于形成，并且可以比较容易的调控固液界面的物理、化学和生物性质，因此它们作为模型表面在包括生物学的许多研究中显得非常有用。另外，SAMs 可以用一些很简单的方法（如微接触印刷）图案化，并且图案尺度的精度控制可以达到 100nm 以下，一旦形成即可在细胞培养的环境中稳定数周。SAMs 的这些特征使得它们成为用于蛋白和细胞图案化生长的良好基底。

抗拒蛋白吸附－惰性表面（inert surface）蛋白质在细胞与基底的黏附过程中起着纽带的作用：细胞需要细胞外基质蛋白（或可以模拟蛋白某些位点的多肽）才能在表面黏附。所以通过控制蛋白质与表面的相互作用可以控制细胞在表面的黏附。大部分的固体表面易于吸附蛋白质。因此控制细胞和蛋白质与基底表面相互作用的最大难点就是寻找能够阻止非特异吸附蛋白质的表面（我们把具有这种性质的表面称为惰性表面）。惰性表面可以应用于许多方面，如把蛋白质限制在表面的特定区域、制备吸附某种或者某类蛋白质的表面、蛋白质和细胞的图形化以及生物传感器。

利用微接触印刷术，可以通过改变硫醇的末端基团来控制表面所形成 SAMs 的性质，进而调节蛋白或细胞在表面的吸附。寡乙二醇〔oligo (ethylene glycol)，EG_n，$n > 2$〕结尾的 SAMs 是良好的惰性表面，可以抗拒溶液中所有已知的蛋白和它们的混合物在表面吸附。EG_n 基团并不是唯一可形成惰性 SAMs 的物质，许多以电中性的极性功能基团为末端的 SAMs 也可以形成惰性表面。将惰性表面、可吸附性表面与软刻蚀技术相结合可以使蛋白和细胞的图案化过程变得更为容易。疏水性表面以及惰性区域的图案化为许多需要图案化细胞的工作提供了基础（详见第三节）。

另外，还有许多物质也可以使表面或多或少地呈现惰性，它们中许多都可以用于软刻蚀，例如牛血清清蛋白以及相关的蛋白、人工合成的多聚物（如聚乙烯二醇）等。

（二）聚二甲基硅氧烷（PDMS）印章　当与特定的空间图案相结合时，SAMs 可控制表面性质的能力就显得尤其重要。利用软刻蚀技术可以把 SAMs 与微接触印刷结合使表面图案化。微接触印刷是利用一个软的微结构（印章）将一些物质转移到可控空间表面（图 3－2B 和图 3－2C）的过程。

制备图案化所使用的印章和模板最核心步骤就是复制——用软的、带有弹性的材料通过重复翻模，复制图案化固体表面的三维拓扑结构（图 3－2A）。由于模板通常都很坚硬，因此使用弹性材料有利于将两者分开而不破坏表面细微的三维结构。聚合过的印章也可以作为模板用于制备坚硬材料表面的微纳米结构，因为坚硬材料不易分离，所以不能直接用于复制坚硬、易碎的模板上的微纳米结构。重复翻模可以成功复制最小尺度 2nm 的图案。

（三）模板成型　软刻蚀技术一般依赖于光刻来加工模板，光学掩模板是传统光刻中最耗时而且极其昂贵的步骤，掩模昂贵的成本也限制了其可以一步成型的面积。目前已经发展了一些可以快速低廉地制备软刻蚀中所需掩模的方法，如透明胶片、底片缩略图、显微投射光刻等，在此就不一一介绍。

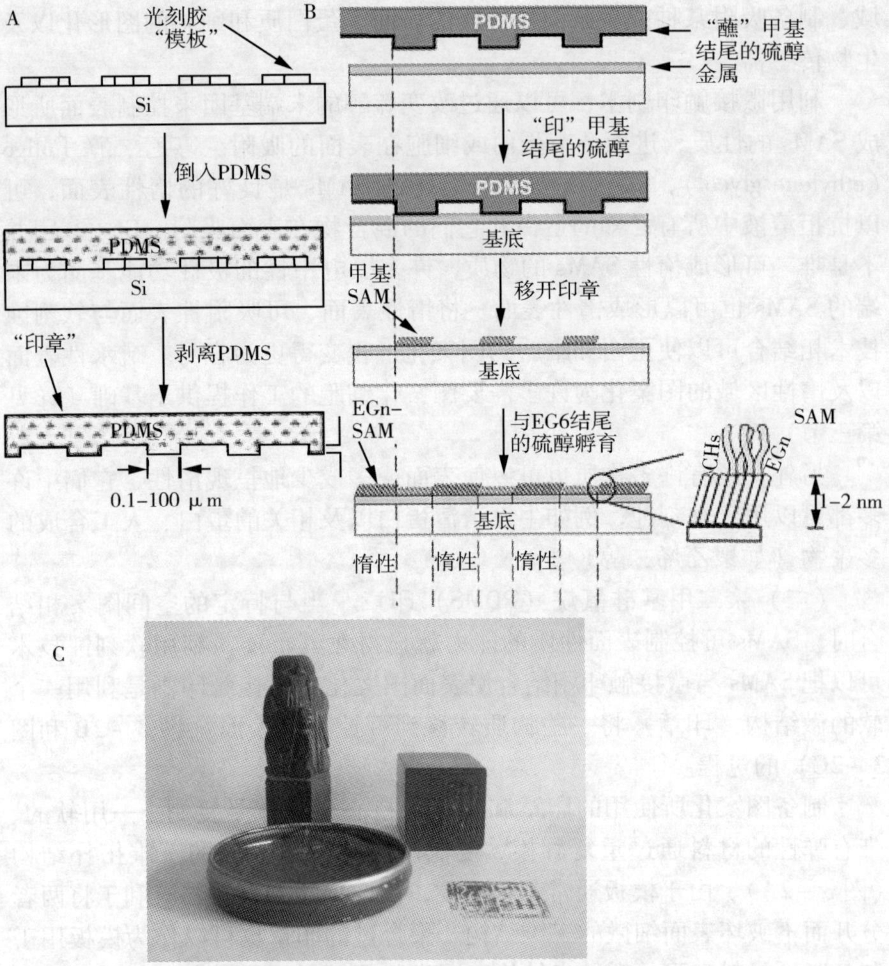

图 3－2　PDMS 印章制作及微接触印刷

注：A. PDMS 印章的制作方法。把液状 PDMS 聚合物倒在由光刻加工产生的模板上面，然后在高温聚合后，把 PDMS 剥离下来；B. 微接触印刷的主要步骤。包含有可转移分子的溶液与印章接触，然后把印章吹干。这样分子就转移到了印章表面。然后再与基底接触，使得分子与基底结合。右下侧小图为微接触印刷所形成 SAMs 示意图；C. 传统的印章和印泥

（四）微接触印刷　微接触印刷是借助有表面凸起图案的弹性高分子材料 PDMS 把一些物质转移到各种基底表面的过程。以在金表面微接触印刷硫醇为例，它的主要步骤如下：印章先蘸取含有硫醇的乙醇溶液，将乙醇吹干后，把印章有图案一面与金基底接触几秒到几分钟时间，硫醇分子就被转移到金基底上印章接触的相应区域。因而有硫醇转移的微区域便有了特定的表面化学性质，没有和印章直接接触的区域则保持金表面本来的性质。这个过程和中国传统的用寿山石印章在宣纸上面盖章是相似的。其他可以用微接触印刷转移的物质包括：能与 SiOH 反应的活化硅烷可被转移到硅表面；各种各样的配体（如包含胺基的物质）可以与含有活化的末端基团（如 N－羟基琥珀酰胺活化的羧基 NHS－ester activated carboxylate）的单分子膜反应（通常会在表面连接形成可以结合配体的多肽）。

微接触印刷可以把蛋白质在表面图案化，从而使细胞在基底表面选择性黏附。不但能够高精度的控制细胞的形状和大小，还可以将细胞限定在特定的区域。例如，用微接触印刷的方法可以选择性的将基底表面修饰为 EG_6 和甲基结尾的区域。修饰的基底上黏附蛋白质后，细胞可以在其上图案化黏附（图 3－3），图案化时间可以持续几周（图 3－4）。钯也可作为和硫醇分子形成 SAMs 的基底。

（五）微流控系统　微流控是在直径几百微米以下的通道里处理和操纵微量（$10^{-9}\sim10^{-8}$/ L）液体的技术。微流控最早应用于分析技术中，具有很多优点，如使用非常少量的样品和试剂即可高分辨率和灵敏地进行分离和分析，且成本低、分析时间短。目前，主要在两个方面对微流控进行开发利用，首先是其最显而易见的特点体积小，另外就是微通道中液体的一些特殊性质如层流。在一个大尺度系统中，液体的混合是很容易达到的，例如一滴牛奶融入一杯咖啡中。而在微纳系统中液体呈层流状态，它们的混合是很难的。当两股液流同时存在于一个微通道时，它们平行流动，没有涡流或湍流，唯一发生的混合是两股液流之间分子扩散的结果。微流控的以上特性为我们提供了在时间和空间上控制分子浓度的新能力。

微流控的发展主要有 4 个方面的促进因素：微量分析、生物防御、分子生物学和微电子学。最初是希望把光刻以及一些相关的技术（如已经成功运用在硅微电子学和微电子机械系统）直接运用在微流控中。微流控系统早期的一部分工作中使用的是硅和玻璃，现在这些材料大部分

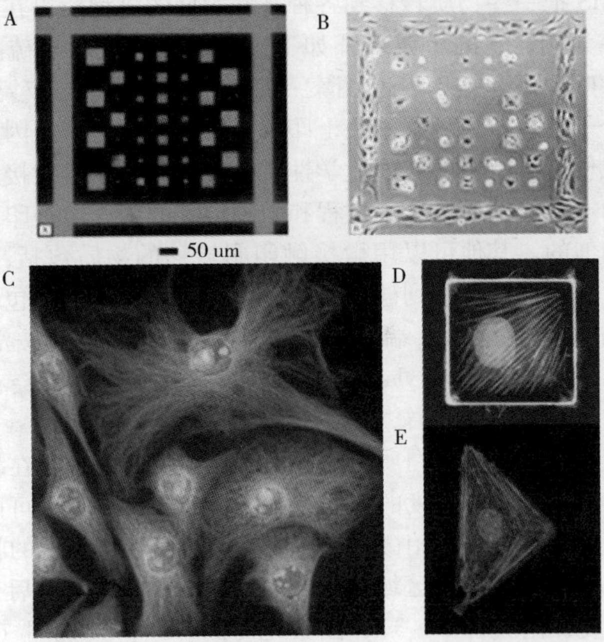

图 3－3 微接触印刷使蛋白和细胞图案化

注：A. 修饰有自组装单分子膜的表面选择性的吸附细胞外基质蛋白，使得蛋白质在表面图案化，图为蛋白质分子的荧光图像；B. 在蛋白质图案化的表面吸附细胞，使得细胞生长为特定的图形；C. 一般培养条件下细胞形状。D 和 E 用微接触印刷在表面形成的不同图案的细胞

已经被塑料取代。通常玻璃和硅制备的器件在分析以水为介质的生物样品时有许多局限性。尤其是硅，价格昂贵，而且不通透可见光和紫外线，因此用传统的光学方法不易检测。

正因如此，微流控器件并没有朝着克隆硅微电子器件的方向发展。很多微流控系统的探索性研究是以软刻蚀技术为基础在聚合物（聚二甲基硅醚或 PDMS）上进行的。这种材料的性质与硅完全不同，是一种透明的软弹性体，易于操作、具有良好的透气性和生物相容性。

使用微流控结构的基本要求是制备出可以在直径为 50～200 μm 的通道里随意操纵液体移动的系统。操纵这些流体所需要的功能组件与操

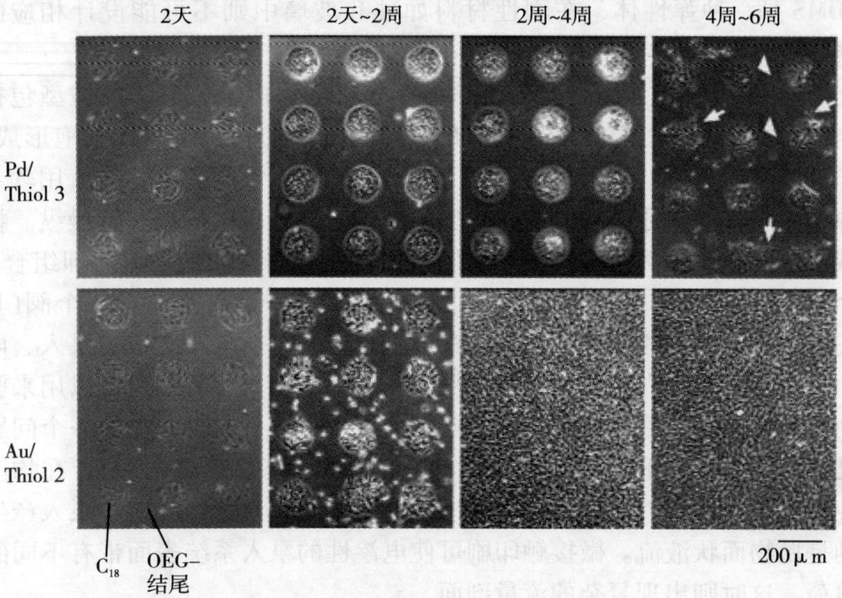

图 3-4 硫醇在不同表面所形成的 SAMs 保持时间不同

注：钯表面的 SAMs 可保持把细胞局限六周左右，金表面的 SAMs 可保持两周左右

纵具有较高的雷诺数（Reynolds' number，*Re*）的液体时所需相同，即阀、泵、连接器和混合器。另外，考虑到没有湍流的情况下液体的特殊行为，微流控系统还需要加入一些新的组件设计。有些组件中已经可以用硅的微加工来制备，但是方法较为复杂。现在微型化的流体组件的制备大多数都可以用软刻蚀的方法和弹性材料来完成或补充。这些过程如果事先与流体成像设备相结合，将可能快速检测和表征所设计的组件。以下分别介绍这些组件的设计原理和功能。

1. 阀　许多复杂的微流控器件将会包括阀，用弹性材料制备阀的优势就在于可以用很简单的设计来控制液体流动。例如，Beebe 等人利用 pH-敏感性水凝胶可以根据酸性改变而发生体积变化的性质来调控微通道开或者关，从而制备各类的微阀。在各种 PDMS 阀中尤其值得关注的是 Quake 等人研究的气阀，该组件使复杂器件的设计成为可能。Quake 阀是利用相交的通道结构（即一层中通道的方向和相邻层通道的方向是相互垂直的）研制出的一种新型阀，在这个结构中一层通道中空气的扩展可以使相邻层中与之相垂直的通道缩紧。它的操作完全依赖于PDMS是一种弹性体，在刚性材料如硅和玻璃中则不可能设计相应的器件。

2. 泵　微流泵可以分为机械型和非机械型两类，其中机械型包括压电的、静电的、电磁的、空气的、热力气动的、超声的或气泡形成；非机械型的则包括表面张力、电流体动力的、电渗的和重力的。用软刻蚀方法制备的在通道内的各种类型的微流泵都可以由机械装置操纵。机械型泵的成功范例是Quake小组研制的由空气驱动的蠕动泵。即组合3个阀门（见上段），连续开关，则把液体从第一个阀推向第3个阀门。在PDMS管道中的非机械型泵也有很多例子，包括电渗、重力泵入、电动发生、表面张力和毛细作用力浸润。外部的较大型的泵也可以用来驱动微流通道中的液体流动。对于不同的泵入方案最值得关注的一个问题是它们所产生的不同的流量剖面（抛物面状、塞状或复杂形）。在均一性带电荷的通道内，电渗性泵入呈现的是塞状液流，压力驱动泵入产生的是抛物面状液流。微接触印刷可使电渗性的泵入系统表面带有不同的电荷，这时则出现复杂的流量剖面。

3. 混合器　由于微流通道中的液体通常都是层流，如何混合这些液体也是一个挑战。在直径小于10μm的通道中，并排通入的液体通过扩散混合相对较快（0.1s，当分子的扩散系数为5×10^{-6} cm^2/s）。但是大部分微流装置的直径为50～200μm，在这些通道中，通过扩散来进行的混合是相当慢的，尤其是粒子（细胞或小球）和大分子（蛋白、DNA）。目前，已经开发出许多用于微流混合的混合器，如层流混合器、羽流混合器和混沌水平对流混合器。层流混合器的工作原理是通过使两个或更多的液体产生多个薄层来增加它们的接触面积以增强扩散混合。羽流混合器促进扩散混匀的机制则是使一种流体通过微管口的序列形成细小羽状液流并注入另一种流体，从而达到促进混合的目的。混沌水平对流混合器的原理是通过对混合微通道内部或外部形状进行一定形式的修饰，使流体层发生分割、拉长、折叠和破裂等现象，以强化混合过程（图3-5）。

4. 检测器　很多微型化检测方法利用荧光强度的变化作为检测手段。荧光比较敏感，荧光标记物的技术也发展很快。在微电极和微流装置中应用最广泛的策略是使用外部的、分离的、肉眼可见的检测器，如玻片阅读器、光学荧光显微镜和共聚焦显微镜。在许多情况下用分离外

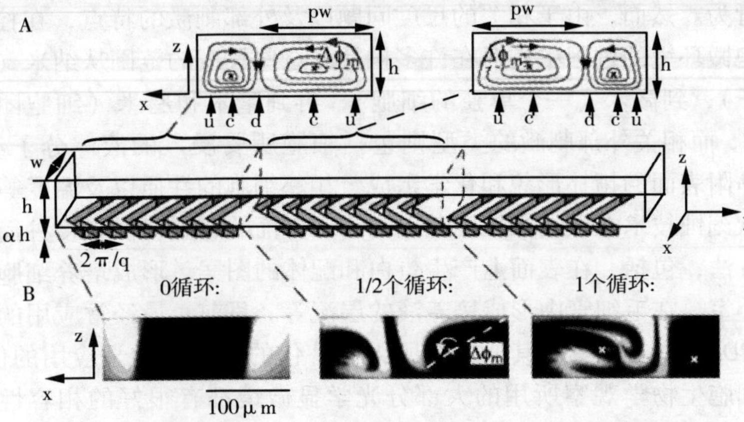

图 3－5　混沌水平对流混合器——交错人字形混合器（Staggered herringbone mixer，SHM）

A. 一个半循环 SHM 示意图；B. A 图中通道纵切面的共聚焦显微照片。两股有荧光的液流从空白溶液的两侧注入，在一个循环后已经开始混合

设的检测器进行检测比较容易，但是当整个系统，包括所有检测装置都需要是便携式时就显得有些困难。因此，开发小型的、价格低廉的检测器将会使器件微型化程度提高，从而消除目前检测器应用中存在的瓶颈。除了通过荧光强度来检测样品外还可通过分析折射率的变化来检测，这种检测器的主要部分是 PDMS 做成的微流衍射光栅。另外，化学发光检测和电化学检测也可以作为检测手段。目前，已经用 PDMS 和硅制备出了以细胞为基础的传感器来监测细胞对毒性的电反应，也有报道以表面线圈为基础的微型磁共振系统。微流系统也常常和质谱连用。最近的研究表明微雪崩光电二极管可以植入 PDMS 制备的微流结构，在生化分离中作为检测器发挥作用。

第三节　软刻蚀技术在细胞生物学中的应用

控制细胞生长的微环境对于理解细胞行为和调控细胞功能非常重要。组织是怎样构建的、组织中不同类型的细胞如何进行信号传递并有序的行使各自的功能、细胞对外部刺激如何反应、异常的刺激如何致病、怎样高效地调控损伤再生、回答这些基础的细胞生物学问题，并把由此得到的信息应用于医学当中，均需要在精确控制的微环境中了解细胞的行为。然而，由于相关的尺度问题以及外部刺激的特点，在控制单个细胞微环境的过程中还存在许多挑战。这些尺度的范围从纳米（生物大分子），到微米（一个单独的细胞），再到毫米和厘米（细胞团簇和组织）。而相关外部刺激的类型则包括细胞所要浸入的液体分子组成、细胞贴附表面的拓扑形貌和化学组成、相邻细胞的性质以及温度等。

软刻蚀技术在微纳米尺度范围内为该方面的研究提供了多种简单易行的方法，包括，在表面上产生蛋白和配体的图案、形成培养细胞的微尺度小室、在毛细管中形成培养液的层流等。目前，最经常应用的弹性材料 PDMS 本身也具有其他材料所无可替代的适于生物学应用的优点，如与细胞生物学观察所用的大部分光学显微镜都有很好的相容性、对 CO_2 及 O_2 可渗透、可弯曲、与很多表面都可以密闭接合（包括培养皿）、具有普遍的生物相容性、并且能够植入活体。

一、图案化控制细胞生长

把单个细胞在固定在表面有利于直接研究发生在单个细胞的事件，而不是依赖整个细胞群的统计分析；另外，由于能够阻止细胞在表面迁移，因此可以重复性地处理和观察单个细胞。同样的技术还可以用于隔离出两个或几个细胞，进而研究它们之间的相互作用。将细胞图案化已经开始在细胞生物学、组织工程、以细胞为基础的传感器和细胞筛选芯片等方面的研究中开始发挥重要作用。

研究人员运用了许多技术来图案化细胞以及细胞的生长环境。在20世纪90年代前，应用最多的是光刻，例如，用拓扑结构使神经元局限生长在硅芯片上。虽然微电子工业的发展完善了传统的光刻技术，但是该技术不一定最适合于生物学研究。生物学研究进步的同时发展了软刻蚀技术的常规能力——通过控制贴壁细胞尺寸和空间排布来使它们定位生长。软刻蚀技术成本低、程序相对简单，可以用来图案化许多种不同的材料，在水平或者弯曲基底上均可应用，对于加工环境的要求也不十分严格。运用软刻蚀技术使蛋白和细胞图案化有两个决定性因素：以 SAMs 为基础的惰性表面以及生物专一性可吸附表面的有效性；用于微接触印刷的弹性印章制备的便利性。

（一）微接触印刷和电解吸　微接触印刷是细胞图案化生长中运用最广泛的方法，它提供了通过简便控制表面来调节细胞外基质蛋白吸附的途径。该方法的主要过程是先使表面修饰能吸附蛋白质的具有一定图案的SAMs，然后在其他区域修饰抗拒蛋白吸附的SAMs（详见第二节中微接触印刷），这样细胞就可以选择性的黏附在有蛋白的区域，长成各种形状和大小。从某种意义上说这种方法是静态的控制细胞生长，为了对细胞进行动态研究可以接着运用电化学方法：在修饰有硫醇的基底上施加一定的电压，把非蛋白黏附区的硫醇分子电解吸，去掉对细胞移动的限制，让细胞可以自由爬动。

（二）细胞图案化生长的应用

1. 研究细胞与基底之间相互作用　每个细胞与它周围环境的相互作用会启动特定基因的表达，继而决定细胞行为。更为重要的是，除了周围可溶性的因子外，细胞与其基底表面支架的黏附和相互机械作用将导致细胞处于不同的周期和功能状态，如基因表达、黏附、迁移、增殖、分化。因此，在细胞和表面相互作用过程中，结合位点在微纳米尺度的空间分布、结构组成和机械强度将会很明显地影响细胞的生命活动。对细胞微环境进行人为精确调控将有利于我们了解以上过程。

(1) 细胞形状与功能　研究表明细胞的形状与功能有密切的关系。把一些肝细胞限制在相对较小的区域生长（1 600μm^2）时可以促进肝细胞特异性的功能，这点可通过测量清蛋白分泌效率得到；反之，如果去除这种限制让细胞自由生长将促进细胞增殖，清蛋白分泌则会停止。

为了确定对于不同大小尺寸的图案，不同的细胞类型是如何响应的，进一步的研究发现：血管内皮细胞在3 000μm^2的图案上可以增殖直到铺满，而在75μm^2大小的图案上，细胞开始凋亡。细胞铺展的表面积决定了随之的凋亡程序，当细胞局限生长的区域最大时，进入生长期的牛肾上腺毛细血管内皮细胞（bovine adrenal capillary endothelial cells，BCE）的数目最多（图3－6）。这就产生了一个问题：决定细胞周期的是细胞贴壁面积还是伸展面积？为了解决该问题，研究人员用微接触印刷的方法设计了一个表面，该表面中细胞可直接贴壁的区域非常小，如果细胞只局限在这个很小的区域内是无法生长的。将BCE种植于该表面后观察到细胞在一个较大的面积铺展开来并进入了生长期，并且这个面积比可直接贴壁总面积要大很多（图3－7）。该发现提示我们，细胞的铺展面积在细胞周期中占有重要地位，全部的直接贴壁面积

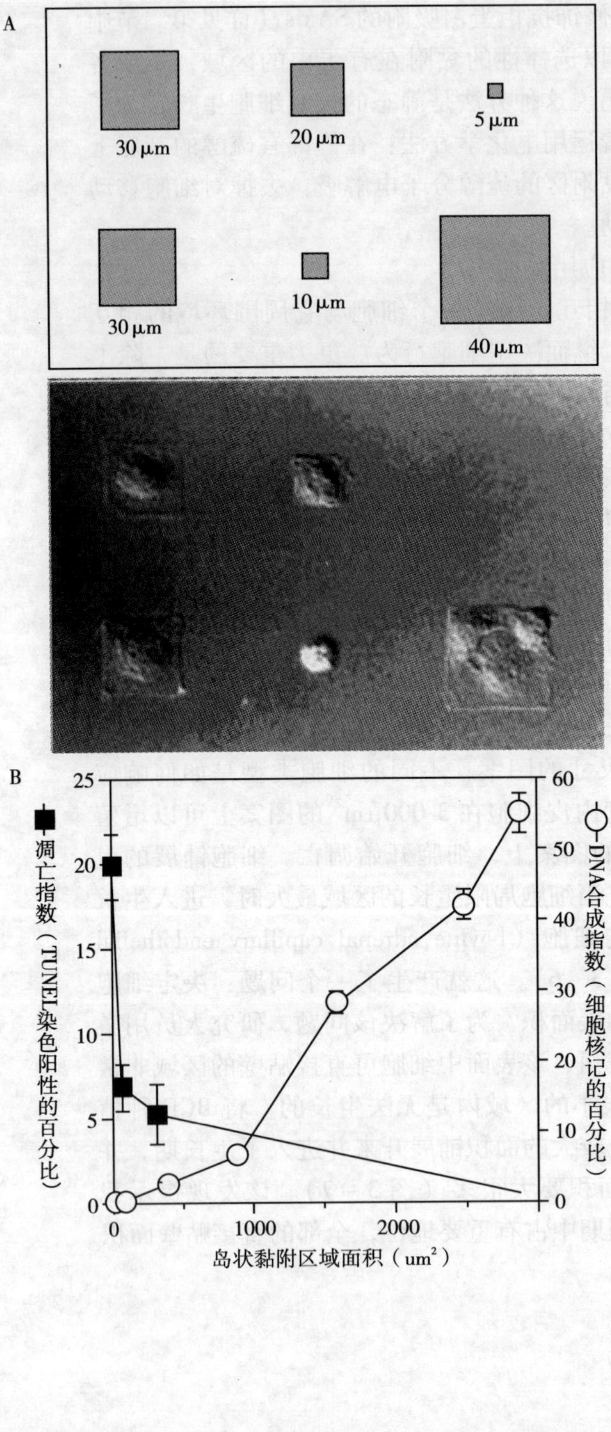

图 3－6　细胞的铺展程度对细胞生长和凋亡的影响

注：A. 上图为包含有不同尺寸正方形的岛状黏附区域的示意图，下图显示 BCE 细胞在微加工表面上黏附生长的最终形状，数字表示正方形一条边的长度；B. 细胞贴壁后 24h 的凋亡指数（细胞表现出 TUNEL 染色阳性的百分比）、DNA 合成指数（细胞核标记有 5－溴脱氧尿嘧啶的百分比）

是较为次要的。这个巧妙的设计把单细胞图案化在不同大小的面积上，将细胞与胞外基质的接触和细胞铺展面积两个因素分别独立考虑。基于此思路得出结论，即细胞的生长和凋亡取决于铺展程度而不是与胞外基质蛋白结合的总面积。如果没有微接触印刷技术，是不可能研究该问题的，由此可见这些控制细胞图案化的方法在研究细胞行为方面具有重要作用。

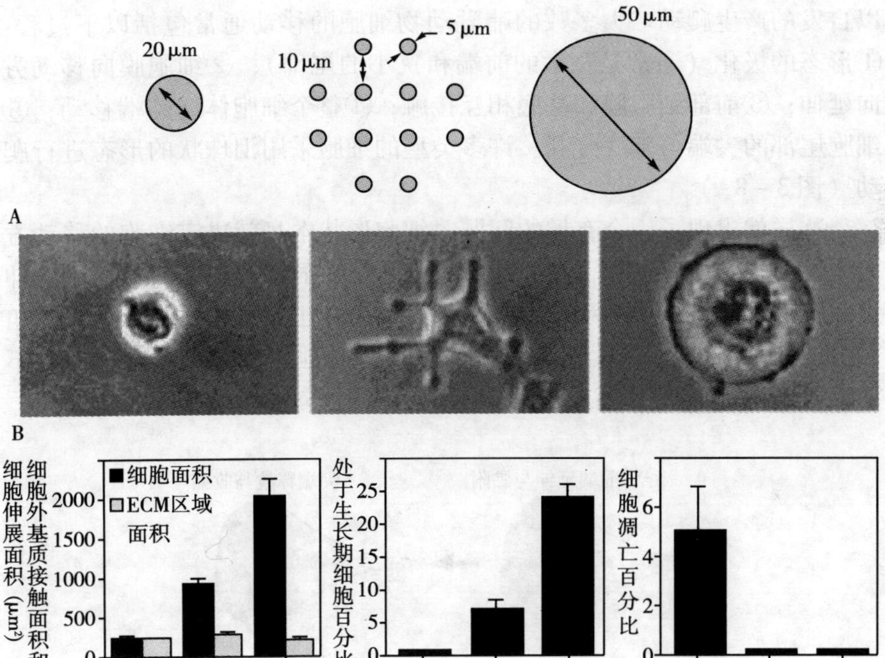

图 3－7　细胞的铺展程度决定 BCE 细胞的功能

注：A. BCE 细胞生长在微接触印刷形成的不同的图案中，包括单独的直径为 20μm、50μm 岛状区域、多个直径为 5μm 的岛状区域；B. 细胞外基质接触面积和细胞伸展面积（左）、处于生长期细胞的百分比（中）、细胞凋亡百分比（外）数值图。横坐标表示细胞图案化区域的直径分别为 20μm、5μm、3μm，间隔分别为 40μm、10μm、6μm

（2）细胞形状与分化　随着深入的研究，科学家发现细胞形状能够影响细胞分化，干细胞形状的大小与其分化存在着密切关系。在培养基等其他条件都完全相同的情况下，当干细胞局限在 1 024μm^2 的区域范围生长时趋向于分化为脂肪细胞，而当其生长的面积为 1 0000μm^2 时则趋向于分化为成骨细胞。

（3）细胞形状与运动　细胞迁移是一个重要的现象，与胚胎的发育、炎症的发生、伤口的愈合、肿瘤的形成与转移等过程息息相关。研究表明，多种发育性神经系统疾病就是由于神经细胞迁移紊乱造成的。因此，对细胞运动基本机制的研究具有重要的生理和病理意义。细胞在受到外界刺激时能够极化，并趋向或远离刺激。在通常情况下，细胞可以自发的产生爬动。大多数的哺乳动物细胞的移动通常包括以下过程：①形态的极化（通常是宽大的前端和狭小的尾部）；②细胞膜向移动方向延伸；③前部细胞膜和基底相互接触；④整个细胞体向钝端移动；⑤细胞尾部的尖端与基底分开。许多类型的细胞采用泪珠状的形态进行爬动（图 3－8A）。

这样就出现了一个有趣的问题，细胞形状本身就决定细胞的移动方向么？最初的研究发现了细胞运动时的几个明显特征，如片状伪足的伸出、胞外基质蛋白增多和牵引力增加多发生在正方形和三角形图案的角部（图 3－8B）。本质上讲，这种方法是静态地控制细胞形状，所以不能够由此得出形状能够决定或影响细胞迁移方向的结论。

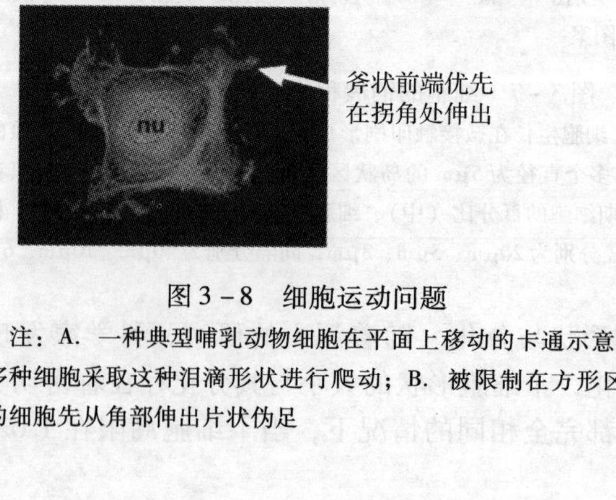

图 3－8　细胞运动问题

注：A．一种典型哺乳动物细胞在平面上移动的卡通示意图。很多种细胞采取这种泪滴形状进行爬动；B．被限制在方形区域中的细胞先从角部伸出片状伪足

与电解吸相结合可以对细胞进行动态观察。首先把单细胞限制在不对称的几何形状中（泪滴状图案是典型的非对称图形），然后通过电化学方法来改变表面化学，释放细胞，观察细胞的爬动方向是否受先前图案化的影响。我们发现细胞的移动方向并没有如先前研究结果显示（如角部位出现明显的迁移特征），而是向不对称图案钝端移动（图 3－9），由此表明细胞能够响应图案的极性。细胞是如何响应其形状的机制还远远没有弄清楚。在细胞的运动和静止位置可逆地控制表面性质，将有利于回答上述问题并阐明细胞形状对控制细胞极性和运动方向的影响。

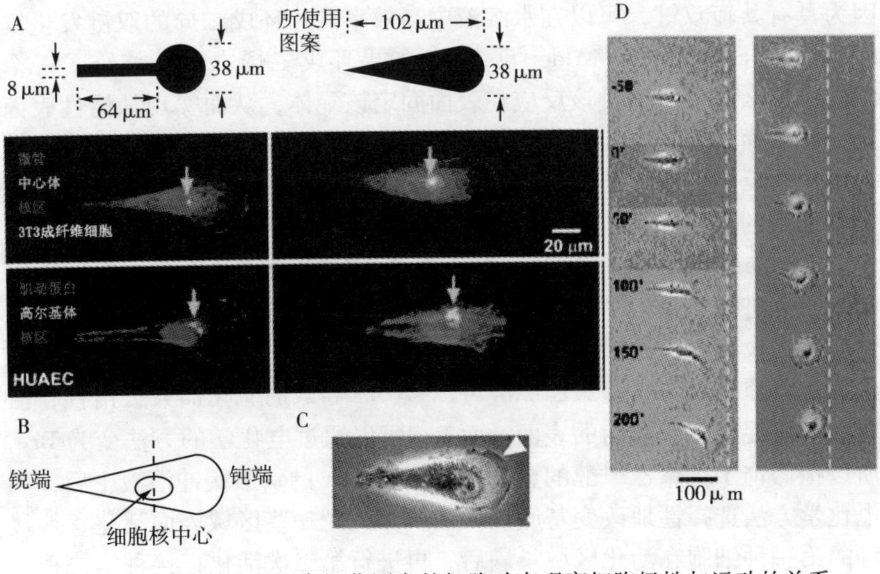

图 3－9　用不对称的图案极化固定的细胞动态观察细胞极性与运动的关系

注：A. 高尔基复合体和中心体位于靠近细胞钝端，肌动蛋白、高尔基复合体、细胞核、微管蛋白和中心体都被特异性的抗体进行染色。箭头指示了中心体在 3T3 细胞中位置以及高尔基复合体在人脐静脉毛细血管内皮细胞（human umbilical artery endothelial cells，HUAEC）中的位置；B. 从细胞核的中心做一条垂线，将细胞分为锐性末端和钝性末端；C. 电解吸后，固定的 3T3 细胞的片状伪足大部分从钝性末端爬出；D. 用长时间拍摄观测细胞在解除束缚后的爬动方向。左侧为 3T3 细胞，右侧为 COS－7 细胞，二者表现出同样的行为。以电解吸开始为时间零点，记录时间单位为分钟。左上角表示相对时间，右侧虚线作为参考观测细胞的爬动距离。

2. 共培养——研究细胞之间相互作用　高等动物是由多种细胞组成的，在其内部广泛存在着同种和异种细胞的相互作用。细胞之间的信号传递和相互作用在组织形成和正常生理功能中发挥着重要作用。建立体外多种细胞共培养体系，将为不同种类细胞间相互作用的研究提供有效的途径。目前在同一表面有效控制不同种细胞有序吸附，还是一个巨大的挑战。近些年随着软刻蚀技术的广泛应用，微接触印刷和微流控以及电化学方法相结合，在控制不同种细胞有序吸附方面有了长足的发展。

（1）基于微接触印刷和电化学方法的共培养　以苯二酚为末端基团的烷烃硫醇末端基团在一定氧化电压下会转变成对应的苯醌，而苯醌因为具有共轭双键，可以在水溶液中高效率的和环戊二烯的双键发生反应生成结合体（Diels - Alder 反应）。如果环戊二烯本身就修饰了一个配体，那么就可以通过该反应在表面固定该配体，从而实现从惰性表面到活性表面的转化。Mrksich 等人利用该原理，经过微接触印刷和一系列电化学反应实现了非侵入式的两种细胞共培养。这种方法广泛适合于异种细胞的共培养，但是实验中所用到的化学分子合成较为复杂。

Gunther Wittstock 等人利用电化学的方法在细胞共培养方面取得了新的研究进展。他们利用超微小的电极调控寡聚乙二醇结尾单分子膜的性质，在没有模板的情况下，原位地实时将细胞黏附控制在特定的修饰位置。其原理如下：寡聚乙二醇可以被 Br_2 等试剂氧化而失去惰性，活化成为可促进细胞黏附的表面。而 Br^- 可以通过电化学的方法变为 Br_2。所以把修饰了寡聚乙二醇的金片放在含有 KBr 的磷酸缓冲溶液中后，用电化学方法选择性地改变基底表面性质。先把一些区域表面活化，待接种的第一种细胞在活化区域长满后，再进行第二次活化，接种第二种细胞，以此实现多种细胞的共培养。这一方法的优点是能准确活化表面任何区域，缺点是不能精确控制细胞形成的几何图案，而且表面修饰时产生的溴单质（Br_2）对细胞有一定毒性。

（2）基于微流控建立的方法　微接触印刷虽然可以在表面上制作出很复杂的图案，但是每次实验只能图案化一种蛋白或细胞，多种材料图案化的过程十分复杂。Whitesides 等人运用三维微流系统内部复杂的网络通道，实现了多种蛋白质或细胞以不同图案在平的基底表面上的吸附或黏附。他们利用两层沟道系统相互连接和一次对准制备出了可以反复使用的三维管道印章，结果显示运用不同的三维印章可以把 BCE 和人膀胱癌细胞（human bladder cancer cells，ECV）固定成同心的正方形和其他规则排列的图案，拿开印章后细胞就可以自由移动，继而接触并相互作用。该方法为体外研究细胞间相互作用提供了有效的手段，其优点是可以在表面制备出所需的任意图案，但是由于制备本身仍然比较复杂，所以限制了应用的广泛性。

（3）基于微流控和表面化学的细胞共培养　我们利用纳米尺度的自组装单层膜和微流通道、微接触印刷以及电化学，实现了多种细胞在同一表面有序排列。其主要过程如图 3－10 所示：①先在蒸镀有金的基底上组装惰性单分子膜；②把具有微流管道结构的 PDMS 模块垂直压在修饰的金表面上，在不同孔道中分别通入含有细胞外基质蛋白的磷酸缓冲液。液体的作用有两个，一是可以做为电解质溶液，在基底附加电压

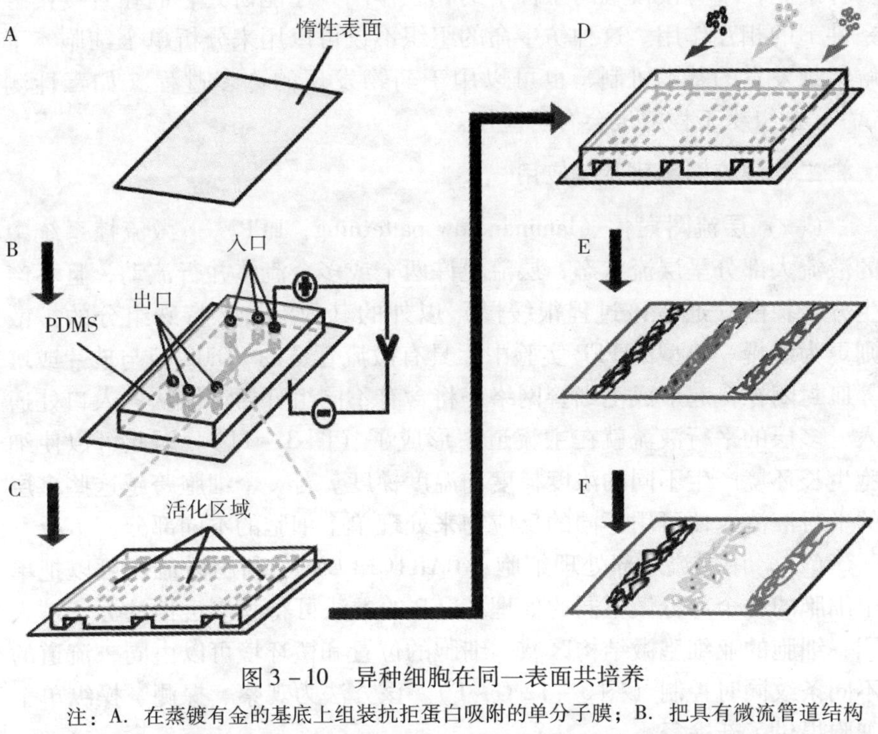

图 3－10　异种细胞在同一表面共培养

注：A. 在蒸镀有金的基底上组装抗拒蛋白吸附的单分子膜；B. 把具有微流管道结构 PDMS 盖在金片表面，在不同孔道中分别通入含有细胞外基质蛋白的磷酸缓冲液；C. 在通道内通入电流进行电解吸；D. 在不同的管道中通入相应的细胞悬液；E. 待细胞黏附后，把 PDMS 膜揭掉，不同细胞在表面有序排列；F. 二次电解吸，使得细胞从限定区域中爬行出

时，解吸附孔道内金表面的单分子膜；二是在解吸附完成后，溶液中的蛋白质大分子可以直接吸附在活化表面，这样可以节省实验步骤；③在该微流管道内通入电流进行电解吸，流通管腔内金表面上的硫醇解吸附，重新变为具有吸附蛋白质或细胞功能的表面层；④蛋白质吸附完成后，可以在不同的管道中通入相应的细胞悬液，待细胞黏附后，把PDMS 膜揭除，将基底放入正常细胞培养皿中培养，不同细胞就能够通过可溶性分子进行相互作用；⑤在基底上进行二次电解吸，使得细胞从限定区域中移动出来，通过直接接触达到相互作用。结果显示不同种细胞被限制在各自的生长区域，第二次电解吸后限制的细胞释放出来，缓慢爬动（图 3 – 11）。该方法用微纳米系统构筑了复杂的细胞培养体系，可让单个至数百个多种细胞在可调控的空间和时间生长，不但可以研究多种细胞在不直接接触的条件下的相互作用，还能研究它们在直接接触条件下的相互作用。这种仿生命的组织不仅可以用来分析单个细胞、了解组织发育的基本机制，也可以用于药物发现的许多过程（如毒性测试），在组织工程中也会有所应用。

二、层流图案化及其应用

（一）层流图案化（laminar flow patterning，LFP）　微流控系统中的液流大部分呈层流状态，层流允许两个或多个流体并行流动，且不产生分子扩散（通常该过程很缓慢）以外的其他混合。特殊组分的扩散则更为缓慢。典型的 LFP 实验中，具有微流管道的 PDMS 板与玻片或培养皿封闭在一起形成毛细管网络。将含有不同组分的流体从各入口处通入，多层的平行液流就在主流道中形成了（图 3 – 11）。因此可以使细胞生长环境产生不同的浓度梯度和温度梯度。若一个细胞跨越这些多层的平行液流，便可用不同的反应物来处理单个细胞的不同部分。

（二）用层流局部处理细胞（PARTCELL）　利用微流控可以把单个细胞的各个部分做不同的处理。LFP 的方法可将膜渗透性的分子送入同一细胞的亚细胞微结构区域。细胞的位置和微环境可以由同一流道的不同条纹同时控制（图 3 – 12 C ~ F）。该方法为观察、探测、操纵单个细胞提供了新途径。

（三）梯度对细胞行为的影响　有机体内细胞与胞外的相互作用总是非均一或非等方向性的。也就是说，细胞能够通过自身感受到一些梯度并作出相应的反应。由此，科学家们推断细胞不仅仅是简单地与黏附

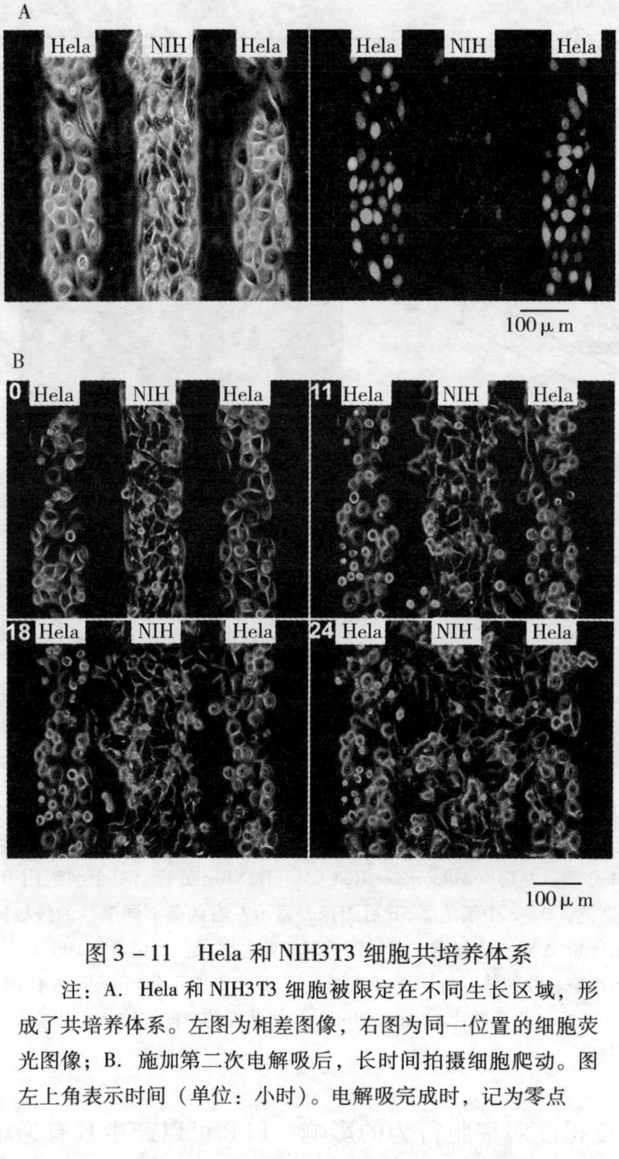

图 3 – 11　Hela 和 NIH3T3 细胞共培养体系

注：A. Hela 和 NIH3T3 细胞被限定在不同生长区域，形成了共培养体系。左图为相差图像，右图为同一位置的细胞荧光图像；B. 施加第二次电解吸后，长时间拍摄细胞爬动。图左上角表示时间（单位：小时）。电解吸完成时，记为零点

表面相互作用，而是可以感知胞外基质蛋白的亚细胞结构。软刻蚀技术提供了在细胞表面产生梯度的方法，主要是利用微流通道中液体层流性质得到。PDMS 有很好的生物相容性，用 PDMS 构建的 LFP 为长期研究细胞发育提供了新的手段，可以观察梯度对细胞行为的影响。

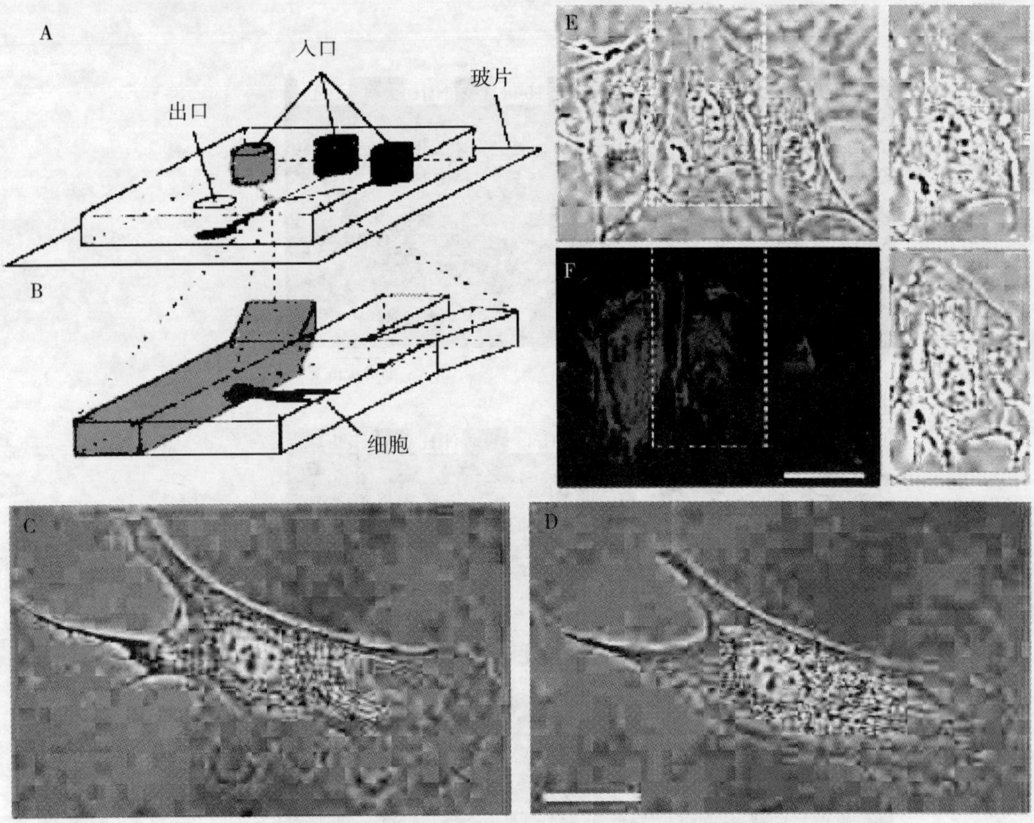

图 3－12 通过多重层流对单个牛毛细血管上皮细胞中两个区域的调控

注：A. 实验装置；B. 入口流道结合成主流道处的放大图；C. 单个细胞荧光照片 右侧用 Mitotracker Green FM 处理，左端以 Mitotracker Red CM－H2XRos 处理。整个细胞用 DNA 标定染料 Hoechst 33342 染色；D. c 中细胞 2.5h 后图像，显示左右两侧不同颜色的线粒体亚群开始混合；E. 用 latrunculin A 对一个细胞进行局部处理。蓝色区域代表包含有 latrunculin A 的基质液流。右侧是中间细胞和线粒体（绿）的放大图；F. E 中细胞用 latrunculin A 作用 10min 后的 Phalloidin－Alexa 594 标记荧光照片。latrunculin A 局部处理的中间细胞，在其被作用的地方肌动蛋白微丝发生崩解

1. 浓度梯度对细胞行为的影响 LFP 可以产生具有递增或递减浓度的平行液流。由于可以控制输入液体的浓度和微流道的宽度，可以做到在溶液和表面上产生具有任意特征的梯度（如长度和斜率）。由此形成的梯度可以用来研究神经元分化的问题，如轴突的发生发育。依据该原理我们在基底表面一层多聚赖氨酸上形成了层粘连蛋白的表面浓度梯

度，将大鼠的海马神经元种植其上，随着神经元细胞的生长发育，观察到表面层黏连蛋白的浓度梯度对神经元极性的产生过程有明显的导向作用，轴突的分化沿着层黏连蛋白浓度增加的方向进行（图 3－13）。如果不能精确的控制梯度，设计实验来回答涉及到微米尺度上细胞对梯度的细节反应之类的问题是十分困难的。

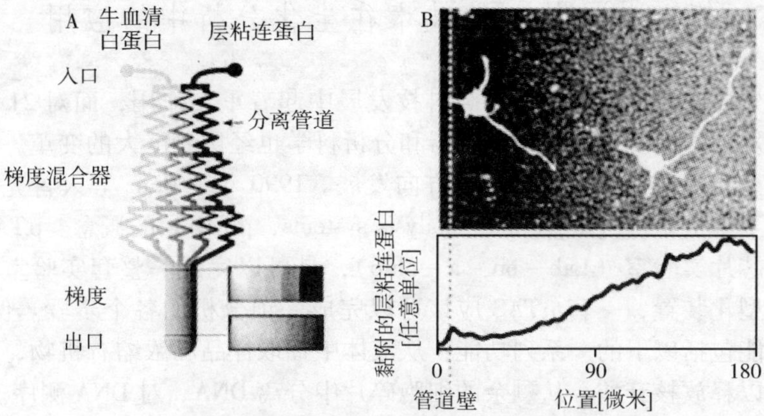

图 3－13　用微流控网络产生浓度梯度，并用该梯度研究神经元的分化

注：A. 在合适的微流通道中，液流产生了层粘连蛋白在溶液中的浓度梯度；B. 蛋白吸附后溶液中的浓度梯度转变成为表面的浓度梯度，当海马神经元在该梯度上生长时，神经元最长的突起（轴突）朝向层粘连蛋白浓度增高的梯度方向生长

2. 温度梯度对细胞行为的影响　Ismagilov 等人用 LFP 形成了分阶温度梯度研究果蝇胚胎的发育。他们对同一胚胎的前端和后端采用不同温度的培养基，若在一定时间内回到前后端温度相同的正常条件下，可观察到果蝇胚胎的发育是正常的。但是如果不同温度处理超出了某特定时间，胚胎则不能正常发育。由此得出结论：在复杂的生化系统中，存在一种补偿机制，但是这种补偿机制具有时间上的限制。

三、表面拓扑结构对细胞行为的影响

很多细胞在黏附于微纳米级的凹凸不平的拓扑结构上生长时，胞体和细胞骨架沿着该结构的长轴方向平行排列。研究发现，用于指引细胞黏附的微加工结构的高度影响这种排列，随着结构高度的增加这种排列的宽度也会增加。另外，如果细胞贴壁要跨越几条线，那么胞体与这些线相接触的地方就会比线之间的地方有更多的黏着斑和肌动蛋白纤维。Whitesides 小组用软刻蚀技术制备了波浪形的基底，促使细胞排列它们的胞体和张力丝。这种微接触印刷和毛细管中微成型的方法能够同时控制界面的拓扑结构和分子结构，可以用于组织培养基底的准备。

第四节 软刻蚀技术在生化分析中的应用

先进的分析仪器在现代高科技发展中起着重要作用，面对 21 世纪科技发展的诸多挑战，分析仪器和分析科学也经历着巨大的变革，正朝着微型化、便携化、集成化的方向发展。1990 年，Manz 等人首先提出微型全分析系统（micro total analysis systems，μTAS）的概念。μTAS 也可称芯片实验室（Lab - on - a - chip），是可以完成一整套实验室工作的微型化装置，一套 μTAS 应该可以完成一项分析的各个步骤。例如，它可能包括以下的一系列功能：从液体中抽取样品和浓缩有机物、溶解它们以释放核苷酸、从剩余的细胞碎片中分离 DNA、对 DNA 测序。

最初的 μTAS 由硅和玻璃加工完成，虽然这两种材料对于制备电子和机械器件来说是一个很好的选择，但是其本身的一些性质却限制了它们在生物学中，尤其是在制备具有可移动组件的器件中的应用。首先是硬度的局限，虽然可以用硅制备一个具有可以移动部件的泵，但是工序相当复杂；其次，所有泵都需要阀位来完全关闭，但是将一个柔软材料同硅加工过程的硬性相整合是十分困难的；再次，许多生物医学的应用需要精确的表面化学修饰，这种化学修饰在硅和玻璃键合所需的高温下是很难达到的。软刻蚀技术的出现解决了上述局限性，它最常用的材料弹性体 PDMS 每体积价格是硅的 1/50；通过控制聚合物之间相互交联的总量，杨氏模量可以被调整两个数量级；另外，弹性体可以与自体、硅和玻璃形成牢固的密封；最后，弹性体与硅相比对加工环境要求不高，仅需要很少的基本设备就可以建立起所需要的加工体系。

除此之外，μTAS 领域一个显著的问题就是微型化的探测器与微分析系统整合的问题。不管该系统使用什么原材料这个问题始终存在。目前基本上还是可以把通过软刻蚀技术制备的弹性材料系统和所有的有机电子器件一体化，这些系统比较容易处理和制备。与其他用刚性材料制备的器件相比，用软刻蚀技术制备的可植入性器件具有生物相容性高、易于被受体接受等优越性。正因如此，软刻蚀技术已经越来越多地应用到了生物医学研究 μTAS 的制备中。目前，这些器件在高通量的生化分析、DNA 测序以及蛋白结晶条件筛选等研究中都有广泛的使用。

一、生化分析

利用层流中不同大小分子和粒子扩散速率的差异，Yager 等人制备了两个在流体垂直方向可以实现分离的器件。T－传感器被用来分析血液，血液呈层流状态时，血液中的质子会以非常快的速度（$D \approx 10^{-5}\ cm^2/s$）扩散入相邻的液体，如果相邻的液流包含有酸敏感性指示器，就可以根据指示液中颜色的变化来测定血液的浓度。由于红细胞扩散的很慢（$D < 10^{-9}\ cm^2/s$），所以它造成的颜色干扰很小。微流控系统中的恒流保证了反应物充足供应，并且避免了使用荧光标记时会出现的光漂白干扰。

HIV 检测，以微流控为基础的分析方法已经开始用于一些病毒感染的早期临床诊断，如人类免疫缺陷病毒（HIV）。HIV、H5N1 型禽流感、乙肝病毒等病毒中有些长期隐藏在人体内，造成各种影响生活质量的疾病；有些则会突然暴发并很快地在全球传播，对人类社会与经济发展造成破坏性的影响。因此，快速的、现场的、敏感的病毒检测方法对病毒流行初期的检测以及阻止病毒传播非常必要。传统的病毒检测方法较耗时耗力，无法满足以上要求，这也使得越来越多的科研工人员不断的探索各种病毒检测的新方法，以软刻蚀为基础的纳米和微流控等先进的现代技术可以显著提高检测试剂的性能。

下面具体介绍一种可快速高效的对 HIV 抗体定量检测的小型化微流控器件，该器件在各种病毒检测方面有广阔的应用前景。

这种器件通过连续稀释抗体进行的荧光免疫检测，可以平行地定量分析多种样品，用仅相当于常规检测 1/1000 甚至 1/10 000 的样品和试剂量，就可以快速、准确的检测到 HIV 的 GP120 和 GP41 抗体。该器件工作过程与传统的 HIV 酶联免疫吸附相同，包括抗原的连续吸附和固定抗体、二抗。其独特之处就在于用一个微流管道网络取代了手工连续稀释时的一系列微孔，实现样品的连续稀释，我们称这种微流通道系统为微稀释网络（microdilutor network，μDN）。该微流控器件包括两个部分：μDN 和聚碳酸酯膜。μDN 通过混沌水平对流混合器使样品混合以连续稀释被分析物（带有 HIV 抗体的血清）；膜部分用作固定化蛋白质（该例中为 GP120、GP41）的载体，可以呈现出所固定蛋白的条带，由于这层薄膜具有纳米结构，可使蛋白质黏附的表面面积增大，因而能提高检测的灵敏度和准确度。

微流通道系统和检测平台的设计如图 3 – 14 所示，它是用 PDMS 从光刻产生的模具复制成的微流通道。这些微流控的系统可以自动实现亚微升样品的连续稀释。当样品和稀释液 1∶1 混合时，每混合一次样品浓度降低 1/2。10 次混合就可以得到 2^{10} 分之一浓度的溶液，结果显示测量值与理论值具有很好的吻合性。当带有 HIV 抗体的血清引入后，被微流通道连续自动稀释。稀释后不同浓度含有抗体的血清和多个固定在微流控系统中纳米薄膜上的抗原反应，从而被结合在纳米薄膜表面，通过荧光二抗进行显色（图 3 – 15），进而测量荧光强度来进行定量分析。由于抗 GP120 和抗 GP41 与薄膜表面抗原结合的量只依赖于抗体在溶液中的浓度，因此只要知道抗体在表面结合的量就可由此推算出溶液中抗体的浓度。此外，如果改变混合管流入样品和稀释液的比率还可设

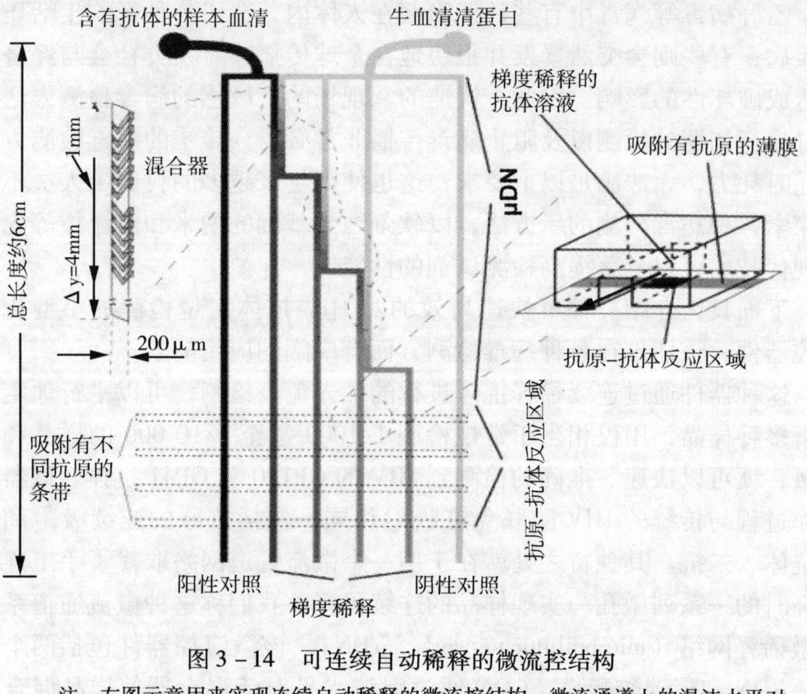

图 3 – 14　可连续自动稀释的微流控结构

注：左图示意用来实现连续自动稀释的微流控结构。微流通道上的混沌水平对流混合器（参见第二节）。实现了微米级通道的有效液体混合、连续稀释；右图示意装置的构成。右下图深色区域相当于 96 孔板的一个孔

计 1∶3 或 1∶10 等比例混合以获得不同浓度的稀释液，从而达到更大的动力学范围（最大可以达到 10^7），显著提高试剂的定量检测范围。

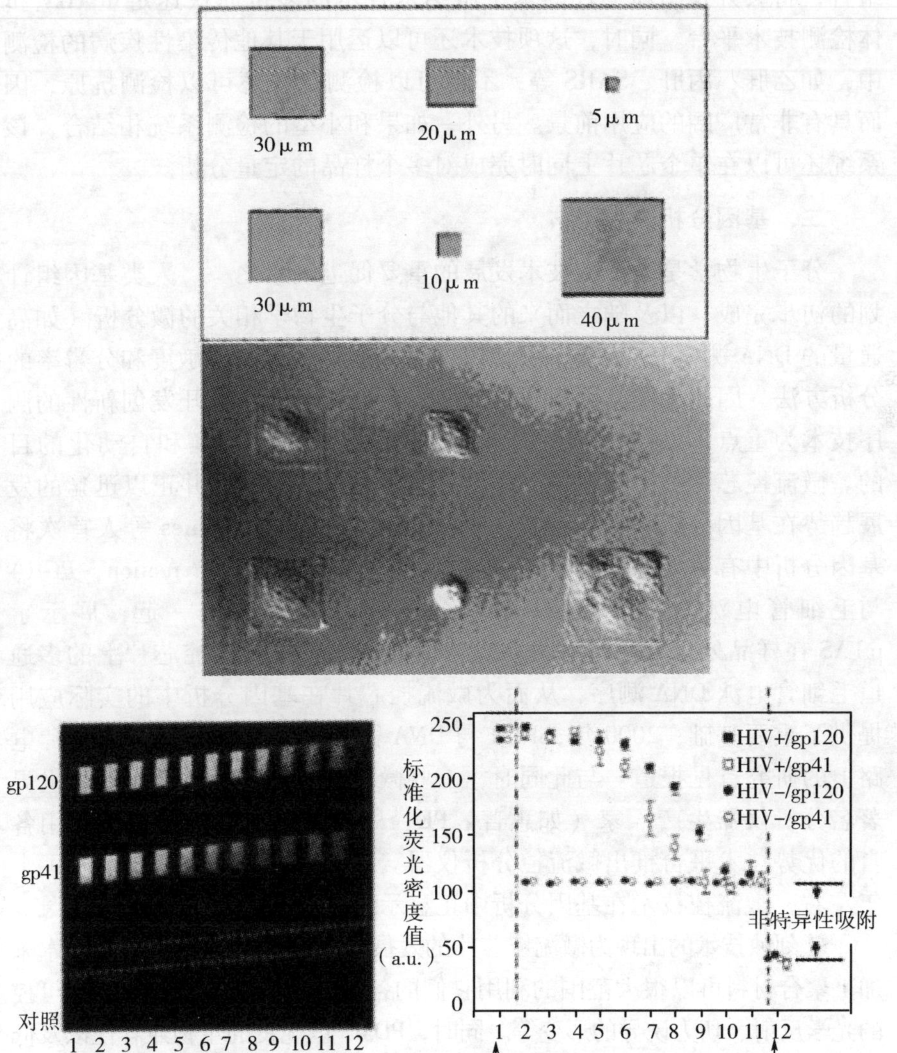

图 3－15　HIV　抗体检测结果

注：与 96 孔板的检测试剂相对照，其检测结果一致。但基于微流控系统的试剂可以用同一样品同时定量检测针对多个 HIV 抗原的特异性抗体（抗 gp120 和抗 gp41），其样品用量降低了 1 000 倍以上。

当然，HIV 的感染不是只由两个抗体就可以确认的，以该种可以平行的、对多种微量被分析物进行定量分析的方法为基础，通过优化抗原组合，将会开发出新一代的基于微纳米技术的多抗原快速定量 HIV 抗体检测技术平台。同时，这项技术还可以运用于其他传染性疾病的检测中，如乙肝、丙肝、SARS 等，不但可以检测抗体还可以检测抗原，因而具有非常广阔的应用前景。另外，如果和小型的检测系统相结合，该系统还可以在单个芯片上同时完成对多个样品的定量分析。

二、基因分析

分子生物学是微流控技术发展的重要促进因素之一。人类基因组计划的初步完成，以及随之而来的其他与分子生物学相关的微分析（如高通量的 DNA 测序），需要一种比以前更高通量、更高灵敏度和分辨率的分析方法。因此人类基因组项目的第二个五年计划将以开发创新性的测序技术为重点，以期达到更加快速、灵敏、准确、价廉和自动化的目的。微流控芯片的出现在很大程度上满足了这一需求，并正以迅猛的发展趋势在基因分析领域引起极大的关注。1996 年，Mathies 等人首次将基因分析中有重要意义聚合酶链式反应（polymer chain reation，PCR）与毛细管电泳（capillary electrophoresis，CE）集成在一起，展示了 μTAS 在样品处理方面的潜力，次年他们又实现了微流控芯片上的多通道毛细管电泳 DNA 测序，从而为微流控芯片在基因分析中的实际应用提供了重要基础；2000 年，PCR 与 DNA 微点阵杂交整合在一个单片电路上的研究首见报道。与此同时，一些微流控芯片开发企业纷纷与世界著名分析仪器生产厂家（如惠普、PE、岛津、日立等）合作，利用各自的优势技术平台推出微流控分析仪器。简而言之，虽然仅仅发展了十年左右，微流控技术在基因分析中正显示着强壮的生命力。

软刻蚀技术的出现为微流控芯片的发展提供了新的契机，用该技术来加工聚合材料可以很大范围的利用它们的各种性质，例如电传导性、可控的光学反射、切力诱导的形变等。同时，PDMS 以优良的生物兼容性以及低廉的成本成为了微流控芯片制作的另一种选择。近年来以软刻蚀技术为基础的微流控芯片在基因分析中的应用屡见报道，第一个用弹性材料制备的功能性微流控器件就是用来进行 DNA 分析和细胞分类的。下文将就微流控在目前最引人关注的 PCR 和 DNA 测序中的实际应用作一介绍。

（一）PCR　PCR 体外扩增 DNA 是目前应用最广泛的一种生物技

术。1985 年，K. Mullis 在研究 DNA 聚合酶反应时发明了这项技术，使体外核酸片段的大量扩增成为现实，这个先驱性的工作也使 Mullis 获得了 1993 年的诺贝尔化学奖。PCR 的实质是在体外酶促作用下合成特异性的 DNA 片段，它的基本步骤是：①设计一对引物以提供 DNA 模板复制的开始点，并尽量减少可能产生的非特异产物；②优化反应体系，该反应体系应包括适量模板、4 种 dNTP，TaqDNA 聚合酶和适当的 Mg^{2+} 离子；③选择三个温度进行热循环以实现大量扩增，包括变性、退火、延伸的多次循环；④扩增完成后取一定量的反应产物检测扩增结果。PCR 技术的主体为第三步的循环扩增反应，每循环一次 DNA 数量增加一倍，新合成的 DNA 分子继续作为下一轮合成的模板，经过 25～30 次的循环 DNA 就可扩增数百万倍。PCR 技术具有很多独特的优点，如灵敏度高、特异性强等，无论涉及分子生物学研究、法医分析或是医学诊断，一个高效的 PCR 扩增已经成为基因分析中不可缺少的部分。

虽然如此，传统的 PCR 方法也存在有许多需要改进的地方，如系统热容量大、加热和冷却速度慢、生物样品耗用多等。小型化的 PCR 器件可以降低制备和使用的成本、缩短 DNA 扩增的时间、减小生物样本的用量，减少 PCR 二聚物以及其他非特异性产物的产出等，与此同时 PCR 器件的可携带性和整体性也得到了一定的提高。PCR 微流控芯片在该方面具有很强的优势，它热容量小，可快速的实现升温降温的热循环，由于芯片的比表面积增加，因而热传导效率大大提高，极大地缩短了 PCR 所需时间；另外，一个 PCR 微流控芯片同时进行大量的平行扩增分析，从而得到更为精确的信息。

针对 PCR 热循环反应原理，目前微芯片主要集中于两类：微池式和连续流动式。微池式 PCR 基于静态反应，通过反应池内温度的周期性变化实现扩增；连续流动式 PCR 的主要原理则是让扩增剂在 PCR 反应所需的三个不同温区连续流动实现扩增。

1. 微池式静态 PCR 微流控芯片　池式静态 PCR 微流控工作原理和传统 PCR 仪相同，它的芯片衬底加工有微腔体以储存反应液，通过降低 PCR 仪的热容来使 PCR 反应室在三个不同的温度之间达到快速的热循环，液体在其中保持静止不动。当 PCR 反应完成后从反应室收集扩增的产物用于脱机或者在线分析。最初的单反应池虽然可以很好的进行流控和热控，但是并不适合高通量的 PCR，特别是在连续进行 PCR 试验时会有将一个试验的产物带入另一个试验的风险，这就扩大了不完全扩增和部分失败的可能性。

为了提高 PCR 的处理量，降低分析时间，同时也是为了满足实验室的需要，很多研究小组发展了在单芯片上的多池静态 PCR 微流控技术。然而，如果没有一个精确的设计以确保各反应池之间温度统一、消除扩增中任何可能的差异，不同反应池中进行的 PCR 扩增的可靠性、敏感性、特异性等都会降低。另外，增加单个芯片上反应池的数目时也会使操纵处理小体积的样本面临许多挑战，如在反应的过程中产物的损失以及 PCR 样本在反应池壁上的非特异性吸收。

2. 连续流动式 PCR 微流控芯片　上文所讨论的池式静态 PCR 微流控技术由于缺少改变反应速度的灵活性，导致了循环和加热时间较长。连续流动式 PCR 则引入了“时空转换”的概念，利用微管道把 PCR 液体连续、重复地传递到扩增所必需的三个不同温度区域。这种类型的 PCR 微流控术最吸引人的特征有以下几点：①快的热转移和较高的热循环可以将整个实验时间控制在几分钟之内；②由于可以整合入更多的功能因此具有进一步发展 μTAS 的高度潜力；③可以和其他控制微流管道中液体运输的方法整合，如电磁流体动力（magneto - hydrodynamic，MHD）开关等。

3. 软刻蚀为基础的 PCR 器件　由硅和玻璃制成的 PCR 微流控器件制作过程非常复杂、成本较高，因此需要重复使用，这也将限制它们的商业化进展。虽然没有一个材料可以完全解决以上问题，PDMS 等聚合材料还是显示了其诸多的优越性。近十年来很多聚合体已经成功地运用在了 PCR 微流控器件的制备当中，并且拥有广阔的应用前景。

用 PDMS 材料可制作连续流动式 PCR 芯片。连续的 PCR 微通道由软刻蚀制备，加热器传感器则由透明铟锡金属氧化物（indium tin oxides，ITO）制成，在 ITO 膜上沉积 PDMS，然后将 PDMS 键合即可得到芯片。不过，目前该类芯片的制备多趋向于 PDMS 和玻璃联用，把 PDMS 加工为整个芯片中的一个组件（如阀）。Mathies 等人研制了多通道的 RT - PCR 器件，通过玻璃 - PDMS - 玻璃 - 玻璃的多层结构将微阀、芯片上的加热器和温度检测器、纳升级的反应池和 CE 分离通道整合在了一起。整个热循环的过程与其他连续流动式 PCR 仪类似，在热循环完成后，扩增样品在一对 CE 通道中进行电泳进样和分离。结果显示，该器件可以在 45min 之内对 380nl 低拷贝数的 RNA 进行反转录和扩增。这为单细胞基因表达的研究提供了极好的平台，同时也将是现场诊断以及实施病毒检测和基因分型的有效工具。

（二）DNA 测序　现代的 DNA 序列工厂通过人类基因组序列的基本完成给生物学研究带来了革新。科学家们认为，通过完成全部基因序列的测定，人们将能够更有效的找到新的方法来治疗和预防很多疾病。与此同时，建立几十个“模式生物”（model organisms）基因组和代表性物种的基因组对于生命科学的发展至关重要。但是 DNA 测序中低效的、复杂的、高成本的大型处理过程和支持设备使我们前进的脚步越来越慢，新的可降低成本和分析时间的测序方法将会使以上过程变得非常容易。微流控芯片进行 DNA 测序，不仅大大提高了测序速度，还可通过高密度阵列通道提高分析通量，并减少试剂消耗，在该领域具有的巨大潜力。

1．微加工的 DNA 电泳测序分离器件　CE 是最早用于微型化检测系统的分离技术。目前 CE 工具已经商品化，较小直径（内径为 50μm）的毛细管被用于分离蛋白和 DNA。该方法将待测的 DNA 片段注入毛细管，以电场为驱动力，依据各组分在单位电场强度下的迁移速度实现 DNA 分离。传统 CE 中的电泳不仅进样效率较低，还对试样中盐的浓度比较敏感；当阵列毛细管数量增多时，阵列制作的难度也随之增大；较高通量测序的费用也相当高。微流控芯片很好的解决了以上问题，纳升是微芯片测序的理想体积，且由于进样体积小，毛细管长度较短，分离速度也明显缩短。

1995 年，Mathies 等率先开始微流控芯片进行高速 DNA 测序的研究，早期用单通道芯片，以 LPA 为分离介质，用 3.5cm 的有效分离长度 7min 内完成了长度为 150～200bp 的序列测定。在该阶段，研究人员主要通过加长有效分离长度等方法来改善单通道芯片的功能。随着各种微加工方法的发展，多通道的 DNA 测序芯片迅速发展起来，2000 年，出现了 16 通道的微加工阵列毛细管电泳（microfabricated capillary array electrophoresis，mCAE）DNA 测序器件，有效的提高了测序效率、最长可读片段长度、准确率等参数。2002 年，又制备出了 96 通道阵列芯片，这是第一个大型的平行微流控循环设计，它加入了微芯片进样器以进行高性能的分离。

在微流控芯片迅速发展的同时，软刻蚀技术也得到了广泛应用。Effenhauser 等人研制了首个由 PDMS 制备的微型 CE 系统用于分离 DNA 片段，在这个系统中，PDMS 由外界压力可逆性的与玻璃片表面密封，虽然该系统可拆开的性质对于其清洁和再利用非常有用，但是由于

PDMS 和玻璃之间密封不严，限制了可以施加的电压。Whitesides 等人研制的以 CE 为分离工具的微流控系统则是通过等离子氧化实现 PDMS 毛细管与玻璃表面可逆性的密封，由于氧化后的 PDMS 可以产生支持电渗流的表面电荷，所以这一步对 CE 非常重要。

2. 微流控 DNA 纯化　电泳之前的 DNA 序列分析产物的纯化是整个 DNA 测序过程中很关键的一步，热循环后测序延长反应混合剂中残存的背景离子会影响进样效果，显著的降低序列的信噪比。一个理想的纯化循环应该是充分整合的、体积较小，没有人工的样品转移和离心步骤。传统所用的乙醇沉淀法、毛细管法等都无法完全满足上述要求。杂交介导的收集方法可能是一种有效的核苷酸分离方法。在这种分离方式中 DNA 的探测序列固定在一个凝胶相的支柱中，用来进行多聚核苷酸的尺寸选择性或序列选择性分离。随后，相似的方法被用来开发了 DNA 测序的整合器件。

3. 整合的 DNA 测序器件　Sanger 法是最常用的 DNA 测序方法，其最显著的特点在于可以精确的分辨出较长的 DNA 序列。由于试剂消耗、设备花费以及人力成本，传统的 Sanger 测序成本较高。整合的微流控处理过程可以大大减少分析时间、试剂消耗，消除一些大规模机器人技术和实验设备昂贵和不稳定性。目前，已经成功制备了进行高通量 DNA 测序的微加工器件，能够在单个微流循环中进行独立克隆、模板扩增、Sanger 延伸、纯化、电泳分析，可测序的长度与目前运用在人类基因组从头测序中的方法阅读长度相当（30 ~ 50bp）。

这种高效纳米器件利用 PDMS 薄膜 - 玻璃制备的纳米尺度的结构，将反应池、俘获纯化池、气阀和泵整合在一个微加工器件上，多样的生化处理过程和高性能的电泳分离相整合，从而达到了前所未有的复杂的一体化以及功能性的水平。工作过程中，末端标记有颜色的测序反应试剂在该器件中依次进行扩增、纯化浓缩、CE，最后收集数据经过一系列处理运算即可得到该片段的序列信息（图 3 - 16）。结果显示，与已知的数据相比，用该方法所测得的 556 个碱基对精确率为 99%。

该方法是发展具有动植物基因组从头测序能力的平台的重要一步。它不是简单的局部性唯一序列，而是可以测定宽范围基因组结构，这对于复杂基因组测序是至关重要的。除了 DNA 测序以外，该器件的功能性组件还可以进行 DNA 扩增、核苷酸浓缩/纯化以及 DNA 片段测定。

4. 整合的细胞分选　DNA 测序的前期准备工作中，需要较长的培

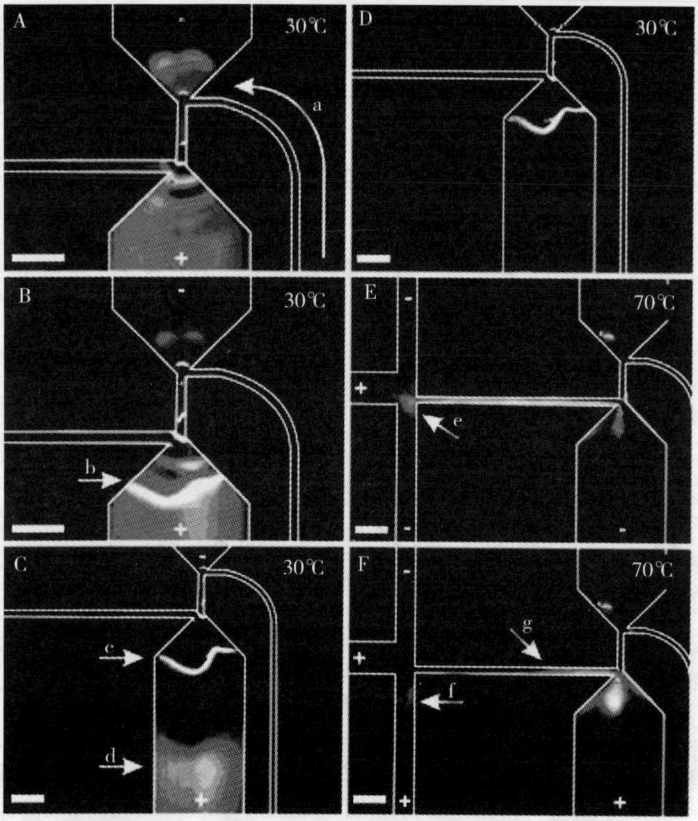

图 3-16 收集、纯化和注入过程的伪彩荧光图

注：冷色调代表较低的亮度，暖色调代表较高的亮度。微流通道用白线标出，相关的电压用+、-表示。A. 末端标记有颜色的测序反应试剂泵入上放充满缓冲液的小室（箭头 a），同时电场驱使测序混合物进入下方充满收集凝胶的小室；B. 荧光标记的 DNA 延伸片段在凝胶与缓冲液界面选择性的杂化和浓缩（箭头 b）；C. 目的延伸片段与收集凝胶界面结合（箭头 c），其余杂质（箭头 d）继续电泳出凝胶；D. 准备好注入的纯化浓缩样品；E. 延伸片段在 70℃时从收集凝胶释放注入通道交叉处（箭头 e），收缩的电压可控制其大小；F. 一个≈1nl 的液滴被注入分离毛细管（箭头 f），未注入的物质被相反的电压脱离开

养步骤和克隆选择，这也是最耗费时间和复杂的过程。微序列测定最大的挑战是最初的细胞处理步骤，它的成功发展和整合的不断升级、分类策略的发展是密不可分的。

微加工的细胞分类器通常由流体驱动的机制组成（电动或水动），形成一个 T 型或 Y 型的交叉，这些交叉和废物池以及收集池相连。水动的流体驱动分类器在两臂分别有一个阀决定最终的目的池（图 3-17）。

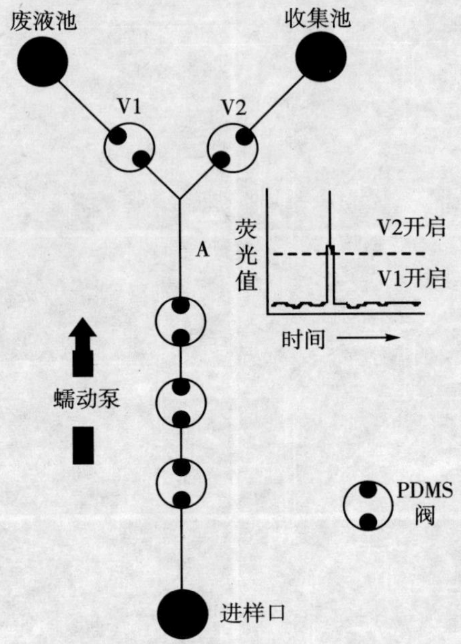

图 3－17　整合有阀的 PDMS 细胞分类器

注：需要被分类的细胞由底部进入，一个通道将细胞引向 Y 型交叉处，在这里通道形成两个臂状结构，分别同向收集池和废物池。气动的两个 PDMS 阀 V1、V2 控制两臂的液流。细胞由蠕动泵驱动穿过该结构。右侧小图显示了这种荧光激活细胞分选术中荧光信号和相应的阀的状态

虽然目前已经制备出很多用于 DNA 测序的纳米器件，但它们在所有步骤的整合上还存在有一定欠缺，我们希望未来可以将 DNA 测序的所有过程在一个器件上全部完成，即芯片测序工厂（sequencing factory-on-a-chip）。这种器件将把高通量的 DNA 测序带入到生物实验室日常的工作中。

三、蛋白结晶条件筛选

大分子结晶在结构生物学中非常重要，它是了解大分子和复合物的三维结构和功能的最可依赖的方法之一。蛋白质作为一种主要的生物大分子，它的晶体三维结构能够为理解蛋白质功能提供重要数据。由于蛋白质常常是药物的靶标，所以通过了解蛋白质的结构功能可以开发出更有效的治疗疾病的药物和疗法。

长久以来，蛋白质结晶与其说是一门科学，倒不如说更像是一门艺术。何种条件下它会形成体积足够大的高质量结晶？要做这样的精确预测几乎是不可能的，所以产生高质量的晶体历来都是蛋白质结晶和结构生物学的主要问题。其原因可以归纳为两个方面，首先是由于缺少对结晶过程的基础性理解，蛋白结晶的最优条件也是不可预知的；其次，由于蛋白质结晶发生在结晶相位图的不稳定期，这些相位图十分复杂，因此可以使溶液到达最佳结晶条件时蛋白质和反应剂（沉淀剂、缓冲液、添加剂）的浓度通常是由筛选来决定的。传统的蛋白质结晶方法是将蛋白质和反应物吸入结晶小孔中，混合物的体积和组分由蒸汽扩散平衡或者透析来进行控制。虽然该方法可以通过将蛋白质和沉淀剂的体积控制到很小的范围来减少蛋白质的用量，但是进行大规模的筛选还是需要有一定量的蛋白质，而许多蛋白质只有少量可以用做实验，这就形成了一个矛盾，也是高质量晶体形成的瓶颈之一。结晶是从序列信息决定蛋白质三维结构中关键的一步，随着结构基因组学和蛋白质组学时代的到来，这个问题越来越棘手，新的蛋白结晶的方法变得尤其重要。

目前，已经开发了机器人系统来进行自动化的结晶，可以将溶液体积控制在纳升。在这种系统中，纳米体积的试剂被加入微孔或微室，上千个实验可以很容易的在一天之内建立起来。因此它在高通量的蛋白结晶中心和医药工业中具有很好的应用价值，但是要建立起该系统需要大量的资金投入，这对于许多实验室来说是无法承受的，因此小的实验室迫切需要一种低成本的小型系统进行结晶。

微流控提供了一个技术平台，可以将结晶反应剂的体积控制在纳升范围。并且它的成本较低，制作工艺简单，因此近些年来以微流控为基础的筛选及最优化蛋白结晶条件的方法得到了长足的发展。

（一）以不连续液滴为基础的筛选　Ismagilov 等人设计制备出了一种可以用纳升容量的液滴进行高通量筛选蛋白结晶条件的微流控器件。它的基础是微流控管道中由与水不混合的传递液包裹的一段不连续的水滴，这些不连续的水滴可以在泵入互不相溶的溶剂的微流控通道中自发的形成（当连续的蛋白质水溶液和沉淀剂结合并被注入到传递液中时）。每个包含有不同蛋白和沉淀剂的液滴对应一个结晶实验，数千个结晶实验可以在微流控通道中很快捷地建立起来。当各种试剂完全混合后，液流停止，对它们进行孵育进而就可以生成晶体（图 3－18A）。

概括来说，这类器件的主要工作过程包括以下三步：①微流控管道中分别通入蛋白质的水溶液、沉淀剂以及氟化油；②水溶液和油的液流速度由驱动注射器的注射泵来控制，水溶液进入油的液流后连续自发地形成液滴；③最后一个液滴成形后，注射器断开，液流停止，将该器件在恒定的温度下孵浴以形成晶体。以上述过程为基础，可以对其功能进行深一步的细化、改进和扩充，目前主要可以完成下列工作：

1. 试剂筛选　在第一步中，将试剂筒（一列储存于毛细管中的已经完成的包含有不同沉淀剂的液滴）内容物通入微流控的通道，蛋白质溶液则通过微流控的T-形结合从另一独立的通道进入。两股液流相遇后，形成一系列更大的液滴，每个液滴中包含有不同的沉淀剂。当反应完全晶体析出后就可以筛选出最佳的沉淀剂（图3-18B）。

2. 最佳浓度确定　首先，在第一步中增加一股缓冲液来改变沉淀剂的浓度；其次由注射泵不断调整水溶液和油的液流速度。水溶液和氟化物自发形成液滴时，注射入液滴的各种溶液体积与液滴形成时溶液流速存在有直接的比例关系。因此，注射入每个液滴的各种溶液的体积比可以随着液流速度的调节而发生变化。当晶体产生后，就可以筛选出反应物最佳的浓度和比例（图3-18C）。一般来说，在筛选中每个试验只有2~4种试剂进行混合。当然，在这个芯片上操纵5~10种反应物也是可行的，这代表了一个可进行多维筛选的机会。该筛选方法还可以提供蛋白筛选的多维相位图，这对蛋白结晶的基础研究非常重要，也可运用到其他种类分子的结晶中。

3. 杂化实验　筛选和最优化常常是分别进行的，将这两步合并到一个杂化实验中，可以不用在进行最优化实验前等待前一步筛选的结果；此外，杂化实验可以降低与单浓度筛选相关的假阴性结果；最后，由于单批的样品既用于筛选又用于优选法，所以实验结果也比较确定。图3-18D显示了这种杂化的实验方法。

4. 原位X线衍射　晶体形成后通常需要用X线衍射对其质量和结构进行评价。为了尽量减少X线对晶体造成的放射性损伤，一般会对晶体进行低温保护，这项工作非常耗时耗力同时也具有破坏性，在结晶条件下的原位衍射可以在蛋白质被冷冻处理前对其内在品质进行检测，这是非常具有吸引力的。有一点需要指出的是，蒸发很容易在纳升尺度发生，PDMS对水、挥发性或疏水性的试剂具有可渗透性，而玻璃本质上是不能渗透的，因此不会发生不可控的蒸发，所以结晶化经常在玻璃毛细管中进行。

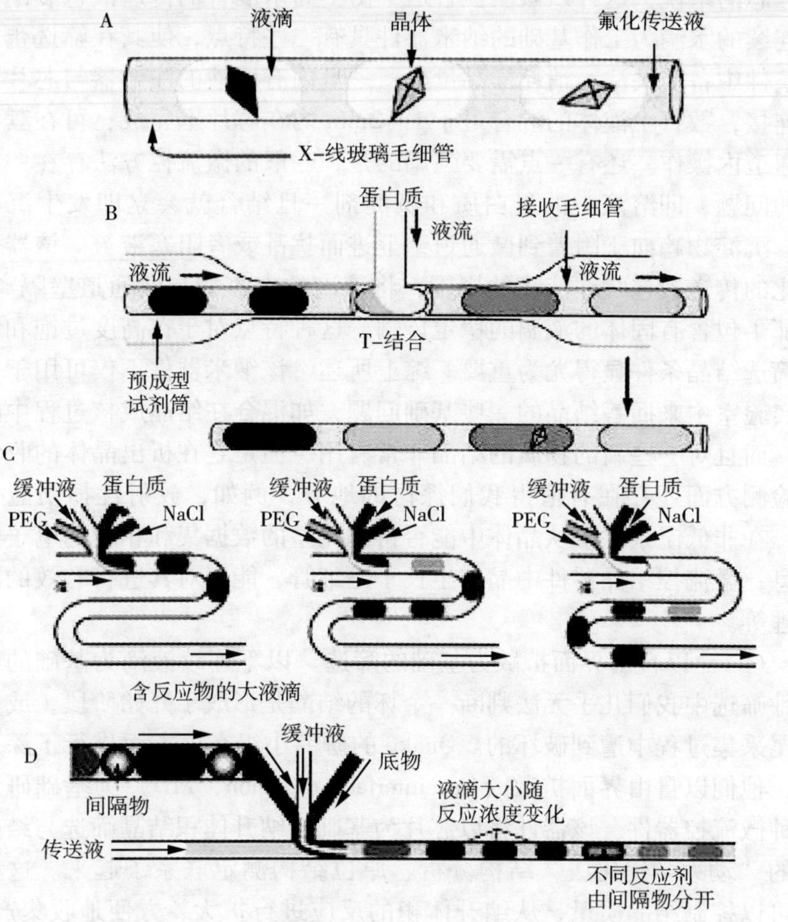

图 3－18　以不连续液滴为基础的蛋白结晶条件筛选

注：A. 蛋白晶体包含在玻璃毛细管中由氟化传送液包绕的不连续液滴中；B. 用预成型试剂筒的和微流控的 T－结合进行稀疏矩阵筛选。一条试剂筒在 T－结合处与蛋白质的液流融合（上图）。融合后的一列液滴转移到接收的毛细管，液流停止，阵列被孵育，最佳的沉降剂生长出蛋白晶体（下图）；C. 最佳浓度确定。随着 NaCl 溶液流速的降低和缓冲液流速的增加，注入每个液滴的 NaCl 溶液体积减少，其浓度液随之降低。液滴颜色较深的地方代表 NaCl 的浓度。每一段连续的液滴代表对不同浓度的原液所进行的一次试验；D. 进行杂化筛选的微流控方法。一条预先成形的液滴（140nl 的反应物被 40nl 的间隔物分开）通入微流通道。携带有反应剂的液流于缓冲液和底物的液流相结合，流入氟化传送液的液流。每个反应剂有大约 50 个小的液滴（10～15nl）形成，每一个液滴可能包含有不同浓度的反应剂。它们的浓度可以由液滴的大小推断

总的来说，这种以微流控管道中由不与水混合的传递液包裹的一段不连续的水滴为工作基础的纳米器件具有一些特点，使其在筛选蛋白结晶条件中备受关注：消耗样品量少；一旦内有原液的注射器与芯片建立起连接，数百个液体的混合可于1～2min内在芯片上完成；可在其他的微通道内操作。还有一点需要强调的是，一般的微流控方法存在一个潜在的问题，即溶液中的蛋白质和沉淀剂一旦结合就会立即发生沉淀作用，沉淀物趋向于附着到微通道壁上进而扰乱或者阻塞液流。该器件用氟化的传送液包绕在液滴的周围，将液滴的内容物与微通道壁隔离开，保证了包含有固体的液滴的稳定传输，这种特点对于在高度过饱和情况下筛选结晶条件显得尤为重要。综上所述，该纳米器件不仅可用于个体的实验室中来回答结晶的一些基础问题，如混合在结晶成核过程中的影响，而且对一些新的物质的结晶非常有用。但是它在析出晶体的收集以及检测方面还存在有值得我们探讨的地方，例如，放射性损伤能否降低；在非低温条件下从晶体中能否得到完整的数据集和相应的电子密度信息；微流控结晶器件中晶体生长于毛细管，能否对其进行有效的冷冻处理等。

（二）以自由界面扩散为基础的筛选　以不连续液滴为基础的结晶条件筛选中我们几乎无法判断一个坏的结晶是形成于开始阶段，或是在末尾采集过程中遭到破坏的。Quake的研究小组在该方面进行了深入研究，他们以自由界面扩散（free interface diffusion，FID）为基础研制了一种微流控器件。该器件将以芯片为基础的纳升体积结晶筛选与结晶反应的“动力学优化法”结构分析、原位结构测定联系了起来。这种设备可以控制结晶质量、从纳升体积的反应进行扩大、方便地收集产物、抗冻剂筛选，以及从芯片收集的数据中在原子分辨率水平测定蛋白质结构。在该器件工作过程中化学条件是完全不变的，它通过控制混合率和脱水率在一定的化学空间内筛选出不同的曲线；不同长度的液体管道可对蛋白质和沉淀剂的混合率进行控制；管道与薄片上的FID结晶化小室进行连接，结晶化小室则通过一个能调控水合作用的通透性PDMS，与一个液体池分隔开来，在PDMS薄膜内生长的晶体能被冲刷出该装置，直接积聚起来用于衍射研究（图3－19）。

这些具有重要价值的新型纳米器件为蛋白结晶的研究提供了一种非常实用的手段，可以节省人力物力；同时，它们还可以作为高通量、自动的结晶系统的基础，更好的分析蛋白质，从而促进靶标药物的开发。

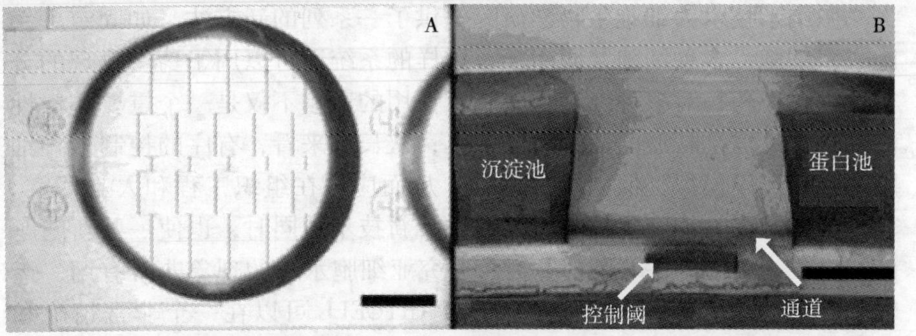

图 3-19　进行自由界面扩散（FID）和蒸汽扩散结晶的微反应器光学照片

A. 反应处由储液孔（150μm）底部一层 250μm 厚的 PDMS 围住，标尺为 200μm；B. 微 FID 横截面图，由 250μm 厚的半渗透型的弹性膜制造，标尺为 150μm

第五节　综　　述

我国的《国家中长期科学和技术发展规划纲要（2006 年～2020 年）》将纳米研究列入"重大科学研究计划"，纳米研究成为我国未来 15 年引领未来发展，实现重点跨越的 4 个重中之重的领域之一，在这其中纳米生物学和纳米医药占有很大比例。物质在纳米尺度下表现出的奇异现象和规律使人们对物质世界、尤其是对生物界的认识进入到崭新的阶段。各种微加工手段的不断发展，促使越来越多的纳米器件广泛应用在生物医学研究中，更使我们微观尺度上的操纵能力发生了翻天覆地的变化。

在各类微加工方法中软刻蚀技术具有独特的特点，尤其适用于生物医学的研究：①应用起来非常简单、快速、廉价，特别是对于生物医学中普遍应用的较大的尺度（≥50μm）；②能够制作出非常精细的生物图案，可适用的材料面很广；③可以在分子水平控制表面特性。在软刻蚀中最常用的弹性材料 PDMS 也具有生物相容性好、透明、气体可渗透等诸多利于生物学研究的性质。由软刻蚀技术加工的复杂结构为用微流管道进行微分析的系统提供了基础。软刻蚀技术可以加工出微流控系统（二维或三维）。上述特征是一些制作微结构的新技术和生物应用新装置的基础。制备复合组件的便利性和弹性材料与表面密封的独特能力，也是微接触印刷、微流控和基于膜的图案化方法的基础。

微纳米技术为细胞生物学研究提供了一系列的新方法，如固定单细胞或多细胞，多种细胞共同生长。这样的系统还可以用于药物发现的分析过程——药物对多种细胞之间相互作用的影响不仅是一个重要的毒性测试指标，也是新型的药物研究工具；从长远来看，有序的控制多种细胞的生长可以模拟类似组织的结构，从而应用在组织工程和人工器官。软刻蚀技术在为细胞生物学研究提供了新技术的同时，也使一些新问题的解决成为可能。PARTCELL 对于研究亚细胞水平的现象非常有用，运输和胞吞就是两个相关的例子。用 PARTCELL 可以在一个非常精确和局限的区域刺激细胞，进而观察细胞对这种局限性刺激的整体反应。软刻蚀技术在溶液中或表面形成蛋白梯度的简单性对于一些生物学领域的研究也非常有帮助。在这些领域中梯度非常重要，例如，胚胎发育、神经的极性以及干细胞分化。目前的分析仪器正朝着微型化、便携化、集成化方向发展，运用软刻蚀的快速成型技术在 μTAS 领域尤其有用，诸如阀和混合器等组件用弹性材料制备起来比玻璃和硅方便的多，特别是有些设计也只能用弹性材料制备。当用弹性材料制备时，一些组件（阀和互连处）的尺寸就可以在一个很大的范围内变化，并且可以有效地对液流进行精确控制，这类器件为病毒检测、基因分析、蛋白结晶提供了高通量、低消耗和低成本的新途径。

软刻蚀技术为我们从纳米尺度研究分析各种生命现象开拓了新的思路，虽然以该技术为基础的纳米器件在生物医学研究中的应用日益增多，但是还未达到一个广泛的常规使用水平。该技术的发展仍处于婴儿期，有许多工作需要去探索。例如，虽然我们可以通过表面修饰技术来控制细胞微环境，但是在二维生长表面，细胞感知能力的下降多少是未知的。在体内，细胞生长表面并不是平的，而是含有影响细胞形状的微米及纳米结构。因此，为了更好地进行生物学研究，需要发展具有特殊表面形貌的新技术使细胞在更接近于体内生理环境内生长。同时，μTAS 长期目标是取代常规分析实验室的所有功能，其研究除涉及大量的微加工技术和芯片材料的内容外，还包括广泛的理论和应用基础内容，例如，微米通道中的传质导热、吸附及微区域反应规律等。许多分析化学的传统理论在微纳米尺度下将面临挑战而需要深入研究。此外，纳米物质特别是游离的纳米颗粒的潜在毒性和安全性问题是纳米医药研究面临的一个巨大挑战，也是实现产业化的关键瓶颈。目前，无论国际或国内，纳米尺度的物质以及技术对人体健康的影响研究都还刚刚起步，因此实现纳米医药真正服务于人类健康的路还很长。解决这些问题需要有丰富的想象力和创造力。

软刻蚀技术还有不断向前发展的空间。软刻蚀技术通过控制贴壁细胞尺寸和空间排列来使它们定位生长的能力，除了研究一些基本的细胞学问题外，最终将会被用于商业化的高通量筛选、或者以细胞为基础的传感器和疾病的诊断系统中。另外，在直径为几十微米的通道中对液体进行操纵的微流控技术是一个独特的新领域。利用层流可以发展新的分离和生化检测方法。PDMS 良好的生物相容性也许能让我们最终可以将微流控器件植入体内进行一些生物医药相关的检测。单细胞和单分子分析需要样品消耗量小的技术，运用软刻蚀技术我们可以验证一些关于细胞生物学、分子化学和生物学中一些基本的猜想。我们相信，随着科学的发展，各项研究的不断深入，以软刻蚀技术为基础的微纳米器件将会作为常规手段广泛的应用在生物医学中。

（蒋兴宇　邢仕歌　李　勇）

参　考　文　献

1. Whitesides GM，Ostuni E，Takayama S，Jiang X，Ingber DE，Soft Lithography in Biology and Biochemistry. Annu. Rev. Biomed. Eng.，2001. 3：p. 335 - 373.
2. 方肇伦　微流控分析芯片的制作与应用. 北京：化学工业出版社. 2005.
3. 程介克　单细胞分析. 北京：科学技术出版社. 2005.
4. Xu JJ，Bao N，Xia XH，Peng Y，and Chen HY，Electrochemical Detection Method for Non-electroactive and Electroactive Analytes in Microchip Electrophoresis. Anal. Chem.，2004，76：p. 6902 - 6907.
5. 崔大付，梁金庆，蔡浩原，高通量、多组分表面等离子体谐振生化分析系统研究，自然科学进展，2007，17：p. 93 - 98.
6. 崔铮，微纳米技术加工及其应用. 北京：高等教育出版社. 2005.
7. Quake SR and Scherer A，From Micro- to Nanofabrication with Soft Materials. Science，2000. 290：p. 1536 - 1539.
8. Lee，JN，Jiang X，Ryan D，and Whitesides GM，Compatibility of Mammalian Cells on Surfaces of Poly（dimethylsiloxane）. Langmuir，2004. 20：p. 11684 - 11691.
9. Gates BD and Whitesides GM，Replication of Vertical Features Smaller than 2 nm by Softlithography J. Am. Chem. Soc，2003. 125：p. 14986 - 14987.

10. Jiang X, Bruzewicz DA, Thant MM, et al. Palladium as a Substrate for Self-Assembled Monolayers Used in Biotechnology. Anal. Chem, 2003. 76 : p. 6116 – 6121.
11. Brock A, Chang E, Ho CC, et al. Geometric Determinants of Directional Cell Motility Revealed Using Microcontact Printing. Langmuir 2003. 19 : p. 1611 – 1617.
12. Whitesides GM. The Origins and the Future of Microfluidics. Nature, 2006. 442 : p. 368 – 373.
13. Weibel DB, Kruithof M, Potenta S, et al. Torque-Actuated Valves for Microfluidics. Anal. Chem., 2005. 77 : p. 4726 – 4733.
14. Stroock AD, Dertinger SK, Ajdari A, et al. Whitesides GM, Chaotic Mixer for Microchannels. Science, 2002. 295 : p. 647 – 651.
15. Chen CS, Mrksich M, Huang S, et al. Geometric Control of Cell Life and Death. Science, 1997. 276 : p. 1425 – 1428
16. Jiang X, Ferrigno R, Mrksich M, et al. Electrochemical Desorption of Self-Assembled Monolayers Noninvasively Releases Patterned Cells from Geometrical Confinements. J. Am. Chem. Soc., 2003. 125 : p. 2366 – 2367.
17. Sniadecki NJ, Desai RA, Ruiz SA, et al. Nanotechnology for Cell-Substrate Interactions. Ann. Biomed. Eng., 2006. 34 : p. 59 – 74
18. Singhvi R, Kumar A, Lopez GP, et al. Engineering Cell Shape and Function.. Science 1994. 264 : p. 696 – 698.
19. Jiang X, Bruzewicz DA, Wong AP, et al. Whitesides GM Directing cell migration with asymmetric micropatterns. Proc. Natl. Acad. Sci, 2005. 102 : p. 975 – 978.
20. Chiu D, Jeon NL, Huang S. Patterned deposition of cells and proteins onto surfaces by using three-dimensional microfluidic systems. Proc. Natl. Acad. Sci, 2000. 97 : p. 2408 – 2413.
21. Yousaf MN, Houseman BT, Mrksich M. Using electroactive substrates to pattern the attachment of two different cell populations. Proc. Natl. Acad. Sci, 2001. 98 : p. 5992 – 5996.
22. Mrksich M, Whiteside GM. Using self-assembled monolayers to understand the interactions of man-made surfaces with proteins and cells. Annu. Rev. Biophys. Biomol. Struct., 1996. 25 : p. 55 – 78.
23. Li Y, Jiang X, Yuan B. A Method for Patterning Multiple Types of Cells Using Electrochemical Desorption of Self-Assembled Monolayers within Microfluidic Channels. Angew Chem Int Ed Engl, 2007. 46 : p. 1094 – 1096.
24. Zhao C, Witte I, Wittstock G. Switching On Cell Adhesion with Microelectrodes. Angewandte Chemie International Edition, 2006. 45 : p. 5469 – 5471.
25. Takayama S, Ostuni E, LeDuc P, et al. Laminar flows Subcellular positioning of

small molcculcs. Nature, 2001. 411 : p. 1016 – 1016.

26. Kenis PJ, Ismagilov RF, Whitesides GM. Microfabrication Inside Capillaries Using Multiphase Laminar Flow Patterning. Science, 1999. 285 : p. 83 – 85.

27. Jiang X, Xu Q, Dertinger SK, et al. A General Method for Patterning Gradients of Biomolecules on Surfaces Using Microfluidic Networks. Anal. Chem, 2005. 77 : p. 2338 – 2347.

28. Dertinger SK, Jiang X, Li Z, et al. Whitesides GM Gradients of substrate-bound laminin orient axonal specification of neurons. Proc. Natl. Acad. Sci, 2002. 99 : p. 12542 – 12547.

29. Lucchetta EM, Lee JH, Fu LA, et al. Dynamics of Drosophila embryonic patterning network perturbed in space and time using microfluidics. Nature, 2005. 434 : p. 1134 – 1138.

30. Craighead HG, Turner SW, Davis RC, et al. Chemical and Topographical Surface Modification for Control of Central Nervous System Cell Adhesion. Biomedical Microdevices, 1998. 1 : p. 49 – 64.

31. Wilkinson, CDW, Curtis ASG, Crossan J. Nanofabrication in cellular engineering. J. Vac. Sci. Technol. B, 1998. 16 : p. 3132 – 3136.

32. Mrksich M, Chen CS, Xia Y, et al. Controlling cell attachment on contoured surfaces with self-assembled monolayers of alkanethiolates on gold. Proc. Natl. Acad. Sci, 1996. 93 : p. 10775 – 10778.

33. Jiang X, Ng JM, Stroock AD, et al. Whitesides GM A Miniaturized, Parallel, Serially Diluted Immunoassay for Analyzing Multiple Antigens. J. Am. Chem. Soc., 2003. 125 : p. 5294 – 5295.

34. Liu CN, Toriello NM, Mathies RA. Multichannel PCR-CE Microdevice for Genetic Analysis. Anal. Chem., 2006. 78 : p. 5474 – 5479.

35. Nakayama T, Kurosawa Y, Furui S, et al. Circumventing air bubbles in microfluidic systems and quantitative continuous-flow PCR applications. Anal Bioanal Chem, 2006. 386 : p. 1327 – 1333.

36. Xiang Q, Xu B, Li D. Miniature real time PCR on chip with multi-channel fiber optical fluorescence detection module. Biomed Microdevices, 2007.

37. Zhang C, Xu J, Ma W, et al. PCR microfluidic devices for DNA amplification. Biotechnology Advances, 2006. 24 : p. 243 – 284.

38. Paegel, B. M., Blazej R. G., Mathies R. A. Microfluidic devices for DNA sequencing: sample preparation and electrophoretic analysis. Current Opinion in Biotechnology, 2003. 14 : p. 42 – 50.

39. Shaikh FA, Ugaz VM. Collection, focusing, and metering of DNA in microchannels

using addressable electrode arrays for portable low-power bioanalysis. Proc. Natl. Acad. Sci, 2006. 103 : p. 4825 – 4830.

40. Blazej RG, Kumaresan P, Mathies RA. Microfabricated bioprocessor for integrated nanoliter-scale Sanger DNA sequencing. Proc. Natl. Acad. Sci, 2006. 103 : p. 7240 – 7245.

41. McPherson A, Introduction to protein crystallization. Methods,2004. 34 : p. 254 – 265.

42. Hansen CL, Classen S, Berger JM, et al. A Microfluidic Device for Kinetic Optimization of Protein Crystallization and In Situ Structure Determination. J. Am. Chem. Soc., 2006. 128 : p. 3142 – 3143.

43. Hansen CL, Skordalakes E, Berger JM, et al. A Robust and Scalable Microfluidic Metering Method that Allows Protein Crystal Growth by Free Interface Diffusion. Proc. Natl. Acad. Sci, 2002. 99 : p. 16531 – 16536.

44. Li L, Mustafi D, Fu Q, Tereshko V, et al Nanoliter Microfluidic Hybrid Method for Simultaneous Screening and Optimization Validated with Crystallization of Membrane Proteins. Proc. Natl. Acad. Sci, 2006. 103 : p. 19243 – 19248.

45. Zheng B, Gerdts CJ, Ismagilov RF. Using NanoliterPlugs in Microfluidics to Facilitate and Understand Protein Crystallization. Curr Opin Struct Biol., 2005. 15 : p. 548 – 555.

46. Zheng B, Roach LS, Ismagilov RF. Screening of Protein Crystallization Conditions on a Microfluidic Chip Using Nanoliter-Size Droplets. J. Am. Chem. Soc., 2003. 125 : p. 11170 – 11171.

47. 王镜岩，朱圣庚，徐长法，生物化学. 北京：高等教育出版社. 2002.

第四章　用于生物传感器的纳米材料和技术

第一节　概　述

纳米科技的发展使得有可能构建具有传感器功能的分子器件，传感单元可能缩小到一个或几个感应分子，而灵敏度高到可以用待测分子的个数来计算。纳米材料的多样性和其独特的物理、化学和生物性质，为发展各种新概念和新原理的生物传感器件提供了基础，使得传感器的检测灵敏度大幅提高，成本降低，检测时间缩短，并且使通量要求轻而易举地实现。这为生物传感器向其检测极限迈进，即单分子检测，展示了诱人的前景。到目前为止，已经出现了形形色色的纳米生物传感技术和方法，如：量子点传感器、“活的导线”、二维的生物活性微阵列和具有时间分辨功能的生物传感技术。

第二节　纳米材料电化学生物传感器

电化学生物传感器是指用固定在电极上的生物分子作为探针的电化学传感器。该传感器是将各种探针分子，如寡核苷酸、蛋白质等装配在电极上，检测样品时，如果待测分子能与探针分子相互识别，那么分子间相互作用产生的生物信号就会转变为可探测的电化学信号。

纳米材料具有独特的物理、化学及生物性质，因此受到广泛关注，并被应用于电化学分析。目前比较成熟的纳米材料电化学传感器包括：DNA 传感器、蛋白质传感器、酶传感器等。它们都是利用生物分子的高度特异识别与电化学检测相结合，同时利用纳米材料的性质来增强检测的灵敏度，从而实现性能上超越传统的新型电化学传感器。

一、纳米颗粒电化学生物传感器

将纳米颗粒引入电化学生物传感器，可以从改进电极上探针分子的固定方法和提高检测灵敏度两个方面显著提升电化学生物传感器性能。

电极表面探针分子的固定量，直接决定了分子识别后所产生的生物学信号的强弱，从而影响传感器的检测灵敏度。在常用固定化方法的基础上，先在电极表面修饰纳米颗粒，再固定探针分子，可大大提高探针分子在电极表面的密度，提高靶分子的捕获能力，增强电化学响应信号，提高灵敏度。

DNA 分子杂交所产生的生物学信号所致电化学信号不明显，DNA 的检测灵敏度偏低。利用金属纳米颗粒来标记 DNA 探针分子，一般是将标记物先制备成溶胶的形态，再用于标记探针 DNA 分子。在 DNA 分子杂交后，产生的金属粒子或溶出的金属离子会使电化学信号放大，可以达到提高 DNA 检测灵敏度的目的。用于标记的纳米颗粒可以是金属，也可以是金属化合物、金属螯合物等。

Fang[1,2] 等人将半胱氨酸通过巯基自组装修饰在金电极表面上，并在半胱氨酸的氨基端连接金纳米粒子，得到金纳米粒子修饰的金电极。然后将待测的单链 DNA 装配在此电极上，与互补 DNA 杂交，进行电化学检测。金纳米粒子的高比表面积大幅度增加了电极上探针 DNA 的固定量，可达到固定 $10^{14}/cm^2$ DNA 分子的水平，因此提高了传感器的检测灵敏度（互补 DNA 的检出限为 5×10^{-10} mol/L）。

Ozsoz[3] 等人将纳米金的放大作用和笔式电极相结合，以纳米金标记的 DNA 分子作为探针，与固定在笔式电极上的待测 DNA 分子杂交，制备了重现性和稳定性良好的电化学 DNA 传感器，待测 DNA 的检测灵敏度可达 7.8×10^{-16} mol/L。

Wang[4] 等人利用纳米 CdS 标记的 DNA 探针和吸附在磁性微粒上的待测 DNA 分子杂交后，借助外加磁场，将杂交分子富集到电极表面，用电化学溶出法检测 Cd^{2+}，大大提高了检测灵敏度，达 10^{-13} mol/L 量级。

Wang[5~6] 等人合成了金包裹铁的金－铁复合纳米粒子，在其表面固定单链 DNA，与聚苯乙烯微球上固定的目标 DNA 杂交后，离心分离杂交分子，在酸性条件下利用溶出伏安法，电化学检测铁离子，完成对目标 DNA 的检测。该方法有极高的灵敏度，可以达到 20ng/ml。

二、碳纳米管电化学生物传感器

将碳纳米管用于电化学生物传感器的目的是为了从制作电极和修饰电极两个方面来提高传感器性能。

碳纳米管具有较大的比表面积，表面富含 π 电子，且制备时孔径大小可控，因此是一种理想的新型电极材料。特别是用表面修饰了羧基等功能团的碳纳米管作为电极，其高比表面积和优良的导电性能能够更多地结合靶分子，同时促进电子传递，在反应速率和可逆性方面也明显优于其他电极。

Britto[7] 等人将碳纳米管与溴仿混合后装入玻璃细管内制备微电极。研究发现在 pH 为 7.4 的 PBS 溶液中，多巴胺呈现出良好的可逆性，氧化峰与还原峰的电位差为 30mV。在相同的条件下，抗坏血酸在其他电极上的电化学氧化是完全不可逆的，而在此电极上却可以进行准可逆反应。

碳纳米管阵列可以在不同的基底表面上定向生长，取向高度有序，排列规整，结构均匀，具有良好的导电性能，并且直径和长度可以准确地控制。阵列中的每根碳纳米管都可以看作是一根纳米级的微电极。DNA 分子在电极表面的取向和其活性中心是否能与电极顺利地进行电子交换是影响 DNA 分子能否进行有效反应的重要因素，因此控制纳米管间的距离将有利于电活性物质特别是生物大分子在其表面的快速反应。

Yu[8] 等利用酶分子中的氨基与碳纳米管末端的羧基反应，将辣根过氧化物酶（HRP）共价连接在垂直定向生长的单壁碳纳米管阵列上，结果表明，制成的电极能够在外部电路和酶的氧化还原活性中心之间进行电子传递。循环伏安实验结果显示，酶活性得以较好保持。此外，该电极对过氧化氢有灵敏的响应。

另外，基于小尺寸效应和表面电子活性等多种原因，碳纳米管还可用于修饰传统的石墨、金等电极表面，也可以有效改善原基底电极的性能。这是因为碳纳米管能够有效增加电极比表面积、加快电子传递速度，用其修饰电极就实现了对微小生物分子响应信号的放大，提高了检测灵敏度。

Wang[9] 等人报道了原本在裸电极上的响应非常微弱细胞色素 C 在活化后的单壁碳纳米管修饰过的电极上有良好的响应，线性范围为 $3.0 \times 10^{-5} \sim 7.0 \times 10^{-4}$ mol/L，灵敏度达到 1.0×10^{-5} mol/L。

近几年来，聚吡咯、聚苯胺、聚噻吩等有机导电纳米聚合物发展迅速。这些纳米聚合物通常可以通过电化学的方法直接聚合在电极表面，有的形成网状的空间结构，有的形成纳米线、纳米棒状的结构。这些结构使电极的表面积显著增大，为探针在电极表面的固定提供了更多的位点，增加了电极上探针分子的密度，从而提高了传感器的检测灵敏度。

第三节 磁性纳米颗粒生物传感器

磁性纳米颗粒除了具有一般纳米颗粒的特性外，还具有超顺磁性。在外加磁场的作用下，能够高效地分离或富集，因此磁性纳米颗粒在生物检测和药物分析上有着重要的应用价值。

一、磁性纳米颗粒生物传感器原理和应用

磁性纳米颗粒生物传感器的工作原理是通过在磁性纳米颗粒表面上标记生物分子，利用生物分子间的相互作用，完成分子识别，再借助外加磁场以及磁力检测仪器，完成样品的混合、分离、检测等复杂操作。

Safarik[10] 等人利用磁性材料标记分子，在磁场梯度下实现样品的分离和检测。Richardson[11] 等人通过磁免疫分析技术，借助磁力计数器，对人铁传递蛋白进行了检测（图 4－1），灵敏度到达 10^{-15} mol/L 量级。

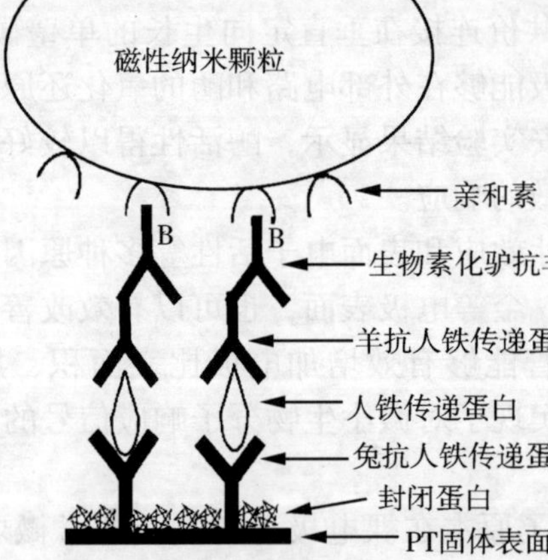

图 4－1 人铁传递蛋白检测示意图

注：将兔抗人铁传递蛋白 IgG 固定在 PT 固体表面上，封闭后加入待测物质，分子结合后，在反应液中依次加入羊抗人铁传递蛋白 IgG、生物素化的驴抗羊 IgG 和包被着亲和素的纳米磁性颗粒。如果待测物质中含有人铁传递蛋白，就会生成如图 4－1 所示的标记着纳米磁性颗粒的人铁传递蛋白双层夹心复合物。再用磁力计数器，检测磁性纳米颗粒的含量，就可以间接地完成对人铁传递蛋白的定量检测[11]

另外，用纳米磁性颗粒标记抗体，与肿瘤表面的抗原结合后，可从体外测定磁性颗粒在体内的分布，从而给肿瘤定位。

二、蛋白条码放大

Mirkin[12]等人将磁性纳米颗粒与PCR扩增技术相结合，发明了一种灵敏度极高的蛋白质检测技术。由于检测时需要在纳米颗粒上耦联寡核苷酸的生物条形码进行分析，因此被形象地称为蛋白条码放大。

Mirkin[13]等人将这项技术用于前列腺特异抗原（parameters－prostate－specific antigen，PSA）的检测中。首先需要制备两种纳米颗粒。一种是包被着PSA单克隆抗体的磁性纳米颗粒，另一种为表面同时具有特定序列的DNA分子和PSA多克隆抗体混合物的金纳米颗粒。检测时，PSA样品被磁性纳米颗粒捕捉，再与包被着PSA多克隆抗体和特定序列的DNA分子混合物的金纳米颗粒结合，形成PSA夹心复合物。此时，通过外加磁场进行磁力富集，使复合物释放特定序列的DNA分子。特定序列的DNA分子经过PCR反应扩增后，再检测。这项技术对PSA的检测（图4－2）下限达到了3×10^{-19} mol/L，比现有传统免疫方法的检测灵敏度高5个数量级。将这项技术用于老年痴呆症标志物ADDL的检测，也同样获得了成功[14]。

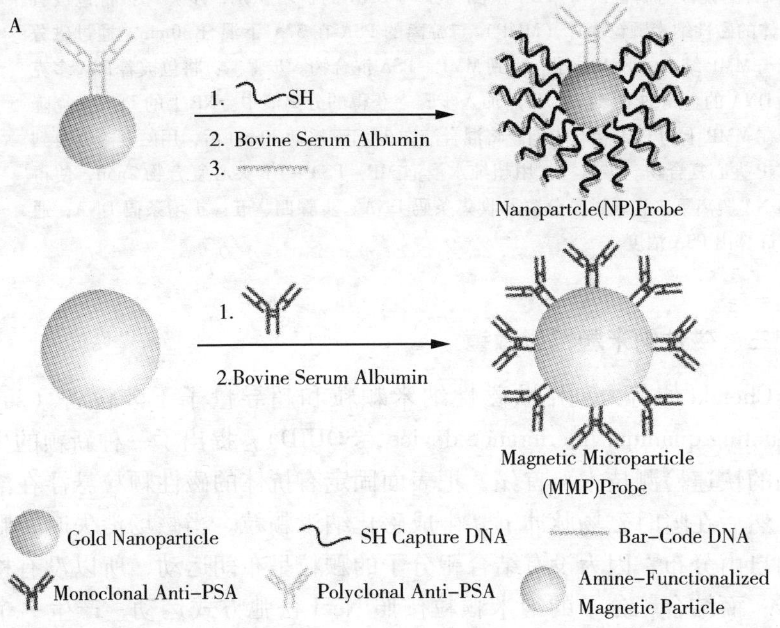

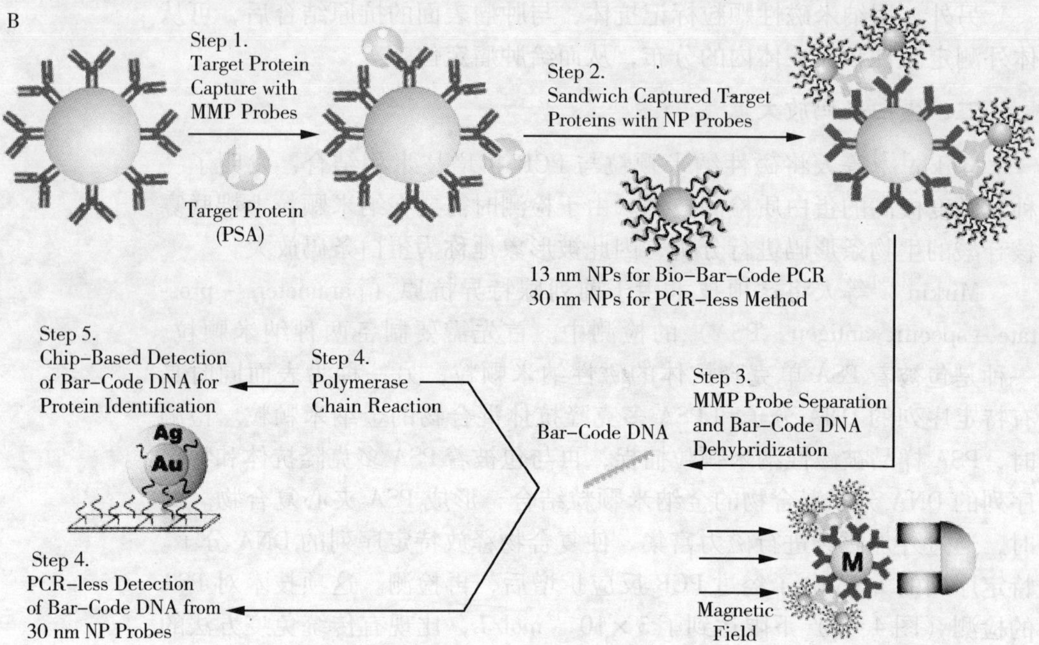

图4-2 通过蛋白条码放大检测 PSA[14]

注：A. 探针的设计与制备；B. PSA 检测与条码 DNA 的扩增识别，步骤一：将包被着 PSA 单克隆抗体的磁性纳米颗粒探针（MMP）与游离的 PSA 在 37℃下混合 30min。通过磁分离器，除去未与 MMP 结合的 PSA 分子，得到 MMP-PSA 混合物。步骤二：将包被着 PSA 多克隆抗体与条码 DNA 的金属纳米颗粒（NP）加入步骤一获得的分离液中。NP 上的 PSA 多克隆抗体会与结合在 MMP 上的 PSA 相互识别。将混合液在 37℃下摇动 30min 后，用磁分离器得到 MMP-PSA-NP 夹心复合物。步骤三：用超纯水浸泡 MP-PSA-NP 夹心复合物 2min，使得 NP 上的条码 DNA 脱离下来，通过磁分离器收集条码 DNA。步骤四、五：扩增条码 DNA，通过对照实验，计算出 PSA 浓度

三、磁性纳米颗粒显微镜

Chemla[15] 等人利用顺磁性纳米颗粒和超导量子干涉设备（superconducting quantum interference device，SQUID），提出了一种新颖的生物样品的快速检测技术。首先，把表面固定有抗体的磁性颗粒悬浮在溶液中，然后在瞬时磁场脉冲下，生成磁化纳米颗粒。当磁场消失时，颗粒趋向自由分布，因为没有结合靶分子的颗粒呈布朗运动，所以没有检测信号；而结合靶分子的纳米颗粒按照 Neel 松弛方式运动，产生一个缓

慢衰减的磁信号，通过 SQUID 采集信号即可分析出待检测物质。该技术可以直接检测标记分子，缩短了检测时间，提高了检测效率。

第四节　多功能纳米颗粒

一、纳米药物传感

纳米药物指尺寸介于几个至百个纳米范围内的人工药物，包括纯粹纳米尺寸的药物和由纳米载体输送的药物，是目前纳米医学研究和纳米生物技术公司产品开发的热点。

Suzuki[16] 等人设计了一种新型的药物分子，可以在机体内出现感染时释放抗生素。采用这种方法，可以避免滥用抗生素引起的微生物抗药性，以及抗生素对人体成纤维细胞的毒性。

Robbins[17] 等人将免疫毒素设计为一种仅在肿瘤细胞存在下才发挥作用的纳米药物。这种纳米药物是由两种不同类型的蛋白质组成的功能分子模块：毒素和抗体。该分子通过抗体模块与肿瘤细胞结合，再借助毒素模块穿透并杀死肿瘤细胞。动物和临床试验表明，该工程化蛋白质可以成功消灭或缓解特定的肿瘤。

二、变色纳米颗粒

作为一种可变色的功能聚合物，聚丁二炔类化合物引起人们的广泛注意[18]。在紫外线照射下丁二炔单体和双亲性磷脂纳米颗粒发生聚合，形成稳定的微组装结构。在聚丁二炔的头端修饰上具有特异识别功能的生物分子，可与溶液中待测分子发生特异结合，导致聚丁二炔纳米颗粒的结构变化，产生肉眼可见的蓝－红颜色变化。该方法有可能发展成一种简单、方便的新型生物传感。

三、金属颗粒荧光烟灭基团

Maxwell[19] 等人提出纳米金属颗粒可以作为一种通用的荧光烟灭基团。该研究小组在寡核苷酸探针分子的两端分别标记纳米金颗粒和荧光激发基团，探针由于碱基互补形成发卡结构，荧光激发基团和纳米金颗粒靠近，引起荧光烟灭；而当探针与特异性靶 DNA 结合后，其构象发生变化，纳米金颗粒和荧光激发基团分离，从而激发出荧光。这种金属颗粒可用于核酸的实时荧光检测（图 4－3），以及单碱基突变多态性检测等。

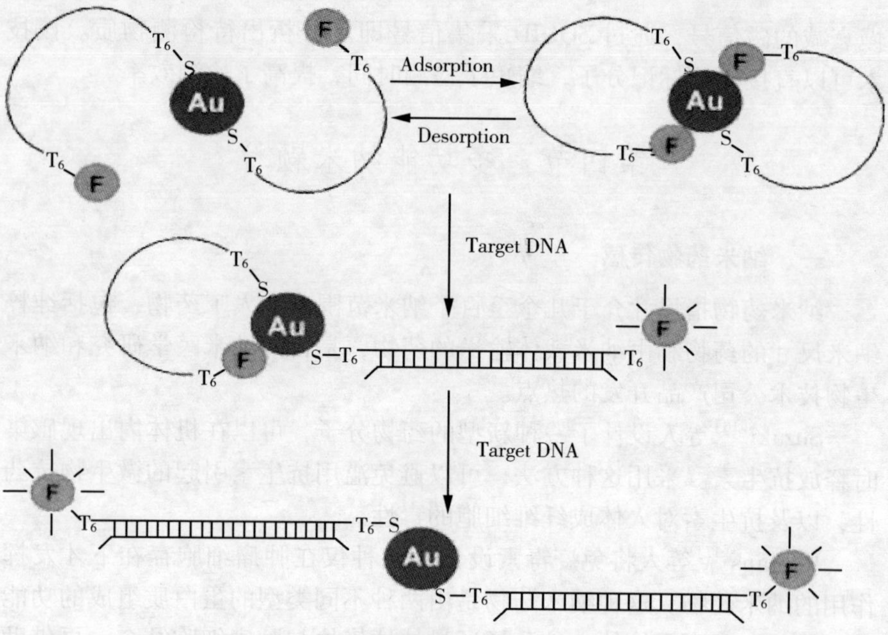

图 4－3 纳米颗粒探针及其检测原理[19]

注：在 DNA 分子上分别标记纳米金颗粒和荧光基团，通过自组装，形成了光激发基团和纳米金颗粒靠近的结构，引起荧光烟灭，不发出荧光。当互补 DNA 与探针 DNA 结合后，导致荧光基团远离纳米金颗粒表面，重新激发出荧光

四、多功能纳米粒子

为了保证宇航员的安全，NASA[20] 提出了研制具有多功能纳米粒子的项目。该粒子可以实现在体检测细胞是否受到宇宙射线的损坏、诊断细胞损坏的程度、针对受损细胞进行修复和治疗、并将结果报告给地面等多种综合功能。

第五节 量子点生物传感器

量子点是纳米晶态半导体，接近于球状，通常直径为 1～12nm，具有独特的光谱性质，已作为一种新的发光探针而备受关注。在外光源照射下，量子点吸收光子后，价带上的电子跃迁到导带，导带上的电子可以再跃迁回到价带，放出光子，其发射波长由能带隙决定。而能带隙的大小又与颗粒粒径有关，因此量子点的发光颜色与其粒径密切相关。即同种成分的量子点，只要粒径不同时，就可以发出不同波长的光。与传统有机荧光分子相比，量子点具有激发带宽、发射带窄和发光性能稳定的特点，很适合作多元分子分析的探针标记。

一、量子点 DNA 生物传感器

Dubertret[21] 等人将特定的 DNA 序列连接到聚乙二醇衍生化磷脂酰乙醇胺（PEG－PE）胶束包覆的量子点表面，生物素化的随机 DNA 序列及互补序列分别固定于亲和素化的琼脂糖小球上，然后将量子点溶液分别加入到琼脂糖小球溶液中，室温培育并洗涤后在荧光显微镜下观察，结果在固定随机 DNA 序列的琼脂糖小球上观察不到量子点的荧光，而在固定互补序列的小球上则观察到了很强的荧光。

Nie[22] 等人将不同数量、不同荧光特性的量子点包覆于同一聚合物微球表面，从而形成具有不同光谱特征和亮度特征的微粒，并将 DNA 探针序列连接到微球上，根据微球中量子点种类和它们间荧光强度的比值，特异性地检测到 DNA 混合物中与探针 DNA 互补的序列。即利用量子点的发光波长和强度进行编码，形成理论上可以识别百万种生物分子的液体芯片。

二、量子点蛋白质纳米生物传感器

Sun[23] 等人分别将兔抗人 IgG 固定于玻片及耦联到量子点上，采用夹心免疫法，以固定于玻片上的 IgG 为探针，以耦联了量子点的 IgG 为荧光标记探针，选择性地检测到人 IgG 和羊 IgG 混合物中的人 IgG，其检测限可达 10^{-9}mol/L 数量级。

Mattoussi[24] 等人以量子点为荧光标记物进行免疫分析，成功地完成了对 B 型葡萄球菌肠毒素的测定，检测的灵敏度为 10ng/ml。他们还以四种不同发射波长的量子点分别标记四种不同的抗体，采用夹心免疫分析法，同时检测到混合样品中的四种抗原，实现了多元免疫分析。

三、细胞和体内成像

量子点标记的抗体能特异性地识别细胞表面的膜蛋白、细胞质中的微管、微丝及细胞核中的抗原物质，因此量子点荧光探针可用于细胞表面、细胞骨架以及细胞核的荧光成像研究，利用不同发光颜色的量子点可被同一波长的光激发这一性质，还可实现对细胞进行多色成像。

Alivisatos[25] 等人采用两种大小不同的量子点标记小鼠的成纤维细胞，一种发绿色荧光，一种发红色荧光。发绿色荧光的量子点与尿素及乙酸作用后，对细胞核具有很强的亲和力；发红色荧光的量子点与生物素连接，利用生物素与亲和素之间的特异性相互作用，生物素标记的量子点特异性连接到亲和素标记的小鼠的肌动蛋白细丝上，这样在细胞中可很容易地区分细胞核与肌动蛋白。

第六节 纳米线生物传感器

一、硅纳米线 DNA 生物传感器

硅纳米线是一种新型的一维纳米半导体光电材料，其直径一般在 10nm 左右，内晶核是单晶硅，外层为 SiO_2 包覆层。硅纳米线表现出与普通硅材料不同的物理性质，能够量子发光，且表面分布着高密度的悬挂键，能吸附大量的气体分子和生物分子。

DNA 分子被纳米线吸附后，会对纳米线电荷载流子的消耗与聚积产生影响，导致纳米线电导率发生变化，这为检测 DNA 及其他生物大分子的无标记生物传感器的发展提供了可能。

Lieber[26、27] 等人利用上述性质，制作了具有高灵敏度检测 DNA 分子的生物传感器。他们将掺硼 p 型硅纳米线固定在传感器表面，再把肽核酸受体装配在硅纳米线表面，达到用肽核酸受体改性硅纳米线传感器表面的目的。这种硅纳米线传感器（图 4－4）可以对 DNA 分子进行无标记、实时检测，灵敏度达到 10^{-11} mol/L 的水平。

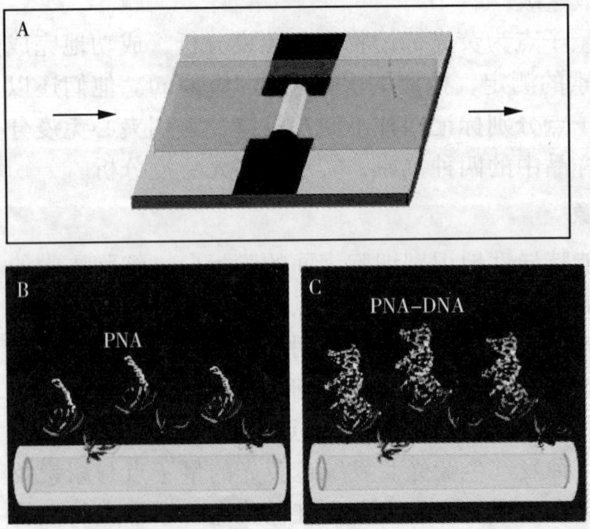

图 4－4 硅纳米线 DNA 生物传感器

注：A. 纳米线传感器示意图；B. 纳米线表面固定 PNA 受体；C. PNA－DNA 复合结构

二、纳米线蛋白生物传感器

Lieber[27、28]设计出一种灵敏度极高的蛋白质分子检测工具——纳米线阵列。他们将纳米线装配在格式化表面的特殊位置形成阵列，再将具有生物识别功能的受体分子与纳米线阵列连接。如果待测物是一个带电分子，那么当它被受体分子识别后，纳米线的导电率会根据本身的掺杂程度及蛋白质所带的电荷而改变，并且变化值和结合分子的浓度成一定的比例关系。利用这一传感器（图4－5）对前列腺特异性抗原（PSA）进行检测，灵敏度达到了10^{-15}mol/L数量级。

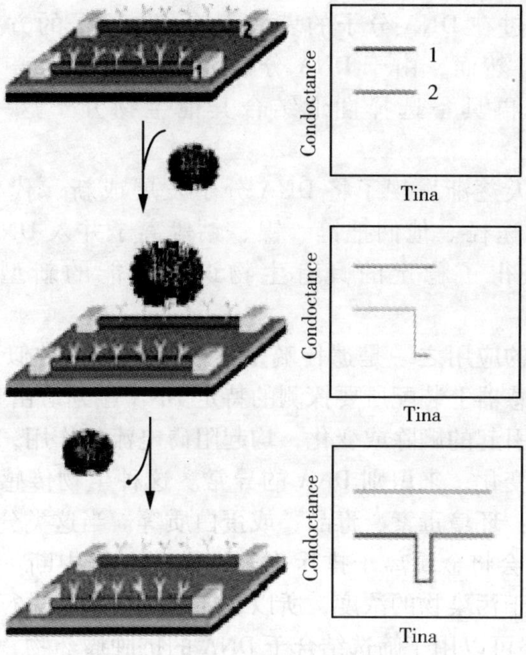

图4－5　纳米线蛋白生物传感器[28]

注：左图：纳米线阵列示意图，右图：纳米线阵列检测原理纳米线上装配的受体与相应配体结合后，纳米线的电导率发生变化，洗脱配体后，纳米线电导率恢复

三、纳米线病毒生物传感器

Lieber[29] 等人把用纳米线做成的场效应管阵列改装成表面固定有抗体的病毒探测器。病毒颗粒通过微流道系统进入阵列，由于病毒颗粒带有电荷，通过生物识别被捕获到纳米线附近，纳米线电荷载流子的浓度发生变化，使流过晶体管的电流发生了改变。由于纳米晶体管的内部放大效应和病毒捕获所引起载流子浓度变化，该传感器对病毒有极高的灵敏度。应用此传感器对流感病毒颗粒进行检测，检测下限达到 10^5/ml 个病毒颗粒。使用不同的病毒的抗体修饰纳米线阵列，可以对多种病毒进行同时检测。

四、活的导线

科学家通过在 DNA 分子的表面覆盖金属原子的方式，合成了导电的 DNA 链。然而，由于 DNA 分子完全被金属覆盖，仅起一种支架的作用，不再具备选择性地结合其他生物分子这一很有价值的特性。

Lee[30] 等人逐渐发现了将 DNA 分子发展成新一代生物传感器和半导体导线的途径。他们把锌、镍、钴等离子并入 DNA 分子的双螺旋的中心，获得了稳定的具有生物识别功能的新型 DNA 分子导电体。

正在开发的应用之一是遗传畸变生物传感器。类似于其他的 DNA 检测，在此传感器上装配所要探测的特定 DNA 序列。由于 DNA 链是导电的，杂交所引起的删除或变化，均起阻碍电流的作用，计算机能够通过测量电导的变化，来识别 DNA 的异常。这种生物传感器还能用于鉴别混合物，如：环境毒素、毒品、或蛋白质等。当这类分子结合到金属 DNA 分子上，会将金属离子排斥出来，导致电流中断。由于，信号强度的减小正比于污染物的浓度，所以，能够很容易地进行定量检测。金属 DNA 分子还可以用于筛选结合于 DNA 的抗肿瘤药物，用作微细半导体线路的导线等。

第七节　光纤生物传感器

随着纳米光纤探针制造技术和高效荧光指示剂合成技术的逐步成熟，出现了光纤生物传感器，其可用于检测微环境中的生物和化学物质。目前，光纤纳米传感器可以按照检测信号的来源分为两种，一种通过在光纤探头上安置敏感元件，利用其感受信息并产生光效应从而测定生物体内生物化学量。另一种直接利用光纤探头作为光源来照射生物样品，然后接收和分析反射、荧光、拉曼散射等光信号来获得生物学信息。与其他类型的生物传感器相比，光纤纳米生物传感器不但体积微小、灵敏度高，而且不受电磁场干扰，不需要参比器件，尤其是可以进入细胞内部，对细胞内结构和细胞质的变化进行实时测量。

一、pH 光纤传感器

Kopelman[31、32]等人在1992年最早构建并使用了基于荧光法的光纤纳米生物传感器，用于检测微环境中 pH 值。该传感器的工作原理是在光纤头部固定荧光剂，荧光剂与质子发生可逆反应时，引起试剂光学性质的变化，光信号由光纤传输，再通过荧光强度测定，得以检测 pH 值。实验中，将光纤头部烷基化，使光纤头部结合上一种 pH 选择性荧光染料聚合物。在光纤表面镀铝，减少光损失。该纳米传感器响应时间为300ms，pH 值检测下限低于传统传感器 6 个数量级。这些特性使之适用于对单个细胞和亚细胞结构的检测。Kopelman 等已将其用于小鼠胚胎细胞 pH 值的检测，这是最早报道用于检测生物样本的纳米光纤传感器。

二、苯并吡光纤传感器

Dinh[33、34]等人通过拉伸光纤、光纤头部烷基化、苯并吡特异性抗体的固定和光纤外部镀银 4 个步骤成功地研制出一种用于检测苯并吡的光纤纳米传感器。传感器头部生物探针上结合了特异性单克隆抗体，通过抗原抗体特异性结合，能够检测单个细胞内的生物化学物质（图 4－6）。

检测时，将纳米生物传感器放置在一个位于倒置显微镜上的微定位系统中，传感器先导入来自 He－Cd 激光器的325nm 光线，再将探针小心地刺入细胞，针尖停留于细胞质中，激光将激发抗体和苯并吡所形成的分子复合物产生荧光，此荧光进入探针光纤后，由光电倍增管接收，通过测定荧光强度的变化检测细胞内苯并吡的含量。该传感器的最低检出限是 10^{-21}mol（图 4－7）。

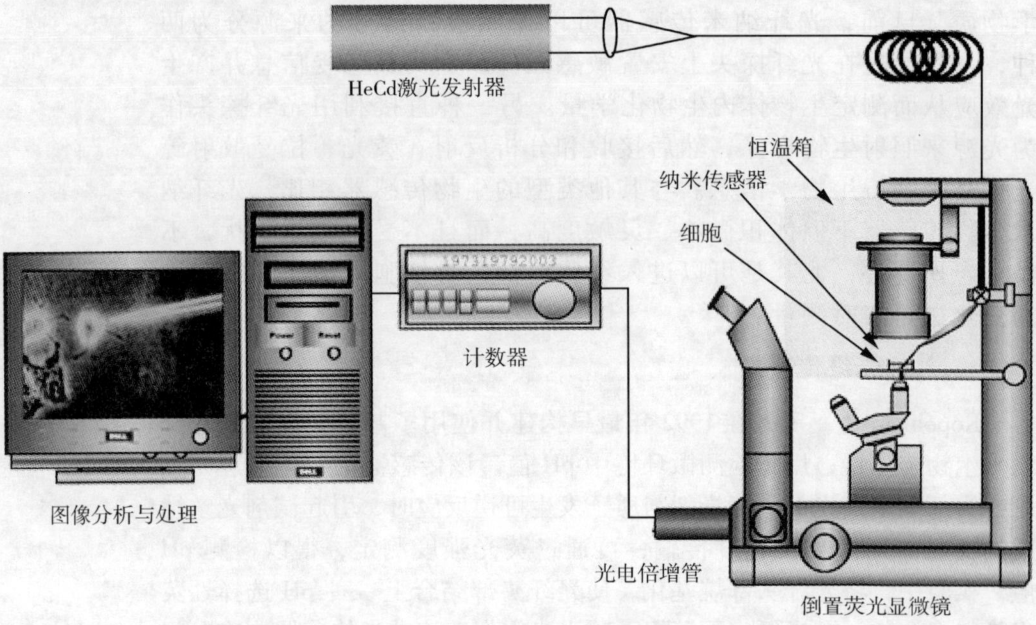

图 4-6 单细胞检测纳米光纤传感器系统示意图[33]

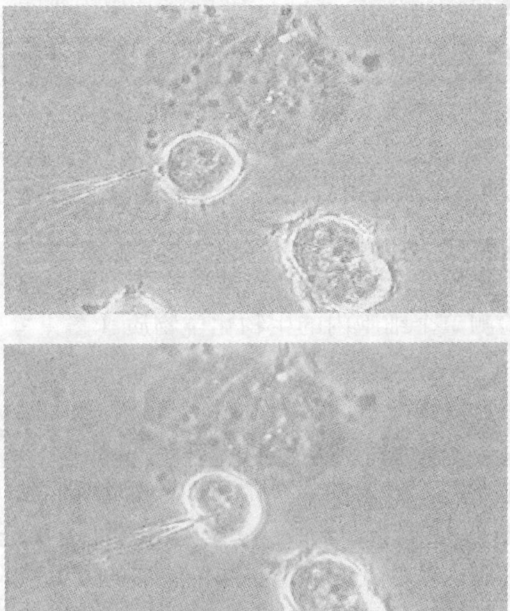

图 4-7 光纤插入细胞前（上图）和插入细胞后（下图）[34]

三、DNA 光纤传感器　DNA 光纤生物传感器，是将杂交分子中的探针标记物经生化反应产生的特征光学信号，通过光纤后，由光检测器检测，从而测定出杂交分子[35]。这种传感器的原理是将 DNA 分子端点标记可发荧光的试剂，当此结构与配对的 DNA 序列结合时，能量转移而产生特征光学信号，通过光检测探头传递至光检测器。

第八节　微悬臂生物传感器

微悬臂梁结构是一种最简单的微机电系统（MEMS），它易于进行微加工以及大量生产。近年来，基于不同微悬臂梁结构的传感器被应用于生物分子的实时检测中。

当分子吸附在微悬臂梁表面时，微悬臂梁的弯曲偏转量和震荡频率会发生变化。微悬臂梁的弯曲主要是由于分子吸附在微悬臂梁表面后，在上下表面产生了不同的应力造成。

悬臂梁震荡频率的改变是由于分子的吸附改变了悬臂梁的总质量引起的。悬臂梁震荡频率取决于悬臂梁的尺寸、弹性模量和密度。悬臂梁的震荡频率对悬臂梁的质量负载很敏感，基于震荡频率偏移的方法有可能提供探测单个分子的所需的灵敏度。

然而，液体介质的阻尼效应严重影响了悬臂梁的震荡，而基于悬臂梁弯曲的测量方法不会受到介质黏性的影响，因此，基于悬臂梁弯曲的测量方法在生物探测中更具吸引力。

一、微悬臂生物传感器

Yang[36]等人利用谐振式超薄硅微悬臂梁测得由附加水分子质量引起的频率下降，分辨率 2.9×10^{-17} g，而理论上，微悬臂梁可以获得原子级质量分辨率（1.1×10^{-22} g）。

Moulin[37]等人通过微悬臂梁传感器，利用胆固醇在动脉里的不同积累引起梁表面引力的不同，来区分脂蛋白和氧化脂蛋白。

Tamayo[38]等人用悬臂梁作为微量天平探测液体中乙醇的含量，用表面应力方法研究抗原抗体相互作用。

二、微悬臂阵列生物传感器

传统的微悬臂作为纳米生物传感器使用时，无法满足高通量传感的需求，因此一种新型的纳米微悬臂阵列生物传感器出现了。该传感器的核心是硅悬臂梁阵列，长500μm，宽100μm，厚度为1μm。由于生物分子的结合，引起了悬梁臂的弯曲，通过激光反射技术，该器件能够检测到10～20nm的弯曲。在悬臂梁阵列表面固定具有不同探针分子，构成阵列式生物传感器，可以同时检测多项生物分子。

Lang[39]等人将微悬臂梁阵列应用于生物大分子的检测（图4-8）。利用微悬臂梁阵列进行了寡聚核苷酸的测量以及特异蛋白质的识别，在微悬臂梁表面的生物分子反应引起梁表面张力的改变，将生化反应的微弱信息转换成微悬臂梁的机械弯曲，不需要任何标记物。通过光束测量方法就能直接实时记录下微悬臂梁阵列上的每个梁的弯曲情况，这样便可以得知生物分子反应发生与否。

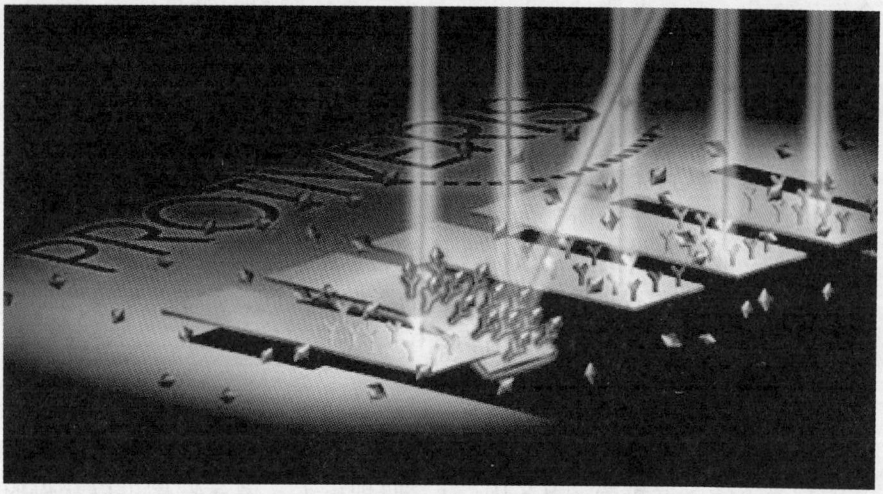

图4-8 微悬臂传感器阵列

注：微悬臂阵列传感器的核心技术化学机械式硅微悬臂和光学敏感检测技术。在微悬臂的一侧包被生物分子，检测时，如果发生分子识别，那么，微悬臂就会由于悬臂表面能的变化而发生弯曲。光学检测技术可以将微悬臂的微小形变准确地呈现出来

三、磁力放大微悬臂（图4-9）生物传感器

为了能够提高微悬臂生物传感器的检测灵敏度，磁力放大的概念被引入[40]。待测样品与微磁珠的结合，在微悬臂的垂直方向引入磁场，微磁珠由于受到磁力作用，引起悬梁臂的弯曲增加，导致信号放大。采

用高出重力 2 个量级左右的磁场力代替原来较弱的重力，这种传感器的检测灵敏度可以达到 10^{-18} mol/L。

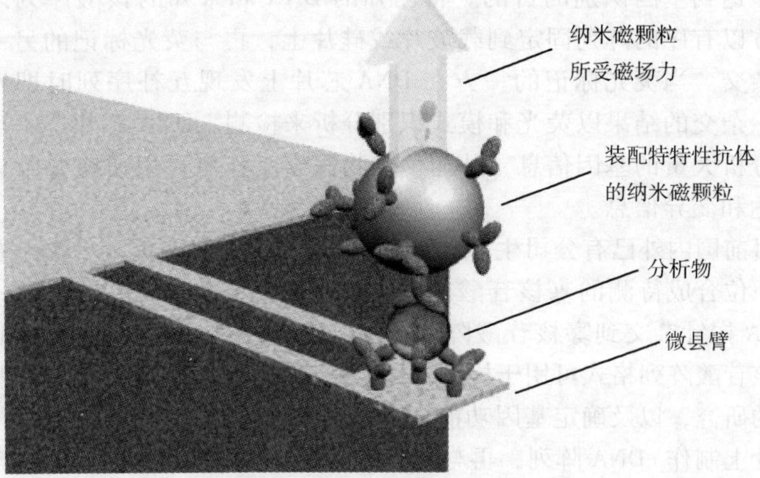

图 4－9 磁力放大微悬臂

第九节 芯片型生物传感器

生物芯片是不同于半导体电子芯片的另一类芯片。半导体电子芯片是集成具有特定电子学功能的微单元所形成的电子集成电路；而生物芯片则是在很小几何尺度的表面积上，装配一种或集成多种生物活性，仅用微量生理或生物采样，即可以同时检测和研究不同的生物细胞、生物分子和 DNA 的特性，以及它们之间的相互作用，获得生命微观活动的规律。生物芯片可以粗略地分为 DNA 芯片、蛋白质芯片和细胞芯片等几类，都有集成、并行和快速检测的优点，已成为 21 世纪生物医学工程的前沿科技。

一、DNA 生物芯片

随着人类基因工程的发展，DNA 芯片得到迅速的发展[41,42]。DNA 芯片又称为寡核苷酸阵列或杂交阵列分析，它是根据 DNA 双螺旋原理而发展的核酸链间分子杂交的技术。它的基本结构是在芯片表面制备成千上万的DNA单元作为配基，对待测基因进行筛选。待测基因通过PCR扩增技术得到数量放大，再进行荧光标记，使其在筛选过程中产生可识别的荧光发射或光谱转移。此荧光信号被荧光显微镜检出，达到基因识别的目的。将已知的DNA和未知的核酸序列之间的一方以有序的阵列固定到载玻片或硅片上，再与荧光标记的另一方进行杂交。当荧光标记的一方在DNA芯片上发现互补序列时即发生杂交，杂交的结果以荧光和模式识别分析来检测。DNA芯片技术可以快速分析大量的基因信息，从而使生物医学工作者可以研究并收集基因表达和变异信息。

目前国内外已有公司生产并销售的DNA芯片有两类，一类是在芯片上原位合成待测的寡核苷酸，再与荧光标记的DNA探针放在一起，当DNA探针杂交到寡核苷酸阵列上后，互补序列通过荧光扫描确定。该寡核苷酸阵列格式可用于检测变异，在基因中定位目标区域，和基因表达的研究，以及确定基因功能。另一类DNA芯片利用微量点样技术在芯片上制作cDNA阵列，再与荧光标记的DNA探针杂交[43]。

DNA芯片还可用于监测不同的人体细胞和组织基因表达，以检测癌症或其他疾病所对应的基因变化。随着DNA芯片及杂交技术的发展，DNA芯片将有可能直接应用于临床诊断、药物开发和人类遗传诊断。

二、蛋白质芯片

蛋白质芯片[44]可以在很小的表面积上集成多种蛋白质活性分子(配基)，利用微量生理或生物采样，即可以同时检测和研究不同生物分子之间的相互作用和基因功能的表达，获得各种条件下蛋白质组的变化，以认识生命活动的规律。由于与重大疾病相关蛋白质的发现，对于疾病蛋白质诊断、基因功能研究及新药开发等领域，蛋白质芯片具有其他方法难以比拟的优越性。所以，蛋白质芯片和衍生的生物分子识别的专家系统、分子药物筛选系统和疾病诊断系统等已经成为生物科学和生物医学等领域的迫切需要。

到目前为止，蛋白质芯片技术已经有所发展。较早出现的是瑞典PHARMACIA公司开发的BIACORE生物传感器技术，它是基于表面等离子体共振（SPR）原理和表面生物分子芯片技术[45]。最初，Nylander和Liedberg分别使用了SPR发展了气体传感器和生物传感器。瑞典Pharmacia Biosensor、BIAcore公司于1990年在他们的研究工作的基础上，成功地发展了商业化的SPR生物传感器产品。在研究生物分子特异性相互作用方面，包括抗原-抗体结合、抗原决定部分定位、吸附动力学、脱吸附动力学，SPR生物传感其已获得广泛应用。自1993年以来，为了快速有效地筛选和识别蛋白质结构的特异结合性，美国威斯康星麦迪逊大学、新墨西哥大学和法国的科学工作者根据各自工作的要求和特点，分别发展了高通量的表面等离子体共振成像技术。

近几年来，美国CIPHERGEN公司发展了SELDI（Surface Enhanced Laser Desorption/Ionization）质谱技术，将序列式芯片技术与质谱技术相结合，成为一种对于复杂的多种生物分子混合样品进行质谱（mass spectrometry）分析的方法[46]。SELDI芯片系统由蛋白质芯片、蛋白质芯片检测器和软件三部分组成。芯片是铝制成的，每片蛋白质芯片含有8个直径为2mm的蛋白质分析表面。把未加任何处理的蛋白质样品加到芯片表面上充分反应后，用缓冲液冲洗芯片表面，清除未结合在表面上的分子和非特异性结合分子，降低背景信号。把芯片放入检测器中进行检测。检测器被称作LDI-TOF-MS，同蛋白质数据库配合使用，来确定蛋白质片段的分子量。SELDI蛋白质芯片系统可以被用来检测蛋白质表达谱的变化和发现特殊的可以作为生物标志物的蛋白质分子。

光学蛋白质芯片技术是基于光学椭偏生物传感器的概念。利用具有生物活性的矩阵式分布的多元蛋白感应表面及生物分子的特异结合性，形成在椭偏光学成像观察下的可以直接测定多种生物分子的蛋白质芯片[47]。并且可以用此方法实时观测含有多元生物分子的混合溶液中的部分或全部种类的生物分子与芯片感应表面上的对应配基分子之间的相互作用过程，以进行生物分子动力学研究和多元生物分子分析。可以无需任何标记物，直接测量非纯化分析物种的待测分子。面阵式芯片单元，可以在单一测量时间内完成多次重复性测量，因此具有分辨和排除干扰信号和局部伪信号的功能。

高通量蛋白质荧光芯片是美国哈佛大学的MacBeath和Schreiber两人用载玻片制作出高通量点样方法和荧光检测的结合[48]。可用于蛋白质间相互作用研究、识别蛋白酶的底物以及识别小分子的靶蛋白。作为一种可供选择的方法，他们使用纯化的、全长的、正确折叠的蛋白质分子来发展基于高通量蛋白质芯片的分子技术。

最近几年发展的电化学生物传感器，结合了操作相对简单、高灵敏度的电化学技术和具有高选择性和特异性的生物反应芯片。该传感器含有一次性使用的聚合物改性的印刷电极板。使用电化学免疫传感器完成免疫分析不仅快速、精确和成本低廉，而且不需要特殊的技能和复杂的培训，室内室外都能够方便的使用。流动池的使用防止了产物在电极上的积累和吸附。电化学免疫传感器已用于各种激素、药物和细菌检测，可以直接检测如牛奶、血样等非纯化样品。

三、细胞芯片

Huang[49]等人研制出一种细胞芯片，将人体与电子集成电路芯片结合，能够控制细胞的活动，电脑向细胞芯片发送电脉冲，激发细胞膜孔张开，并激活细胞。科学家希望能够大批量地生产这种细胞芯片，并能够把他们植入人体，修正病变组织。在不影响周围其他细胞的情况下输入DNA、提取蛋白质以及注射药物。细胞芯片能在医学和基因工程学方面发挥关键的作用。

第十节　压电纳米生物传感器

压电生物传感器是利用压电晶体作为信号转换器，生物活性物质作为探针分子的新型生物传感器。通过压电介质激发的声波与周边环境的相互作用，传感器能将生物分子反应过程转化为可定量检测的频率信号。压电传感器分为体声波（BAW）和表面声波（SAW）两种。前者是一种非常灵敏的质量检测器，检出限达10^{-12}g水平，故常称为石英晶体微天平（QCM）。后者同样也是通过频率的变化来检测质量，但由于BAW的基频只能达到100MHz量级，而SAW的基频可以达到GHz水平，因此，SAW传感器比BAW传感器更为灵敏，其检测下限理论可达10^{-15}g水平。

一、仿生压电传感器

近年来，压电嗅觉传感器及压电味敏传感器的研究取得了较大进展[50]。使用不同嗅敏或味敏涂层材料，可鉴别和同时测定不同的气味或香味。将压电传感器阵列作微型化处理，则可组成与人鼻、人舌相似功能的“人工鼻”、“人工舌”。有报道台湾学者研制的检测不同气体的压电石英晶体传感器的灵敏度可达10^{-7}g，已与人鼻的阈值一致[51]。

二、DNA 压电生物传感

DNA 压电生物传感器已经运用于医疗诊断、病毒测定以及病理学等方面的研究，其设计原理是固定单链 DNA，通过分子杂交对另一条含互补碱基序列的 DNA 进行识别。在可以获得传统杂交数据的同时，应用这种传感器还可以获得 DNA 杂交动力学及杂交过程的实时数据。

Fawcett[52] 等人最早将压电传感器用于 DNA 研究。之后 Naomi[53] 等人详细报道了含 DNA 探针测定靶 DNA 的压电 DNA 传感器，同时不少学者也对 DNA 杂交动力学及杂交过程的实时监测进行了较为详细的研究，分析了各种影响杂交反应的因素。Bardea[54] 等人还通过压电 DNA 传感器检测 Tay - Sachs 基因变异。

三、压电免疫传感器

压电生物传感器用于致病细菌的检测，其原理是将待测病原细菌的抗体固定在晶体上，由于抗体与抗原反应的特异性，导致晶体表面质量负载发生改变，来确诊目标细菌的存在及数量。

Plomer[55] 等人通过葡萄球菌蛋白 A 将肠道细菌抗原的单克隆体抗体固定在 10MHz 的石英晶体表面，检测细菌的范围达 $10^6 \sim 10^9$/ml。Cartert[57] 等运用相同原理快速检测霍乱弧菌，其最低检测限是 10^5/ml。

第十一节　离子通道生物传感器

Cornell 等人[56,57] 用电流的变化来描述离子通道上的生物结合，并以此为基础，设计研制了离子通道开关传感器（ICS）。

离子通道开关传感器的核心是一个在厚度约为 10nm 的金膜上通过自组装的方式形成的脂双层膜。此膜上排列着盐离子通道，并且上面装配特定的受体分子，可以通过如 Na^+ 和 K^+ 的单价阳离子。当施加一个约 50mV 的小电压后，离子流引起了金膜和电极之前的电流。当配体分子与受体分子相结合后，限制了膜上的离子通道的流动，引起离子通道的关闭，导致通过脂膜的电流发生了变化。通过检测电流的变化，便可实现对特定受体和配体相互作用的检测[58,59]（图 4 - 10）。

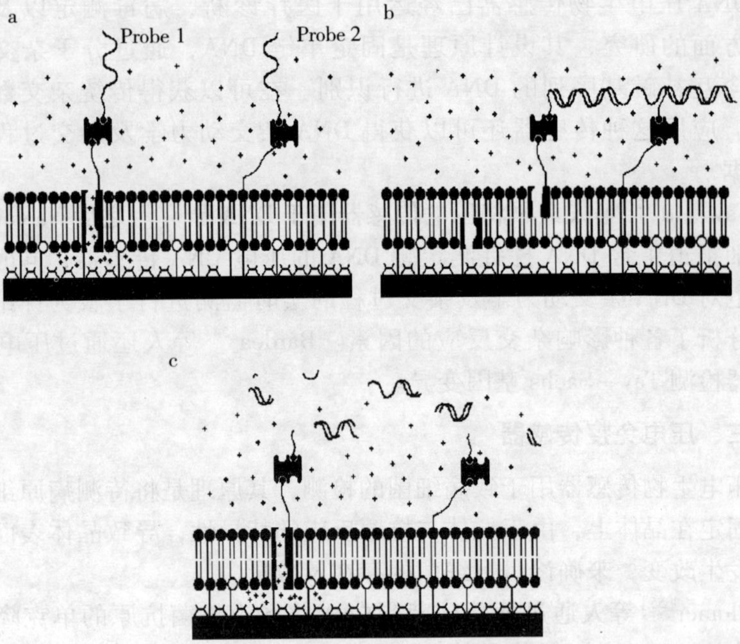

图 4－10　离子通道生物传感器将生物素化的 DNA 探针分子固定在受体上，离子通道保持打开

注：探针特异性识别 DNA 序列并产生交联，离子通道关闭。用核酸酶破坏特定 DNA 序列，探针恢复原状，离子通道打开

第十二节　绿色荧光蛋白（GFP）变构生物传感器

Yanagawa[60]等人借助蛋白质工程技术，在绿色荧光蛋白（GFP）表面发现了一个新的肽链装配区域。如果将特定受体蛋白质连接到此区域，GFP 构象会发生波动起伏，荧光强度也随之发生变化（图 4－11）。而当连接在 GFP 上的受体与其配体结合时，GFP 结构得到稳定，荧光强度也恢复正常。因此，通过检测 GFP 荧光的强弱，就能得知受体配体的相互作用信息。利用这一特性，GFP 分子可以被用作生物传感器，对各种相互作用的蛋白质分子对进行实时的免疫学检测。

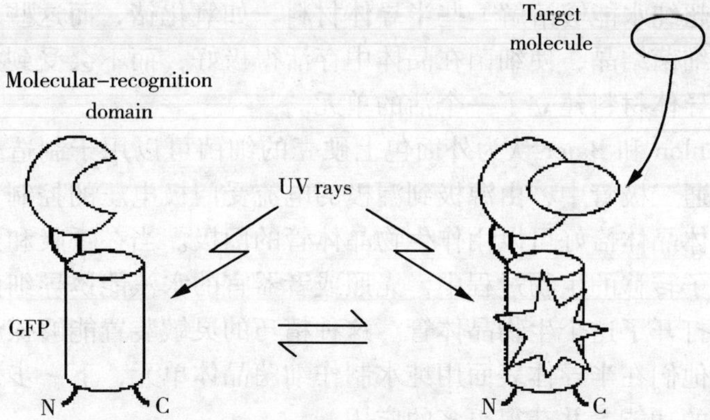

图 4－11　GFP 变构生物传感器原理示意图

注：将受体肽链接在 GFP 上，GFP 结构发生变化，荧光减弱；
结合在 GFP 上的受体识别配体，GFP 恢复稳定构象，荧光增强

用此传感器对 β 内酰胺酶进行检测，成功得到了与传统荧光方法所测得的反应动力学参数处于同一量级的结果。

第十三节　纳米孔生物传感器

Akeson[61,62] 等人设计了一种能在毫秒量级对单链 DNA 测序的纳米孔生物传感器。这种纳米孔生物传感器，是由能在细胞膜上产生七聚体孔道的一种细菌溶血素制成，由于孔道直径在 2nm 左右，因此只有单链的 DNA 和 RNA 能够通过。通过耦联一个电化学传感器，使得单链核酸的化学物理信号能够被转化为电信号。由于各种碱基通过纳米孔时所产生的离子电流有显著的差别，因此，只需检测离子电流，就能很容易地区分各种碱基，从而起到快速测序的目的。

第十四节　硅虫晶体管

美国和北爱尔兰的研究者偶然发现了一种活的半导体，它能够嗅出生物战所用的毒气[63,64]。这一发现竟来自科学家为消除计算机芯片生产线上的某些特殊细菌的屡屡失败。为消除这些微生物，研究者试用了从紫外线到强氧化剂，但是，细菌仍可幸存。这是因为，在清洗半导体

芯片时，超纯水能够溶解一些半导体材料，如氧化锗，而这些半导体材料会围绕细菌结晶，使细菌在晶体中存活得极好，而不会受到损伤。微生物用半导体材料建立了一个活的单元。

O'Hanlon 和 Baier 认为外面包上硬壳的细菌可以用于制造生物晶体管。在普通三极管中，由源极到漏极的电流受门极电压的控制。而这种细菌半导体晶体恰好可以用作生物晶体管的门极。当在呼吸和光合作用等产生电子转移的生物过程中，光照或者器官的水汽能诱导细菌产生电子，犹如打开了这个生物晶体管。这种精巧的灵敏装置能够探测到生物战毒气。他们在半导体表面用纯水制作细菌晶体单元，下一步是使它发挥晶体管的功能，并获得更多的应用。

第十五节 综 述

随着新型纳米材料和纳米技术的发展及对生物分子性质的认识深化，相信会有更多新颖的纳米生物传感器出现，其潜在的应用前景，将会在生物、医学、环境、健康和日常生活等愈来愈多的领域实现，并引起广泛的关注。

（靳 刚 牛 宇）

参 考 文 献

1. Hong Cai, Chun Xu, Pingang He, et al. Colloid Au-enhanced DNA immobilization for the electrochemical detection of sequence-specific DNA. J Electroanal Chem 2001, 510 (1-2): 78-85.
2. He P. A., Xu Y, Fang Y. Z., "A Review: Electrochemical DNA biosensors for sequence recognition", Anal Lett, 2005, 38 (15): 2597-2623.
3. Mehmet Ozsoz, Arzum Erdem, Kagan Kerman, et al. "Electrochemical genosensor based on colloidal gold nanoparticles for the detection of Factor V Leiden mutation using disposable pencil graphite electrodes", Anal Chem, 2003, 75 (9): 2181-2187.
4. Joseph Wang, Guodong Liu, Ronen Polsky, et al. "Electrochemical stripping detection of DNA hybridization based on cadmium sulfide nanoparticle tags", Electrochem Commun, 2005, 4 (9): 722-726.
5. Wang J., Liu G. D., Merkoci A. "Particle-based detection of DNA hybridization using electrochemical stripping measurements of an iron tracer", Anal Chim Acta,

2003, 482 (2): 149 - 155.

6. Wang J, "Electrochemical sensing of explosives", ELECTROANAL, 2007, 19(4): 415 - 423.

7. Britto P. J., Santhanam K. S. V., Ajayan P. M., "Carbon nanotube electrode for oxidation of dopamine", Bioelectrochemistry and Bioenergetics, 1996, 41 (1): 121 - 125.

8. Xin Yu, Debjit Chattopadhyay, Izabela Galeska, et al. "Peroxidase activity of enzymes bound to the ends of single-wall carbon nanotube forest electrodes", Electrochem Commun, 2003, 5 (5): 408 - 411.

9. Jianxiu Wang, Meixian Li, Zujin Shi, et al. "Direct electrochemistry of cytochrome c at a glassy carbon electrode modified with single-wall carbon nanotubes", Anal Chem, 2002, 74 (9): 1993 - 1997.

10. Safarik I., Safarikova M., "Magnetic nanoparticles and biosciences", Monatsh Chem, 2002, 133 (6): 737 - 759.

11. Richardson J., Hawkins P, Luxton, "The use of coated paramagnetic particles as a physical label in a magneto-immunoassay", Biosens Bioelectron, 2001, 16 (9 - 12): 989 - 993.

12. Mark Ming-Cheng Cheng, Giovanni Cuda, Yuri L Bunimovich, et al. "Nanotechnologies for biomolecular detection and medical diagnostics", Curr Opin Chem Biol, 2006, 10 (1): 11 - 19.

13. Nam, J. M., Thaxton, C. S., Mirkin, C. A., "Nanoparticle-based bio-bar codes for the ultrasensitive detection of proteins", Science, 2003, 301 (5641): 1884 - 1886.

14. Dimitra G. Georganopoulou, Lei Chang, Jwa-Min Nam, et al. "Nanoparticle-based detection in cerebral spinal fluid of a soluble pathogenic biomarker for Alzheimer's disease", P Nati Acad Sci USA, 2005, 102 (7): 2273 - 2276.

15. Y. R. Chemla, H. L. Grossman, Y. Poon, et al. "Ultrasensitive magnetic biosensor for homogeneous immunoassay", P Nati Acad Sci USA, 2000, 97 (26): 14268 - 14272.

16. Yoshihisa Suzuki, Masao Tanihara, Yoshihiko Nishimura, et al. "A new drug delivery system with controlled release of antibiotic only in the presence of infection", J Biomed Mater Res A, 1998, 42 (1): 112 - 116 OCT.

17. David H. Robbins, Inger Margulies, Maryalice Stetler-Stevenson, and Robert J. Kreitman, "Hairy cell leukemia, a B-cell neoplasm that is particularly sensitive to the cytotoxic effect of anti-Tac (Fv) -PE38 (LMB-2)", Clin Cancer Res, 2000, 6 (2): 693 - 700.

18. Sheldon Okada, Susan Peng, Wayne Spevak, and Deborah Charych, "Color and chromism of polydiacetylene vesicles", Accounts Chem Res, 1998,31(5):229-239.
19. Maxwell D. J., Taylor J. R., Nie S. M., "Self-assembled nanoparticle probes for recognition and detection of biomolecules", J Am Chem Soc, 2002, 124 (32): 9606-9612.
20. Tumbleweeds in the Bloodstreamm. http://science nasa. gov/headlines/y2004/28oct nanosensors. htm
21. Benoit Dubertret, Paris Skourides, David J. Norris, et al. "In vivo imaging of quantum dots encapsulated in phospholipid micelles", Science, 2002, 298(5599): 1759-1762.
22. Mingyong Han, Xiaohu Gao, Jack Z. Su et al. "Quantum-dot-tagged microbeads for multiplexed optical coding of biomolecules", Nat Biotechnol, 2001, 19 (7): 631-635.
23. Baoquan Sun, Wenzhang Xie, Guangshun Yi, Depu Chen, Yuxiang Zhou, Jing Cheng, "Microminiaturized immunoassays using quantum dots as fluorescent label by laser confocal scanning fluorescence detection", J Immunol Methods,2001,249(1-2):85-89.
24. Brian M. Lingerfelt, Hedi Mattoussi, Ellen R. Goldman, et al. "Preparation of quantum dot-biotin conjugates and their use in immunochromatography assays", Anal Chem, 2003, 75 (16):4043-4049.
25. Marcel Bruchez, Jr., Mario Moronne, Peter Gin, et al. "Semiconductor nanocrystals as fluorescent biological labels.", Science, 1998, 281 (5385):2013-2016.
26. Hahm J., Lieber C. M., "Direct ultrasensitive electrical detection of DNA and DNA sequence variations using nanowire", Nano Lett, 2004, 4 (1):51-54.
27. Patolsky F., Zheng G., Lieber C. M., "Nanowire sensors for medicine and the life sciences.", Nanomed, 2006, 1 (1):51-65.
28. Gengfeng Zheng, Fernando Patolsky, Yi Cui, et al. "Multiplexed electrical detection of cancer markers with nanowire sensor arrays", Nat Biotechnol, 2005, 23 (10):1294-1301.
29. Fernando Patolsky, Gengfeng Zheng, Oliver Hayden, et al. "Electrical detection of single viruses", P Nati Acad Sci USA, 2004, 101 (39):14017-14022.
30. Shawn D. Chen-Zhong LI, Yi-Tao LONG, et al. "M-DNA: a self-assembling molecular wire for nanoelectronics and biosensing", Anal Sci, 2003, 19 (1):23-26.
31. Tan W., Shi Z. Y., Smith S, "Submicrometer intracellular chemical optical fiber sensors", Science, 1992, 258:778-781.
32. Tan W., Shi Z. Y., Kopelman R, "Development of submicron chemical fiber optic

sensors", Anal Chem, 1992, 64 (23): 2985 - 2990.

33. Dinh T. V., Marie J. P., Cullum B. M., "Antibody-based nanoprobe for measurement of a fluorescent analyte in a single cell", Nat Biotechnol, 2000, 18 (7): 764 - 767.
34. Brian M. Cullum, Guy D. Griffin, Gordon H. Miller, et al. "Intracellular measurements in mammary carcinoma cells using fiberoptic nanosensors", Anal Biochem, 2000, 277 (1): 25 - 32.
35. Fergnson J. A., Boles T. C., Adams C. P., "A fiber-optic DNA biosensor microarray for the analysis of gene expression", Nat Biotechnol, 1996, 14(13): 1681 - 1684.
36. Yang J. L., Ono T., Esashi M, "Mechanical behavior of ultrathin microcantilever", Sens and Actu A-Phy, 2000, 82 (1 - 3): 102 - 107.
37. Moulin A. M., O'Shea S. J., Welland M. E., "Microcantilever-based biosensors", Ultramicroscopy, 2000, 82 (1 - 4): 23 - 31.
38. J. Tamayo, A. D. L. Humphris, A. M. Malloy, et al. "Chemical sensors and biosensors in liquid environment based on microcantilevers with amplified quality factor", Ultramicroscopy, 2001, 86 (1 - 2): 167 - 173.
39. J. Fritz, M. K. Baller, H. P. Lang, et al. "Translating biomolecular recognition into nanomechanics", Science, 2000, 288 (5464): 316 - 318.
40. Baselt D. R., Lee G. U., Colton R. J., "Biosensor based on force microscope technology", J Vac Sci Technol, 1996, B 14 (2), 789 - 793.
41. 靳刚，应佩青，纳米生物技术发展现状及展望，中国科技成果 2004，8：31 - 35
42. Ramsay G., "DNA chips: state of the art", Nat Biotechnol, 1998, 16: 40 - 44.
43. Schena M., "Quantitative monitoring of gene expression patterns with a complementary DNA microarray", Science, 1995, 270: 467 - 470.
44. 靳刚，蛋白质生物芯片，中国医疗器械信息 2002，8 (4): 24 - 25
45. Malmqvist M., "Biospecific interaction analysis using biosensor technology", Nature, 1993, 361: 186 - 187.
46. Merchant M., Weinberger S. R., "Recent advancements in surface-enhanced laser desorption/ionization-time of flight-mass spectrometry", Electrophoresis, 2000, 21: 1164 - 1167.
47. Wang Z. H., Jin G. "A label-free multisensing immunosensor based on imaging ellipsometry", Anal Chem, 2003, 75 (22): 6119 - 6123.
48. Macbeath G., Schreiber S. L., "Printing proteins as microarrays for highthroughput function determination", Science, 2000, 289 (5484): 1760.
49. Huang Y., Rubinsky B., "Flow-through micro-electroporation chip for high efficiency

single-cell genetic manipulation", Sens and Actu A-Phy, 2003, 104 (3): 205 - 212.

50. Wu T. Z., "A piezoelectric biosensor as an olfactory receptor for odour detection: electronic nose", Biosens & Bioelectron, 1999, 14 (1): 9 - 18.
51. Sung J. H., Ko H. J., Park T. H., "Piezoelectric biosensor using olfactory receptor protein expressed in Escherichia coli", Biosens & Bioelectron, 2006, 21 (10): 1981 - 1986.
52. NC Fawcett, JA Evans, LC Chien, et al. "Nucleic acid hybridization detected by piezoelectric resonance", Anal Lett, 1988, 21 (7): 1099 - 1104.
53. Su H., Chong S., Thompson M., "Kinetics of hybridization of interfacial RNA homopolymer studied by thickness shear mode acoustic wave sensor", Biosens & Bioelectron, 1997, 12 161 - 173.
54. Bardea A., Dagan A., Willner I, "Amplified electronic transduction of oligonucleotide interactions: novel routes for Tay-Sachs biosensors", Anal Chim Acta, 1999, 385 (1 - 3): 33 - 43.
55. Plomer M., Guilbault G. G., Hock B., "Development of a piezoelectric immunosensor for the detection of enterobacteria", Enzyme Microb Technol, 1991, 14 (3): 230 - 235.
56. B. A. Cornell, V. L. B. Braach-Maksvytis, L. G. King, et al. "A biosensor that uses ion-channel switches", Nature, 1997, 387 (6633): 580 - 583.
57. Woodhouse G, King L, Wieczorek L, et al, "The ion channel switch biosensor", J Mol Recognit, 1999, 12 (5): 328 - 34.
58. Lucas S. W., Harding M. M., "Detection of DNA via an ion channel switch biosensor", Anal Biochem, 2000, 282 (1): 70 - 79.
59. Aphrodite Anastasiadis, Craig J. Morton, Gert H. Talbo, et al. "Effect of linker length on avidin binding to biotinylated gramicidin A", Int J Pept Res Ther, 2006, 12 (3): 243 - 252.
60. Doi N., Yanagawa H., "Design of generic biosensors based on green fluorescent proteins with allosteric sites by directed evolution", FEBS Lett, 1999, 453 (3): 305 - 307.
61. Vercoutere W., Akeson M., "Biosensors for DNA sequence detection", Curr Opin Chem Biol, 2002, 6 (6): 816 - 822.
62. Deamer D. W., Akeson M. "Nanopores and nucleic acids: prospects for ultrarapid sequencing", Trends Biotechnol, 2000, 18 (4): 147 - 151.
63. 靳刚，应佩青，纳米生物技术，自然杂志 2001，23 (4): 211 - 214
64. Ananthaswamy A., Silicon bugs: They're half bacterium, half microchip, New Sci 2000, 167 (2251): 7 - 7

第五章 基于微纳加工技术的纳米生物传感器件

第一节 概 述

20 世纪 60 年代以来，随着半导体集成电路技术、微细加工技术等现代科学技术的发展，微小型化成为传感器件及系统的重要的发展方向。微型化不仅使得器件及系统的可靠性提高、功能增强、功耗减小，并且微纳加工技术可以实现批量化制造，使得加工效率提高、产品价格降低。

基于微纳加工技术的纳米生物传感器件是近 20 年来在微纳加工技术以及电子学、生物学、化学、物理学、材料学等多个学科交叉的基础上发展起来的一个新兴的高科技领域。纳米生物传感器件从根本上改变了传统生化分析的方式和效率，在疾病诊断、生物医疗、基因测序、法医鉴定、药物筛选、农业、环境等领域显示出巨大的应用前景。纳米生物器件的研究将为生命科学研究和医疗检测探索一种污染少、效率高、成本低、耗样量少、体积小的有效、便捷、先进的技术。

本章主要介绍微纳加工技术以及在此基础上发展起来的微纳米生物传感器、生物芯片等纳米生物器件。

第二节 微纳加工技术介绍

一、微纳加工技术的基本概念

微电子技术的巨大成功在许多领域引发了一场微型化革命，以加工微米（纳米）结构和系统为目的的微米（纳米）技术在此背景下应运而生。一方面人们利用物理化学方法将原子和分子组装起来，形成具有一定功能的纳米级结构，即“由小到大”（bottom - up）的方法；另一方面人们利用精细加工技术加工出微米级结构，即“由大到小”（top -

down）的加工方法。前者导致了纳米生物学、纳米化学等边缘学科的产生，后者则在微型机械制造领域开始了一场新的革命，导致了微电子机械系统（micro electro mechanical system，MEMS）技术的诞生。

（一）MEMS 技术

MEMS 通常称为微电子机械系统，在日本称为微机械（Micromachine），在欧洲称为微系统（Microsystem）。它是指可批量制作的、集微型机构、微型传感器、微型执行器以及信号处理和控制电路、直至接口、通信和电源等于一体的微型器件或系统。MEMS 是随着半导体集成电路微细加工技术和超精密机械加工技术的发展而发展起来的，包括微结构器件、微传感器、微执行器、微机械光学器件以及微系统等。

（二）NEMS 技术

纳电子机械系统（nano electro mechanical system，NEMS）是 20 世纪 90 年代末在 MEMS 技术的基础上提出来的一个新概念。它是指在特征尺寸和效应上具有纳米技术特点的一类超小型机电系统，一般指特征尺寸在 1 ~ 100nm，以纳米级结构所产生的新效应（量子效应、界面效应和纳米尺度效应等）为工作特征的器件和系统。从机电这一特征来讲，可以把 NEMS 技术看成是 MEMS 技术的发展。但是，MEMS 的特征尺寸一般在微米量级，其大多特性实际上还是基于宏观尺度下的物理基础，而 NEMS 的特征尺寸达到了纳米数量级，一些新的效应如尺度效应、表面效应等凸显出来。

微观世界的一些特性使 NEMS 和 MEMS 区别很大。首先，NEMS 器件可以提供很多 MEMS 器件不能提供的特性和功能，比如，超高频率、低能耗、高灵敏度、对表面质量和吸附性的前所未有的控制能力，以及在纳米尺度上的有效的驱动方式。但是在小尺度下产生的一些新的物理特性将影响器件的操作方式和制造手段。与 MEMS 工艺技术相比，NEMS 的研究涉及更广范围的材料和更高空间分辨率的制造工艺。

二、MEMS/NEMS 技术的特点

MEMS/NEMS 技术的目标是把信息获取、处理和执行一体化地集成在一起，使之成为真正的系统，因此它对信息技术的革命意义是不言而喻的。对于传统的“机械学”来说，MEMS/NEMS 技术不仅为之打开了“微 - 纳尺寸”新领域的大门，也是真正实现机电一体化的开始。因此 MEMS/NEMS 被认为是微电子技术的又一次革命。具体说来，MEMS/

NEMS 技术具有以下特点：

1. 微型化　MEMS/NEMS 器件体积小、质量轻、功耗低、惯性小、谐振频率高、响应时间短。例如，带纳米尺度硅尖的微悬臂梁、纳米器件等

2. 多样化　MEMS/NEMS 器件可以使用多种材料，其中基底材料包括硅、玻璃聚甲基丙烯酸甲酯、（polymethylmethacrylate，PMMA）、聚二甲基硅氧烷（polydimethyl - siloxane，PDMS）等；薄膜材料包括氮化硅、氧化硅、多晶硅、多孔硅、聚酰亚胺、金、铝等等；还可以包括形状记忆合金、磁性材料、压电材料等许多功能材料。工艺方面已经形成了硅基工艺与非硅基工艺相结合的一整套工艺体系。此外，MEMS/NEMS 是许多学科的交叉，包括电子学、机械学、材料学、制造学、信息与自动控制学、物理学、化学和生物学等学科，汇集了当今科学发展的许多尖端成果。

3. 集成化　采用 MEMS/NEMS 加工技术，可以把不同功能、不同敏感方向或致动方向的多个传感器或执行器集成于一体，或者形成微纳传感阵列、微执行器阵列甚至把多种功能的器件集成在一起，形成复杂的微系统。微传感器、微执行器和微电子器件的集成可制造出高可靠性和高稳定性的微纳电子机械系统。

4. 批量化　MEMS/NEMS 技术适合批量生产，如利用硅微加工工艺可以在同一硅片上同时制造出成百上千个微型器件，这大大降低了成本，同时提高了产率，因此有利于实现 MEMS/NEMS 产品的工业化规模经济。

5. 尺度效应现象　一般的 MEMS 器件大多还没有小到进入物理学中的微观范畴，因此经典物理学仍然成立，但在某些方面应用，某些运动规律发生改变。例如，MEMS 器件在微流体方面的应用，由于尺度的缩小，比表面积增大，流体力学的规律会出现一些变化。而对于 NEMS 器件而言，尺度效应是凸显，声、光、电磁、热力学等特性均会呈现新的尺度效应，对这些新效应的研究和利用是 NEMS 器件发展的关键。

6. 低功耗　MEMS/NEMS 器件具有较低的能耗与较高的效率。与宏观机械相比，低的能耗与较高的效率是它的一个显著特征。

三、典型的微纳加工技术

（一）体微加工技术　体微加工技术是一种制造三维微结构的方法。它按照预先设计的图形从基底（硅片等材料）开始，通过有选择

地不断去除不需要的部分制作出指定的微结构。体微加工技术的主体材料通常为单晶硅片，而材料去除的关键技术是选择性化学蚀刻（包括干法和湿法两类蚀刻）方法。由于蚀刻液对硅片具有不同的蚀刻力，故蚀刻方式又分为各向同性蚀刻和各向异性蚀刻。各向同性蚀刻是指蚀刻时蚀刻速率在各个方向上相同，各向异性的蚀刻速率则取决于多方面因素。体微加工技术在 MEMS 加工技术中最为成熟，并已广泛用于硅微加速度计、墨水喷嘴、微阀、悬臂、梁、微流体芯片等。

（二）表面微加工技术　表面微加工技术是指采用光刻等手段在基底表面进行微结构加工的方法，基底材料可以是硅片、玻璃、铝等，但基底只是作为衬底而不参与加工过程。表面微加工首先要进行薄膜的沉积和成型，然后再通过有选择性的蚀刻来去除牺牲层，保留余下的结构层。牺牲层是指在结构层下可以溶解的沉积薄膜，通常是二氧化硅，可用湿法进行蚀刻，牺牲层被蚀刻后，留下无支撑的微结构。

（三）键合技术　键合技术主要用于将加工出的微结构通过键合制成微器件。键合技术又分为硅熔融键合和静电键合。硅熔融键合是借助黏合剂通过化学反应在相邻硅原子之间产生共价键形成键合，静电键合是在静电作用下使紧密接触的界面在高温下发生化学反应形成化学键的键合。

（四）LIGA 技术　LIGA 技术首先由德国的 Karlsruhe 核技术研究所在 20 世纪 80 年代初提出。LIGA 是德文 Lithograpie（光刻）、Galvanoformung（电铸）和 Abformung（铸塑）三个词的缩写，它是指利用 X 线光刻技术，通过电铸成型和铸塑形成深层微结构的方法。由于 X 线的强穿透能力，用 X 线既可以获得毫米量级深度的曝光，又能保证微米量级的横向尺度的分辨率。由于其可以与传统 IC 工艺兼容，可以实现微机械和微电子的系统集成，而且该方法适合于批量生产，已经成为目前 MEMS 的主流技术。利用 LIGA 技术可以加工各种金属、塑料和陶瓷等材料，而且利用该技术可以得到高深宽比的精细结构，它的加工深度可以达到几百微米。LIGA 技术自开发以来得到了迅速发展，利用该技术已经开发和制造出了微齿轮、微马达、微加速度计、微射流计等。

（五）电子束曝光技术　电子束曝光技术是利用某些高分子聚合物对电子敏感而形成曝光图形的。与光学曝光不同，电子束曝光不需要掩模版实现，而是直接在抗饰剂层写出图形，同时它也是直接制作光学掩模版的主要工具。在今天纳米技术的时代，电子束曝光是一种不可或缺的加工手段，利用电子束曝光设备和特殊的抗饰剂工艺已经能够制作出小于10nm的精细结构，电子束直写的灵活性和高分辨率使它成为当今微纳米科学研究与技术开发的重要工具。

（六）聚焦离子束加工技术 聚焦离子束加工技术是指带电粒子在电场和磁场的作用下，将离子束聚焦到亚微米甚至纳米量级，通过偏转系统及加速系统控制离子束，实现微细图形的检测分析和纳米结构的无掩模加工。特别是近年来开发的聚焦离子束和电子束双束纳米加工技术，可以用于高强度聚焦离子束对材料进行纳米加工及扫描电子显微镜实时观察，开辟了从大块材料制造纳米器件、进行纳米加工的新途径。

（七）纳米压印技术 纳米压印技术是20世纪90年代中期开发出来的一种全新的纳米结构和图形的复制加工技术，其特点是具有超高分辨率、高产量、低成本。高分辨率是因为它没有光学曝光的中的衍射现象和电子束曝光中的散射现象；高产量是它可以像光学曝光一样并行处理，同时制作成百上千个器件；低成本是因为它不像光学曝光机那样需要复杂的光学系统或像电子束曝光机那样需要复杂的电磁聚焦系统。因此纳米压印技术可望成为一种工业化生产技术，开辟了各种纳米器件生产的广阔前景，纳米压印技术自开发以来成为微纳米加工技术方面一个最活跃的研究领域，并被用于硅场效应管、生物芯片、微波器件等的制作。

第三节 微纳生物传感技术

生物传感器是指以生物活性材料（酶、蛋白质、DNA、抗体、抗原等）为敏感膜，通过换能器将被分析样品的浓度转化为电信号的生物分析仪器。而微纳生物传感器是指采用微纳技术制造的一类新型的生物传感器。由于采用MEMS/NEMS技术制造，该类传感器具有体积小、功耗低、灵敏度高、样品用量少，制作方法与当前集成电路（IC）工艺兼容，可以实现批量生产等特点。

一、微电极生物传感器

（一）微电极生物传感器的原理 电极是微电极生物传感器的基本元件，是传感器生物敏感膜固定的载体以及实现信号转换的换能器。电极系统一般为三电极结构，包括工作电极（working electrode，WE）、参比电极（reference electrode，RE）、对电极（counter electrode，CE）也称辅助电极，其工作原理（图 5－1）。系统需要在一定的电压下工作，以使氧化还原反应在被研究的敏感表面进行，并在分析的溶液中产生电流。工作电极用来确定被研究的界面。参比电极的作用是保持恒定参考电位，不通过电流信号，通常用来测量工作电极电势的变化。对电极用来通过电流，此电流是工作电极上发生电化学反应的极化曲线。

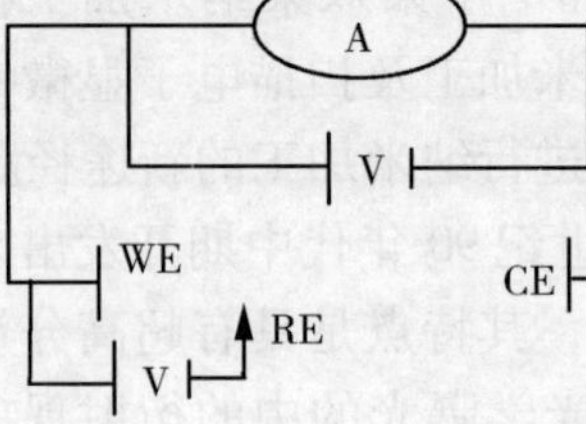

图 5－1　三电极系统工作原理

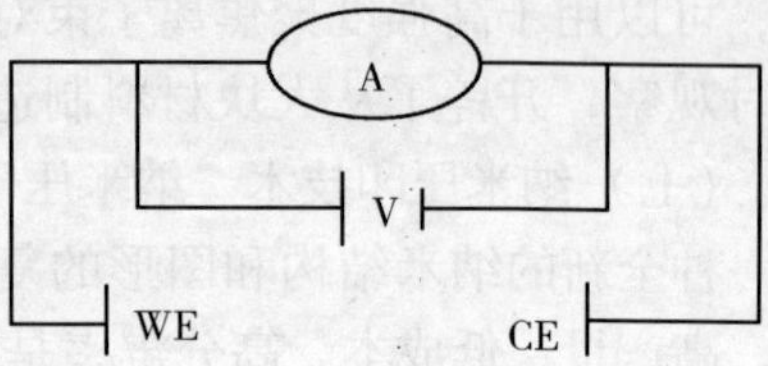

图 5－2　两电极系统工作原理

在待分析溶液的导电性较差或者反应系统产生的电流值较高（$>10^{-6}$A）的情况下，必须选用三电极系统。因为溶液电阻 R 与通过电流 I 较大时，溶液中的 IR 降不能忽略，且随电流值的变化而变化，致使工作电极的电位不能完全受外加电压的控制。因此为了使系统的电压完全加载在工作电极之上，保证工作电极电位的恒定，以驱使工作电极表面氧化还原反应的稳定进行，必须引入电位稳定且不随电流变化而变化的参比电极。

当电极系统所在的溶液为导电性较强的水溶液而非醇类等导电性差的有机溶液，或者当系统产生的电流信号幅值小于 10^{-6}A，简单的两电极系统，包括工作电极和对电极就足以满足需要（工作原理如图 5－2 所示），需要注意的是使用时最好适当增大对电极的面积以使对电极的阻抗忽略不计，从而忽略对电极表面的液接电势。

（二）微电极生物传感器的发展历程

电极型生物传感器始于 1962 年 Clark 提出的“酶电极”，这种“酶电极”是在传统的离子选择性电极上固定具有生物功能选择性的酶而形成，一方面利用了酶的催化过程和催化的专一性，另一方面利用了电极转换信号的功能，具有灵敏度高、选择性强的优点。1967 年，Updike 将葡萄糖氧化酶固定在氧电极上，使之可用来反复测量血糖。以后又设计出了能够测量尿素、胆固醇、青霉素、乙醇等的各种专用的生物传感器。1977

年后，又相继研究出微生物电极和可以测定抗原的免疫传感器。

随着纳米技术、微纳加工技术、微电子技术的发展，使制造微小电极成为可能，目前研制的微电极的尺寸已由毫米级向微米级甚至纳米级发展。微电极由于尺寸小，可用于微区以及痕量物质的检测，而且具有传质速率高、响应速度快的优点。微电极的诸多优越性使电极型传感器在生命科学领域具有广泛的应用。

（三）微电极生物传感器的微纳加工技术　通过 MEMS/NEMS 等微纳加工技术，可以将工作电极、对电极、参比电极制备于硅、玻璃、塑料、陶瓷等同一基底上。具体制备方法如下：

首先，对于硅基底需要在其表面生成绝缘层（氧化硅或者氧化硅－氮化硅）。氧化硅一般采用热氧化法生成，氮化硅一般采用低压化学气相沉积法制备。对于玻璃、陶瓷等非导电基底则可省去表面绝缘处理的步骤。其次，在基底上甩正性光刻胶，以光刻版作掩模对光刻胶进行曝光。之后，经过显影、坚膜工艺，在光刻胶上刻出电极图形，暴露出电极生长部位。然后采用溅射工艺沉积金属膜，并经剥离工艺将基底上的光刻胶去除，形成微电极。采用上述类似方法将电极进行部分绝缘，暴露出电极敏感部位，并将各部分导线引出，即制成微电极。最后通过在微电极工作电极的敏感表面修饰不同的敏感膜，微电极可实现对不同物质的检测。

（四）微电极生物传感器在生命科学中的应用

1. 酶电极　将酶固定在工作电极的敏感表面，利用酶对底物的催化作用，在电极表面产生电活性物质并发生化学反应产生可测电压或电流信号，即可实现酶电极对生物分子的检测。例如，将葡萄糖氧化酶固定在工作电极的表面，当葡萄糖氧化酶电极与测试溶液相接触时，葡萄糖氧化酶催化葡萄糖发生反应产生过氧化氢，过氧化氢在工作电极表面氧化释放电子，在两电极间形成电流。电流的大小与待测液中葡萄糖的浓度成正比，从而实现血糖浓度的检测。通过改变固定在工作电极表面的生物组分（如胆固醇酶、青霉素酶、脲酶等），可以实现对多种生物分子的检测（如，胆固醇、青霉素、尿素等），并且，微电极的阵列化集成结构可实现以上多参数并行的实时检测。

2. 免疫电极　免疫电极是利用抗原与抗体之间的特异性亲和作用实现对待测抗原或抗体的识别作用，同时利用酶标记抗体或抗原中酶对底物的催化作用以及电极的换能器作用，将生物信号转化为可测量的电流信号，实现对待测抗原或抗体浓度的检测。

免疫测定过程中有三个必要的试剂：①固相的抗原或抗体，即“免疫吸附剂”（immunosorbent）；②酶标记的抗原或抗体，称为“结合物”（conjugate）；③酶反应的底物。根据试剂的来源、标本的情况以及检测的具体条件，可设计出各种不同类型的检测方法。常用的酶免疫检测法主要有竞争法和夹心法两种。以抗原的检测为例，二者的原理分别如下所示：

（1）竞争法　竞争法测定抗原的过程如图 5－3A 所示：①过量的抗体包被在固相载体上；②待测抗原、酶标记抗原共同竞争包被在固相载体上的抗体；③结合在固相载体上的酶催化相应的底物，产生可测信号产物。

在这一反应过程中，产生可测信号产物的量与结合在固相抗体上的酶标抗原的量有关，而酶标抗原与固相抗体结合的几率受待测抗原含量的影响。待测抗原越多，竞争结合在固相抗体上的酶标抗原的量越少。因此，通过检测酶催化底物产生的信号产物的量，即可推算待测抗原的含量。

（2）夹心法　夹心法检测过程如图 5－3B 所示：①过量的抗体包被在固相载体上；②待测抗原与固相包被的抗体结合；③过量酶标记抗

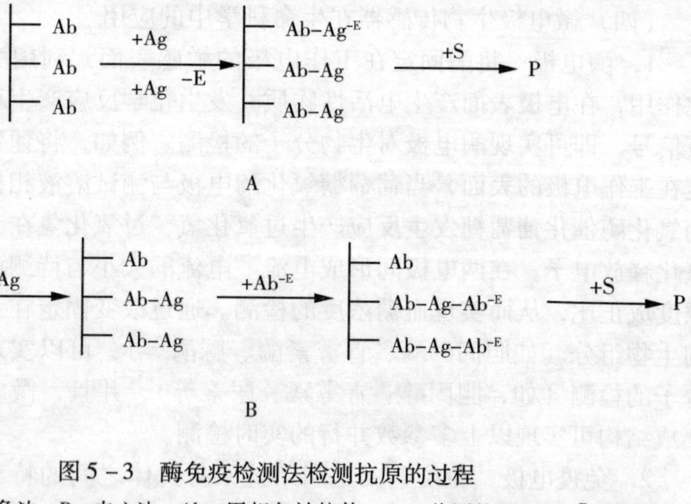

图 5－3　酶免疫检测法检测抗原的过程

注：A. 竞争法；B. 夹心法；Ab. 固相包被抗体；Ag. 待测抗原；Ab^{-E}. 酶标记抗体；S. 酶底物；P. 产物

体结合抗原，形成“固相抗体-待测抗原-酶标抗体”夹心复合物；④复合物上的酶标作用于相应的底物，产生可测信号产物。

在夹心法的反应体系中，待测抗原与酶标抗体进行特异性结合。溶液中待测抗原的量越多，结合在固相载体上的酶标抗体的量也越多，酶标量与待测抗原的量成正比。双位点夹心法具有很高的特异性，而且可以将受检标本和酶标抗体一起温育反应，作一步检测。

在检测过程中，当加入酶的底物后，对免疫微电极施加一定的工作电位，通过检测电极表面的氧化-还原电流，实现对待测抗原或抗体浓度的检测。

3. 胞外微电极阵列　胞外微电极阵列是指在玻璃或者硅基底上，用微纳加工技术将 Au、Ir 或者 Pt 等金属沉积其上形成电极和引线，采用钝化层保护引线，在电极上暴露与细胞接触区域，传输并记录细胞动作电位频率、幅度、波形以及速度等参数的细胞传感器[1]。它提供了一种长期无损监测细胞电生理活动的方法，通过高通量通道，把从具有电活性细胞构成的神经网络中获得的数据传输出来。由于其制作简单、生物相容性佳、可用传统显微镜观察等优点，目前在单细胞传感器研究领域得到了广泛应用。基于微电极阵列的细胞芯片，不仅能研究神经、心肌细胞生长和电信号传递过程，进行神经网络和其他细胞的电生理检测和分析，也将为仿生研究及药效评估提供重要的技术手段。

4. 活体微电极　由于微电极的体积很小，制成微探针后，可方便地插入活体而不损坏组织又不破坏体系原有的平衡，能适应动物体内错综复杂的生理环境。微电极能快速响应生物体内物质的瞬间变化，非常适合多巴胺（DA）、肾上腺素（E）等神经递质的测定，同时能够用于研究脑组织细胞、脊髓细胞、感觉器官内及心肌细胞中的 K^+、Na^+、Ca^{2+}、Cl^- 离子和乙酰胆碱等，所以微电极成为活体分析的重要工具。

二、离子敏场效应管型生物传感器

（一）离子敏场效应管型生物传感器的原理　离子敏场效应管（ISFET，ion sensitive field effect transistor）型生物传感器是一种对待测离子或生物分子具有选择敏感作用的场效应晶体管，既具有离子选择电极响应被测离子或生物分子的特性，又具有场效应晶体管的特性，是融合电化学理论、半导体理论以及集成电路技术的一类传感器。其结构示意图如图 5-4 所示[2]，

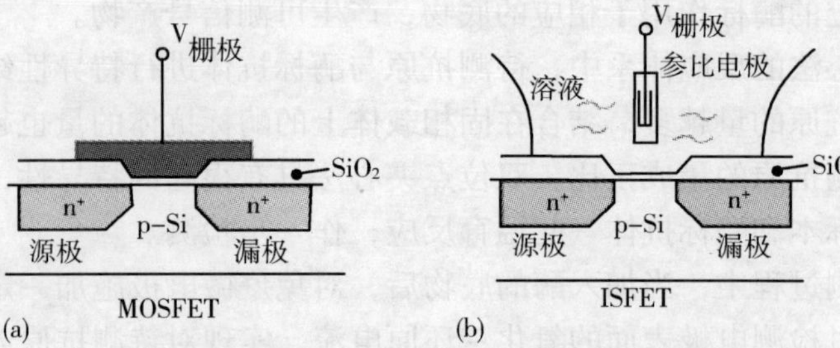

图 5-4　两种场效应管结构示意图

注：A. MOSFET 结构示意图；B. ISFET 结构示意图

ISFET 的基本结构类似于普通的金属-氧化物-半导体场效应晶体管（MOSFET），区别在于 ISFET 是将普通的 MOSFET 的金属栅去掉，栅介质（绝缘体氧化层 SiO_2 或 Si_3N_4/SiO_2）裸露或在上面涂覆一层对离子或生物分子具有选择性的敏感膜（如酶、抗体、抗原）。敏感膜直接与待测溶液接触，与外参比电极组成测量电池。栅极敏感表面与溶液间产生的界面势影响半导体的表面，进而影响强 ISFET 反型层中的载流子电荷密度发生变化，从而调制流过 ISFET 的漏源电流。敏感膜与溶液间的界面势与溶液中离子或生物分子的浓度有关，故可以利用 ISFET 的栅极敏感膜在不同溶液中形成不同的界面势，通过检测源漏电流的变化来检测溶液中的离子或生物分子的浓度，这就是 ISFET 工作的基本原理[3,4]，如图 5-5 所示。

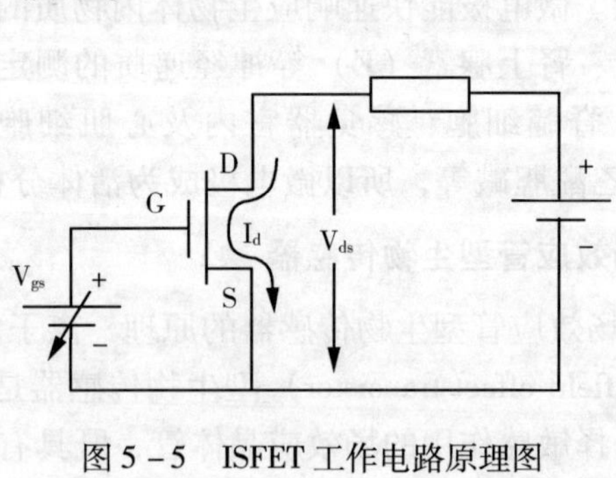

图 5-5　ISFET 工作电路原理图

（二）离子敏场效应管型生物传感器的发展历程

1970 年，Bergveld 将普通的 MOSFET 去掉金属栅极，让绝缘体

(SiO_2)直接与溶液接触，得到漏源电流与响应离子浓度呈线性关系，这种器件被称为ISFET[5]。后来为了改善其对H^+的敏感性，人们在SiO_2薄膜上生长一层Si_3N_4、Al_2O_3或者Ta_2O_5。为了使ISFET能够实现对其他离子的检测，研究人员在绝缘栅表面沉积不同的离子敏感材料，ISFET已能够实现对钾、钠、钙、氟、氯、溴、碘、氰、银、硫、铵等多种离子的检测。在对离子检测的基础上，对氨、硫化氢、氢、一氧化碳、二氧化碳、青霉素、抗原或抗体等进行检测的化学、生物传感器日益得到发展。

ISFET是由MOSFET衍变而来的，自FET型生物传感器出现，人们就意识到该类传感器与集成电路相兼容的先天优势。随着微电子学（尤其是CMOS技术）突飞猛进的发展，ISFET型生物传感器日益向微体积、高集成度方向发展。

（三）离子敏场效应管型生物传感器在生命科学中的应用　ISFET自身是一个基础性的化学传感器，能够对多种离子进行检测，因此在环境保护、化工、矿山、地质、土壤、水文以及家庭生活中应用。尤其是其微型化的特点，能够对生物体中的微小区域和微量离子进行检测，因此ISFET在生命科学领域中具有很强的生命力。

利用ISFET制作生物传感器有如下特点：①构造简单，便于批量制作，成本低；②属于固态传感器，机械性能好，耐震动，寿命长；③输出阻抗低，与监测器的连接线甚至不用屏蔽，不受外来电场干扰，测试电路简化；④体积小，可制成微型探测器，适合微量样品分析和活体内（in vivo）测定；⑤可在同一硅片上集成多种传感器，对样品中不同成分同时进行测量分析得到综合信息；⑥可以直接整合到电路中进行信号处理，是研制生物芯片和生物计算机的基础。

1. 对体液中无机离子的检测　体液中的无机离子（如H^+，K^+，Na^+，Ca^{2+}，F^-，I^-等离子）的微量变化都与身体某个器官的疾病有关，利用ISFET可以快速而准确地检测出微量体液中某种离子地变化。在临床医学中，常常需要对一种体液中的几种离子同时进行检测和监视，以实现快速诊断和及时治疗的目的。由于ISFET制备的批量化和体积的微型化，可以方便地实现多个传感器的集成，即可达到对多个离子进行检测的目的。

随着生理学和医学科学的发展，探测细胞间或细胞内离子浓度的要求越来越迫切，采用半导体集成电路技术和微纳加工技术所制成的微型

ISFET 探测器能够吞入、埋入或插入人和动物的活体组织内，在体内对某种离子活度响应变为调频或调幅信号发射出去，再由体外接收机接收，实现对体液中的某一种或几种离子进行长时间的监测。例如，把微型 ISFET 探测器吞入胃中可以监测胃液的变化；把微型 ISFET 探测器埋入牙齿中，可以连续测定口腔内齿垢中的 pH，以了解龋齿的活动情况。

2．对生物体液中酶的检测　对酶进行检测的酶 FET 是由 ISFET 和酶生物功能膜两部分构成的。酶生物功能膜是由含酶的有机薄膜或凝胶所形成。由于酶的催化作用，可使体液中待测的有机物或无机分子分解为 ISFET 能够响应的离子。由于酶的催化作用具有特异专一性，故酶 FET 具有高度的选择性。例如，脂蛋白酶 FET 与血液相接触时，绝缘栅功能膜中的脂蛋白酶可催化血液中的中性脂质生成甘油和高级脂肪酸，高级脂肪酸在水溶液中离解为离子，用 ISFET 来检测生成的离子，即可测定血液中的中性脂质浓度。如尿素酶 FET 与尿液相接触时，尿素酶催化尿素反应，引起溶液中相应离子浓度的变化，通过对相应离子的检测，就可以确定尿中尿素的含量。同样，采用葡萄糖氧化酶 FET，可以测定血液中葡萄糖的浓度。

3．对生物体液中抗原或抗体的检测　在 ISFET 绝缘栅的表面固定抗体或抗原，由于抗原抗体之间的特异性亲和作用，就形成了对相应抗原或抗体进行检测的免疫 FET。当 ISFET 与待测体液相接触时，抗原抗体之间形成复合物，引起的栅极膜电位的变化，因此，可借膜电位的变化求出被测抗原或抗体的浓度。例如，在 ISFET 的绝缘栅表面固定人免疫球蛋白抗体，就可检测人体液中免疫球蛋白的存在情况。再如，在 ISFET 的绝缘栅表面固定甲胎蛋白抗体，就可检测人体液中甲胎蛋白的浓度，从而实现对原发性肝癌的检测。

三、微悬臂梁生物传感器

（一）微悬臂梁生物传感器的原理　微悬臂梁为一端固定、一端悬空的单端固支梁的简单机械结构，其厚度一般为 0.2 ~ 1μm，宽 20 ~ 100μm，长 100 ~ 500μm。图 5 - 6 为微悬臂梁的结构示意图[6]。

悬臂梁有动态和静态两种工作模式。在动态工作模式下，当分子吸附于悬臂梁的顶端时，其谐振频率会发生变化，吸附物质的质量与频率的关系如（5 - 1）式[7]：

$$\Delta m = K/4\pi^2(1/f_1{}^2 - 1/f_0{}^2) \qquad (5-1)$$

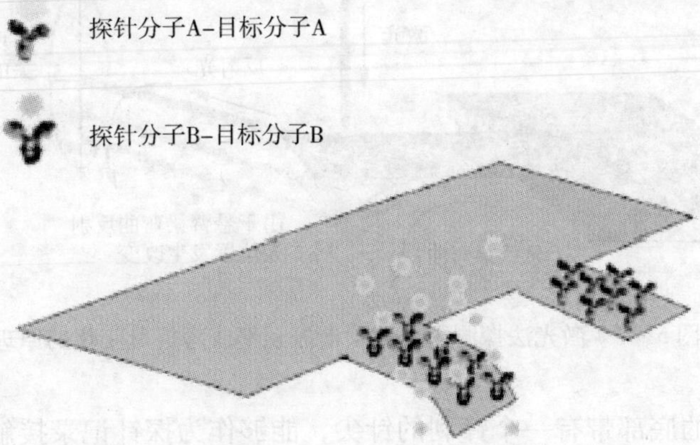

图 5-6　微悬臂梁的结构示意图以及进行生物分子检测的原理

其中 K 时悬臂梁的弹性常数，f_0、f_1 分别为吸附前后悬臂梁的谐振频率。谐振频率的变化可采用激光探测、电容探测或压阻探测等方法来实现检测。

对于静态的工作模式，当分子吸附后，悬臂梁受到压力会发生弯折，弯折量 Δz 近似为[8]：

$$\Delta z \cong \frac{3\ (1-v)\ L^2}{Et^2}(\Delta\sigma_1 - \Delta\sigma_2) \qquad (5-2)$$

其中 E 为杨氏模量，v 为泊松比，t 为梁的厚度，L 为梁的长度。$(\Delta\sigma_1 - \Delta\sigma_2)$ 代表梁受到的压力变化。Δz 可由激光法或静电电容法来检测。

根据谐振频率或弯折量的变化就可以得出参与反应的物质的量，从而实现对生物分子的检测。例如采用激光法探测时，将激光束聚焦在悬臂梁的顶端，反射光束由与位置相关的光敏探测器（如光敏二极管阵列）进行接受，不同区域光敏探测器输出信号的变化（如光敏二极管电流密度的变化）即反映了悬臂梁的谐振频率或弯折量的变化情况，检测原理如图 5-7 所示[9]。

（二）微悬臂梁生物传感器的发展历程　微悬臂梁最初是作为是感应力的探针应用于原子力显微镜中，外形类似于老式留声机的唱针，其

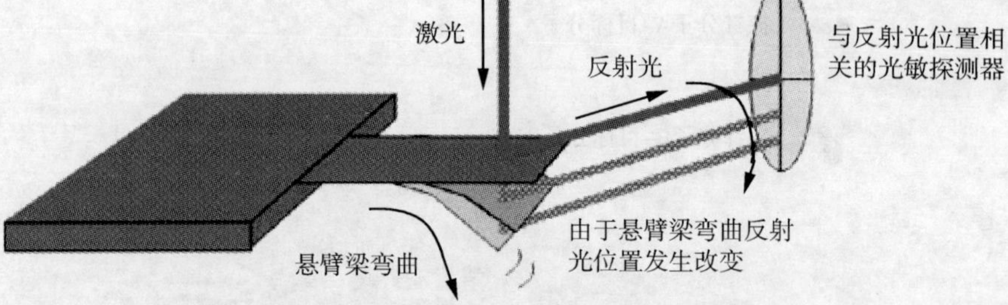

图 5－7 激光法探测微悬臂梁谐振频率或弯折量变化的原理

悬空一端的底部带有一个锋利的针尖，能够作为探针记录接触表面微观形貌的变化。1994 年，美国橡树岭国家实验室以及 IBM 苏黎世实验室的两个研究小组，分别利用这种探针结构开创了一类新型的传感器——微悬臂梁式传感器。作为传感器，可省去悬空一端的针尖，只留下悬臂结构。研究发现微悬臂梁能够感应微小热量的变化，灵敏度高达千万亿分之一焦耳；微悬臂梁能够感应微小质量的变化，性能明显优于传统的石英晶体微天平（QCM）以及表面声波（SAW）传感器。这些研究成果以及微悬臂梁在原子力显微镜中的应用使得微悬臂梁作为一类新型的物理、化学传感器得到了更多研究者的关注。此后的研究发现微悬臂梁具有更多的功能及独特的优越性，其在环境以及生物医学领域具有极大的应用潜力。

（三）微悬臂梁生物传感器的微纳加工技术　应用于原子力显微镜中的微悬臂梁以硅、氮化硅为材料，采用微纳加工技术的光刻、刻蚀、薄膜沉积等体加工工艺和表面加工工艺实现制备。

近年来，研究者采用高性能的敏感材料取代硅基材料制备悬臂梁，以优化微悬臂梁的工作模式，进一步提高传感器的灵敏度。例如，M. Calleja[10] 等用 SU－8 胶为原料制备了悬臂梁，制备方法如图 5－8 所示：

SU－8 聚合物的杨氏模量为 5GP，比硅小 40 倍，根据（5－2）式，该梁相对于硅材料制备的梁具有较高的灵敏度。同时由于 SU－8 胶具有易于成型、制备简单的优点，便于制备梁的阵列结构，实现多参数的测量。此外由于 SU－8 抗化学腐蚀的特点，较适合用于生物分子的检测。

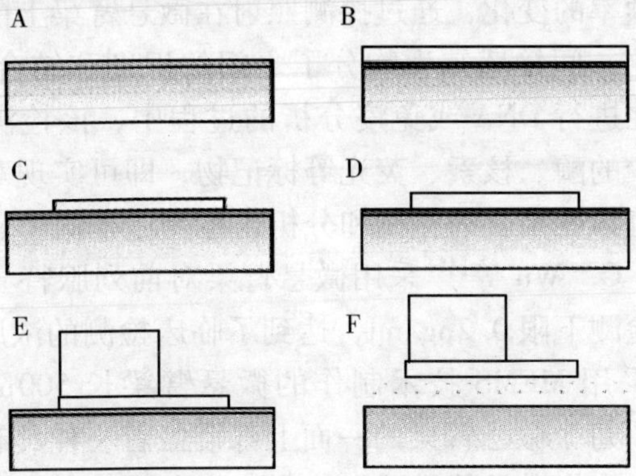

图 5-8　由 SU-8 制备悬臂梁的过程[10]

注：A. 在 Si 基底上蒸发牺牲层 Cr/Au/Cr (5nm/50nm/50nm)；B. 甩第一层 SU-8 胶；C. 曝光显影出梁的图形；D. 蒸发金属层 Ti/Au，用于固定生物分子、反射激光；E. 用 SU-8 光刻制备出 400μm 的结构层用于支撑梁；F. 用铬腐蚀液腐蚀牺牲层释放出结构

（四）微悬臂梁式传感器在生命科学中的应用

微悬臂梁是一种高灵敏度的传感器，能够感受周围温度、湿度以及压力的变化，可用于液态或气态环境检测。通过对其表面进行不同的修饰，微悬臂梁可实现不同类物质的检测。

1. 气体污染检测　利用吸附物质质量的变化引起悬臂梁谐振频率或弯折量的改变，微悬臂梁式传感器可用于环境中如汞蒸汽[11]、硫醇类气体[12]或水蒸气[13]等的检测。T. Thundat 等在微悬臂梁的表面沉积金膜，当环境中存在汞蒸汽污染时，汞蒸汽被悬臂梁表面的金膜所吸附，引起悬臂梁共振频率的改变，通过检测悬臂梁共振频率的变化能够检测到 10^{-12}g 微小质量的变化。P. G. Datskos 等基于悬臂梁的静态工作模式，通过检测微悬臂梁弯折量的变化，对环境中的硫醇类气体进行检测，检测浓度下限可达 5×10^{-8} (v/v)。

2. 生物分子检测　通过在悬臂梁的上层表面修饰不同的生物敏感膜材料，如 DNA 片段、抗体、受体、酶等，悬臂梁可用于检测 DNA、抗体-抗原的特异性结合、受体-配体的结合以及酶活性等。DNA 之间的杂交或抗体与抗原之间的特异性结合能够转换为微悬臂梁的微小弯曲变形或谐振频率的变化，通过探测照射在微悬臂梁上的光束的偏转或检测频率的变化，间接感知生物分子之间的识别和结合[14]，检测灵敏度可达纳米。在进行 DNA 或免疫分析的过程中，该检测方法无需传统方法中必不可少的酶、核素、荧光等标记物，即可实现对核酸分子杂交或抗体与抗原特异性结合的检测和分析，检测过程简单、快速，同时降低了检测成本。G. Wu 等[15]采用微悬臂梁对前列腺特异性抗原进行无标免疫检测，检测下限 0.2ng/ml，达到了临床检测的浓度要求。

Fritz 等人采用 MEMS 技术制作的微悬臂梁长 500μm，宽 100μm，厚度小于 1μm，每个微悬臂梁的一面上都覆盖着一种具有特异性识别能力的生物分子，当将微悬臂梁浸入待测溶液中时，溶液中相应的底物分子与微悬臂梁上的生物分子相结合，分子之间的作用力引起梁表面张力发生变化，进而使微悬臂梁弯曲变形。另外，可以将多个微悬臂梁组成平行的微悬臂梁阵列结构并进行集成，从而做到同时检测和分析多种不同生物分子之间识别及结合的信息。

微悬臂梁式传感器的灵敏度极高，因此在检测过程中易受周围环境的影响，尤其是当对液相成分进行分析时，溶液中的非特异性物质会与悬臂梁的表面发生反应，从而给检测结果带来偏差。因此可以设计悬臂梁的差分阵列结构，以减少干扰。

四、声波生物传感器

声波生物传感器是利用压电材料的压电效应产生频率在 $10^6 \sim 10^9$Hz 范围内的弹性波，同时利用弹性波作为传感工具来测量生物量的器件。当声波在材料内部或表面进行传播时，传播途径特性的任何变化都将影响声波的传播速度和（或）幅度。通过测量传感器的振动频率或相特征可以监测传播速率的变化，根据这种变化与待测量之间的关系可以测定待测量。声波传感器所用的压电材料包括石英晶体、铌酸锂晶体、压电陶瓷等体材料，以及氧化锌、氮化铝、PZT 等薄膜材料。

声波传感器分为体声波和表面声波传感器两种。其中体声波是指通过基体传播的波，表面声波是指在基体表面传播的波。

（一）体声波生物微传感器　体声波生物传感器是一种质量测量式生物传感器。最常用的压电材料是石英晶片，常被称为石英晶体微天平（QCM）。石英晶片在振荡电路中振荡时有个基础频率，当待测物与石英晶片上的物质发生结合或反应时，导致石英晶片总质量的改变，晶片的振荡频率发生相应的改变，质量的变化量 Δm 与振荡频率的偏移量 Δf 的关系满足 Sauerbery 方程

$$\Delta f = -\frac{1}{\rho_m k_f} \cdot f_0^2 \cdot \frac{\Delta m}{A} \qquad (5-3)$$

其中，f_0 是石英晶体在吸附物质前的谐振基频（MHz）；ρ_m 为石英密度 2.648g/cm^3；μ_0 为 AT 切割晶体的切变模量 29.47GPa；A 为晶体表面积（cm^2）。将常数代入，

$$\Delta f = -2.26 \times 10^6 f_0^2 \Delta m / A \qquad (5-4)$$

当样品中的抗原或抗体与固定在 QCM 电极上的抗体或抗原结合时，质量的增加，晶片的振荡频率降低，其降低值与吸附抗原或抗体的量相关。因此 QCM 无需标记即可实现 DNA 或蛋白质等生物分子的检测。然而由于石英晶片难于集成，不易实现生物分子的并行检测。

（二）表面声波生物微传感器　最简单的表面声波（SAW）器件是采用光刻、薄膜沉积等微纳加工工艺，在压电基板（常用石英或铌酸锂）上制备一对叉指电极（IDT），一个用作发射器，一个用作接收器，如图 5-9 所示[16]。声波沿着基板的表面传播，当基板表面的诸如质量、黏弹性、电导率、介电常数或温度等性质发生变化时，SAW 的波速和振幅会发生变化，这种变化能通过表面声波器件谐振频率的变化反映出来：

$$\Delta f = (k_1 + k_2) f_0^2 \Delta(\rho_m d) \qquad (5-5)$$

其中 $(\rho_m d)$ 是单位面积的质量（d 是覆盖层的厚度，ρ_m 是密度），随被测物理量的变化而改变；k_1、k_2 为材料常数。由于表面声波传感器

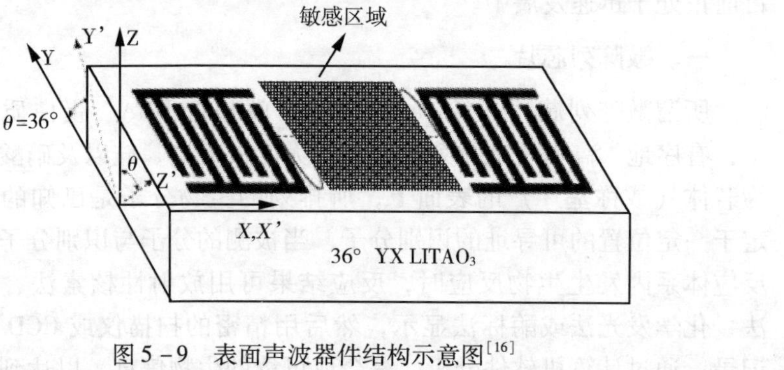

图 5-9　表面声波器件结构示意图[16]

在比 QCM（10MHz）高得多的频率下工作（GHz），因此具有更高的质量分别率。此外表面声波微传感器与 QCM 相比可有更小的体积和更低的成本。

在表面声波器件上覆盖一层软的高分子薄层，固化生物分子敏感膜，即可形成表面声波生物微传感器，实现对生物分子的无标检测。

第四节 生物芯片

所谓的生物芯片是相对于计算机芯片而言的，计算机芯片可以处理电子信息，而生物芯片处理的是生物分子携带的信息。生物芯片的发展可以说是随着基因组计划的提出而发展起来的。由于最初的生物芯片主要目标是用于 DNA 序列的测定，基因表达谱鉴定和基因突变体的检测和分析，所以它又被称为 DNA 芯片或基因芯片。但是随着微纳加工技术的介入，生物芯片技术得到了迅速的发展，其概念也被拓展和延伸。一些科学家认为，微处理器使我们的经济发生了根本改变，给人类带来了巨大的财富、改变了我们的生活方式。然而，生物芯片给人类带来的影响可能会更大。生物芯片的发展可能是硅片的第二次革命，将会对电子工业产生巨大的影响，会成为 21 世纪的主导产业之一。目前，世界各国都投入了相当大的财力和物力进行研究和开发。

生物芯片主要包括微阵列芯片和微流体芯片两种类型，前者是以静态亲和杂交技术为基础，主要有基因芯片、蛋白质芯片、细胞芯片、组织芯片等形式，目前已经深度产业化；后者是以微流体控制技术为基础，主要有毛细管电泳芯片、PCR 反应芯片以及集成诊断芯片等形式，目前正处于迅速发展中。

一、微阵列芯片

所谓微阵列芯片（Miroarray chip）就是将 DNA、蛋白质等生物分子，有序地、高密度地排列在面积不大的以玻璃、硅以及硝酸纤维膜等为载体（或称基片）的表面上，所排列的生物分子是已知的并且是固定于一定位置的可寻址的识别分子，当被测的分子与识别分子在一定的反应体系内发生生物反应时，反应结果可用放射性核素法、化学荧光法、化学发光法或酶标法显示，然后用精密的扫描仪或 CCD 摄像技术记录。通过计算机软件分析，综合成可读的生物信息。以达到快速、准确、高效地分析生物信息的目的。按照所固定的生物分子不同，可以将其分为 DNA 芯片、蛋白芯片、细胞芯片等。

微阵列芯片的制备方法主要有原位合成法、机械点样法、分子印章法等。以 Affymetrix 公司始创的光寻址原位合成法（light - directed synthesis）[17] 为例，它是半导体硅片光刻技术与传统的核酸人工固相合成技术相结合的产物。其主要步骤如图 5 - 10 所示：首先使基质材料羟基化，并用光敏保护基团将其保护起来。每次选取适当的掩模使光选择性通过，基质材料上被光照射到部位的羟基失去保护，得以和单体分子的一端发生聚合反应。单体分子的另一端经过特别设计带有光敏保护基，因此，通过更换掩模板以及下一次所用单体的种类和反应次序，就可以连续实现在特定位置上合成大量预定序列寡核苷酸的目的。利用该方法可以用较少的步骤合成大量的探针阵列，并且可以制作出高密度的微阵列芯片。

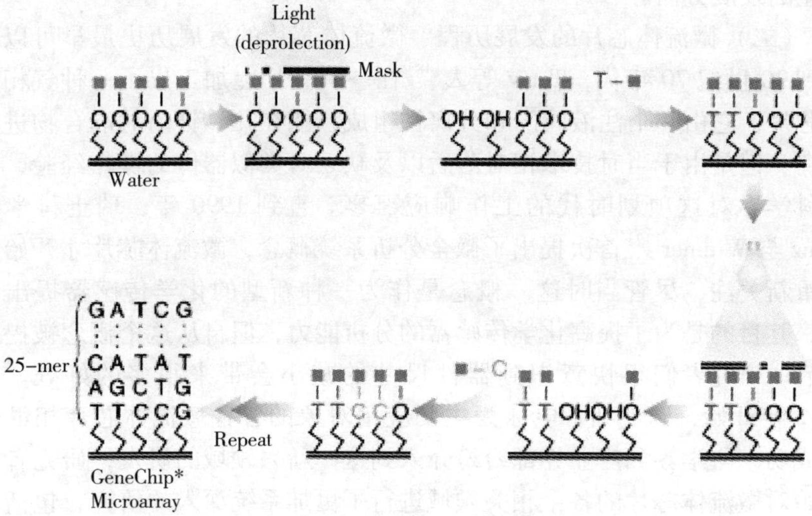

图 5 - 10　Affymetrix 公司的微阵列芯片制造原理示意图

微阵列芯片分析实际上也是生物传感器分析的组合。芯片点阵中的每一个单元微点都可以是一个生物传感器的探头。生物传感器技术的精髓往往都被应用于芯片的发展。阵列化检测可以大大提高检测效率，减少工作量，增加可比性。所以微阵列芯片技术也是生物感器集成技术的发展。

二、微流体芯片

（一）微流体芯片的基本原理　微流体芯片是指通过微纳加工和微电子技术在固体芯片表面构建微型生物、化学分析单元和系统，以实现对无机离子、有机物质、蛋白质、核酸以及其他生化组分的准确、快速和大信息量的检测。通常也称为芯片实验室（lab－on－a－chip，LOC）或者微全分析系统（micro total analytical system，μTAS），微流体芯片的发展目标是最大限度地把传统生化实验室的功能都转移到微芯片上来完成。实质上讲，微流体芯片就是一种微型化了的生化分析仪器，它在生物分析仪器微型化、集成化和便携化等方面具有巨大的应用潜力。由于它具有成本低、高通量、分析过程自动化、分析速度快、试剂消耗少、易于集成化等许多优点，目前已经成为 MEMS/NEMS 领域和生命科学领域最活跃的研究前沿，代表着未来生物分析仪器走向微型化、集成化的发展方向。

（二）微流体芯片的发展历程　微流体芯片的发展历史最早可以追溯到 20 世纪 70 年代，Terry 等人[18]在一块硅片上加工出了一种气相色谱芯片，它由一个注液阀门和分离柱组成，能在几秒钟内对混合物进行分离。但是由于当时技术相对落后以及缺乏对类似器件的操作经验，整个科学界对这项划时代的工作响应寥寥。直到 1990 年，瑞士科学家 Manz 与 Widmer[19]首次提出了微全分析系统概念，微流体芯片才开始又被重新关注，尽管当时这一概念是作为一种新型的化学传感器提出来的，其目的是为了提高化学传感器的分析能力，但自从这个概念被提出之后，研究者们很快意识到器件尺寸的减小会带来很多的好处。自 1992 年开始，以毛细管电泳为主要应用对象的各种微流体芯片相继开发成功，科学界和产业界都纷纷介入到这一新兴领域的研发，研究者们开始对微流体芯片的各个相关领域进行了更加系统深入的研究，包括美国、英国、日本等在内的许多发达国家都纷纷投入巨资支持微流体芯片的基础与应用研究，同时各种新方法、新工艺、新材料也不断地获得开发和应用，许多世界著名仪器公司包括安捷伦、岛津、日立等都有相应的产品和系统投入市场。为了促进微流体芯片领域的学者进行交流，首届国际微全分析系统学术会议于 1994 年在荷兰 Enschede 举行；我国于

2002年7月在北京举行了首届全国微全分析系统会议，这一切都表明微全分析系统的研究已经进入了一个飞速发展的阶段。

（三）微流体芯片的分类　微流体芯片发展的最终目标是实现生化样品的微全分析，即把样品处理、生化反应和结果检测等3个典型的步骤全部集成在微芯片上完成，所以根据芯片的功能不同可将其分为样品处理芯片、生化反应芯片和结果检测芯片等3种类型。另外，根据芯片的材料特征不同，可以将微流体芯片分为硅基芯片、玻璃芯片、石英芯片、高分子聚合物芯片、硅－玻璃复合芯片、玻璃－高聚物复合芯片等类型。

（四）微流体芯片的加工材料

1．硅　硅材料具有良好的化学惰性和热稳定性，它在半导体和集成电路上得到了广泛的应用，微电子技术发展到今天，硅的微细加工技术已经非常成熟，因此在微流体芯片发展的初期，硅材料作为构建微流体芯片的首选材料而被广泛使用。但是随着研究的不断深入和应用领域的不断拓展，它表现出了不同程度的局限性：硅材料属于半导体，不能承受高电压，此外，硅材料不透明，与光学检测技术不兼容。目前硅材料主要用于加工微泵、微阀等流体控制器件以及微流体芯片模具等。

2．玻璃和石英　玻璃仪器是当前生化实验室中最常用的一种器皿，玻璃和石英材料都具有很好的电渗性质和优良的光学性质，所以无论是从其物理性质还是化学性质来讲，都非常适合制作微流体芯片，玻璃目前也是微流体芯片加工材料中使用比较普遍的一种，但是它的光刻和蚀刻技术工艺复杂、费时，制作成本过高，这些因素一定程度上制约了玻璃微流体芯片的应用与推广。

3．高分子聚合物　高分子聚合材料是一类种类繁多、性质各异的聚合物，由于高分子聚合物微流体芯片具有制作工艺简单、加工成本低等许多优点，目前已经成为微流体芯片的主要材料，作为构建微流体芯片的基质材料，高分子聚合物必须具有良好的光学性质、稳定的化学性质等材料特征，较常用的高分子聚合物包括PDMS、PMMA等。

目前，PDMS是高分子聚合物微流体芯片中使用最多的芯片材料之一，作为一种优良的微流体芯片材料，PDMS材料具有以下突出的特性：良好的电绝缘性，可以应用于各种微流体电泳芯片的制作；热稳定性高，适合加工PCR反应芯片；具有很高的生物相容性和气体通透性，可以用于制作细胞培养芯片；同时具有优良的光学特性，适合于各种光学检测系统；弹性模量低，适合于制作微流体控制器件，如泵膜等。此外，PDMS 微流体芯片封装方式简单，可以进行可逆封装和不可逆封装。

（五）微流体芯片的微纳加工技术

1. 玻璃或硅基微流体芯片的微纳加工技术　微细加工技术是微流体芯片发展的前提条件，微流体芯片的制作技术首先起源于制造半导体及集成电路芯片所广泛采用的光刻和蚀刻技术，目前已经广泛地用于硅片、玻璃和石英等基质材料上微流体芯片的制作。以玻璃微流体芯片为例，其典型的微加工工艺如图 5 - 11 所示[20]：首先在玻璃芯片上镀一层金属层，然后用甩胶机均匀地在芯片表面涂敷一层光刻胶，接下来用制作了微流体芯片图案的掩模板做掩模在紫外光下曝光，曝光后对光刻胶进行显影。上述工作完成之后，用玻璃腐蚀剂对芯片进行蚀刻，蚀刻完成后，去除剩余的光刻胶和金属层便可获得所需的芯片微细结构，最后把刻蚀有微通道的玻璃片与另一块平整的玻璃片密封即得到玻璃微流体芯片。该工艺流程比较成熟，重复性较好，适宜批量生产，但是该加工技术的工艺周期长、制作成本高。

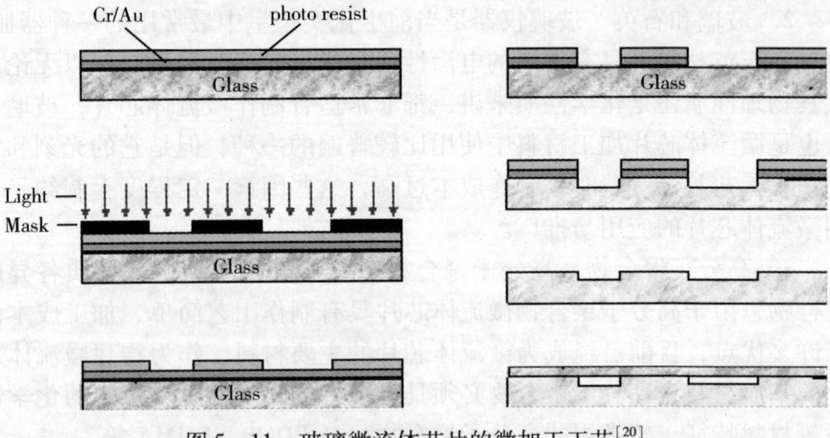

图 5 - 11　玻璃微流体芯片的微加工工艺[20]

2. 高分子聚合物微流体芯片的微纳加工技术　使用玻璃、硅基材料加工微流体芯片虽然工艺技术成熟，但是存在周期长、加工成本高的问题，而使用高分子聚合材料加工微流体芯片则具有很大的成本优势，有利于芯片降低成本，实现芯片的一次性使用以避免交叉感染，因此近几年来，利用高分子聚合材料制备芯片的报道越来越多。与硅片、玻璃材料不同的是，可用于微流体芯片加工制作的高分子聚合物种类繁多，而且各材料之间的物理化学性质差别很大，所以它们的微加工技术表现出了一定的多样性，目前主要有浇注法、热压法、LIGA 技术、激光烧蚀技术等。

浇注法是指通过光刻掩模技术制得凸起的微流体芯片阳模，然后在阳模上浇注液态的高分子聚合物，当高分子聚合物完全固化后将其与阳模剥离即可得到具有微流体网络的基片，适宜采用浇注法的高分子材料必须具有很低的黏度和很低的固化温度，如环氧树脂、聚四氟乙烯、PDMS 等材料。采用浇注法制作高分子聚合物微流体芯片主要包括模具的加工和芯片的注塑两部分，根据对通道的尺度和精度的不同要求，可以使用不同的技术来制造模具。对于加工尺寸较大的模具（$>100\mu m$），利用计算机数字控制法（CNC）加工出的不锈钢模具就足以满足要求了；对于加工尺寸较小的模具（$<100\mu m$），可以先在硅片上甩上光刻胶，然后利用光刻技术对光刻胶进行腐蚀得到所需结构，最后在上面电镀上金属材料（如镍或镍－钴合金）制得模具；对于加工具有更精细结构的模具，则需要使用 LIGA 技术。LIGA 技术使用同步加速器产生光刻用的 X 线，然后进行电镀处理得到模具。在浇注芯片前，为了防止产生气泡，通常会对液态的高分子预聚合物进行脱气处理，然后浇注在模具上固化成型。

热压法也是一种需要阳模的微流体芯片制造技术，该技术主要利用了高分子聚合物的玻璃转化温度。该方法主要应用于热塑性材料的加工，如 PMMA 和聚碳酸酯（polycarbonate，PC）等。其典型的微加工工艺是：首先制得微流体芯片的模具，然后把一块平整的热塑性材料如 PMMA 板盖压在模具上，为了均匀施加压力，通常把 PMMA 板和模具夹在两块玻璃之间，接下来把它们转入到温度可调控的高压装置中，施加高压并缓慢把温度抬升到 135℃左右，这样模具上的图案即可印制到 PMMA 板上去，与浇注法相比，热压法制得的微通道重复性较差，而且管道易产生变形，操作条件相对苛刻。

激光烧蚀（laser ablation）是一种新型的微细加工技术，它是通过吸收短波长的激光脉冲来打破长链聚合物的共价键，形成分解的聚合物片段，适宜激光烧蚀加工的材料有 PMMA、聚苯乙烯、硝化纤维等。实验时根据掩板的设计，通过 x→y 方向控制激光的位置，得到不同形状尺寸的微孔穴和微通道。

（六）微流体芯片在生命科学中的应用　微流体芯片作为一种新兴的生化分析技术，目前已在临床诊断、食品安全、环境监测等领域显示出了广阔的应用前景。现在就微流体芯片在生命科学领域的一些典型的应用作一个简要介绍：

1. DNA 分析　基因检测技术作为一种高效的研究工具在生物医学领域有着举足轻重的地位，尤其是在遗传物质水平上揭示疾病的发病机制、病程、预后等有着重要的临床意义。微流体芯片最早的应用领域就是 DNA 分析。通常的 DNA 分析包括 DNA 样品提取、PCR 扩增以及检测等三个典型的分析步骤。

DNA 样品提取是 DNA 分析中非常关键的技术，而固相萃取法（solid phase extraction，SPE）是 DNA 样品提取过程中常用的方法，也是当前 DNA 提取芯片中研究最多的技术。Cady NC 等人[21]报道了一种利用硅微通道表面提取 DNA 的微流体芯片，为了提高 DNA 萃取效率，他们在硅基微通道内制作了大量的微柱以增大其比表面积。

聚合酶链式反应因具有极高的灵敏度和特异性，在分子生物学领域有着极其重要的意义。基于 MEMS 技术的 PCR 芯片具有样品试剂用量少、易于集成、可以批量生产、扩增时间短等优点。Northrup 等人[22]最早于 1993 年报道了一种硅基 PCR 扩增芯片，他们将微升级的反应池、微加热器等都制作在硅基芯片上，并在芯片上成功地完成了 DNA 扩增实验，实验表明该芯片热循环速率比传统的 PCR 扩增要快 2～10 倍。1998 年 Kopp MU 等人[23]创新性地提出了一种连续流动式 PCR 芯片（continuous flow thermocycling PCR chip），其基本原理是当 PCR 反应混合液在外力作用下流经三个不同温区时，可以自动完成温度的快速切换，在流动中完成变性、退火和延伸反应，实现 PCR 扩增。目前 PCR 芯片的发展方向是如何实现跟上下游芯片的整合与集成，这也是当前 DNA 微流体芯片的发展方向。

自从 1992 年 Harrison D J 等人发表第一篇微流体电泳芯片的论文以来[24]，DNA 电泳芯片成为微流体芯片研究的主流，并被应用于疾病诊断分析。Lee GB 等人[25]在基于热压印法制备的 PMMA 电泳芯片上分析检测了 HCV 病毒的 PCR 产物。此外，DNA 测序以及多态性分析也是微流体电泳芯片非常重要的应用领域，Medintz I L 等人[26]报道了一种圆盘式的 DNA 测序微流体芯片，芯片上采用 MEMS 技术刻蚀了 96 个呈辐射状分布的毛细管电泳微通道阵列，可同时平行分离和检测，其对DNA测序长度达到了500个碱基。DNA电泳芯片也是最先实现商品化的一类微流体芯片，目前包括Agilent、Caliper等公司均有相应的产品进入市场。

目前DNA电泳芯片一个非常重要的发展趋势是高通量（high throughput）分析，Emrich CA等人[27]报道了一种集成了384个毛细管电泳阵列的高通量DNA电泳芯片，他们采用四色旋转共聚焦荧光扫描仪进行检测，在325s之内即可完成384份血色病连锁的H63D突变株样品的高通量检测，表明了基于MEMS技术的微流体芯片在高通量DNA分析中的应用潜力。

在各种单一的功能芯片得到充分研究的基础上，1998年，Burns M. A. 等人[28]构建了一个集成的纳升级DNA分析系统，如图5－12所示，该集成分析系统融合了多项芯片技术，具有较高智能度和集成度。其大小为47mm×5mm×1mm，采用标准光蚀刻技术和微细加工技术，在硅片基上构建各种微流体网络及各种复杂的功能器件。在计算机控制下，流体由芯片外围的空气泵进行驱动，流体定位和计量由微沟道中的疏水

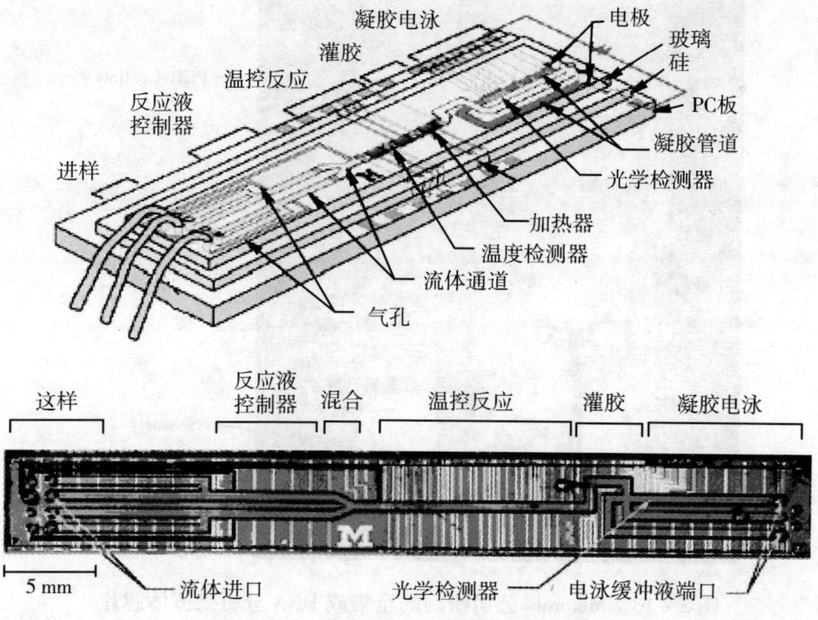

图5－12　集成的纳升级DNA分析系统

区带来完成，集成在芯片上的加热子和温度传感器对扩增室的温度进行精确监控，扩增后的DNA样品通过压力输送到电泳注样口，然后在电场作用下实现电动进样和电泳分离，整个系统除了激发光源、压力源和控制电路部分外，其他部分都已经制作在微芯片上了。这种整合了纳升进样器、温控反应室、样品混合及定位、电泳分离和荧光检测等系统的高度集成装置的出现，表明复杂系统可缩微到微纳米大小，推动了实验室的微型化和芯片化。

Motorola公司微流体实验室的Liu RH等人[29]报道了一种全集成的DNA分析微流体芯片（图5-13），他们在一张名片大小的塑料芯片上将微流体混合器、微阀、微泵、微反应室、加热器以及DNA微阵列传感器等全部集成在一起，其功能包括在片细胞捕获、纯化、裂解、PCR扩增以及DNA微阵列电化学检测等，他们在该集成微流体芯片上完成了从全血样品中检测致病细菌基因。

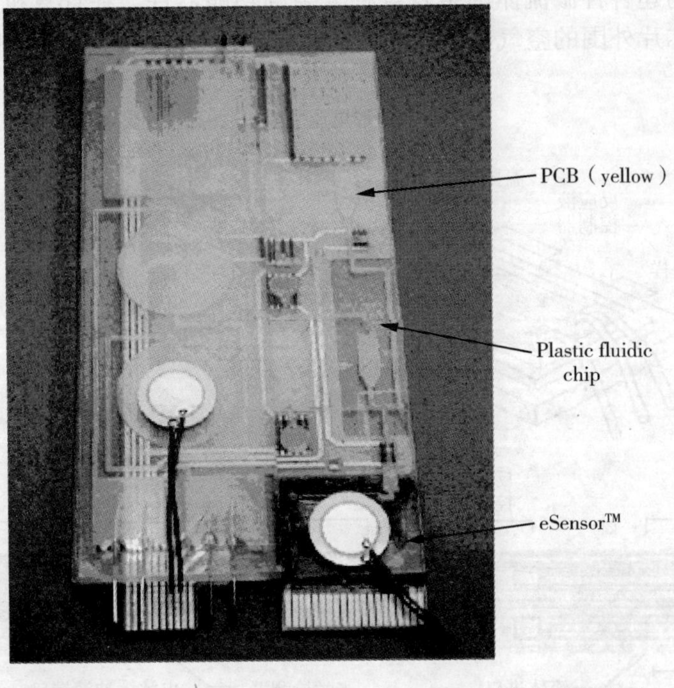

图5-13　Motorola公司研制的全集成DNA分析微流体芯片

2. 生物免疫分析 免疫分析是一种灵敏度高和特异性强的生物分析技术。目前已广泛应用于临床诊断等生物医学领域的研究中。但是通常的免疫检测时间长、试剂消耗量大。而微流体芯片比表面积大、试剂消耗少的特点非常适合于免疫分析研究。Lai S 等人[30]报道了一种类似 CD 光盘的 PMMA 酶联免疫（ELISA）微流体芯片分析平台，该芯片集成了毛细阀、离心泵、反应室等微流体功能单元，可以同时分析 24 组样品。与通常的微流体芯片不同，该芯片是依靠 CD 光盘免疫芯片旋转产生的离心力来驱动芯片中的微流体，通过控制 CD 光盘免疫芯片的旋转速度可以自动完成 ELISA 检测的全部操作步骤，该免疫芯片已经用于大鼠 IgG 的测定，与常规的 ELISA 方法相比，其试剂消耗和分析时间都大幅减少。

Yager P 等人[31]提出了一种基于扩散免疫原理的微流体芯片，该免疫分析芯片是基于小分子（抗原）的扩散率大于大分子（抗体）的扩散率的原理而设计的，免疫反应是在一个 T 形毛细管网络的微通道中进行。由于抗原分子比抗体分子扩散得快，它将在两股液流汇合的接触界面被抗体所捕获，并且在其接触界面形成一个浓度梯度，通过测量该浓度梯度，可以检测到纳摩尔级的小分子。

3. 细胞分析与研究 微流体芯片的微通道一般约为 1～200μm，而典型动物细胞直径一般为 1～30μm，因此，微流体芯片的微尺寸结构特征为细胞分析和研究提供了一个非常理想的微环境。流式细胞技术是一种快速分析、筛选细胞的技术，Ramsey 研究组[32、33]报道了玻璃微流体芯片的流式细胞技术，包括从大量细胞中分离癌细胞进行早期诊断的方法，他们在玻璃基片上刻蚀十字通道，其内壁涂敷一层 PDMS，防止细胞黏附，用荧光染料染色以区分不同细胞，如用 Calcein AT 标记 Jurkat 细胞，夹流进样，150V/cm 的场强分离，激光散射和荧光双重检测。Krüger J 等人[34]报道了一种面向临床应用的微流体细胞筛选系统，他们通过注射泵控制芯片中三个进样微通道内的液压使其在检测微通道中形成鞘流，采用激光诱导荧光法进行检测。由于不同种类的细胞发出的荧光信号不同，当获得感兴趣的细胞信号时，可以通过下游液流的切换实现细胞的快速筛查和挑选。

美国加州大学 Berkeley 分校的 Yong Huang 等人[35]通过硅微纳加工技术制作了一种用于单个细胞膜通透的电穿孔芯片，在该芯片中，2 个透明的多晶硅电极层和 2 个电极层之间的 1 个绝缘的氮化硅薄膜层共同构成2个流体腔，腔中装入导电离子溶液。2个腔通过氮化硅层上的1 μm大小的孔互相连通，包含在1个腔中的生物细胞可以被捕捉到该孔中，成为芯片2个电极之间电路的一部分。这种芯片的工作原理是，当对细胞施加适当的电压时，细胞膜中的微孔就会打开，电流就流过细胞。这里的生物细胞就像是电子二极管或开关。触发细胞二极管所必需的电压随细胞种类而不同。这样，电穿孔芯片能够在几毫秒内毫无损害地打开或关闭特定细胞的细胞膜，进行非常精确的控制，从而可以针对特定细胞导入DNA、提取蛋白质、给药。而细胞位于芯片中心的孔之中，浸在营养素中保持活性。这种电穿孔芯片将对遗传疾病的治疗、医药开发及遗传工程学研究起重要作用。

第五节 其他纳米生物器件

一、电子耳蜗

电子耳蜗是一种植入式电子装置，仿生物功能的人造器官，它能将声能转换为电能，通过植入电极，直接刺激耳蜗内残余的听神经纤维，使佩戴大功率助听器无效的极重度耳聋患者产生听觉。电子耳蜗由体内和体外两部分组成，体外部分包括微型话筒、言语处理器和信号发送器，体内部分包括接收器、刺激器和电极。现代电子耳蜗采用复杂的电子学处理声学信息、产生可翻译的编码电信号以及多导电极系统。MEMS技术可以被用来改善植入式耳蜗的设计。包括微驱动装置、微型麦克装置及微型刺激器等。微驱动装置用于传输驱动器和内耳流质来产生颤动波，微型麦克风中的磁体将产生磁波影响耳蜗周围的区域，穿过内耳产生了声音。以MEMS工艺加工的三维刺激微针，可实现1 024个电刺激位点，利用高聚物对刺激微针表面进行修饰，可以改善和人体组织的兼容性。

二、生物分子马达

分子马达是一种分子机械，它是分子尺度（纳米尺度）下的一种复合体，能够作为机械零件的最小实体。驱动方式是透过外部的刺激（如化学、电化学、光化学等方法），使分子结构或模型发生较大变化，且这种变化是可以被控制及调整，具有可预期的规则性，进而使整个体系在理论上具有对外机械做功的可能性。由于马达是机器运转的核心，若将生物分子马达利用微机电技术再接上其他东西，可制造出纳米机器人等。

根据美国康奈尔大学纳米生物科技研究小组[36]的研究，已成功地制造出与病毒大小（病毒尺寸 17 ~1000nm）差不多的分子马达。该生物分子马达是以 200nm 长、80nm 直径宽的金属镍为轴，并以分子 F1 -腺嘌呤核苷三磷酸合成酵素作为马达，而以长 750nm、直径为 150nm 的镍作为螺旋桨。据研究人员的观察，该分子马达被浸泡至 ATP 溶液中后，利用生物分子细胞内的化学反应，以 ATP 作为能源，每秒转速可达 8 圈，并可连续转动 2.5 小时。

研究人员相信，像这样的微型分子马达可当作是纳米机器人或其他纳米组件零件的一部分，它的潜在应用价值是非常之大的。也许，将来利用该马达所做成的潜艇就可进入人类的血管之中，不必采取传统的开刀方式，即可清除脑血管中的血块，清理血管壁上的沉积物质，以排除卒中的危机。

三、药物输送系统

基于 MEMS 技术制备的微型给药系统可以精确控制药物的剂量、减小患者的疼痛、减小药物的毒副作用及提高治疗效果。给药微系统包括植入式给药微系统和注射式给药微系统。注射式药物传输系统能够很好地改善注射药物的过程，达到药丸及普通注射方法所不能达到的疗效。通过微针等 MEMS 器件提高药物的皮肤穿透率，可改善现有的被动式药物传输系统的性能从而达到更好的疗效，避免了肠胃对药物的降解、消化作用并可降低肌肉和静脉注射给患者带来的疼痛。用于注射给药的微针主要以氮化硅为材料，同时利用牺牲层技术制备微流道。微针的直径可以减小到几十微米，长度几百微米，可以避开患者皮肤的神经完成注射[37]。

第六节　综　述

21 世纪是生命科学的世纪，微纳加工技术为科学家研究疾病机制、探索生命奥妙提供了一个全新的工具。经过近 20 多年的快速发展，许多基于微纳加工技术的纳米生物器件被不断地开发出来，并逐渐被应用到生命科学的研究中，有的已经在分子生物学、医学基础研究、临床诊断治疗、新药开发、司法鉴定、环境保护、考古研究、食品卫生监督、生物武器战争等领域得到了广泛应用。随着微纳加工技术的发展、各种新型功能材料的开发以及纳米技术（如纳米加工技术、纳米生物技术等）的应用，各种新型的纳米生物器件将被不断开发和应用，其功能将更加完备、集成化程度将更高，更接近实用化水平。可以预见，在不久的将来一种随身携带用于监测人体健康状况的“掌上型个人实验室”将开发出来，通过无线通讯技术，甚至可以实现远程诊断。总之作为一种高度集成化、微型化以及智能化的生化分析微系统，纳米生物器件将对人类的生活产生极其广泛、深远的影响。

（夏善红　刘长春　边　超　屈　岚　孙楫舟）

参考文献

[1] 徐莹，刘清君，蔡华，等. 微电极阵列细胞传感器芯片技术的研究进展. 国际生物医学工程杂志，2006，29（3）：161－166.

[2] Bergveld，P. Thirty years of ISFETOLOGY What happened in the past 30 years and what may happen in the next 30 years，Sensors and Actuators B，2003，88：1－20.

[3] P. Bergveld，N. F. de Rooij，J. N. Zemel. Physical Mechanisms for Chemically Sensitive Semiconductor Devices，Nature，1978，273：438－443.

[4] R. E. G. van Hal，J. C. T. Eijkel，P. Bergveld. A Novel Description of ISFET Sensitivity with Buffer Capacity and Double-layer Capacitance as Key Parameters，Sens. Actuators，1995，B 24－25：201－205.

[5] P. Bergveld，Development of an ion-sensitive solid-state device for neurophysiological measurements，IEEE Trans. Biomed. Eng，1970，BME－17：70－71.

[6] L. G. Carrascosa，M. Moreno，M. A lvarez，et al. Nanomechanical biosensors：a new sensing tool，Trends in Analytical Chemistry，2006，25（3）：196－206.

[7] R. Raiteri，M. Grattarola，R. Berger. Micromechanics senses biomolecules. Materials Today，2005，5：22－29.

[8] M. Calleja，J. Tamayo，A. Johansson，P. Rasmussen，L. M. Lechugaet，Polymeric cantilever arrays for biosensing applications，Sensor letters，2003，1（1）：1－5.

[9] L. G. Carrascosa，M. Moreno，M. A lvarez，et al. Nanomechanical biosensors：a new sensing tool，Trends in Analytical Chemistry，2006，25（3）：196－206.

[10] M. Calleja，J. Tamayo，A. Johansson，et al. Polymeric cantilever arrays for biosensing applications，Sensor letters，2003，1（1）：1－5.

[11] T. Thundat, E. A. Wachter, S. L. Sharp, et al. Detection of Mercury Vapor Using Resonating Microcantilevers, Appl. Phys. Lett., 1995, 66(13):1695 - 1697.

[12] P. G. Datskos, I. Sauers. Detection of 2-mercaptoethanol using gold-coated micromachined. Cantilevers, Sens. Actuators, B 1999, 61 (1 - 3):75 - 82.

[13] T. Thundat, G. Y. Chen, R. J. Warmck. Vapor detection using resonating microcantilever, Anal Chem, 1995, 67 (3):519 - 521.

[14] L. Gao, Q. Li, Z. Song, J. Wang, Preparation of nano-scale titania thick film and its oxygen sensitivity, Sens. Àctuators B, 2000, 71 (3):179 - 183.

[15] G. Wu, R. H. Datar, K. M. Hansen, et al. Bioassay of prostate-specific antigen(PSA) using. microcantilevers. Nat Biotechnol, 2001, 19(9):856 - 860.

[16] Darren W. Branch, Susan M. Brozik. Low-level detection of a Bacillus anthracis simulant using Love-wave biosensors on 36YX $LiTaO^3$, Biosensors and Bioelectronics, 2004, 19 (8):849 - 859.

[17] Fodor S P, Read J L, Pirrung M C, et al. Light-directed, spatially addressable parallel chemical synthesis. Science, 1991, 251:767 ~ 773.

[18] Terry S C, Jerman J H, Angell J B. A gas chromatograph air analyzer fabricated on a silicon wafer, IEEE Trans. Electron Devices, 1979, ED - 26:1880 - 1886)

[19] Manz A., Graber, N, Widmer, H M. Miniaturized total chemical analysis systems: a novel concept for chemical sensing, Sens. Actuators. B 1990, B1:244 - 248.

[20] Zhonghui H. Fan D. Jed Harrison. Micromachining of Capillary Electrophoresis Injectors and Separators on Glass Chips and Evaluation of Flow at Capillary Intersections, Anal. Chem., 1994, 66:177 - 184.

[21] Nathaniel C. Cady, Scott Stelick, Carl A. Batt, Nucleic acid purification using microfabricated silicon structures, Biosensors and Bioelectronics, 2003, 19 (1): 59 ~ 66.

[22] Northrup M A, Ching M T, White R M, et al. The 7th International Conference on Solid-State Sensors and Actuators, Yokohama, Japan, 1993, 924.

[23] Kopp M U, de Mello A J, Manz A. Chemical amplification: continuous-flow PCR on a chip. Science, 1998, 280 (5366):1046 ~ 1048.

[24] Harrison D J, Manz A, Fan Z, et al. Capillary electrophoresis and sample injection systems integrated on a planar glass chip. Analytical Chemistry, 1992, 64 (17):1926 ~ 1932.

[25] Lee G B, Chen S H, Huang G R, et al. Microfabricated plastic chips by hot embossing methods and their applications for DNA separation and detection. Sensors and Actuators B, 2001, 75 (1 ~ 2):142 ~ 148.

[26] Medintz I L, Paegel B M, Mathies R A. Microfabricated capillary array electrophoresis DNA analysis systems. Journal of Chromatography A, 2001, 924(1 ~2): 265 ~270.

[27] Emrich C A, Tian H, Medintz I L, et al. Microfabricated 384-lane capillary array electrophoresis bioanalyzer for ultrahigh-throughput genetic analysis. Analytical Chemistry, 2002, 74 (19): 5076 ~5083.

[28] Burns, M. A., Johnson, B. N., Brahmasandra, S, N., et al. An Integrated Nanoliter DNA Analysis Device. Science 1998, 282 : 484 –487.

[29] Liu R H, Yang J, Lenigk R, Bonanno J, et al. Self-contained, fully integrated biochip for sample preparation, polymerase chain reaction amplification, and DNA microarray detection. Analytical Chemistry, 2004, 76 (7): 1824 ~1831.

[30] Lai S, Wang S N, Luo J, et al. Design of a compact disk-like microfluidic platform for enzyme-linked immunosorbent assay. Analytical Chemistry, 2004, 76 (7): 1832 ~1837

[31] Hatch A, Kamholz A E, Hawkins K R, et al. A rapid diffusion immunoassay in a T-sensor. Nature Biotechnology, 2001, 19 (5): 461 ~465.

[32] Jacobson S C, McClain M A, Culbertson C T, et al. Micro Total Analysis Systems 2000, Kluwer Academic Publishers, Netherlands, 2000, 107.

[33] Culbertson C T, Alarie J P, McClain M A, et al. Micro Total Analysis Systems 2000, Kluwer Academic Publishers, Netherlands, 2001, 285.

[34] Krüger J, Singh K, O' Neill A, et al. Development of a microfluidic device for fluorescence activated cell sorting. Journal of Micromechanics and Microengineering, 2002, 12 (4): 486 ~494.

[35] Huang Y, Rubinsky B. microfabricated electroporation chip for single cell membrane permeabilization, Sensors and Actuators A, 2001, 89 (3): 242 –249.

[36] Soong R K, Bachand G D, Neves H P, et al. Powering an inorganic nanodevices with a biomolecular motor, Science, 2000, 290 (5496): 1555 –1558.

[37] Henrys, Mcallister D, Allen M, et al. Microfabricated micro needles: A novel approach to transdermal drug delivery. J. dharmaceutic Sci, 1998, 87 : 922 –925.

第六章　生命科学研究中的纳米表征技术——原子力显微术

第一节　概　述

随着纳米技术的发展及其在生命科学研究中的广泛应用，如何利用和发展新兴的纳米表征技术，在纳米尺度和分子水平研究生物结构与生物反应，了解生命过程的分子机制，已成为当前纳米科学和生命科学研究领域的重要方向。目前用于生命科学研究的纳米表征手段主要有电子显微镜、光学显微镜和扫描探针显微镜等。其中扫描探针显微镜家族中的原子力显微镜（atomic force microscope，AFM）以其独特的优势在生命科学研究中发挥着日益重要的作用。

原子力显微镜是 1986 年由美国 IBM 公司的 Binnig 和 Stanford 大学的 Quate 等人发明的[1]。它具有原子级的空间分辨率（横向分辨率可达 0.1nm，纵向分辨率可达 0.01nm）和皮牛顿级的测力灵敏度；能在不同环境（大气、溶液和真空等）中工作，可在接近生理环境的条件下对生物样品进行实时成像及生物分子间相互作用力测定；利用原子力显微镜对生物样品表征时，制样简单，无需标记、结晶等处理，样品用量少；对样品的载体也无导电等要求，云母、硅片、石墨、显微镜盖玻片等载体选择范围广。诸多的优点使 AFM 自发明以来一直受到生物学界的关注，已广泛应用于结构生物学、分子生物学、细胞生物学、医学研究等各个领域[2~6]，如对生物大分子和细胞膜超微结构和动态结构表征，病毒感染等细胞生物学过程的观测，药物与生物分子和细胞和相互作用的研究，甚至恶性细胞的病理检测等。

利用原子力显微镜对生物样品的表征主要可分为高空间分辨率的成像及高力学分辨率的相互作用力研究。本章将从这两个方面对 AFM 的基本原理及其在生物学和医学基础研究中的应用进展做简要的介绍。

第二节 AFM 的基本原理

AFM 的基本工作原理是探测装在弹性微悬臂上的针尖与被测样品之间微弱的相互作用力[7,8]。如图 6-1 所示，在对样品成像时，微悬臂一端固定，另一端的针尖靠近样品表面，压电陶瓷管带动样品在 X、Y、Z 三方向扫描。由于针尖尖端原子与样品表面原子间存在极微弱的斥力，引起微悬臂弯曲，使从微悬臂反射到检测器上的激光发生偏移，产生可测量的电压信号，反馈系统根据此信号调整针尖或样品的 Z 向位置，保持针尖-样品之间的作用力恒定，通过测量检测器电压信号对应样品扫描位置的变化而得到样品的表面形貌图像。利用 AFM 测力时，针尖相对样品在竖直方向（Z 方向）来回运动，系统记录此过程中针尖的弯曲随针尖-样品距离的变化关系，根据胡克定律得到力-距离曲线，从而反映针尖-样品相互作用力的信息。

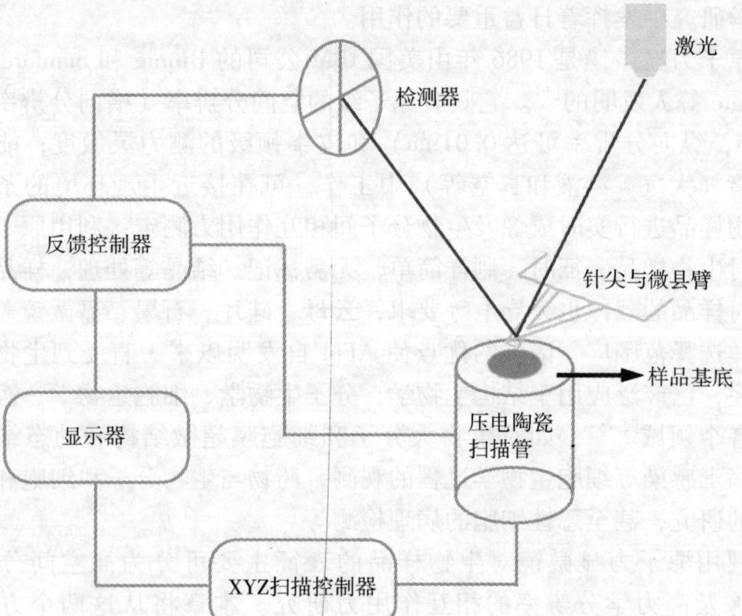

图 6-1 AFM 的主要组成部分

由此可见，AFM 的基本组成部分可为带针尖的微悬臂、压电陶瓷扫描管、检测系统、反馈控制及信号转换系统和显示系统。

一、带针尖的微悬臂

它对微弱力极其敏感，用来感应针尖原子与样品原子之间弱相互作用力。利用现代微加工技术制备而成的针尖主要分为硅针尖或氮化硅针尖两种，其曲率半径一般为 5 ~ 60 nm，共振频率在 5 ~ 400 kHz，弹性常数在 0.001 ~ 5 N/m。针尖的曲率半径很大程度上影响成像的分辨率，而针尖的弹性系数则直接与测力的灵敏度相关，弹性系数越小其测力灵敏度越高。Si 针尖由于其共振频率较大常用来进行空气中的成像。此外根据不同的需要，常常还会对针尖进行不同的化学修饰或刻蚀处理。

二、压电陶瓷扫描管

用来移动针尖和样品的相对位置以保持针尖与样品之间作用力恒力或高度恒定。压电陶瓷扫描管由六个压电陶瓷片组成，压电陶瓷材料能随着外加电压正负性的改变进行伸展和压缩，因而三对压电陶瓷片可分别控制针尖相对于样品的三维运动（x，y，z）。

三、检测系统

检测打在微悬臂上的激光束偏转。与扫描隧道显微镜检测针尖与基底之间的隧道电流不同，商品化的 AFM 一般采用的检测方式是光束偏转检测，这种检测方法具有稳定、简便、易实现的优点。在光束偏转检测系统中，二极管激光光束打在微悬臂的表面，发生镜面反射，反射光照射在一个对位置敏感的光检测器上（position - sensitive photo detector，PSPD）。这个检测器是一个四象限的光二极管，当微悬臂弯曲时光束在检测器上的位置发生变化，因而产生不同的电流传到感应电子元件，转换为响应信号。

四、反馈控制系统

对位置敏感的光检测器获得样品 - 针尖的作用力信号后，这一信号在反馈系统中被当作内部调整的反馈信号，驱使压电陶扫描管做适当的移动，以保持样品与针尖间合适的作用力。

五、显示系统

将采集到的信号转化为能观察和处理的图像和数据。AFM 各部件在电脑的控制下工作，通过软件对数据进行处理。

第三节 AFM 高分辨成像

一、AFM 成像条件

选择合适的成像条件是获得高分辨 AFM 图像的关键。AFM 的成像条件主要包括成像模式、成像基底的选择与样品的固定等。

（一）成像模式 AFM 的成像模式根据针尖与样品表面作用力形式的不同分为三种：接触模式，非接触模式，轻敲或间歇接触模式[7,9]。

接触模式：扫描过程中针尖与样品表面始终保持接触，AFM 感应的是样品和针尖之间的排斥作用力。接触模式扫描速度较快，可得到稳定的高分辨图像。但由于针尖直接接触样品，对样品产生的侧向力可能影响成像质量；对软质样品（如生物样品）成像时，易刮擦损坏样品，且针尖样品间的压缩力和摩擦力容易使样品发生变形，从而降低图像质量。因此，该模式更适合硬质样品的成像。

非接触模式：控制探针在样品表面上方 5 ~ 20nm 距离处扫描，针尖始终不与样品表面接触，检测的是远程范德华力，针尖不会对样品产生破坏。这种操作模式的不利之处在于针尖与样品之间距离较大，因而分辨率较低。非接触模式在生物样品的研究中并不常见。

轻敲或间歇接触模式：是介于上述两种模式之间的扫描方式。扫描时，在共振频率附近以更大的振幅（ >20nm）驱动微悬臂，使得针尖与样品间断地接触。此模式很大程度上降低了接触模式下针尖扫过样品时受到的摩擦力、黏附力、静电力等的影响；对样品表面损伤小，并且保持了图像的高分辨率，适合于柔软、黏性和脆性样品，是生物样品成像时常用的模式。

（二）成像基底的选择与样品固定 基底的选择会直接影响成像的分辨率和真实度，根据样品性质，选择合适的基底十分重要。选择 AFM 基底常遵循以下原则。首先，用来成像的基底要求平整度好，平整面积较大。其次，根据样品所带的电荷，亲疏水程度选择合适基底，使得样品在成像过程中能有效的吸附于基底，这对于在溶液中的成像尤为重要。另外通过化学修饰可制备不同性质的基底表面以满足不同样品的需要。

常用的基底有云母，石墨、单晶硅和金单晶等. 如云母的生物相容性好，通过解理易得到干净平整的表面，适合于生物分子 DNA，蛋白质等成像。带正电荷的蛋白质能直接吸附于云母表面，其他蛋白则可根据其等电点加入 pH 不同的缓冲溶液，调节蛋白质的带电性质，以达到使蛋白质固定的目的。也可以通过化学键将蛋白质固定于基底表面[10~12]。对于带负电荷 DNA 分子，无法直接吸附于负电荷的云母表面，可通过加入二价金属离子如 Ni^{2+} 和 Mg^{2+} 等将其固定[13~15]。对于细胞类尺寸较大的生物样品成像，通常直接以载玻片作为基底；而硅和金基底广泛用于化学修饰基底的制备。

以我们研究纤维蛋白原在疏水表面的吸附构象为例[16]，烷基硫醇修饰金单晶表面作为疏水表面模型，直接利用金单晶小球上形成的金单晶面，将新鲜退火的金球浸泡于 10 μmol/L 十六硫醇［$SH(CH_2)_{15}CH_3$］氯仿溶液，加热一段时间后洗去未反应的硫醇，用 N_2 吹干即可。蛋白成像的制样也很简单，将修饰的金单晶在 4oC 下在一定浓度的纤维蛋白原磷酸缓冲液中培育一段时间，取出清洗后，用 N_2 吹干。使用商品化的仪器（NanoScope IIIa）和 Si 探针（共振频率≈300 kHz），扫描速率为 1～3 Hz，以轻敲模式在大气下成像。（图 6－4A）为单分散纤维蛋白原 AFM 图像，纤维蛋白原呈现出在疏水表面吸附时典型的三球结构。

二、AFM 成像在生物学研究中的应用

由于 AFM 成像有着亚分子级的分辨率，为在单个分子水平上研究生物大分子包括蛋白质、核酸（DNA）或（RNA）、多糖等的精细结构，不同环境条件下的构象变化，实时原位生化反应和分子间相互作用等提供了强有力的工具[13,17~22]。如利用高分辨的 AFM 成像，已观察得到 DNA 的各种构象，如超螺旋、环状结构、弯曲结构、三链结构、DNA 复制和重组中的中间体构象，DNA 与蛋白质结合的动态过程等[13]。利用 AFM 在纳米尺度上表征细胞的表面性质也是倍受关注的领域. 由于细胞表面较软且有黏性，很大程度上影响了 AFM 成像的分辨

率。细菌是细胞中相对简单的体系，对细菌的 AFM 成像研究较多[23~25]。而对于真核细胞的 AFM 成像，大多是对固定细胞的成像，对于不经过任何处理的活细胞的成像有一定的难度[26~29]。关于 AFM 成像在生物学研究中的应用试举几例如下。

（一）水通道蛋白的高分辨成像　在利用 AFM 对生物样品的成像研究方面，人们一直致力于通过优化样品的制备和图像处理方法，改进仪器性能，不断提高图像的分辨率。目前，AFM 对蛋白质的成像能达到纵向 0.5nm，高度 0.1nm 的高分辨率[19]。高分辨的获得主要是对具有结构稳定性和规律性的二维蛋白晶体成像，如对重组的细菌膜蛋白水通道蛋白 AqpZ（aquaporin Z）的高分辨 AFM 成像[30]。这种水通道蛋白在脂质中有规律地排列形成二维晶体，AFM 图像显示为 p4212 对称的二维晶体和小范围的 p4 对称晶体。（图 6－2）反映了紧密排列的 p4 对称 AqpZ，每个晶胞中含有一个 AqpZ 四聚体。经胰蛋白酶处理裂解胞内 N

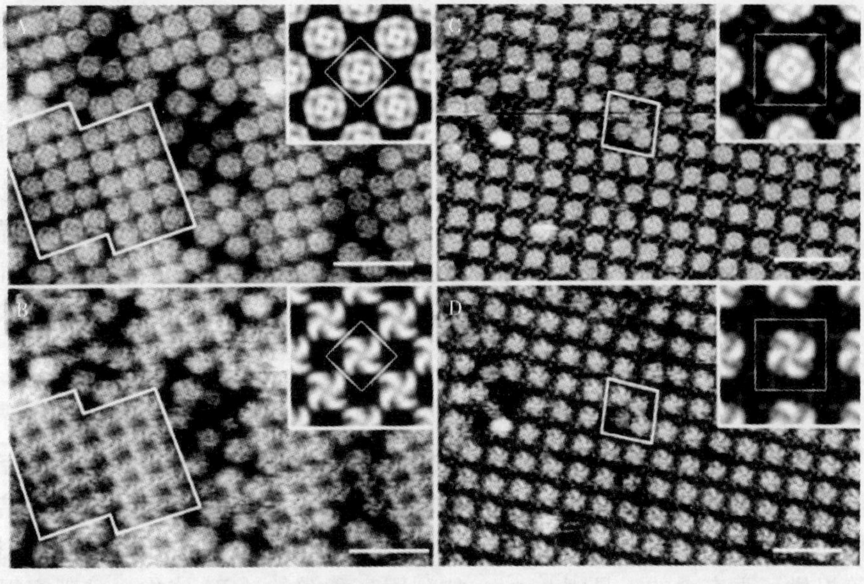

图 6－2　二维晶体 AqpZ 蛋白在缓冲溶液中高分辨的 AFM 图像

注：A 与 B 为使用最小力（－80 pN）扫描和增加 80pN 力扫描时 AqpZ 的 AFM 图像；C 与 D 为经胰蛋白酶处理后使用最小力（－80 pN）扫描和增加 80pN 力扫描时 AqpZ 的 AFM 图像；插入图为各图经平均处理后的图像

末端的部分氨基酸和用于蛋白纯化的组氨酸片段后，膜蛋白胞外的形貌不受影响。但增加作用于样品的力后，外力可引起 AqpZ 胞外段构象发生变化，形貌从圆形转化为风车形，变化明显。

（二）疾病的分子机制和药物作用机制研究　AFM 成像可为研究疾病的分子机制和药物作用机制提供新的信息。如已有大量证据表明阿尔茨海默病发病的原因是可溶性的淀粉状蛋白质 β 肽（Aβ）形成原纤维后聚集成为不溶的沉积物。我们和其他研究组利用 AFM 研究了不同条件下 Aβ 的聚集[31]。最近，Legleiter 等[32] 比较了结合在 Aβ 不同结构域上的 Aβ 两种单克隆抗体（m3D6 和 m266.2）对 Aβ 原纤维形成的影响。（图 6－3）所示为 Aβ 和不同单克隆抗体结合在云母表面沉积 5 天后的 AFM 图像。结果表明，两种单克隆抗体都能抑制 Aβ 原纤维的形成，但程度不同。结合在 Aβ N 端结构域上的 m3D6 能减缓原纤维的形成，而结合在 Aβ 的中心结构域上的 m266.2 则几乎能完全阻止原纤维的形成，这种区别是传统的荧光分析等方法没有观

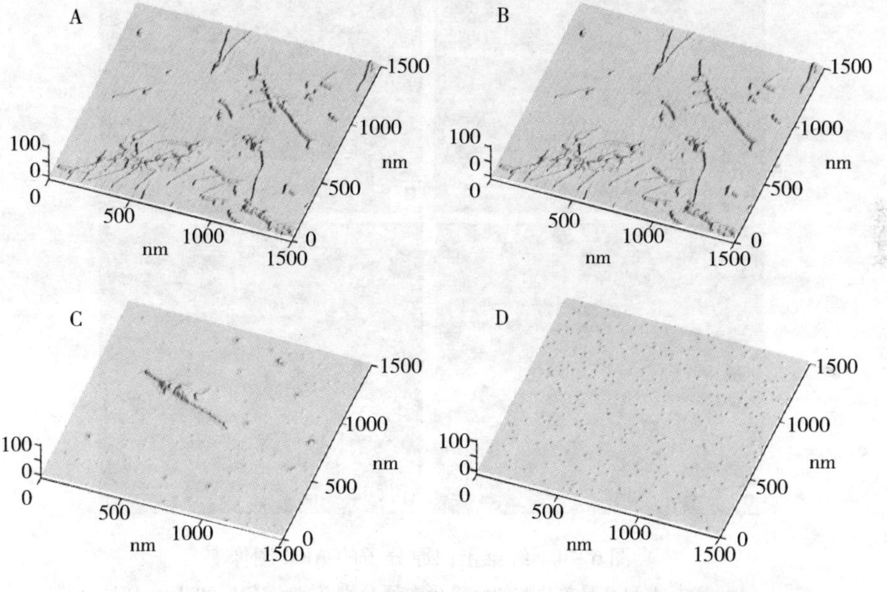

图 6－3　Aβ 和不同单克隆抗体结合后在云母表面的聚集[32]

注：A～D 依次为单独 Aβ，Aβ＋mAbaE（做为对照的单克隆抗体），Aβ＋m3D6 和 Aβ＋m266.2 的 AFM 图像

测到的。AFM 成像不仅可研究影响 Aβ 聚集和抑制聚集的因素，还能研究抗体作为 Aβ 聚集的抑制剂使用时，与不同抗原表位的特异结合对其抑制效果的影响。

（三）材料生物相容性的研究　医用材料等的生物相容性往往取决于相关蛋白质等生物分子在不同材料表（界）面的吸附结构和构象。我们利用化学自组装方法在 Au 表面构筑了具有不同表面化学组成的模型表面，研究和比较了与血液凝聚最为相关的血浆蛋白－纤维蛋白原在疏水的烷基化表面（Au－CH_3）和带负电的羟基化表面（Au－OH）的吸附行为[16]。纤维蛋白原在大多数表面上都发生强烈吸附，表面吸附的纤维蛋白原的构象和（或）取向是决定医用材料血液相容性的重要因素。如（图 6－4）所示，单个纤维蛋白原在 Au－CH_3 表面呈典型的三球状，对应于组成蛋白的一个 E 结构域和两个 D 结构域。当吸附量

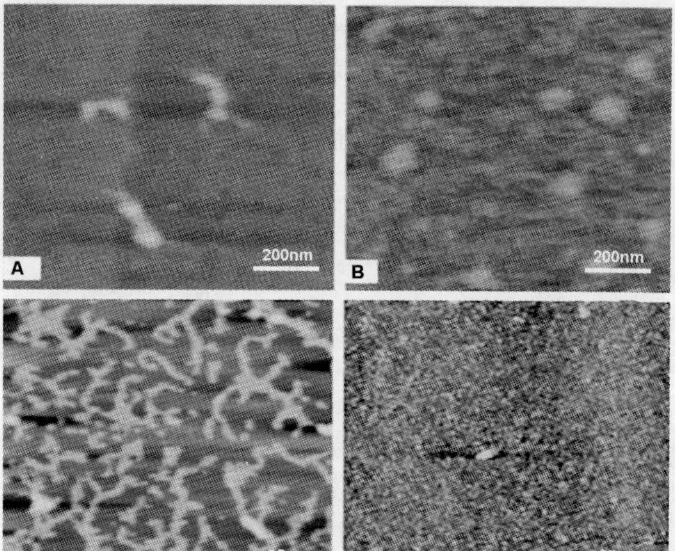

图 6－4　纤维蛋白原分子的 AFM 图像

注：A 和 B 是单分散的纤维蛋白原分别在 Au－CH_3 和 Au－OH 表面 AFM 图像；C 和 D 是高浓度纤维蛋白原分别在 Au－CH_3 和 Au－OH 表面聚集的 AFM 图像[16]

增加时，纤维蛋白原分子与相邻蛋白分子通过自由伸展的αC结构域发生聚集，形成网状结构。而在Au－OH表面，单个纤维蛋白原呈现较大的圆盘状，带有正电荷的αC结构域与带有负电荷的表面发生静电作用。吸附的蛋白质增加时，纤维蛋白原发生团聚，不形成网状结构，而是在整个表面上均匀分布。基于高分辨的AFM图像，我们提出了纤维蛋白原在上述两种表面上的吸附模型，为了解表面性质对纤维蛋白原吸附行为的影响，设计适当的化学合成或化学修饰的生物医用材料打下了基础。

（四）碱基突变位点的研究　DNA碱基突变是癌症等多种基因疾病发生发展的重要原因，目前已有的碱基突变检测方法如测序法、梯度凝胶电泳等存在着耗时、限于小片段DNA（几百个碱基以下）等缺点。Tanigawa等[33]利用AFM成像巧妙地设计了一种可检测长链DNA分子碱基突变位点的简单方法。在DNA分子一个末端连接生物素，结合抗生物素蛋白作为位点标记物。与互补DNA链杂交后，对双链DNA与MutS蛋白分子的复合物进行AFM成像。MutS蛋白能专一性的与DNA双链的错配位点结合，通过测量图像中MutS蛋白分子与抗生物素蛋白的距离，可计算得到突变位点的位置。如图6－5所示，分别实验了不同的碱基突变串联、相同的碱基突变串联和单碱基突变三种类型错配片段，由AFM图像计算的DNA突变位点与实际值都相符。这种方法既简单，又不受DNA链长的限制，并且耗样量很少，为DNA碱基突变的研究开辟了新的途径。

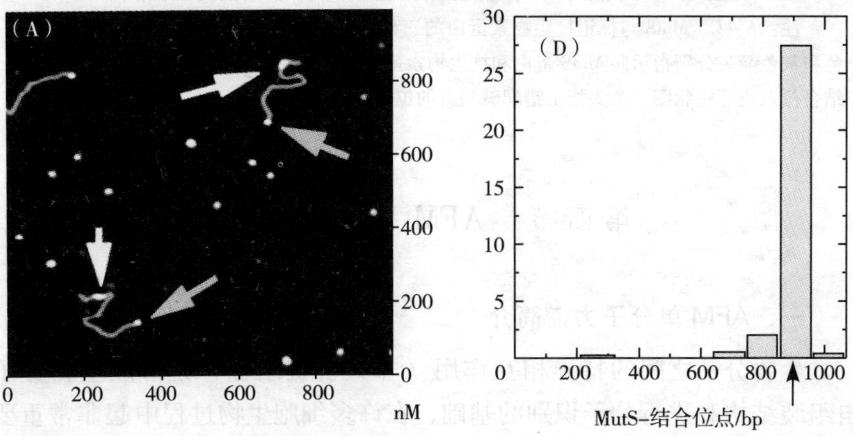

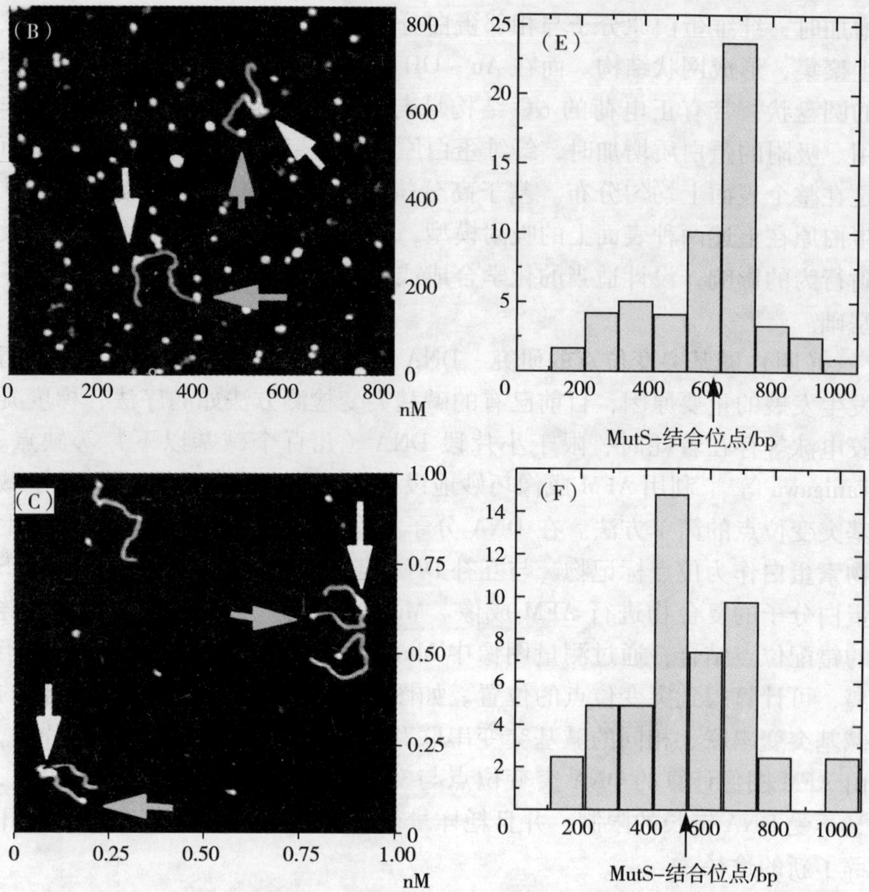

图 6－5 利用 AFM 成像检测长链 DNA 分子碱基突变位点

注：A～C. MutS 与标记抗生物素蛋白的三种错配 DNA 形成复合物的 AFM 图像，白色和灰色箭头分别指示向 MutS 蛋白和抗生物素蛋白；D～F. MutS 蛋白在三种杂交双链的结合位点统计柱状图，箭头指出错配碱基对的位点

第四节 AFM 单分子力谱

一、AFM 单分子力谱简介

生物分子之间的特异相互作用（非共价键结合）是形成生物分子自组装结构和进行分子识别的基础，在许多细胞生物过程中起非常重要

的作用，如蛋白质与靶标 DNA 序列的特异结合调控基因的转录、翻译和表达等过程。研究生物分子之间的相互作用尤其是在单分子水平上的研究是生物学研究中的重要领域。AFM 具有皮牛顿级的测力灵敏度，使得传统热力学及统计方法无法实现的单分子水平上分子间相互作用力的测定成为可能[34,35]，近年来利用 AFM 测定单对分子间相互作用力的单分子力显微术或单分子力谱（Single Molecular Force Spectroscopy）技术日益受到人们的关注。

在单分子力谱测定中，将需要研究的分子对如配体和受体分别固定于 AFM 的针尖和基底表面，测量在逼近基底和从基底回退过程中针尖的弯曲随距离的变化，再将针尖弯曲转化为作用力随距离变化的曲线。

典型的力－距离曲线如图 6－6 所示[9]。在图中标志 A 阶段，针尖向基底逼近的过程中，针尖处于无形变阶段；随着针尖向基底的靠近，针尖与基底之间一定的吸引作用将针尖拉向基底，在力曲线上标志 B 的部分产生一个向下的吸引作用；随着针尖继续向基底移动，针尖的微悬臂发生弯曲，作用力与弯曲程度成正比，继续下压针尖，微悬臂弯曲产生力曲线中的直线即标志 C 的部分；随后针尖回退，回退到针尖与基底刚好接触的部分，针尖弯曲恢复；当针尖继续回退时，针尖上的配体和基底上的受体分子仍结合，且被拉伸，使得针尖的弯曲变为与标志 C 部

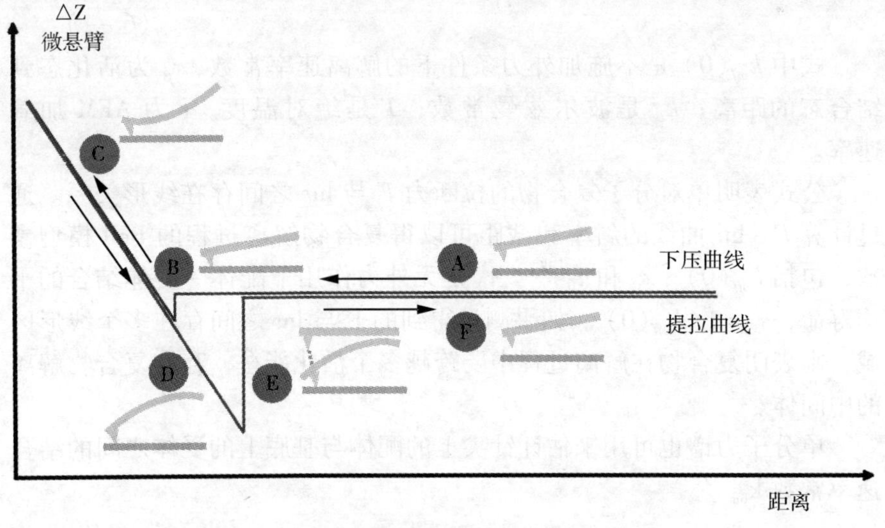

图 6－6　典型的力－距离曲线图

分的形变相反的方向，即由斥力变为标志 D 的部分的吸引力；针尖继续回退，回退力增加到临界力值（断键力）时，受体 - 配体复合物发生分裂，针尖从基底突然离开，得到标志 E 部分的突然拉断峰；最后针尖离开表面，得到和 A 相似的标志 F 的直线部分，即针尖与基底之间无相互作用。因此有配体 - 受体特异结合存在时，力 - 距离曲线中的回退曲线会有突变区，反映针尖与表面间的配体 - 受体成键相互作用力及它们的结合 - 解离性质。

二、动力学力谱

实际上，单分子力谱测定的是生物分子复合物如配体 - 受体复合物在一定外力作用下解离时的断键力，这一断键力的大小与针尖的回退速度（AFM 加载速率）密切相关，测量断键力随 AFM 加载速率的变化，可获得动力学力谱（Dynamic Force Spectroscopy）。动力学力谱是研究生物单分子复合物的解离途径和解离动力学过程的有效方法[36,37]。

根据 Bell 模型，如果在复合物的断键方向上施加一定的力，复合物解离的活化能将会减小，解离速率常数会增大，得到拉断复合物力 F 的大小可由下面的公式（6 - 1）表示：

$$F = \frac{k_B T}{x_\beta} \cdot \ln\left(\frac{r x_\beta}{k_{off}(0) \cdot k_B T}\right) = \frac{k_B T}{x_\beta} \cdot \ln r + \frac{k_B T}{x_\beta} \cdot \ln\left(\frac{x_\beta}{k_{off}(0) \cdot k_B T}\right) \tag{6-1}$$

式中 $k_{off}(0)$ 是不施加外力条件下的解离速率常数，x_β 为活化态到结合态的距离；k_B 是波尔兹曼常数；T 是绝对温度，r 为 AFM 加载速率。

公式表明单对分子复合物的拉断力 F 与 $\ln r$ 之间存在线形关系。通过计算 $F - \ln r$ 曲线的斜率和截距可以得复合物解离过程的 Bell 模型参数，包括 $k_{off}(0)$，x_β 和 τ_0[38]。τ_0 是无外力作用下配体 - 受体结合的平均寿命，$\tau_0 = 1/k_{off}(0)$。如果测量得到的 F 与 lnr 之间存在多个线形区域，则表明复合物在解离过程中要跨越多个活化能垒，存在复合物解离的中间体。

单分子力谱也可用来估计针尖上的配体与基底上的受体之间的结合速率常数 k_{on}[39]

$$k_{on} = \frac{1}{t_{0.5} \cdot c_{eff}} \tag{6-2}$$

其中 $t_{0.5}$ 为达到最大结合几率的一半所用的时间，c_{eff} 是与受体作用的针尖上的有效配体浓度 c_{eff}。

三、单分子力谱的测量条件

单分子力谱测量条件的确定包括测定方法的选择，针尖和基底的修饰等。

（一）单分子力的测定方法　单分子力的测定方法分为多分子对法和单分子对法。多分子对法通过测量多对分子的作用力，利用力量子法（force quantum）[40]、泊松统计法（Poisson Statistics）[41]等推算单对分子的相互作用力。

力量子法假设针尖和样品之间黏附力的变化是不连续的，是单分子力的整数倍，从大量的力曲线中得到的黏附力的频率分布图呈现周期性的峰，分析这些峰的周期可得到单分子作用力的大小[40]。力量子法是一种直接求算单分子力的方法，具有不依赖于针尖和样品之间成键几率的优势。但是这种方法要求实验过程中的噪音要非常小，否则很难准确地得到黏附力分布的周期。另一方面需要从大量的力曲线中得到黏附力的周期性，而针尖和样品之间的多次提拉可能使样品受到损坏。

泊松统计法是一种较为简单实用的单分子力统计方法[41]。泊松统计法首先假设在 AFM 力曲线测量中完成一次循环所测得的全部黏附力是许多分立的单分子力的总和，而且在针尖和样品接触面积固定的情况下，进行多次测量得到一组黏附力，产生这组黏附力的分子对成键数符合泊松统计。实验中分别在基底不同点取几组相对独立的黏附力，然后以每组黏附力的方差对其平均值作图，计算线性回归图的斜率和截距就可以得到单分子力以及非特异性作用力[41]。与量子法相比，泊松统计法减少了测量次数，也不需要知道针尖的自由能和半径，因此应用起来比较容易，但是它要求针尖和样品之间成键的几率相对较小。

单分子对法则是通过控制实验过程中固定在针尖和基底上的分子密度，使针尖和样品的有效接触面积内最多只有一对分子形成复合物，对 AFM 所测得的力进行高斯拟合，找到它们的最可几值，即为所要测量的单分子力。单分子对法不依赖于任何成键假设，既不需要大量力曲线的测量，受成键几率的限制也较小，是目前在单分子力谱研究中应用最为广泛的方法。

1. 针尖和基底的修饰　单分子对相互作用力的测定中，需要将待测定的分子对（如配体－受体）分别固定于针尖和基底，因而在针尖和基底表面进行分子修饰是必需的。理想的修饰方法须满足的条件是：①待测定分子对以化学键合的方式固定于针尖和基底表面，其化学键的断键力（1~2nN）远大于一般配体－受体的非键结合力；②固定在表面的配体和受体有一定的空间自由度，有利于其结合形成复合物；③尽量减少非特异分子在表面的吸附和对特异相互作用力检测的干扰；④固定在表面的配体和受体能保持有利于结合的分子取向。

常用的固定化方法是对针尖和基底进行硅烷化处理后将生物分子通过交联剂固定，或利用－SH修饰的生物分子与金表面形成稳定的Au－S键固定。Hinterdorfer等发展了用带PEG聚合物柔性链的双官能团试剂作为交联剂的方法[42,43]，与直接固定在表面的方法相比，生物分子通过一段PEG链与表面相连，增加了分子的运动自由度，利于得到生物分子之间结合时所需要的特定构象，同时可直接从力－距离曲线上区分所测分子间的特异相互作用力与针尖－基底间的非特异相互作用力。

对生物分子进行定向固定是针尖和基底修饰方法的一个发展趋势，由于通常所用的化学修饰方法基本都是将蛋白质的活性基团如游离的伯氨基、巯基或羧基通过化学反应与表面相连，固定时很难避免其作用位点被用于固定反应或被掩盖。已报道的定向固定方法如在蛋白质的特定位点引入组氨酸序列与固定于基底的亚氮基三乙酸（NTA）作用达到定向固定的效果[44]。

下面我们以转录因子与DNA元件的单分子相互作用力测定为例，简要介绍单分子力谱测定条件的选择[45]。我们分别将转录因子与DNA片段固定于AFM针尖和硅片基底上，修饰示意图见6－7A。AFM基底的处理方法是：将单晶硅片（1.5cm×1.5cm）先用氯仿、氢氟酸、碱性溶液和piranha溶液（98% H_2SO_4 : H_2O_2 = 7 : 3，V/V）浸泡和清洗以获得清洁和羟基化的硅表面，再用1.0%硅烷化试剂3－氨丙基三乙氧基硅烷（APTES）处理（室温下反应2h）使基底上修饰－NH_2，用0.1%戊二醛为交联剂，将末端修饰－NH_2的DNA通过戊二醛共价交联到基底。

实验中所使用的AFM针尖为氮化硅（Si_3N_4）针尖，针尖的弹性常数通过热扰动方法校正，范围在0.040 N/m到0.060 N/m。针尖的清洗步骤与硅片的相似。清洗后的针尖先用1.0%硅烷化试剂（3－巯基丙基）三甲氧基硅烷（MPTMS）处理，使针尖修饰－SH，然后用1 mg/ml NHS－PEG－MAL（分子量3400）的交联剂，其一端的MAL官能团与

针尖上的 $-SH$ 反应，另一端的 NHS 官能团与待固定的蛋白中的 $-NH_2$ 反应将转录因子共价交联到针尖。

通过降低与交联剂反应的蛋白浓度来降低针尖上固定蛋白的密度，使针尖与基底的接触区域只有一对分子结合，这样就可采用直接单分子力测定法。用修饰针尖的同样条件修饰硅片，利用 AFM 对硅片上固定蛋白的成像，得到使用蛋白浓度为 5μg/ml 时，固定蛋白的密度为500 ~ 800/μm^2，这时力曲线统计得到的力分布图只有一个高斯拟合单峰，说明测得的力为单分子作用力。

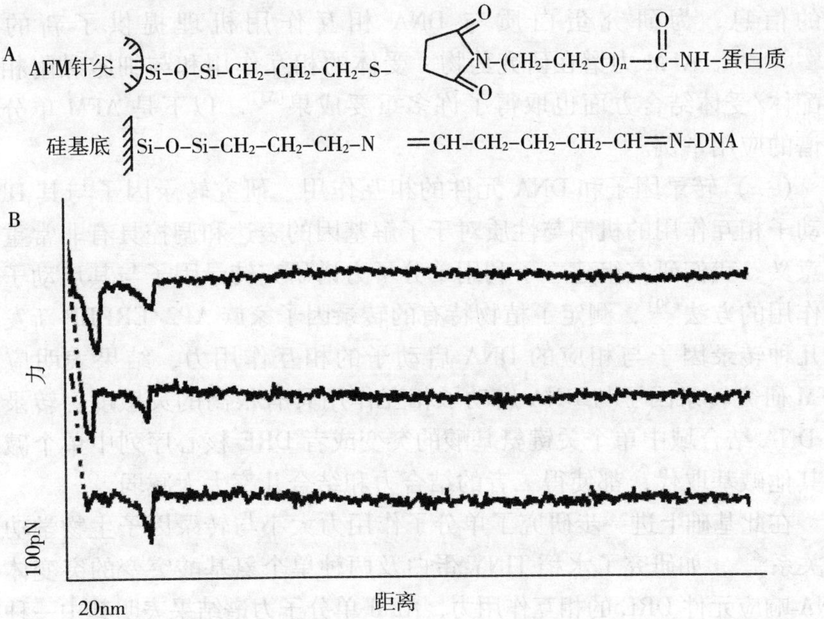

图6－7　表面修饰和 TINY 修饰

注：A. 针尖和硅基底的表面修饰（B）TINY 修饰的 AFM 针尖与 DRE 元件（ACCGAC）修饰的硅片基底之间相互作用的力－距离曲线

AFM 力谱测定在商品化的 Nano Scope IV AFM 上进行，加载速率为 (3.19 ~ 5.18) $\times 10^4$ pN/s，连接 AFM 针尖和蛋白的 PEG 链长为 20 ~ 40nm。从图 6－7B 看出，第一个峰反映 AFM 针尖与硅片基底间的非特异性作用，转录因子与 DNA 的特异性作用力出现在离第一个峰 20 ~ 40nm 处，即力曲线中的第二个峰。PEG 链的引入有效地区分了特异性作用力与非特异性作用力。

四、AFM 单分子力谱研究生物单分子相互作用

经过近 20 年的发展，AFM 单分子力谱在生物单分子相互作用研究方面取得了较大的进展。人们利用 AFM 单分子力谱研究了多种生物分子配体－受体如生物素－亲和素、抗体－抗原及互补 DNA 链、DNA 分子内氢键等相互作用力[42,46~49]。利用 AFM 研究蛋白质/DNA 的相互作用通常是通过对蛋白质与 DNA 复合物进行高分辨的成像[17,18]，我们研究组将 AFM 单分子力谱引入蛋白质与 DNA 相互作用的研究，不仅能定量地表征蛋白质与 DNA 结合强度，还能得到复合物解离动力学过程相关的信息，为研究蛋白质与 DNA 相互作用机理提供了新的方法[42,50~52]。AFM 力谱在研究药物－受体的相互作用和与细胞黏附相关的配体/受体结合方面也取得了许多重要成果[53]。以下是 AFM 单分子力谱的应用举例。

（一）转录因子和 DNA 元件的相互作用　研究转录因子与其 DNA 启动子相互作用的机制与性质对于了解基因的表达和调控具有非常重要的意义。我们研究组建立了利用单分子力谱研究转录因子与其启动子相互作用的方法[50]，测定了植物特有的转录因子家族 AP2/EREBP 新发现的几种转录因子与相应的 DNA 启动子的相互作用力，结果表明应用 AFM 研究转录因子与 DNA 启动子相互作用具有很高的灵敏度：转录因子 DNA 结合域中单个关键氨基酸的突变或者 DRE 核心序列中单个碱基被其他碱基取代，都使得二者的结合力和结合几率大大减弱。

在此基础上进一步研究了单分子作用力大小与转录因子生物学功能的关系[45]，如研究了水稻 TINY 蛋白及两种单个氨基酸突变的突变体与 DNA 响应元件 DRE 的相互作用力，AFM 单分子力谱结果表明其中一种突变体（V14A）不与 DRE 结合（成键几率与无特异作用的对照蛋白 GST 相同)，另一种（E19D）能与 DRE 结合但结合力大小和几率均低与野生型 TINY（表 6－1)。这一结果与生物学中测量转录因子的基因激活活性的酵母单杂交结果完全相符（表 6－2)，结合力越强的转录因子激活下游基因的表达越高。因此单分子力谱不仅能对转录因子和 DNA 元件的相互作用力进行定量表征，而且其测得的作用力的大小与基因调控水平相关联。与生物学研究中通常采用的凝胶电泳和酵母单杂交等方法相比，AFM 具有耗能量少、快速、灵敏等优越性，有望成为表征转录因子、识别和确定其 DNA 响应元件和进行功能基因组研究的新工具。

表 6－1　AFM 测得 TINY 蛋白及突变体与 DRE 元件作用力

转录因子	TINY	E19D	V14A	GST
作用力（pN）	83.5 ±3.4	54.1 ±5.6	——	——
结合几率	25.4 ±0.2%	23.6 ±5.1%	4.9 ±0.6%	4.9 ±2.2%

表 6－2　转染野生型和突变型的 TINY 基因的酵母细胞中 lacZ 基因的表达

报告基因	pGAD424 + TINY	pGAD424 + E19D	pGAD424 + V14A	pGAD424
β－半乳糖活性（u*）	0.240 ±0.015	0.091 ±0.009	0.035 ±0.001	0.028 ±0.002

（二）纤维蛋白原的去折叠

将蛋白质、DNA 等生物大分子的两端分别固定于 AFM 针尖和基底，即可利用单分子力谱及单分子动力学力谱研究这些生物大分子的机械性质和折叠－去折叠过程[54~57]。如 Brown 等[57]用 AFM 单分子力谱研究了与凝血过程相关的纤维蛋白原卷曲螺旋结构的去折叠。

在正常的凝血过程中，血凝块必须有一定的硬度和弹性以起到止血作用，但不能过硬否则将引起血栓。血浆中的纤维蛋白原是血凝块中主要成分纤连蛋白的前体，它被凝血酶激活后组装成纤连蛋白纤维，从而形成具备一定弹性的血凝块网络结构。对纤维蛋白原拉伸性质的研究将有助于从微观角度了解血凝块机械性质的分子机制。用 AFM 拉伸线性的纤维蛋白原寡聚物，产生锯齿状去折叠力曲线（图 6－8），表明每个卷曲螺旋独立地去折叠；分析卷曲螺旋去折叠常数等动力学信息，发现与肌球蛋白的双链卷曲螺旋在去折叠后可快速重新折叠不同，纤维蛋白原三链卷曲螺旋去折叠后的重新折叠可忽略不计，这一特点与纤维蛋白原卷曲螺旋的结构和蛋白本身的结构相关。

（三）单分子力谱研究细胞黏附性质　实现活细胞上受体－配体相互作用的原位实时表征是单分子力谱研究的一个前沿方向。活细胞上单分子力测量存在一定的挑战性，包括目标分子从细胞膜上拉下来、针尖被污染、受体－配体难形成有效结合、非特异相互作用和细胞固有弹性的影响等。活细胞上单分子力谱的研究主要集中在与细胞黏附相关的受体－配体的相互作用，包括多种整合素受体及其配体，胞间黏附分子与其配体、选凝素及其配体等[58~62]。

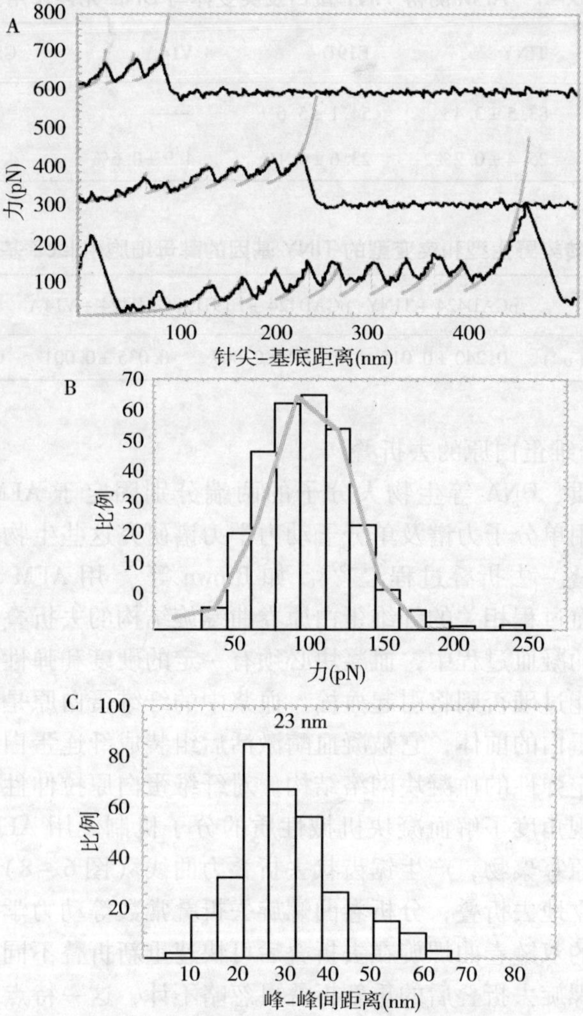

图 6-8 用 AFM 拉伸线性的纤维蛋白原寡聚物产生锯齿状去折叠力曲线

注：A. 纤维蛋白原寡聚物去折叠曲线和蒙特卡罗模拟曲线；B. 去折叠力的分布图；C. 峰间距分布图

Bustanji 等[63]通过测定纤连蛋白与细菌的相互作用，研究了纤连蛋白在调节细菌入侵、抵御感染等过程中的作用。纤连蛋白是在脊椎动物组织中广泛分布的细胞间质蛋白，是所有类型细胞的潜在配体。Bustanji 等利用单分子动力学力谱，研究了纤连蛋白与活的表皮葡萄球菌相互作用的动态过程，确定了纤连蛋白与细菌上黏附素相互作用力的大小以及结合位点。（图 6－9）将调节细胞与细菌相互作用的纤连蛋白－黏附素动力学力谱和其他调节细胞黏附的生物素－抗生物素和 L－选凝素和 P－选凝素糖蛋白配体－1 的力谱进行比较，生物素－抗生物素调控的是牢固吸附而 L－选凝素和 P－选凝素糖蛋白配体－1 调控滚动黏附。在高剪切力条件下，纤连蛋白－黏附素成键寿命远远低于其他两种分子对，从分子水平上解释了为什么在血管入口和分叉处细菌在血管内皮细胞的黏附作用降低，利于抵御细菌的入侵。

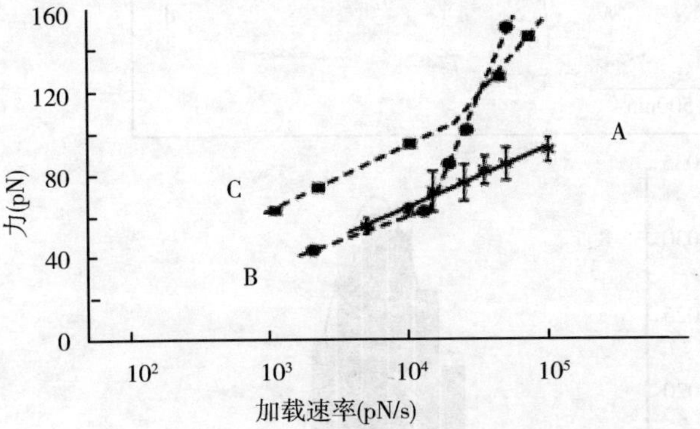

图 6－9　三种单分子动力学力谱的比较

注：A 纤连蛋白－细菌；B. L－选凝素和 P－选凝素糖蛋白配体－1B. 和 C. 生物素－抗生物素 C

（四）信号蛋白受体－配体的相互作用

除细胞黏附相关的研究外，AFM 单分子力谱还应用于细胞上测定抗体－抗原相互作用力以研究细胞上受体的分布[64]。我们研究组尝试利用活细胞单分子力谱研究细胞信号转导中重要配体－受体的相互作用如转化生长因子 TGF－β_1 与其受体的结合。我们建立了荧光显微镜和 AFM 联用系统，将 TGF－β_1 修饰的 AFM 针尖置于转染绿色荧光蛋白耦联 TGF－β_2 型受体（TβR_2）的细胞上进行单分子力谱测定（图 6－10），发现虽然 TGF－β_1 不与单独表达 TGF－β_1 型受体（TβRI）的细胞结合，但当细胞共表达两种受体时，TGF－β_1 与 TβR_2 的作用力大于单独表达 TβR_2 的作用力，表明 TGF－β_1 与 TβR_2 结合后招募 TβRI，能提高受体－配体信号复合物的稳定性。配体与细胞膜上受体的结合是细胞信号转导的第一步，这种研究配体－受体相互作用的单分子力谱方法为在活细胞水平研究信号转导机制提供了新的方法和途径。

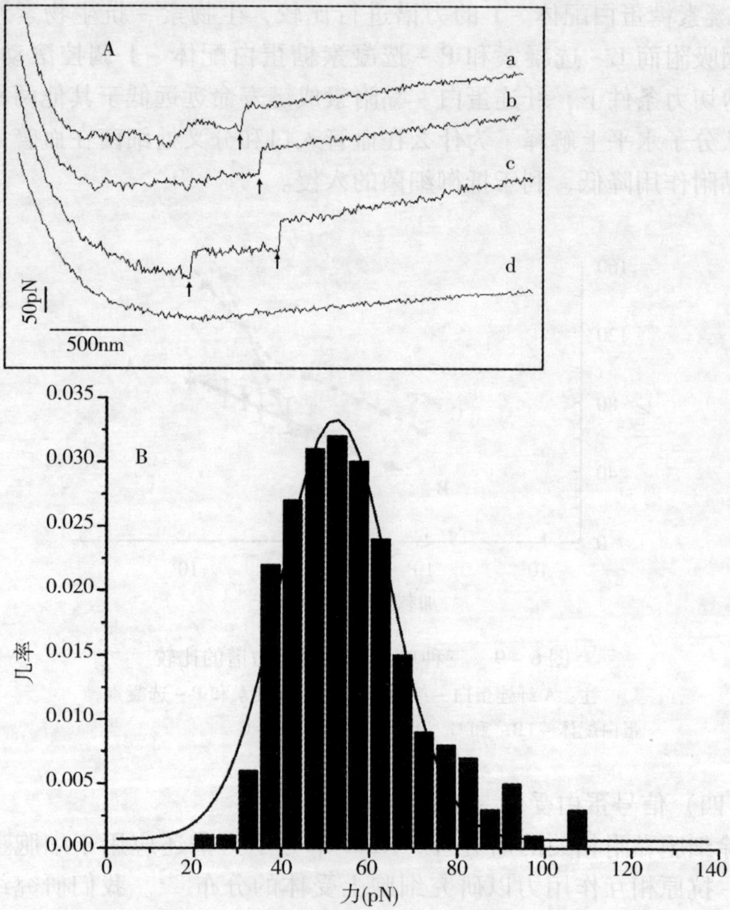

图 6－10 TGF－β_1 修饰的 AFM 针尖长于转染绿色荧光蛋白耦联 TGF－β_2 型受体的细胞上进行单分子力谱测定

注：A. 修饰 TGF－β_1 的 AFM 针尖在表达 TβR$_2$ 的细胞表面测得的典型的力－距离曲线 a、b 和 c 及体系用 TβR$_2$－ECD 溶液封阻后得力－距离曲线 d，箭头表示 TGF－β_1/TβR$_2$ 被拉断处；B. TGF－β_1/TβR$_2$ 结合力的分布图（■：为实验数据；—：为理论高斯分布曲线）

第五节 展 望

AFM以其独特的优越性成为在分子水平研究生命现象，阐明生物结构和功能关系的新工具。随着生命科学研究的深入以及纳米生物学、纳米医学的发展，对生物体系的纳米表征技术提出了更高的要求，也将促进AFM技术的不断改进和完善。在AFM成像方面，将进一步提高蛋白质、细胞等生物软样品的成像分辨率，提高快速扫描能力以适合于研究生化反应动态过程；在单分子力谱方面，将进一步发展在活细胞体系中研究生物分子的相互作用和细胞受体分布的方法。另一方面将AFM成像和测力模式结合起来，发展能对成像分子的种类和成分具备识别能力的识别成像技术[65]，将AFM与荧光显微镜等其他表征技术联用[66,67]，发展能对生物分子进行综合表征的方法也是一个重要研究方向。作为能对生物体系进行原位实时研究的纳米表征技术，AFM在生命科学研究中的应用将更加普及和广泛。

（方晓红 师晓丽 余军平）

参 考 文 献

1. Binnig, G., C. F. Quate, and C. Gerber, *Atomic Force Microscope*. Physical Review Letters, 1986. 56 (9): 930
2. Horber, J. K. H. and M. J. Miles, *Scanning probe evolution in biology*. Science, 2003. 302 (5647): p 1002 - 1005.
3. Hinterdorfer, P. and Y. F. Dufrene, *Detection and localization of single molecular recognition events using atomic force microscopy*. Nature Methods, 2006. 3 (5): p 347 - 355.
4. Willemsen, O. H., M. M. Snel, A. Cambi, J. Greve, B. G. De Grooth, and C. G. Figdor, Biomolecular interactions measured by atomic force microscopy. Biophysical Journal, 2000. 79 (6): p 3267 - 3281.
5. Kienberger, F., A. Ebner, H. J. Gruber, and P. Hinterdorfer, Molecular recognition imaging and force spectroscopy of single biomolecules. Acc. Chem. Res, 2006. 39 (1): p. 29 - 36.
6. 师晓丽，余军平，江雅新，方晓红，原子力显微镜在生物医学研究中的应用. 基础医学与临床，2006. 26 (007): p. 694 - 698.

7. 白春礼，田芳，罗克．扫描力显微术．科学出版社，2000：p. 138 - 146.

8. Dufrene, Y. F., Atomic Force Microscopy, a Powerful Tool in Microbiology. Journal of Bacteriology, 2002. 184 (19): p. 5205 - 13.

9. Ricci, D. and P. C. Braga, Atomic Force Microscopy: biomedical methods and applications. Humana Press, 2004.

10. Ando, T., N. Kodera, E. Takai, D. Maruyama, K. Saito, and A. Toda, A high - speed atomic force microscope for studying biological macromolecules. Proceedings of the National Academy of Sciences of the United States of America, 2001. 98 (22): p. 12468 - 12472.

11. Li, G. Y., N. Xi, and D. H. Wang, Probing membrane proteins using atomic force microscopy. Journal of Cellular Biochemistry, 2006. 97 (6): p. 1191 - 1197.

12. Silva, L. P., Imaging proteins with atomic force microscopy: An overview. Current Protein & Peptide Science, 2005. 6 (4): p. 387 - 395.

13. Hansma, H. G., K. Kasuya, and E. Oroudjev, Atomic force microscopy imaging and pulling of nucleic acids. Current Opinion in Structural Biology, 2004. 14 (3): p. 380 - 385.

14. Tiner, W. J., V. N. Potaman, R. R. Sinden, and Y. L. Lyubchenko, The structure of intramolecular triplex DNA: Atomic force microscopy study. Journal of Molecular Biology, 2001. 314 (3): p. 353 - 357.

15. Janicijevic, A., D. Ristic, and C. Wyman, The molecular machines of DNA repair: scanning force microscopy analysis of their architecture. Journal of Microscopy - Oxford, 2003. 212: p. 264 - 272.

16. Lin, Y., J. Wang, L. J. Wan, and X. H. Fang, Study of fibrinogen adsorption on self - assembled monolayers on Au (111) by atomic force microscopy. Ultramicroscopy, 2005. 105 (1 - 4): p. 129 - 136.

17. Li, B. S., B. D. Sattin, and M. C. Goh, Direct and Real - Time Visualization of the Disassembly of a Single RecA - DNA - ATPγS Complex Using AFM Imaging in Fluid. Nano Letters, 2006. 6 (7): p. 1474 - 1478.

18. Sorel, I., O. Piétrement, L. Hamon, S. Baconnais, E. L. Cam, and D. Pastré, The EcoRI - DNA complex as a model for investigating protein - DNA interactions by atomic force microscopy. Biochemistry, 2006. 45 (49): p. 14675 - 14682.

19. Müller, D. J, H. Janovjak, T. Lehto, L. Kuerschner, and K. Anderson, Observing structure, function and assembly of single proteins by AFM. Prog Biophys Mol Biol, 2002. 79 (1 - 3): p. 1 - 43.

20. Kuznetsov, Y. G., S. Daijogo, J. Zhou, B. L. Semler, and A. McPherson, Atomic force microscopy analysis of icosahedral virus RNA. Journal of Molecular Biol-

ogy, 2005. 347 (1): p. 41 – 52.

21. Kirby, A. R. A. P. Gunning, V. J. Morris, and M. J. Ridout, Observation of the Helical Structure of the Bacterial Polysaccharide Acetan by Atomic – Force Microscopy. Biophysical Journal, 1995. 68 (1): p. 360 – 363.
22. Ando, T. N. Kodera, Y. Naito, T. Kinoshita, K. Furuta, and Y. Y. Toyoshima, A high – speed atomic force microscope for studying biological macromolecules in action. Chemphyschem, 2003. 4 (11): p. 1196 – 1202.
23. Bolshakova, A. V., O. I. Kiselyova, and I. V. Yaminsky, Microbial surfaces investigated using atomic force microscopy. Biotechnology Progress, 2004. 20 (6): p. 1615 – 1622.
24. Firtel, M. and T. J. Beveridge, Scanning probe microscopy in microbiology. Micron, 1995. 26 (4): p. 347 – 362.
25. Beckmann, M. A., S. Venkataraman, M. J. Doktycz, J. P. Nataro, C. J. Sullivan, J. L. Morrell – Falvey, and D. P. Allison, Measuring cell surface elasticity on enteroaggregative Escherichia coli wild type and dispersin mutant by AFM. Ultramicroscopy, 2006. 106 (8 – 9): p. 695 – 702.
26. Soon, L., F. Braet, and J. Condeelis, Moving in the right direction – Nanoimaging in cancer cell motility and metastasis. Microscopy Research and Technique, 2007. 70 (3): p. 252 – 257.
27. Murphy, M. F., M. J. Lalor, F. C. Manning, F. Lilley, S. R. Crosby, C. Randall, and D. R. Burton, Comparative study of the conditions required to image live human epithelial and fibroblast cells using atomic force microscopy. Microscopy Research and Technique, 2006. 69 (9): p. 757 – 765.
28. McNally, H. A. and R. Ben Borgens, Three – dimensional imaging of living and dying neurons with atomic force microscopy. Journal of Neurocytology, 2004. 33 (2): p. 251 – 258.
29. Sakaue, M. and K. Taniguchi, Imaging of the lectin – labeled cell surface of human lymphocytes by the use of atomic force microscope. Journal of Veterinary Medical Science, 2001. 63 (2): p. 223 – 225.
30. Scheuring, S., P. Ringler, M. Borgnia, H. Stahlberg, D. J. Müller, P. Agre, and A. Engel, High resolution AFM topographs of the Escherichia coli water channel aquaporin Z. The EMBO Journal, 1999. 18: p. 4981 – 4987.
31. Wang, Z. G., Z. Wang, C. Zhou, C. Wang, L. Wan, X. Fang, and C. Bai, AFM and STM study of beta – amyloid aggregation on graphite. Ultramicroscopy, 2003. 97 (1 – 4): p. 73 – 79.
32. Legleiter, J., D. L. Czilli, B. Gitter, R. B. DeMattos, D. M. Holtzman,

and T. Kowalewski, Effect of different anti – A beta antibodies on A beta fibrillogenesis as assessed by atomic force microscopy. Journal of Molecular Biology, 2004. 335 (4): p. 997 – 1006.

33. Tanigawa, M., M. Gotoh, M. Machida, T. Okada, and M. Oishi, Detection and mapping of mismatched base pairs in DNA molecules by atomic force microscopy. Nucleic Acids Research, 2000. 28 (9): p. E38 – e38.

34. Horton, M., G. Charras, and P. Lehenkari, Analysis of ligand – receptor interactions in cells by atomic force microscopy. Journal of Receptor and Signal Transduction Research, 2002. 22 (1 – 4): p. 169 – 190.

35. Zlatanova, J., S. M. Lindsay, and S. H. Leuba, Single molecule force spectroscopy in biology using the atomic force microscope. Progress in Biophysics & Molecular Biology, 2000. 74 (1 – 2): p. 37 – 61.

36. Evans, E. A. and D. A. Calderwood, Forces and bond dynamics in cell adhesion. Science, 2007. 316 (5828): p. 1148 – 1153.

37. Zepeda, S., Y. Yeh, and A. Noy, Determination of energy barriers for intermolecular interactions by variable temperature dynamic force spectroscopy. Langmuir, 2003. 19 (5): p. 1457 – 1461.

38. Kienberger, F., V. P. Pastushenko, G. Kada, H. J. Gruber, C. Riener, H. Schindler, and P. Hinterdorfer, Static and Dynamical Properties of Single Poly (Ethylene Glycol) Molecules Investigated by Force Spectroscopy. Single Molecules, 2000. 1 (2): p. 123 – 128.

39. Baumgartner, W., P. Hinterdorfer, W. Ness, A. Raab, D. Vestweber, H. Schindler, and D. Drenckhahn, Cadherin interaction probed by atomic force microscopy. National Acad Sciences, 2000. 97 (8): p. 4005 – 4010.

40. Boland, T. and B. D. Ratner, Direct Measurement of Hydrogen – Bonding in DNA Nucleotide Bases by Atomic – Force Microscopy. Proceedings of the National Academy of Sciences of the United States of America, 1995. 92 (12): p. 5297 – 5301.

41. Williams, J. M., T. J. Han, and T. P. Beebe, Determination of single – bond forces from contact force variances in atomic force microscopy. Langmuir, 1996. 12 (5): p. 1291 – 1295.

42. Yu, J., Y. Jiang, X. Ma, Y. Lin, and X. Fang, Energy landscape of aptamer/protein complexes studied by single – molecule force spectroscopy. Chem. Asian J., 2007. 2: p. 284 – 289.

43. Hinterdorfer, P., W. Baumgartner, H. J. Gruber, K. Schilcher, and H. Schindler, Detection and localization of individual antibody – antigen recognition events by atomic force microscopy. Proceedings of the National Academy of Sciences of

the United States of America, 1996. 93 (8): p. 3477 – 3481.
44. Gamsjaeger, R., B. Wimmer, H. Kahr, A. Tinazli, S. Picuric, S. Lata, R. Tampé, Y. Maulet, H. J. Gruber, P. Hinterdorfer, and C. Romanin, Oriented Binding of the His6 – Tagged Carboxyl – Tail of the L – type Ca^{2+} Channel – Subunit to a New NTA – Functionalized Self – Assembled Monolayer. Langmuir, 2004. 20 (14): p. 5885 – 5890.
45. Yu, J. P., S. Sun, Y. Jiang, X. Ma, F. Chen, G. Zhang, and X. Fang, Single molecule study of binding force between transcription factor TINY and its DNA responsive element. Polymer, 2006. 47 (7): p. 2533 – 2538.
46. Florin, E. L., V. T. Moy, and H. E. Gaub, Adhesion Forces between Individual Ligand – Receptor Pairs. Science, 1994. 264 (5157): p. 415 – 417.
47. Lee, G. U., D. A. Kidwell, and R. J. Colton, Sensing Discrete Streptavidin Biotin Interactions with Atomic – Force Microscopy. Langmuir, 1994. 10 (2): p. 354 – 357.
48. Merkel, R. P., Nassoy, A. Leung, K. Ritchie, and E. Evans, Energy landscapes of receptor – ligand bonds explored with dynamic force spectroscopy. Nature, 1999. 397 (6714): p. 50 – 53.
49. Bustamante, C., J. F. Marko, E. D. Siggia, and S. Smith, Entropic Elasticity of Lambda – Phage DNA. Science, 1994. 265 (5178): p. 1599 – 1600.
50. Jiang, Y. X., F. Qin, Y. Li, X. Fang, and C. Bai, Measuring specific interaction of transcription factor ZmDREB1A with its DNA responsive element at the molecular level. Nucleic Acids Research, 2004. 32 (12).
51. Jiang, Y. X., C. Zhu, L. Ling, L. Wan, X. Fang, andC. Bai, Specific aptamer – protein interaction studied by atomic force microscopy. Anal Chem, 2003. 75 (9): p. 2112 – 2116.
52. Jiang, Y., J. Wang, X. Fang, and C. Bai, Study of the Effect of Metal Ion on the Specific Interaction between Protein and Aptamer by Atomic Force Microscopy. Journal of Nanoscience and Nanotechnology, 2004. 4 (6): p. 611 – 615.
53. Pereira, R. D. M. I. N. da Silva, and M. A. Cotta, Adhesion forces measured between a calcium blocker drug and its receptor in living cells using atomic force microscope. Febs Letters, 2003. 552 (2 – 3): p. 155 – 159.
54. Lee, G. U., L. A. Chrisey, and R. J. Colton, Direct Measurement of the Forces between Complementary Strands of DNA. Science, 1994. 266 (5186): p. 771 – 773.
55. Strunz, T., K. Oroszlan, R. Sch? fer, and H. J. Güntherodt, Dynamic force spectroscopy of single DNA molecules. Proceedings of the National Academy of Sci-

ences of the United States of America, 1999. 96 (20): p. 11277 - 11282.

56. Rief, M., M. Gautel, F. Oesterhelt, J. M. Fernandez, and H. E. Gaub, Reversible unfolding of individual titin immunoglobulin domains by AFM. Science, 1997. 276 (5315): p. 1109 - 1112.

57. Brown, A. E. X., R. I. Litvinov, D. E. Discher, and J. W. Weisel, Forced unfolding of coiled - coils in fibrinogen by single - molecule AFM. Biophysical Journal, 2007. 92 (5): p. L39 - L41.

58. Wojcikiewicz, E. P., X. Zhang, A. Chen, and V. T. Moy, Contributions of molecular binding events and cellular compliance to the modulation of leukocyte adhesion. Journal of Cell Science, 2003. 116 (12): p. 2531 - 2539.

59. Zhang, X. H., E. Wojcikiewicz, and V. T. Moy, Force spectroscopy of the leukocyte function - associated antigen - 1/intercellular adhesion molecule - 1 interaction. Biophysical Journal, 2002. 83 (4): p. 2270 - 2279.

60. Lehenkari, P. P. and M. A. Horton, Single integrin molecule adhesion forces in intact cells measured by atomic force microscopy. Biochemical and Biophysical Research Communications, 1999. 259 (3): p. 645 - 650.

61. Panorchan, P., J. P. George, and D. Wirtz, Probing intercellular interactions between vascular endothelial cadherin pairs at single - molecule resolution and in living cells. Journal of Molecular Biology, 2006. 358 (3): p. 665 - 674.

62. Hanley, W., O. McCarty, S. Jadhav, Y. Tseng, D. Wirtz, and K. Konstantopoulos, Single molecule characterization of P - selectin/ligand binding. Journal of Biological Chemistry, 2003. 278 (12): p. 10556 - 10561.

63. Bustanji, Y., C. R. Arciola, M. Conti, E. Mandello, L. Montanaro, and B. Samorí, Dynamics of the interaction between a fibronectin molecule and a living bacterium under mechanical force. Proceedings of the National Academy of Sciences of the United States of America, 2003. 100 (23): p. 13292 - 13297.

64. Pfister, G., C. M. Stroh, H. Perschinka, M. Kind, M. Knoflach, P. Hinterdorfer, and G. Wick, Detection of HSP60 on the membrane surface of stressed human endothelial cells by atomic force and confocal microscopy. Journal of Cell Science, 2005. 118 (8): p. 1587 - 1594.

65. Kienberger, F., A. Ebner, H. J. Gruber, and P. Hinterdorfer, Molecular recognition imaging and force spectroscopy of single biomolecules. Accounts of Chemical Research, 2006. 39 (1): p. 29 - 36.

66. Madl, J., S. Rhode, H. Stangl, H. Stockinger, P. Hinterdorfer, G. J. Schütz, and G. Kada, A combined optical and atomic force microscope for live cell investigations. Ultramicroscopy, 2006. 106 (8 - 9): p. 645 - 651.

67. Kellermayer, M. S. Z., A. Karsai, A. Kengyel, A. Nagy, P. Bianco, T. Huber, A. Kulcsár, C. Niedetzky, R. Proksch, and L. Grama, Spatially and temporally synchronized atomic force and total internal reflection fluorescence microscopy for imaging and manipulating cells and biomolecules. Biophysical Journal, 2006. 91 (7): p. 2665 - 2677.

第七章　再生医学中的多肽分子自组装技术

第一节　概　　述

自组装是自然界中的一种独特现象。无论在宏观还是微观尺度它都普遍存在。海中鱼群，天上群鸟，甚至水中的油滴，都有自组装行为的参与。微观世界提供了大量自组装的实例。一只家蚕可以吐出大约2000m长的蚕丝，该长度约为蚕丝蛋白单体长度的20亿倍。家蚕杰出的纺丝能力让现今的材料科学家羡慕不已。而蜘蛛是另外一个纺丝专家，它们可以根据需要生产出不同类型的蛛丝，拥有卓越的强度和柔韧性。蛛丝的结构组件通常在纳米尺度，而最后成形的纤维却可以按千米来衡量。大小约2.5nm的磷脂分子也可以通过自组装形成带螺旋扭曲的毫米级的脂导管。通过自组装，还可以产生其他精细结构。例如，韧带和毛发分别由胶原蛋白和角蛋白组装形成。细胞内的侣伴蛋白单体可以组装成环状结构并实现分类、折叠、重折叠蛋白的功能。此外，贝类外壳的生物矿化，哺乳动物的牙齿形成都是分子水平的自组装行为。回顾自然发展，正是通过无数次的分子自组装与去组装过程，才造就了如今复杂的分子系统以及斑斓的生命世界。

自组装是自发的将单个实体有机地组织成可以使单个实体获益的系统结构。分子自组装定义为：在热力学平衡的条件下，通过一系列非共价键作用，分子单体自发地装配成一定稳定结构的过程。分子自组装的原理已被应用于合成化学，纳米技术，高分子材料与工程等领域，并同结构生物学，蛋白组学，材料科学形成一系列新兴的交叉学科。目前，已经有多种分子自组装系统被开发，包括二、三嵌段共聚物、DNA、蛋白质以及多肽等。

最近十多年，利用肽、磷脂以及DNA等制备可应用生物材料的研究取得了极大的进步。构成生物组织的基本分子，蛋白质、磷脂和核酸在传统的材料工程中，通常被认为是无用的材料。分子自组装技术的引入使这个传统领域大大改观，并与陶瓷、金属材料互补，从而实现先进材料的制备。

由于设计及合成相对简单，多肽自组装在制备各种应用材料的分子工程中有着极其明显的优势。所谓多肽的自组装，即是在多种非共价键力的作用下，包括氢键、离子键、范德华力和疏水作用，多肽分子自组装成稳定的、结构清晰的聚合体。尽管单个非共价键的键能很小，但是它们的集合可以使大量多肽分子形成非常稳定的结构。目前已有许多设计的短肽自组装材料，在生物医学和纳米技术等领域发挥着重要作用。

本章着重阐述不同类型自组装多肽的物理化学性质、组装行为原理与特征以及相关实验。同时介绍了自组装多肽在再生医学中的应用。与其他生物材料比较，自组装多肽具有以下几个特征：①多肽自组装成的纳米纤维网状支架具有与细胞外基质相似的尺度，能很好地支持细胞贴附、生长、迁移以及分化；②自组装多肽成分与胶原相似，并可以降解为天然的 L - 氨基酸，被细胞再利用；③自组装多肽不引起机体免疫应答和炎症反应，避免了生物排斥。

第二节 自组装多肽

一、Ⅰ型自组装多肽

Ⅰ 型自组装肽也称分子积木（Molecular lego）。该类多肽拥有一个疏水面和一个亲水面，像 LEGO 积木一样，可以装配形成特殊结构。目前应用于组织工程的自组装多肽的开发设计主要集中在该型短肽上。该类肽的一个重要特征是在亲水面上存在规律性重复的互补离子键。依据多肽亲水面的正、负电荷的排列规律，该类多肽可以划分为Ⅰ、Ⅱ、Ⅲ和Ⅳ型以及混合模型。Ⅰ 型分子模型为 - + - + - + - +；Ⅱ 型分子模型为 - - + + - - + +；Ⅳ 型分子模型为 - - - - + + + +。该型多肽在一价碱性阳离子溶液或者生理盐溶液中发生自组装形成稳定的 β 折叠结构[1,2]。在微观上多肽分子组装成纳米纤维，而在宏观上则呈现水凝胶状态。有趣的是，这类短肽可以根据需要装配成不同的几何形态。如图 7 - 1，Ⅰ型肽组装成纤维直径 10 ~ 20nm、孔径大小 50 ~ 200nm 的纳米纤维网络结构。如果多肽上的残基被带同种电荷的氨基酸替换，如带正电荷的赖氨酸被精氨酸代替，带负电荷的谷氨酸被天冬氨酸替换，替换结果对自组装过程无明显的影响。但如果正电荷的赖氨酸或精氨基酸被负电荷的天冬氨酸或谷氨酸残基代替，在盐溶液中Ⅰ型肽虽然仍呈β折叠结构，但是不再发生自组装形成宏观可见的基质。另外一方面，增强疏水氨基酸残基的疏水性，如使用亮氨酸、异亮氨酸、苯丙氨酸或酪氨酸代替丙氨酸，肽分子更容易发生自组装，并且组装产物的力学强度会有所提高。

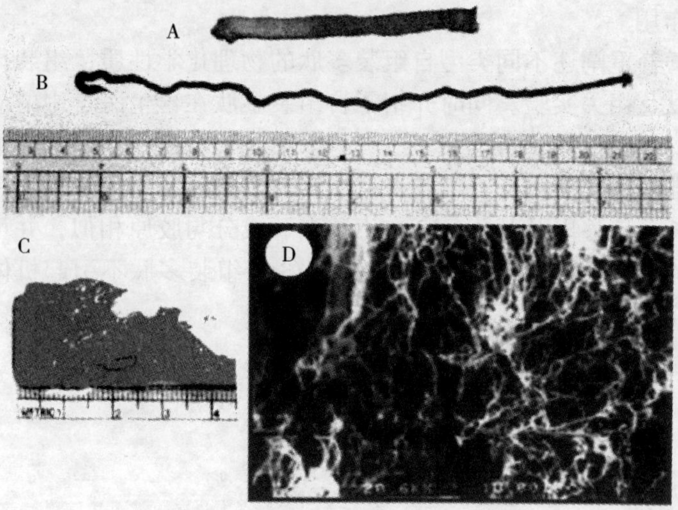

图7-1 多肽自组装的形态特征

注：A~C. 多肽自组装形成的水凝胶；D. 多肽自组装而成的纳米纤维骨架（SEM），径约10-20nm，空隙大小约50-100nm

对自组装短肽的系统性认识，有助于设计出性能更佳的自组装材料，也能更好地理解退行性神经性疾病的发病机制，如AD病、帕金森综合征等。自2005年，作者实验室开始研究温度、pH条件和序列变化对短肽自组装的影响[12]。首先利用CD和AFM研究了在pH改变和热变性条件下短肽RADA16-I的自组装行为。如图7-2所示，当pH从4.0降到1.0时，RADA16-I呈典型的β折叠结构（最小值在217~218 nm，峰值在195~206 nm），但β折叠的含量减少了大约10%。RADA16-I在此条件下能自组装成长纤维（长为（1 108±184）nm，宽为（17.5±1.13）nm，高为（1.4±0.36）nm）。然而当pH升高到13.0时，RADA16-I不再形成β折叠结构，而是组装成小颗粒聚集体。

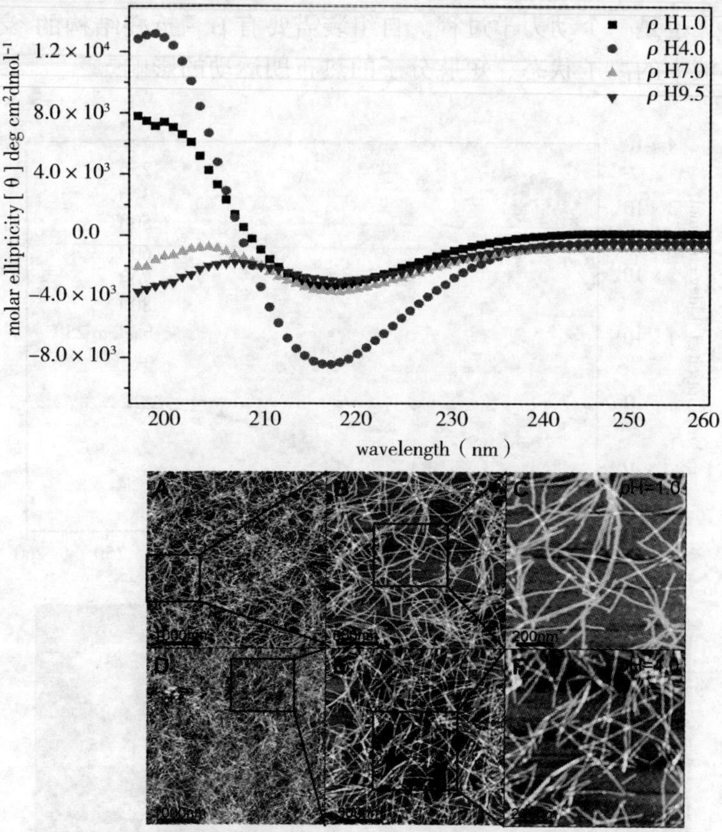

图 7－2　pH 值对 RADA16－I 的二级结构和自组装形态的影响

注：样品在 4°C 孵育过夜后，25°C 记录 CD 谱（上）。pH1.0（下 A，B，C）和 pH4.0（下 D，E，F）时，RADA16－I 短肽自组装纳米纤维。黑框内区域放大于其右侧

RADA16－I 在 25°C～70°C 范围内仍能保持其典型的 β－折叠片结构，含量可达 38.6%～54.3%（图 7－3，上）。但当温度升高到 80°C 时，β 折叠含量下降 11.3%，无规线团的含量提高了 14.6%。当温度从 80°C 回复到 25°C 时，其 β－折叠片的含量又升高到 46.7%。值得注意的是，在较高的温度下，RADA16－I 也组装成小颗粒或聚集体（图 7－3 下：B，C，D）。有趣的是，3 天后，检测表明短肽呈现出比较典型 β 折叠结构。AFM 表征显示RADA16－I 有相当部分自组装成纤维（图 7

-3下，E，F)。这些研究表明，多肽纳米纤维的自组装过程既是一个热力学，也是一个动力学过程。自组装需要有β-折叠结构的参与，也会受溶液中的离子状态、短肽分子的热布朗运动的影响。

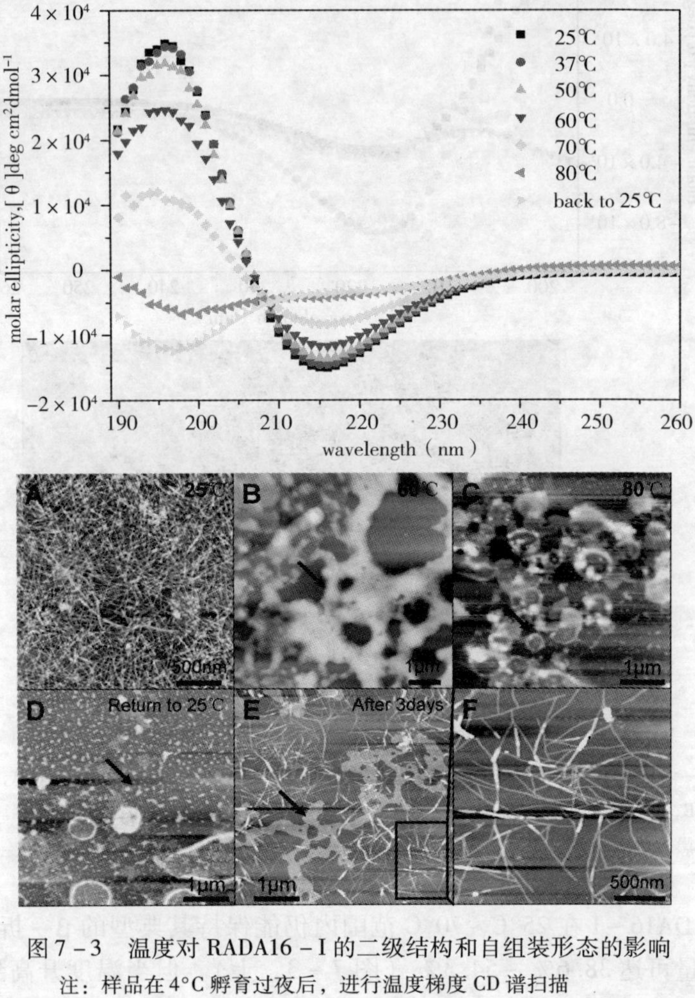

图7-3 温度对RADA16-I的二级结构和自组装形态的影响

注：样品在4°C孵育过夜后，进行温度梯度CD谱扫描

在此基础上，作者实验室系统地研究了序列对自组装行为的影响。设计将蜘蛛丝蛋白中的非晶序列分别插入到自组装短肽序列RADA16-I中间，连接到分子的C端或者N端，从而研究自组装短肽的构象变化以及自组装行为与序列的关系。中间插入蛛丝非晶序列的RADA16-I

呈现无规卷曲结构，而C端连接蛛丝非晶序列的RADA16 - I仍为β折叠结构。这个结果表明，序列中间位点比末端位点对分子二级结构有更大影响。随着溶解时间的延长，中间插入型多肽分子β - 折叠片的含量增高，自组装结构也从颗粒型转变为长纤维。该结果表明β结构对自组装体的形状以及稳定性至关重要（图7 - 4）。

已经使用一系列哺乳动物细胞对该I型肽的生物相容性进行了测试（表7 - 1）。实验发现细胞可以稳定地附着在多肽基质上。其中若干肽材料还被进一步用来研究细胞培养支架对细胞的增殖和分化的影响。这种由多肽分子自组装形成的支架材料不仅可以支持不同类型的细胞附着，还能促进细胞增殖和分化。例如，大鼠PC12细胞在含有NGF（nerve growth factor）的肽纤维支架上生长，能够发生分化并产生大量突触。当小鼠的原代神经细胞培养在肽支架上时，沿着肽纤维的走向，有神经突触连接的生成。

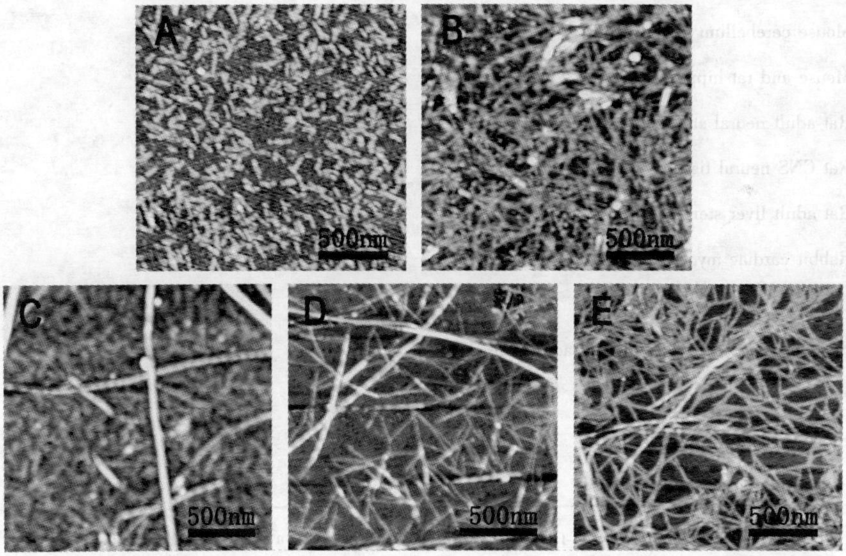

图7 - 4　非晶序列插入的多肽分子自组装结构的时间特征

注：A. 10d；B. 40d；C ~ E. 2月

表 7－1 多种类型的哺乳动物细胞可以附着或被包埋入肽支架

Cell type	Cell line
Mouse fibroblast	NIH－3T3
Chicken embryo fibroblast	CEF
Chinese hamster ovary	CHO
Monkey kidney cells	Cos7
Human cervical carcinoma	HeLa
Human osteosarcoma	MG63
Human hepatocellular carcinoma	HepG2
Hamster pancreas	HIT－T15
Human embryonic kidney	HEK293
Human neuroblastoma[a]	SH－SY5Y
Rat pheochromocytoma[a]	PC12
Mouse cerebellum granule cells[a,b]	
Mouse and rat hippocampal cells[a,b]	
Rat adult neural stem cells[a,b]	
Rat CNS neural tissues[a,b]	
Rat adult liver stem cells[b]	
Rabbit cardiac myocytes[b]	
Bovine aortic endothelial cells[b]	
Bovine chondrocytes[b] （calf and adult cells）	
Human endothelial cells[b]	
Human foreskin fibroblast[b]	
Human epidermal keratinocytes[b]	

注：细胞对肽支架的附着，由相差显微镜持续观察 2 周。a 表示神经细胞；b 表示由原代培养细胞（Zhang，Biomaterials，1995）。

Ⅰ型肽有着许多独特优点，设计该类肽的基本原则还可以被运用到其他高分子或者高分子混合物的设计与开发中。Ⅰ型自组装多肽的主要设计理念是亲疏水氨基酸残基的交替出现。在亲水侧呈现全程的电荷分布且单分子肽链内电荷互相匹配。如典型的 RAD16 – I 序列为 RADA-RADARADARADA，其中 A 为疏水氨基酸残基，R 和 D 为亲水氨基酸残基，在序列中亲水基团和疏水基团交替出现；另外在亲水氨基酸残基中，在水溶液中，R 显正电荷，D 显负电荷，正负电荷全程交替出现且电荷互相匹配。同样的设计也体现在 EAK16 – II 中，亲疏水交替出现，电荷全程匹配。规律性模式虽然简化了设计过程，但另一方面也限制了肽的多样性和自由性。作者实验室在设计 I 型自组装肽的经验基础上，设计出了一类 9 肽序列。这类多肽具有半程电荷匹配的结构特征。该肽可以在水溶液条件下形成密集的纤维，在不同浓度下纤维具有不同的形态特征（图 7 – 5）。该肽在 1% 的水溶液浓度下即能形成水凝胶。初步应用实验显示这类肽具有较好的药物运载作用和止血作用。由于目前对于多肽自组装的机制还不完全清楚，通过对该类短肽的自组装研究，可以加深对多肽自组装的认识，从而指导更广的自组装多肽设计。

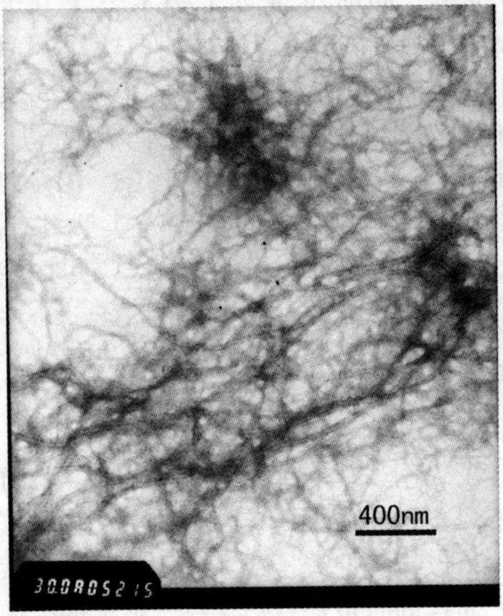

图 7 – 5　半程电荷匹配的自组装九肽在水溶液条件下形成密集的纤维。

二、Ⅱ型自组装肽

这类肽也称为分子开关（Molecular Switches），可以随温度及 pH 条件发生构象变化。这类肽含有交替排列的疏水及亲水氨基酸两性表面。这些结构特征允许进行广泛的粒子及疏水相互作用，最终形成稳定的 β -折叠结构。这些肽的另一个特征是 N 端有成簇的带负电荷的天冬氨酸、谷氨酸残基，C 端有成簇的带正电荷的精氨酸及赖氨酸残基。这种电荷平衡排列的 A 螺旋偶极矩（C→N），导致稳定的 α - 螺旋的形成，因此这种肽可以同时形成稳定的 α - 螺旋和 β - 折叠。它们可以在一定 pH 及温度条件下发生突然的构象转换。一些天然蛋白质的片段也存在类似的构象变化。对这类肽的可塑性及动力学特征进行研究，可加深对淀粉状蛋白变性的认识。

该发现不仅加深了对蛋白相互作用的认识，也增加了对绵羊瘙痒病、朊病毒、库鲁病、亨廷顿症、帕金森症和阿尔茨海默症等一系列蛋白质构象疾病的了解，同时也推进了纳米分子开关的研究与开发。DAR16 - IV（DADADADARARARA）和 EAK12（AEAEAEAEAKAK）的 N 端有成簇的天冬氨酸和谷氨酸残基，C 端有成簇的赖氨酸和精氨酸。目前认为所有的 A 螺旋都有一个螺旋偶极矩。肽的侧链电荷平衡了该偶极距，因此，肽倾向形成螺旋结构构象。但是，它们的疏水及亲水残基的交替排列及粒子自我互补性，使这类肽具有 β 折叠结构的特征。上述特点决定了这类肽的结构比常规稳定的 β 折叠更加复杂和动态。

三、Ⅲ型自组装肽

Ⅲ型自组装肽也称为分子涂料（Molecular Paint），肽在材料表面发生自组装而不在分子之间发生自组装。它们在材料表面形成单层排列，可使细胞粘附并形成不同的图案（图 7 - 6）。这类肽有以下 3 个特点：①序列末端的配体可以被其他分子或者细胞识别；②肽中央连接区段可以按照需要具有方向性同时也使材料保持了适度的柔韧性和刚性；③肽分子上面的化学基团具有锚的作用，可以与材料表面发生共价交联。这种生物表面技术为研究细胞间通讯以及细胞行为提供了新方法。

四、Ⅳ型自组装肽

该型自组装短肽类似表面活性剂，能自组装形成直径 30 ~ 50nm 的

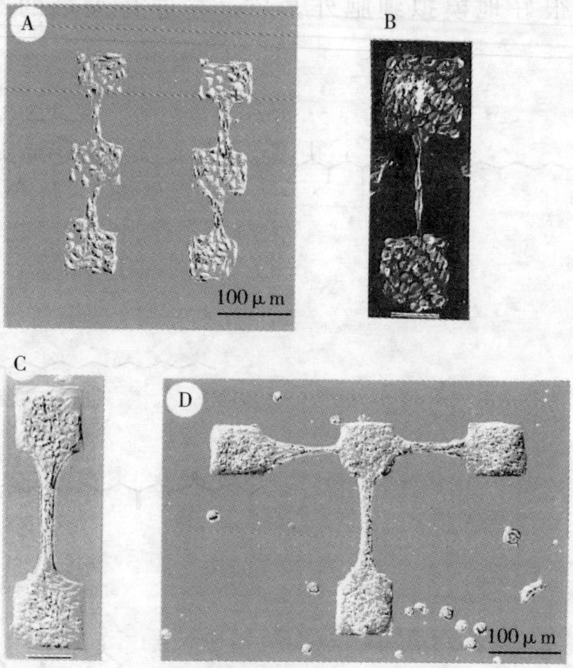

图7－6　小牛血管内皮细胞A431细胞在设计图案上的生长

注：A. 内皮细胞形成可辨认的细胞构型；B. 在连接处狭窄部位，单细胞排列的两个细胞连接了两个不同细胞群体之间的通讯；C、D. 人表皮癌细胞成I、T型，方形区域内有高密度细胞；D. 上非材料处理面也有细胞黏附

纳米导管和纳米囊泡。表面活性剂可以减少水的表面张力，促进溶脂性以及其他非极性有机分子和生物分子的结合。似表面活性剂多肽可分为3类（图7－7）：①肽单体末端有一个碳氢化合物尾巴；②庚烷流星锤型两亲化合物，庚烷两头接甘氨基酸簇；③肽主要由天然L－氨基酸组成。这3类肽的共同特征是在分子单体内同时具有疏水和亲水区。和多数两亲分子一样，这3类肽服从几何约束规律，并能在水溶液中自组装成亚微米结构和超分子体系。许多Ⅳ型自组装肽可组装成纳米导管或者纳米纤维。

自组装形成的纳米纤维可以作为细胞生长支架，也能以此为基础构建出一个具有生物惰性且与体内生化组分相似的生物系统。这个系统可以很好地模拟细胞外基质，并进行大量的组织工程的研究。

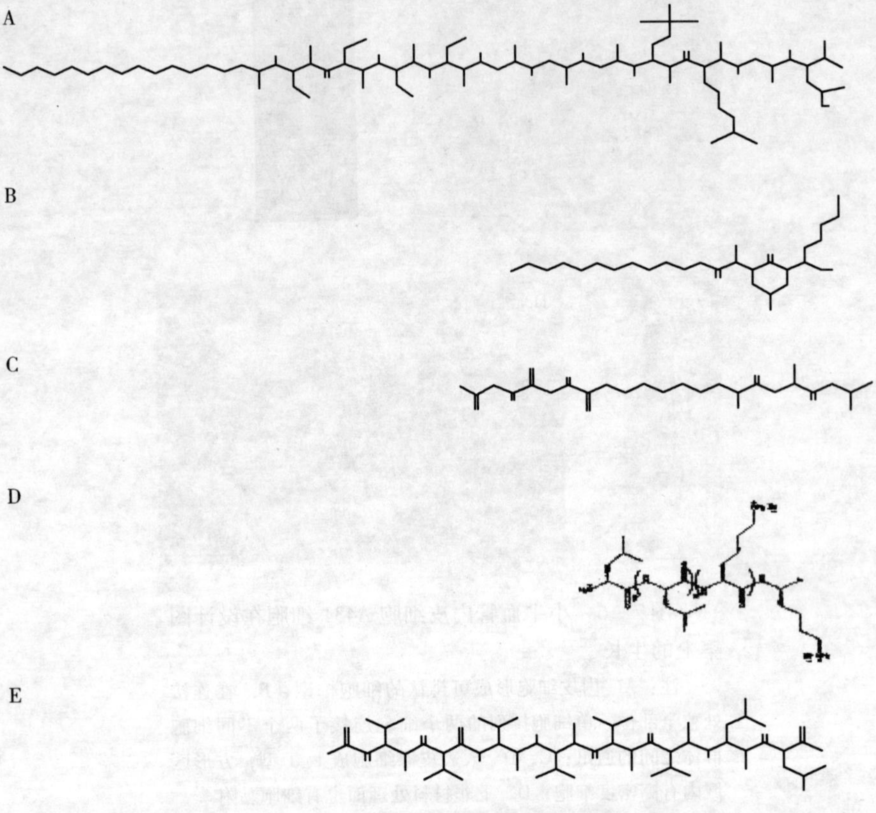

图 7－7　不同类型的两亲性多肽的化学结构

注：A、B. 带烷烃疏水尾的多肽；C. 二羟酸流星锤两亲性肽（bis（N－_　－amido－glycylglycine）－1，7－heptane dicarboxylate）；D. K_xL_y；E. V6D2 由天然 L－氨基酸组成的多肽

需要特别指出的是这类两性肽的主要成分是天然氨基酸，其结构特征与膜脂分子相似，含有一个极性区和一个非极性区。Nowak et 等合成了一系列含有 100～200 个氨基酸残基的多肽。带正电荷的赖氨酸链在肽链的一端，疏水性氨基酸 L 或者 V 掺入该多肽。这种两亲性多肽在 0.25%～2% 的水溶液中便可形成稳定性极高的水凝胶。为了形成稳定

的水凝胶，分子单体的疏水尾巴需要形成秩序井然的构象，如亮氨酸形成A螺旋，缬氨酸形成B折叠，这种两性分子形成的水凝胶在90℃时仍保持稳定，而且具有一定的回弹性。

还有一类结构简单的两亲性肽分子称为纳米短肽洗涤剂。短肽洗涤剂通常由一个或两个亲水的氨基酸组成头部，由若干疏水的氨基酸组成尾部。这种两亲性短肽分子的自组装行为在近年来得到了广泛的研究[3,4]。单体带有一个极性头部如天冬氨酸或赖氨酸，和一个疏水尾

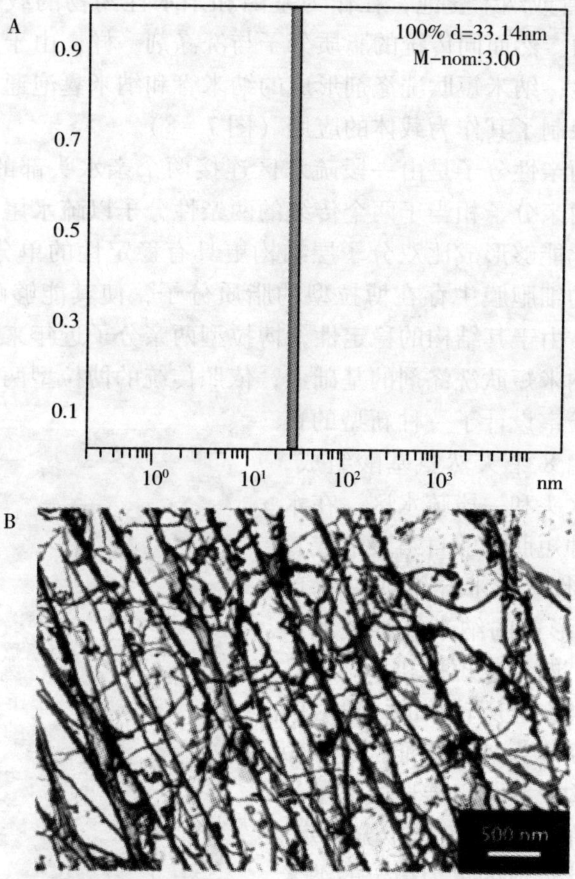

图 7-8　V6D2 动态光散射及表征图

注：A. 5 mmol/L V6D2 溶液动态光散射；B. V6D2 复制物 TEM 表征图。样品使用快速冷冻保护溶液中的纳米纤维

巴，如丙氨酸，甘氨酸或者缬氨酸。这类肽通常少于10个氨基酸残基，分子结构类似质膜的磷脂分子。

纳米短肽洗涤剂是模拟传统的分子洗涤剂而设计的一种短肽材料。它们可以像传统的离子型、非离子型洗涤剂一样以其疏水尾部与膜蛋白的疏水表面结合，起到稳定膜蛋白的作用；目前这类短肽洗涤剂已被用于稳定视紫蛋白、光系统复合体I以及其他膜蛋白并取得了显著的效果[15-17]。另一方面，与脂质分子一样，这类具有一个亲水头和一个疏水尾的两亲性短肽分子能够在水溶液中形成双分子层的直径为30～50nm的纳米管或纳米囊泡，在作为基因和亲水性药物的载体方面有很大的应用潜力。然而同传统的脂质分子与洗涤剂一样，由于双分子层结构的不稳定性，纳米短肽洗涤剂形成的纳米管和纳米囊泡通常是动态变化的，从而限制了其作为载体的应用（图7-8）。

博拉型两亲性分子是由一段疏水区连接两个亲水头部的两性分子。一个博拉型两亲分子相当于两个传统的两亲性分子以疏水尾部相对排列在一起，因此能够形成比双分子层结构更具有稳定性的单分子层结构。一些古细菌的细胞膜中存在博拉型的脂质分子，使其能够耐受80℃～90℃的高温。由于其结构的稳定性，博拉型两亲分子近年来得到了广泛的研究。在纳米短肽洗涤剂的基础上，依照传统的博拉型两亲分子的结构，作者实验室设计了一种新型的自组装短肽：由8个天然氨基酸组成，具有两个亲水头和一段疏水区。在水溶液中，这种短肽能够自组装形成直径为几个纳米的纳米纤维或纳米球（图7-9）。形成的纳米纤维经超声波降解可被打断形成短杆和小球，这些短杆和小球在经历较长的一段时间后方可重新回复为较长纤维。这种短肽的二级结构及其自组装形成的纳米结构在80℃的高温下仍然十分稳定。这种新型短肽形成的更为稳定的纳米结构，可能作为包埋药物和基因的载体、纳米级金属丝的模板，在纳米医学、纳米技术领域有着重要的应用前

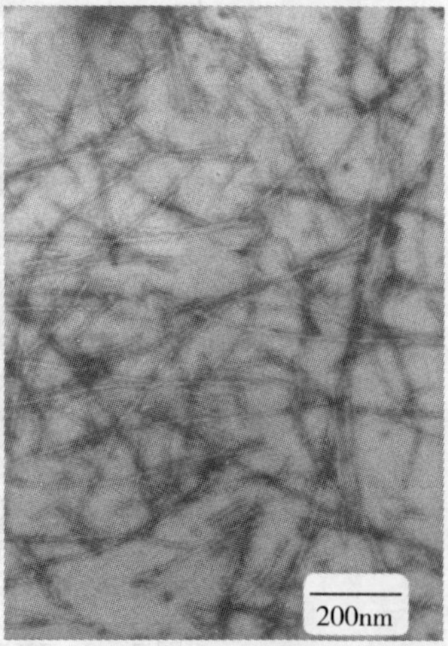

图7-9　博拉型自组装纳米短肽结构的TEM图像

景。此外，这种博拉型两亲分子短肽的自组装行为与其他自组装短肽洗涤剂和博拉型两亲分子明显不同，为自组装短肽的设计提供了一种新思路。

五、仿生型自组装材料

此外，还有一类参考自然界中现有序列设计的仿生型自组装材料。生物仿生材料是纳米材料以及纳米技术中的一个新兴的研究领域，由于仿生的特点，该类材料越来越受到了人们的关注。蜘蛛丝、蚕丝等天然生物材料由于其良好的力学性能、理化性能以及其生物相容性，近年来已经被广泛的应用于纺织工业、军事、航空航天、日常民用材料、建筑、生物化学以及细胞科学之中。短肽分子自组装是生物体中广泛存在的一种现象。通过自组装，短肽分子可结合成具有不同功能的蛋白质分子。而其特定空间结构的形成实际上就是其不同组成的氨基酸分子自组装的结果。因此，多肽分子自组装可在分子水平上进行设计，从而控制组装体的形状和结构，以满足人们不同的要求。近年来，短肽分子自组装进展迅速，在模拟天然生物分子的功能、药物载体以及合成多肽药物等方面得到应用。

蛛丝、蚕丝蛋白分子主要是由两种重复的蛋白区域组成的，科学家已经广泛的报道。一种为结晶区域，科学家通过研究丝蛋白的结构发现，组成这一区域的蛋白质在丝中提供了良好的力学强度以及刚性，使其可以承载一定的重力。另一种为无定型区域，主要提供了丝的柔韧性能，使其可以承受巨大能量的冲击，而不至于断裂。作者实验室利用现代的短肽合成技术，模拟合成了类似丝蛋白结晶片段的短肽序列。这种短肽在纯水或缓冲液（pH = 7.1）中通过自组装形成纳米尺度的纤维，并且纤维相互堆砌（图 7 - 10）。同时，通过固相 FTIR 分析得到其 β 折叠结构的存在。将该短肽材料溶解以模拟丝蛋白溶液，其中有不同的金属离子含量，发现其在特定离子含量或浓度下发生了一种特殊的自组装方式。短肽单体在

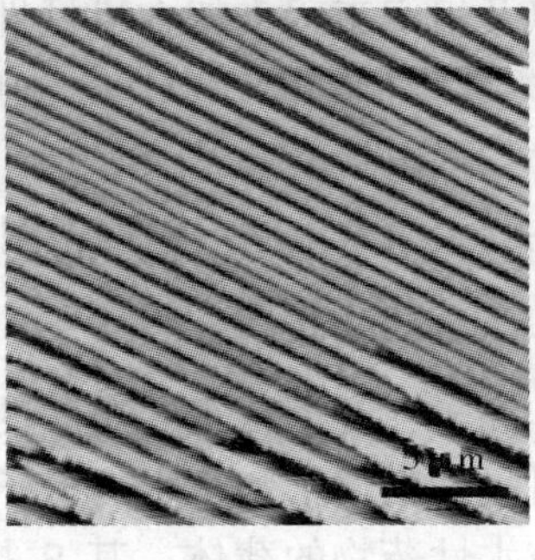

图 7 - 10　参考蛛丝蛋白设计的自组装肽可规律排列

较大的尺度上（~50μm）发生了定向的排列，这种方式类似于丝蛋白形成结晶丝时原纤维的定向排列情况。该发现对进一步进行纳米生物材料的开发以及纳米电路的研究创造了模板。

第三节　自组装短肽在生物医学中的应用

由于制备简单，生物相容性优越，自组装短肽在生物医学领域中的应用已经得到广泛发展。作者实验室对自组装纳米短肽在3D细胞培养，药物缓释系统，以及再生医学上的应用进行了深入的研究。

一、3D细胞培养

利用Ⅰ型自组装短肽纳米纤维支架进行3D细胞培养的研究已经开展了近十年并实现了一些革命性的进步。3D细胞培养相对于传统的2D培养展现出了许多新特质，而以多肽作为3D细胞培养的支架环境更使这一学科焕然一新[18]。不同序列的短肽自组装成不同物理化学性质的纤维，因此对细胞的培养也会产生一些差异。短肽KVDV16同传统的Ⅰ型自组装短肽一样能自组装形成纳米纤维，继而交织成三维支架。细胞培养基能诱导短肽分子自组装并形成凝胶。这种凝胶能满足3D细胞培养以及组织工程支架在机械性能和生物相容性方面的各种要求。本实验中L-02细胞和SMCC772细胞被接种到KVDV16形成的纳米纤维支架中。扫描电镜实验结果显示，这些细胞能很好地在多肽纤维支架上黏附并在其上生长（图7-11，图7-12）。

二、药物缓释

离子互补型自组装短肽的氨基酸排列特征使其在自组装成β折叠的同时呈现出疏水和亲水的分子表面。因而离子互补型自组装短肽可能作为疏水性药物的载体，其β折叠的疏水性表面和疏水性化合物相互作用，其亲水性表面又会使复合体在水溶液中保持一定的溶解度和稳定性。以芘（pyrene，PY）作为疏水性化合物的模型，卵磷脂（EPC）脂质体用来模仿细胞膜，我们研究了一系列的离子互补型自组装短肽包括RAD16-Ⅰ、RAD16-Ⅱ、EAK16-Ⅰ、EVK16-Ⅰ、ELK16-Ⅰ等作为潜在的疏水性药物载体的可能。这些肽均能与芘以适当浓度在水溶液中形成胶体混悬液（图7-13）。芘的荧光分析和扫描电镜研究表明胶体混悬液的形成是由于自组装短肽分子吸附到芘的微晶之上；当少量这种混

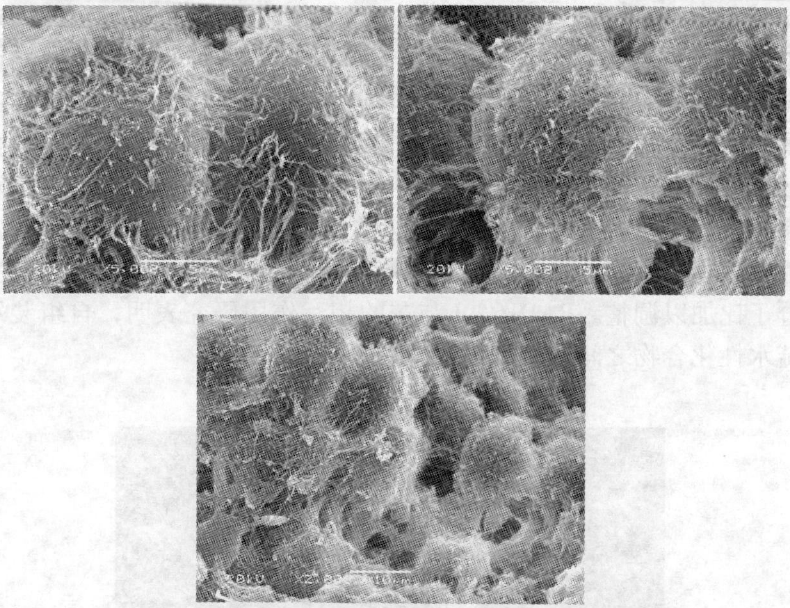

图 7－11　L－02 细胞在 KVDV16 支架上生长 1 周

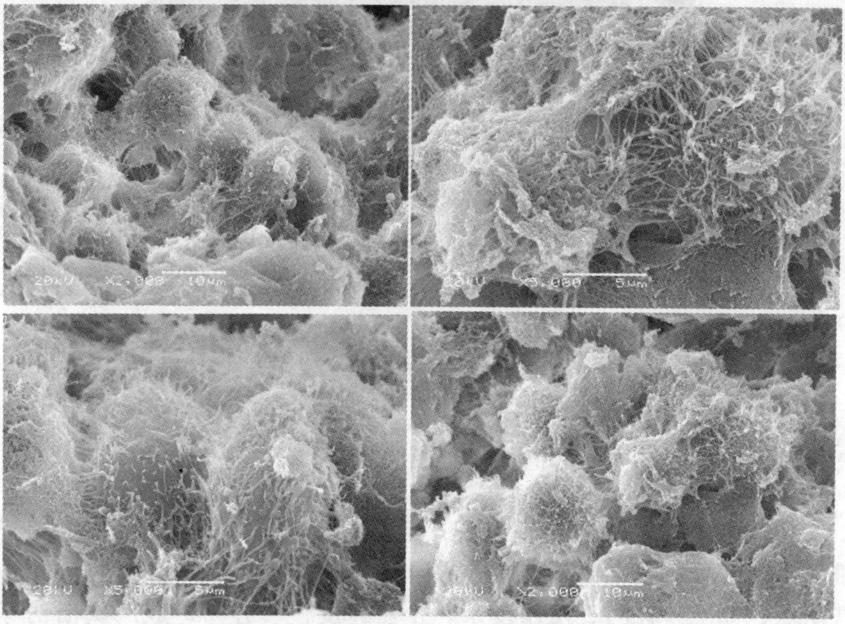

图 7－12　SMCC7721 细胞在 KVDV16 支架上生长 1 周

悬液与 EPC 脂质体混合后芘以分子形式从包裹它的自组装短肽中释放出来进入 EPC 脂质体的脂双层膜。芘从被自组装短肽包裹的微晶中释放到 EPC 脂质体的脂双层膜的过程可以拟合为时间的函数（图 7－14）。芘的释放速度与肽/芘分子比相关，肽/芘分子比越高会使芘转移到亲脂性环境的速度越慢。扫描电镜证实芘的微晶体被包裹得越厚，它的释放速度越慢。研究表明离子互补型自组装短肽能在水溶液中包裹和稳定疏水性化合物并且能把它们传递到亲脂环境，释放速度可以通过改变肽/芘分子比加以调整。RAD16－I 与芘的相互作用研究表明，自组装短肽与疏水性化合物之间以疏水相互作用为主。

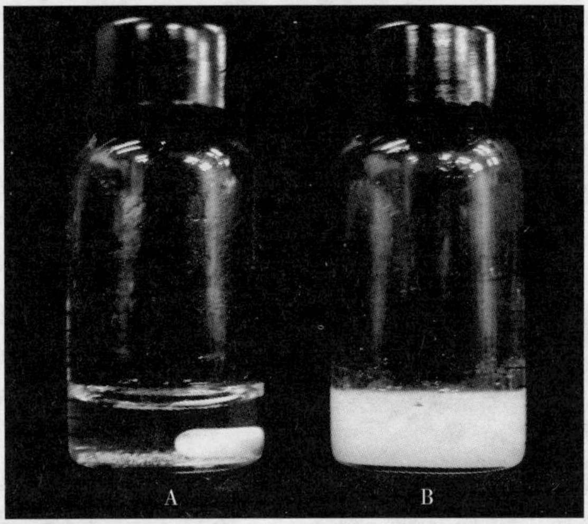

图 7－13　自组装短肽与芘以适当浓度在水溶液中形成胶体悬液

注：A. 芘（pyrene，PY）；B. 芘－RAD16－I（［PY］＝1.0mg/mL；［RAD16－I］＝0.1mg/mL）。磁力搅拌 2.5h

三、再生医学

外科手术及创伤的广泛出血，尤其是血管丰富器官，如肝脏、肾脏、松质骨小血管出血是临床经常遇到的难题。传统止血材料存在的一些缺点，如准备耗时、使用复杂、止血速度慢、容易造成二次损伤等，使其难以满足临床止血的要求。

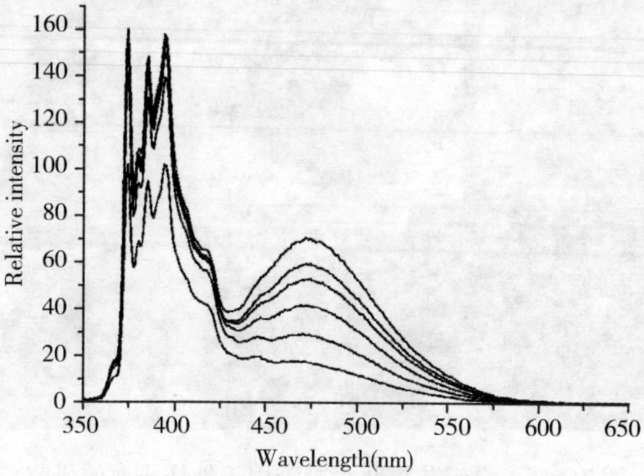

图 7 – 14　自组装短肽 – 芘混悬液与适量 EPC 脂质体溶液混合后测得的稳态荧光发射光谱

注：自下而上分别是：0.1、0.25、0.5、1.0、2.0 和 4.0h（[PY] $=3.3\times10^{-4}$ mol/L，[RAD16 – I] $=3.9\times10^{-7}$ mol/L，[EPC] $=7.1\times10^{-4}$ mol/L）

自组装短肽溶液在覆盖出血创面后能迅速形成透明水凝胶，并黏附于组织表面，从而实现阻止血液流出。与胶原和壳聚糖等止血生物材料相比较，自组装短肽具有更加显著的止血效果。我们用大鼠肝脏、肾脏、颈静脉、新西兰大白兔的耳朵、肝脏和髂骨等组织和器官的创伤出血模型验证了自组装短肽水凝胶具有优异的止血效果（图 7 – 15）。它的优点还在于能任意塑形又不影响术者手术视野，特别适用于临床上创面血液外渗，又找不到明确的出血点的情况；此外，还可以减少传统止血方法如结扎、电凝、压迫所带来的组织损伤。

自组装短肽 RADA16 – I 还被用于脊髓损伤修复。作者实验室以 SD 大鼠脊髓全横断为模型，对自组装短肽应用于急性脊髓治疗进行了系统研究。实验结果表明，自组装短肽与神经组织有良好的组织相容性。短肽在创伤上形成的水凝胶可以封闭创口，在损伤早期可以保护创伤神经组织减少由创伤引起的细胞凋亡。短肽组装而成的纤维支架可以并作为神经细胞黏附爬行的基质，从而可以促进神经组织再生，促进神经纤维穿越创伤组织重新建立神经连接，促进下肢运动功能恢复。

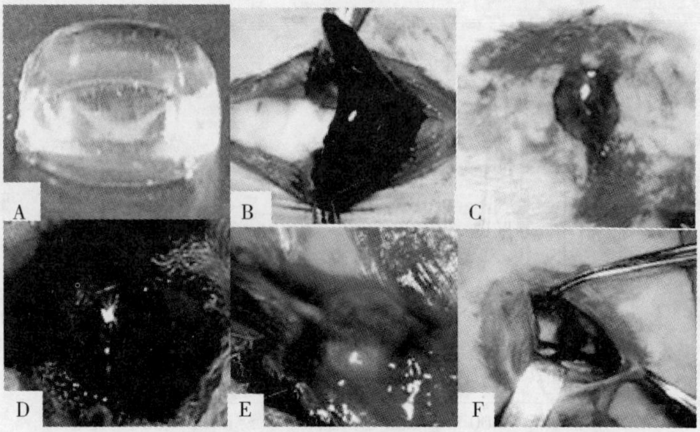

图 7－15　自组装短肽水凝胶用于外伤止血的研究

注：A. 自组装短肽溶液接触生理溶液后能迅速形成透明水凝胶；B. 自组装短肽溶液用于大鼠肝脏创伤止血试验；C. 自组装短肽溶液用于兔耳创伤止血试验；D. 自组装短肽溶液用于大鼠肾脏创伤止血试验；E. 自组装短肽溶液用于大鼠颈静脉创伤止血试验；F. 自组装短肽溶液用于兔髂骨创伤止血试验

第四节　实验部分[13~62]

实验一　β 折叠肽在自组装过程中形成左手丝带状螺旋中间体的研究

分子自组装可被应用于纳米技术和材料科学领域，能被用来生产新材料和新装置。因此引起了科学家们的广泛关注。自组装是自然界的一个普遍现象，例如蛋白质及多肽单体能通过等级组织（Hierarchical Organization）组装成长丝、丝束和网络结构。受自然界纤维蛋白的启发，研究人员设计了一系列疏水与亲水氨基酸残基交替排列的短肽，自组装短肽 KFE8 即为其中一种。KFE8 的肽链由极性与非极性氨基酸交替排列组成。研究发现，肽在自组装过程中形成结构中间体，这些中间体呈左手双螺旋 β 折叠结构。这一发现对于 β 折叠形成的研究、自组装过程的揭示和分子水平设计自组装材料有重要意义。

为深入了解自组装过程，为将来按照功能需要设计出结构特异性的自组装肽，研究者对 KFE8 的自组装行为进行了长程观测，确定了其结构中间体形态。在适合的条件下，KFE8 的自组装可以迅速发生，这些条件包括：①溶液的离子强度超过某一阈值；②分子净电荷为零。为了捕捉自组装中间体，必须对自组装过程进行减速。本实验将 KFE8 溶解在去离子水中，使 KFE8 带正电荷。该条件使自组装速度显著降低，使得研究自组装中间体成为可能。

一、多肽合成及样品准备

KFE8（$COCH_3$ - FKFEFKFE - $CONH_2$）由 Research Genetics，Inc. 合成。低压冻干粉末保存于 4℃。KFE8 溶解于去离子水，旋涡震荡 1min，溶液室温保存，浓度为 1mg/ml（0.86mmol/L），溶液 pH = 3.3。

二、原子力显微镜（atomic force microscopy，AFM）表征

从肽溶液中取 4 ~ 8μl 样品进行 AFM 观察。为优化吸附条件，样品在云母片上放置 10 ~ 30s，然后使用 50 ~ 500μl 去离子水冲洗（使用 pH 值调整为 3.3 的去离子水冲洗不影响实验结果）。带样品的云母片在空气中干燥，然后立即进行 AFM 扫描。扫描使用轻敲模式，要获得软性生物高分子的高分辨率图像，探针敲击力最小化极为重要。扫描中使用软硅悬臂（FESP model，digital instruments，Santa Barbara，CA），弹性常数 1 ~ 5 N/m，针尖曲率半径 5 ~ 10nm。AFM 扫描分辨率采用 512 × 512 像素，获得样品形貌图。常用扫描参数如下：敲打频率 70KHz，进针前 RMS 振幅 1 ~ 1.2 V，积分和比例增益分别为 0.2 ~ 0.6 和 0.3 ~ 1，扫描速度 1 ~ 2Hz。

三、透射电镜（TEM）观察

从肽溶液中取 5μl 样品放置于金样品架上，用液态丙烷速冻，冰冻的样品于 - 100℃深度刻蚀 36min，使用一层 1.5nm 铂、20nm 碳旋转复制暴露的样品面。复制面在次氯酸钠溶液中取下，然后放在铜栅上进行电镜观测。电镜型号 Philips - 300（Eindhoven，The Netherlands）。

四、圆二色红外光谱（CD）分析

仪器为 AVIV 202 型，使用 0.1cm 光径杯，样品检测时间为 1 ~ 200min，光谱扫描波长范围为 190 ~ 240nm，波长步进为 1nm，平均扫描时间 1s。二级结构使用软件 CDNN 2.1 进行分析。

五、数学模拟

使用参数设定版本为 19 的 CHARMM 的 extended atom representation 功能来模拟 KFE8 单体，溶剂使用 ACE（analytic continuum electrostatics）模型来模拟。含有 β 折叠的 4 个单螺旋和 16 个双螺旋被建模（图 7－16）。为模拟双螺旋结构，用 40 个 KFE8 单体来构建一个螺旋片段的模型，这大约为一个完整的螺旋周期的 40%。分子动态模拟使用如下条件：20ps 加热，20ps 平衡，300K 时 100ps 生成。产物之间相配采用平均最小能量模式以获得最终结构。

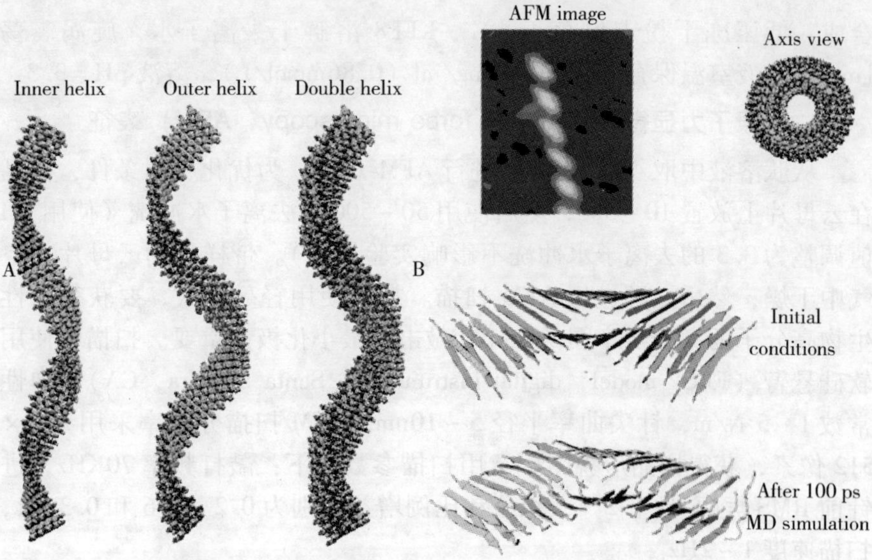

图 7－16 分子建模与模拟 β 折叠的左手双螺旋

注：A. 建模的双螺旋。S13 和 S24 折叠分别运用于内、外折叠。氢键被包埋在螺旋之间，一个螺旋周期为 20nm，直径 7nm；B. 侧视模拟的双螺旋结构，B 上：最初分子构型，B 下：100ps 后分子动力学结果

六、结果

在制样数分钟后 AFM 扫描显示，肽溶液中有左手螺旋丝带存在（图 7－17）。螺距 19.1 ± 1.2nm。电子显微镜结果也证实了 AFM 结果。该结果说明，水溶液中丝带的形成不是 KFE8 之同衬底相互作用结果。通过螺距和螺距角计算得到螺旋直径约为 7.1 ± 1.1nm，螺旋丝带的平均长度约 90nm，直到 2 小时后螺旋消失。另外一种是后期增多的纤维结构，直径约 8nm，进一步组装成平行带状的网络结构。

KFE8 的自组装过程同时也使用 CD 进行观测。肽溶于去离子水中 1

分钟以后，CD 光谱结果显示溶液中有稳定的 β 折叠结构，并且无规则卷曲浓度减少。早期左手螺旋丝带的大量出现以及后期丝带的消失提示，该结构是形成纤维的中间体。为了今后可以控制自组装过程，了解中间体分子结构特征以及它们最后构型的动力学特征是很重要的。在该实验中，使用了分子动力学模拟来研究中间体结构特征。CD 扫描显示，KFE8 分子在水溶液中以 β 折叠状态存在。自然界中相似的结构片段在水溶液中也表现为稳定的 β 结构。所以，我们通过数学建模及检查几何失真和分子动力学中 β 折叠的存留来检测各种 β 结构的稳定性。初步的模拟结果现实，顺式平行的 β 折叠不如反式 β 折叠稳定，该模拟结果与 CD 扫描结果相印证。由于主链上氢氧分布的不对称，限制了相邻分子两个面间的氢键的形成。因此，共有 4 种可能的 β 折叠构象模型（图 7－18）。使用这 4 种折叠组合混合物，模拟造出 20nm 螺距、7nm 直径的单、双螺旋丝带。

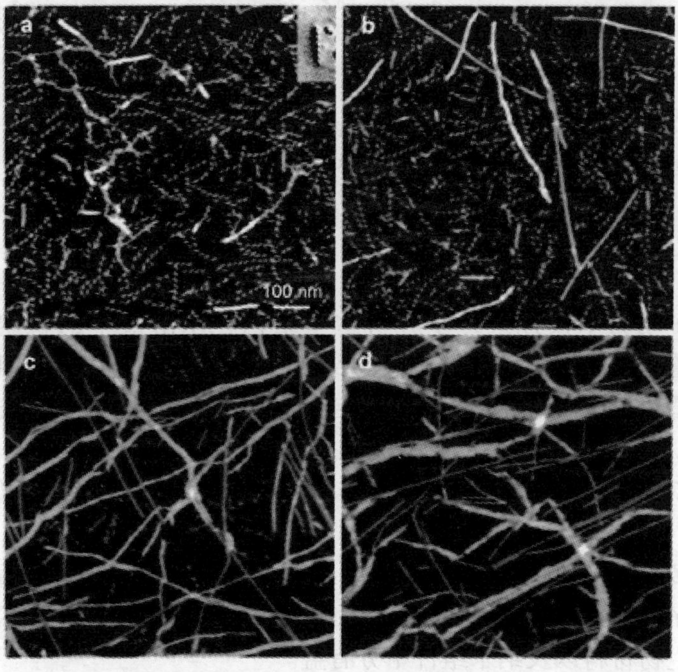

图 7－17　溶液条件下，KFE8 的自组装中间体结构

注：图像是不同时间段 AFM 扫描样品的云母片获图（亮度与高度成正比）。A. 8min（插图为快速冷冻－深度蚀刻 KFE8 样品的电镜图）；B. 35min；C. 2h；D. 30h

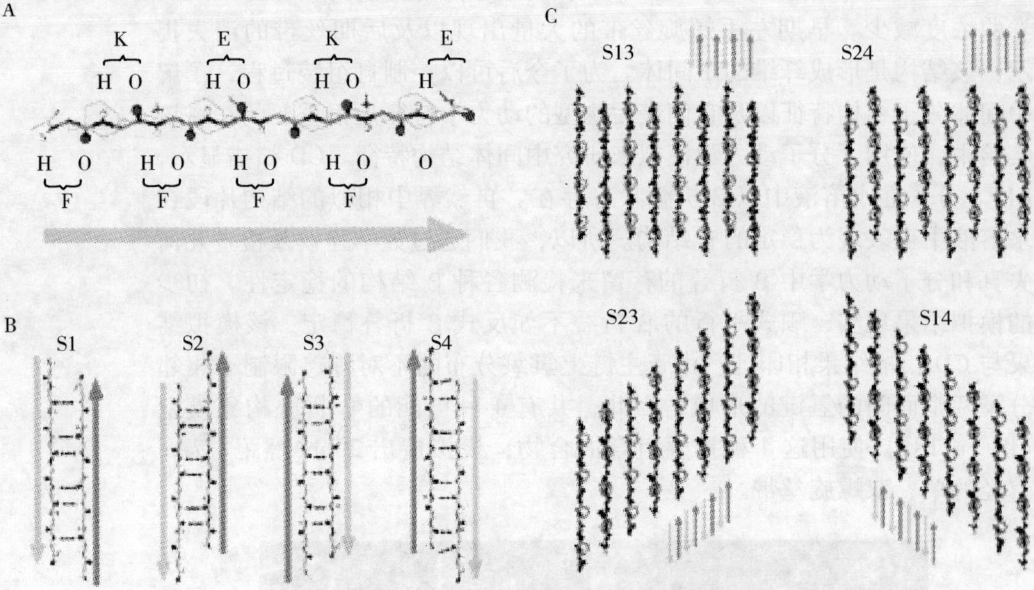

图 7－18　可能的 β 折叠等级结构

注：A. 氢、氧在 KFE8 上的不对称分布；B. 两条肽之间可能的氢键模式。S1 和 S2 是右手螺旋可能的氢键模式（苯环面向读者）。类似的，S3 和 S4 表示左手螺旋的氢键可能模式；C. 运用（b）图的氢键模式，构造的 4 个 β 折叠的成对构型。S*ij* 表示 S*i*（*i*＝1，2）和 S_j（*j*＝3，4）联结的混合体

分子动力学模拟进一步分析这些结构在水溶液中的稳定性，证明单折叠丝带是不稳定的。折叠结构迅速崩塌，这可能是因为疏水侧链暴露在水溶液中所致。双螺旋 β 折叠 S13 折叠在内部或 S 折叠在外部，则折叠结构更为稳定。在保持结构不变的情况下，还测试了结构对螺距角的敏感性，发现 15nm 和 25nm 螺距，不如 20nm 稳定。

KFE8 是研究自组装过程的一个很有价值的模型。小分子量使其容易改变序列并且从实验以及理论上测试其相应的结构。这一研究对于合理设计生物材料以及纳米组件十分有益。

实验二　RADA16 纳米纤维支架的动态重组装实验

通过分子设计发展和构建生物材料是医学技术发展的必要条件，这包括构建再生医学中的引导组织再生、组织工程以及药物缓释的

支架材料[19~25]。在过去几十年中，合成高分子和生物可降解材料对医学技术的发展产生了深远影响[26-28]。在分子水平上自底向上地构建生物材料，已经展现出巨大的优势[29]。该方式不仅灵活简单，同时可以将材料按需要进行裁剪，使材料具有各种各样的生物化学及生物医学特性。

在Ⅰ型肽中，人们通过化学合成获得了一系列的8肽或16肽。它们在水溶液里呈稳定的β折叠结构，不仅可以形成纳米纤维，并且可进一步组装成纳米纤维支架结构，即含水超过99%的水凝胶，可用于细胞3D培养[30-34]。该凝胶化过程可以通过调节pH到中性或用生理盐溶液实现[35-37]。一旦支架结构成型，便能够限制生物分子或者其他、分子的运动。在细胞3D培养、药物缓释及其他用途中，这一特点十分重要[38,39]。在多肽自组装系统的研究中，需要解决的问题是自组装的纳米纤维在去组装以后是否可以重组装。这种重组装过程对细胞3D培养、组织修复和再生医学极其重要。

实验选择Ⅰ型自组装肽RADA16-Ⅰ为研究对象。RADA16-Ⅰ为16个氨基酸残基的肽，溶液中呈β折叠结构，在极低浓度下也可以形成纳米纤维，进而组装成纤维支架网状结构——水凝胶（含水可等于或大于99.5%）。实验中，肽纳米纤维被超声处理成小片段。实验使用了圆二色红外光谱（CD）、原子力显微镜（AFM）、流变仪等手段探测肽的重组装动力学过程。在实验中，去组装、重组装过程被重复4次。超声波通常可以断裂弱化学键，如氢键、离子键、疏水作用，但不破坏共价键，因此不破坏肽单体的共价结构，为去组装单体的重组装提供了条件。实验结果显示，自组装肽可以重新形成纳米纤维，纤维长度最终可以达到超声处理前长度。这一结果证明了自组装材料产生纳米纤维支架材料的可靠性。

一、肽纳米纤维制备

RADA16-Ⅰ，［COCH3］-RADARADARADARADA-［$CONH_2$］由多肽合成公司合成（SynPep，Dublin，CA，或者Massachusetts Institute of Technology Biopolymers Laboratory）。RADA16-Ⅰ肽使用Milli-Q去离子水和Tris-HCl缓冲液（pH=7.5）溶解，最终浓度在20mmol/L的Tris-HCl缓冲液中为3mmol/L，或者0.5%。肽溶液使用超声处理30min。

二、CD 分析

超声处理或未经超声处理的肽样品进行 CD 测量。超声处理样品按照处理后 2、8、16、32、64min 取样，未超声处理样品作为对照组。

三、原子力显微镜表征

超声处理样品 30min 后，取 1μl 样品用 19μl Milli－Q 水稀释，然后立即取 1μl 稀释液滴在干净的云母表面。所有样品在云母片上静置 15s，使用 100μl Milli－Q 水冲洗云母。带样品的云母片在空气中干燥，然后立即进行 AFM 扫描。扫描参数同实验一的原子力显微镜设定参数。需要指出的是，整个动力学重组装过程重复 4 次，样品均由同一试管取出。

四、微流变学分析

材料黏弹性质通过流变仪进行测定（AR1000，TA Instruments，New Castle，DE）。超声处理样品 30min 分钟后，取 550μl 样品放置在流变仪托盘上。直径为 4cm 的 2°不锈钢锥在 56μm 处平截，使探头在平面上方 56μm，一个溶剂阱安放在不锈钢锥外周，使用真空脂密封。储能模量 G’在 1Hz 恒定频率时被测量。样品在 25℃下以 2cm 摆动转矩进行测定。

五、结果

1. 纳米纤维支架的形成　自组装肽形成的纳米纤维长度从几百纳米到几微米不等。不同批次样品的 AFM 图像相似，说明自组装是一个独立的过程。有趣的是，高浓度纤维有明显的成层结构，高度差在 1.3～1.5nm，接近单分子层的高度的倍数。图 7－19 显示的是不同浓度（0.6～3mmol/L）的肽支架水凝胶，水凝胶完全透明，这对细胞 3D 培养中收集图像信息极其重要。

2. β 折叠的测量　RADA16－I 在溶液状态下呈 β 折叠，该结构可以通过 CD 扫描来证实。CD 仪探测主链的构象，无法精确地探测肽如何组装成纳米纤维。但是，由于 β 折叠是自组装的必要条件，所以，CD 扫描可以间接显示是否超声波可以打断肽链（图 7－20）。CD 扫描在超声波处理前后不同阶段均进行。在超声处理前后，图谱均呈典型的 β 折叠，该结构说明超声处理前后分子结构是完整的。超声处理前后 216nm 光谱几乎没明显变化，但是 195nm 处扫描光谱显示，超声前后的

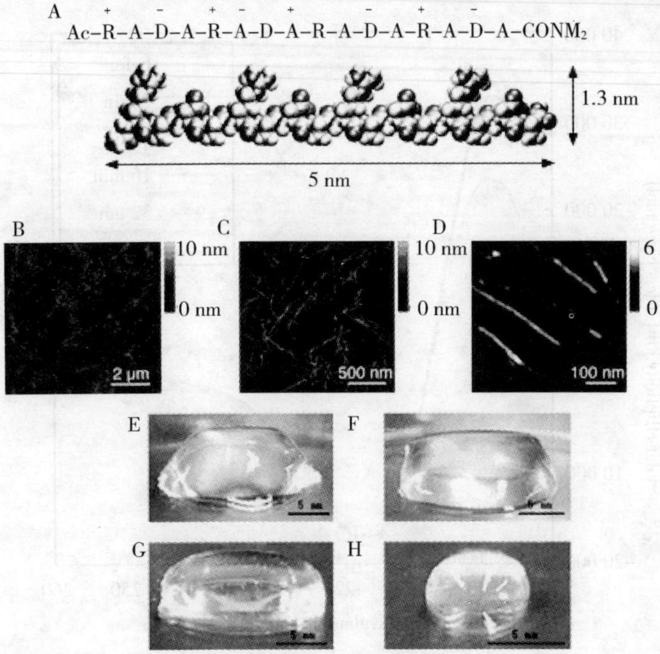

图 7-19 RADA16-Ⅰ

注：A. RADA16-I D 的氨基酸序列和分子模型；B~D. RADA16-1 纳米纤维的 AFM 图像，8×8μm（b），2×2μm（c），0.5×0.5μm（d）。注意纳米纤维的高度约 1.3nm，该结果提示可能存在双层结构；E~H. RADA16-I 成胶后的照片；E. 0.1 wt%（pH7.5，Tris-HCl）；F. 0.1wt%（pH7.5，PBS）；G. 超声处理前的水凝胶；H. 超声处理 4 次后，重组装形成的水凝胶

光谱有明显不同，该结果可能是由于重组装是一个动态过程，各种分子主链上的聚集都可能发生。最初未经超声处理的β折叠聚集并不一定是最有序的聚集或者最紧密的聚集。关于组装后的高级结构，只有通过X线衍射进行验证。CD 实验的结果说明，分子水平的单体在超声处理后并不出现肽链断裂，同时仍然保持稳定的β折叠并且在数次超声处理以后仍然可以组装在一起。

3. 自组装肽的重组装　为清楚解释重组装过程，所有的样品从单一的试管取出。阳性样品也在超声处理前从该管取出。AFM 表正图显示，纳米纤维长度在几百纳米到几个微米之间。肽组自装的动力学检测时间为 1、2、4、8、16、32 和 64min 以及 2、4 和 24h（图 7-21）。纳

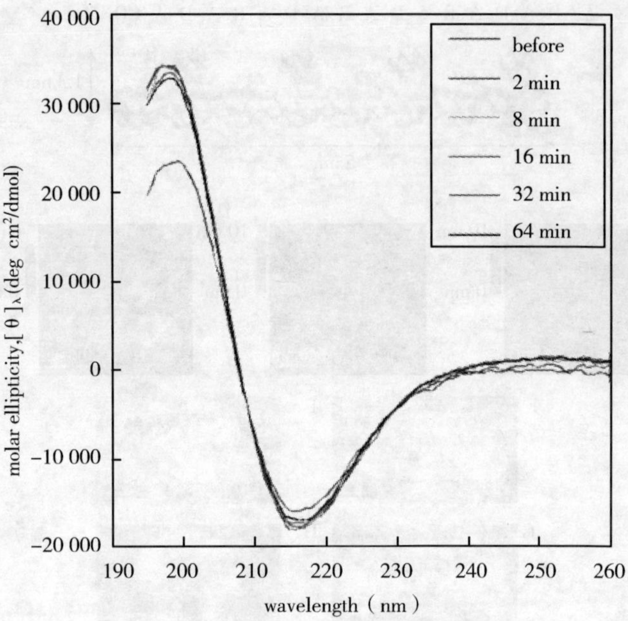

wavelength（nm）

图 7-20　使用 CD 扫描超声处理前及处理后的不同时间点样品的肽二级结构信息

注：取样时间点为超声处理后 2、8、16、和 64min。所有时间点的样品的扫描结果都呈典型的 β 折叠，该结果说明分子结构以及分子的完整性未受破坏。216nm 结果显示紧密的 β 折叠组装，195nm 的结果可能是由于超声处理使溶液中非紧密 β 折叠含量减少引起

米纤维重组装表现出时间线性，超声处理 2h 后，纳米纤维长度与超声前的原初长度接近。这可能是由于超声处理后大量的纳米纤维片段因为含有丙氨酸疏水侧面而具有黏性末端，该黏性末端碎片可以迅速组装起来。

4．纳米纤维重组装的动力学　重组装最开始的 32min，详见图 7-21A～F。该重组装过程类似 DNA 重组装，很大程度上依赖于超声处理后的短的单体碎片的浓度。重组装的肽纳米纤维使用超声重复处理 3 次。每次处理后，一定时间下，可以观察到新形成的纳米纤维长度与超声处理前类似，长度范围从几百个纳米到数微米不等（图 7-21）。这

个重组装过程与流变力学实验结果很好的印证。黏弹性由于纤维长度的增加而随时间增加，水凝胶的储能模量 G'（Pa）随时间变得越来越高，最终达到 50Pa，此时纳米纤维重组装到平均长度约 1 000nm（图 7－22）。这些观察结果互相印证，即长的纤维具有高的储能模量 G'。

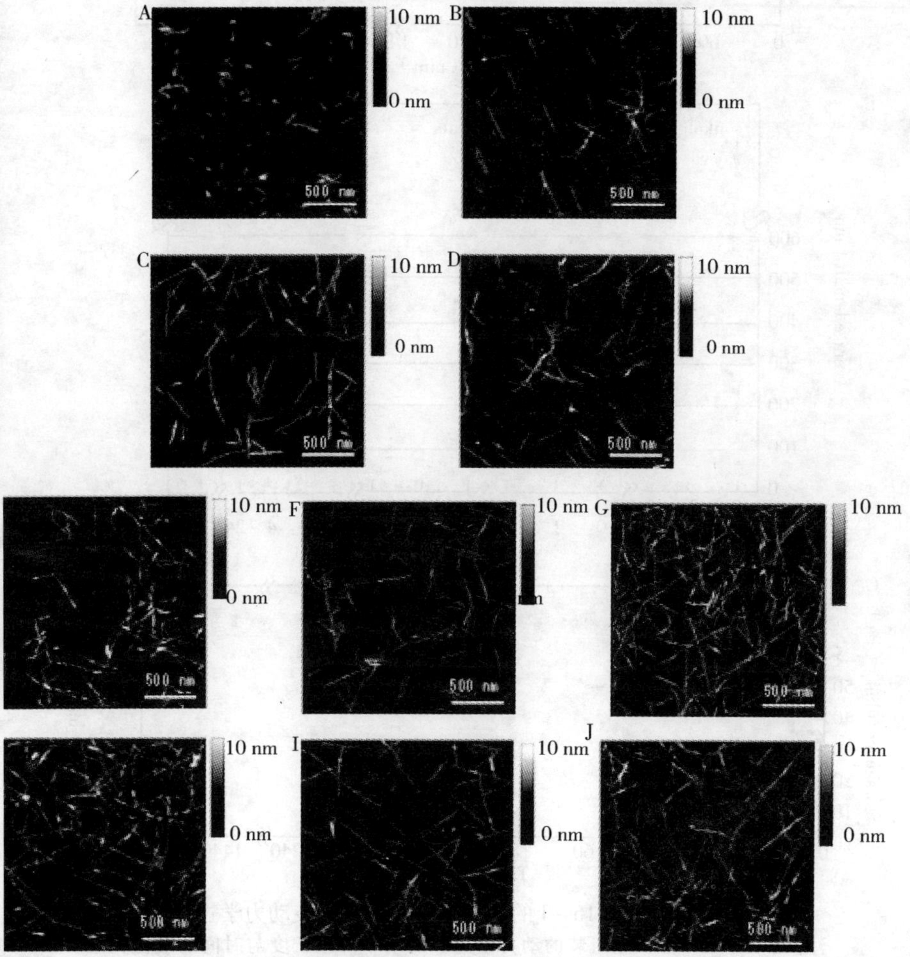

图 7－21　RADA16－I 超声后不同时间点样品 AFM 图像

A. 1min；B. 2min；C. 4min；D. 8 min；E. 16 min；F. 32min；G. 64 min；H. 2h；I. 4h；J. 24h。注意肽纤维长度随时间变化

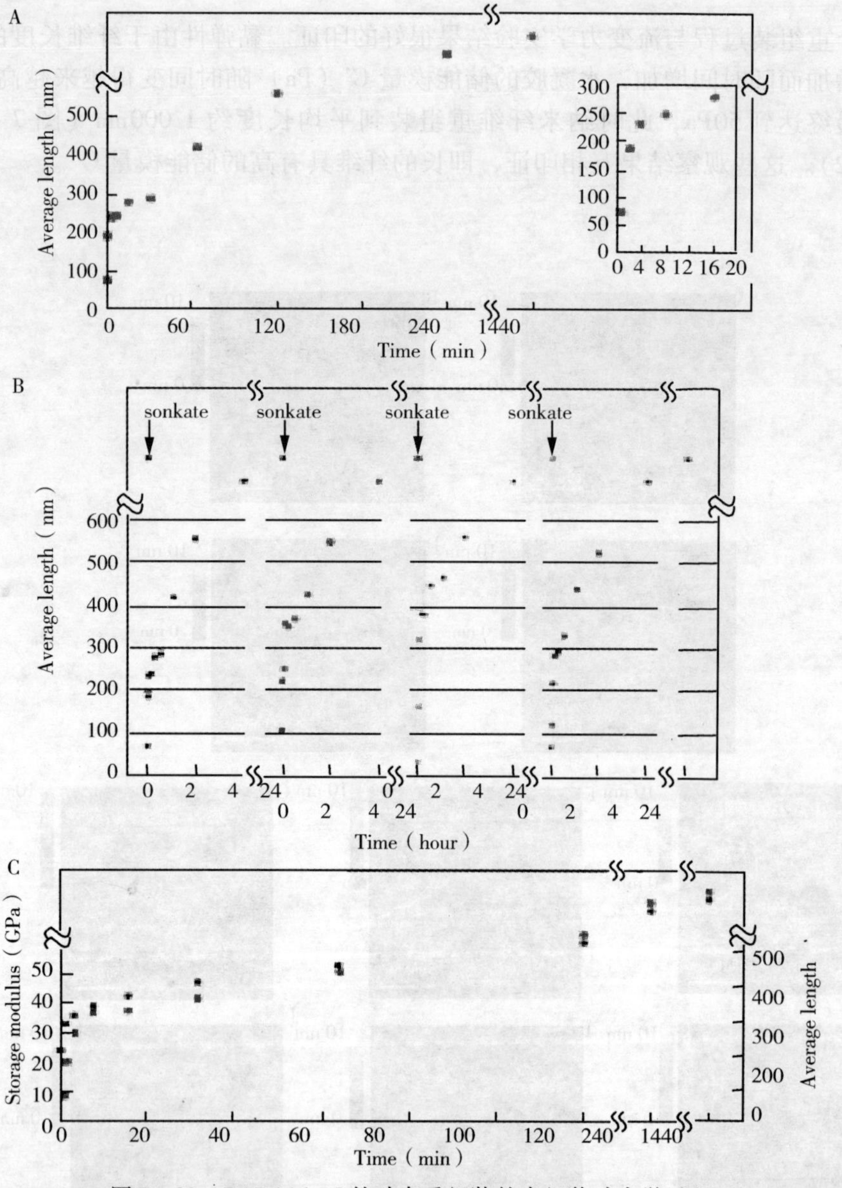

图 7－22　RADA16－I 的动态重组装的自组装动力学过程

注：A. RADA16－1 重组装的动力学过程的纳米纤维长度与时间的线性关系。（插图）最初 20min；B. 四次重组装过程的 AFM 表征，纳米纤维长度和时间的线性关系。需要指出的是，4 次重组装的极高重复性，说明了该过程理论上可以重现无限次；C. RADA16－I 水凝胶在超声处理后的水凝胶弹性增加。弹性模量 G'（蓝色方框）也表现出时间线性关系。4 次重复实验的肽纳米纤维长度同时被标示

5. 重组装过程的理论分析　为解释重组装的动力学过程，研究者此提出了滑动扩散分子模型来描述 RADA16－I 的自组装过程（图 7－23）。RADA16－I 与 KFE8 中观察到的左手螺旋结构不同，AFM 表征结果显示 RADA16－I 集合物无螺旋形态。为使分子模型简单清楚，RADA16－I 的 β 折叠理想化为无扭曲丝带。RADA16－I 在水中呈 β 折叠

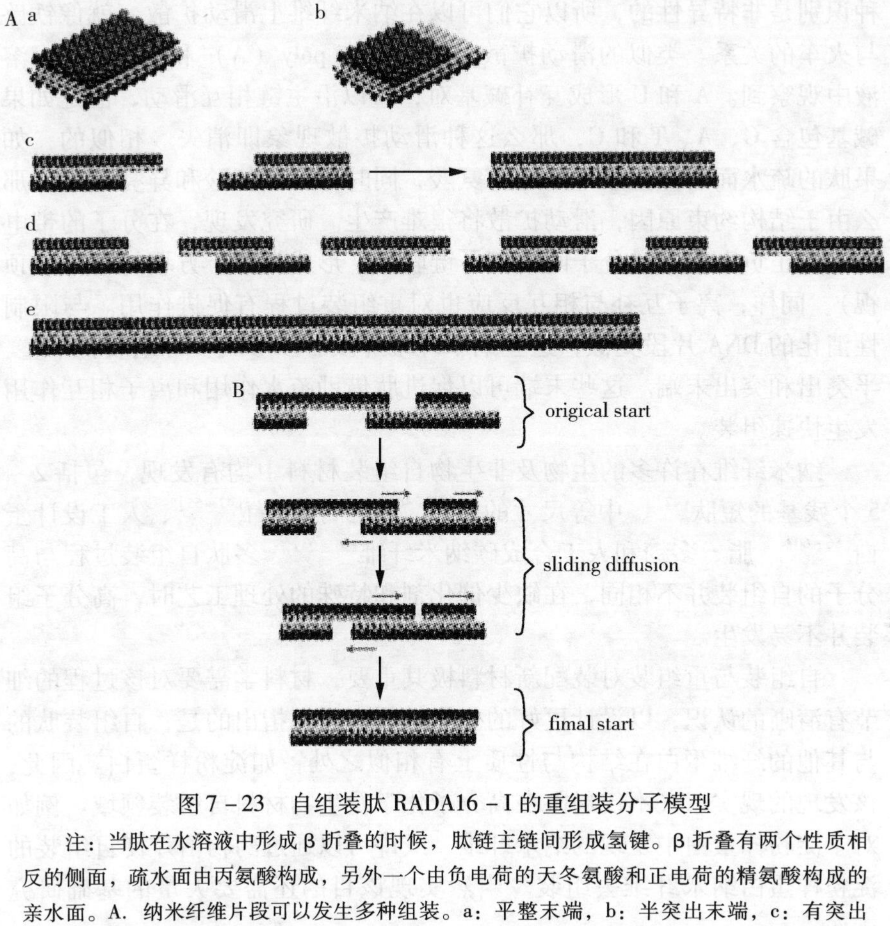

图 7－23　自组装肽 RADA16－I 的重组装分子模型

注：当肽在水溶液中形成 β 折叠的时候，肽链主链间形成氢键。β 折叠有两个性质相反的侧面，疏水面由丙氨酸构成，另外一个由负电荷的天冬氨酸和正电荷的精氨酸构成的亲水面。A. 纳米纤维片段可以发生多种组装。a：平整末端，b：半突出末端，c：有突出末端的片段由于疏水作用可以迅速的组装，d：片段有半突出和突出末端，e：片段可以迅速重组装；B. 一条肽纤维上的滑动扩散方式。当纳米纤维片段相遇的时候，疏水侧面并不完全吻合，可能存在有沟。但是，非特异性的疏水作用允许纳米纤维可以任意滑动扩散，趋势是使疏水基团暴露最小直至填平沟。绿色表示丙氨酸；红色表示负电荷的天冬氨酸；蓝色表示正电荷的精氨酸。为使模型简单清楚，β 折叠未图示扭曲丝带结构

结构的特点，使分子在水溶液中除了形成分子间氢键以外，分子单体还拥有两个性质相反的侧面：一个由丙氨酸交替排列的疏水侧面，该结构类似在蚕丝和蜘蛛丝中观察到的排列[40,41]；肽链的另外一边侧面是负电荷的天冬氨酸和正电荷的精氨酸。丙氨酸侧面之间发生疏水作用，在超声的时候，疏水作用被机械力所断裂。但是，由于疏水的丙氨酸暴露在水溶液中，使疏水黏性末端在水溶液中可以迅速地相互识别。由于这种识别是非特异性的，所以它们可以在纳米纤维上滑动扩散，就像铁路与火车的关系。类似的滑动扩散现象可以在 poly（A）和 poly（U）溶液中观察到。A 和 U 形成互补碱基对，可以沿主链相互滑动，但是如果碱基包含 G、A、T 和 C，那么这种滑动扩散现象即消失。相似的，如果肽的疏水面的氨基酸不单是丙氨酸，同时还有缬氨酸和异亮氨酸，那么由于结构约束原因，滑动扩散将很难产生。研究发现，在分子的带电侧面，正负电荷通过分子间的离子键联系，形成类似于方块的结构（顶视）。同样，离子互补与相互反应也对重组装过程有促进作用。与限制性消化的 DNA 片段类似，这些纳米纤维片段可以形成多种组装：平整、半突出和突出末端。这些末端可以促进肽借助疏水作用和离子相互作用发生快速组装。

纳米纤维在许多的生物及非生物自组装材料中均有发现，包括 2 ~ 5 个残基的短肽[42]、中等尺寸的肽[43 ~ 46]、天然蛋白[47 ~ 55]、人工设计蛋白[56 ~ 60]、脂、多糖和人工合成碳纳米纤维[61 ~ 63]。多肽自组装过程与高分子的自组装并不相同，在缺少催化剂和特殊的处理工艺时，高分子组装并不易发生。

自组装与重组装对装配新材料极其重要，材料学需要对该过程的细节有清晰的认识，以设计更好的生物材料。需要指出的是，自组装肽的与其他的纤维蛋白在结构与性质上有相似之处，如淀粉样蛋白。因此，该发现的现实意义不仅局限在高分子化学及生物材料自组装领域。例如对于淀粉样蛋白中发现的纳米纤维，或许可以通过药物治疗使自组装的淀粉样蛋白纳米纤维去组装。当然实现该目的还需要大量的基础研究工作。

实验三　自组装肽作为细胞支架培养软骨细胞，促进细胞分裂及细胞外基质分泌的实验——软骨组织工程的应用研究

创伤或退行性疾病引起的关节软骨缺损，需要新的再生医学手段来恢复软骨组织的生物学功能和力学性质。其中一个方法是清除受损

区已经失去功能或损坏的组织，向损伤区植入细胞，进行损伤区域的修复。

用于治疗软骨组织缺损的细胞可以附着或包埋在支架材料里面。优良的组织工程支架材料必须具有完全的生物相容性，降解后不产生有害残余物。支架材料为细胞提供了3D模板，软骨细胞可以在支架上生长、增殖、分泌和积累细胞外基质（ECM），同时支架应该保持稳定直到植入的软骨细胞产生足够多的细胞外基质沉积，形成细胞外基质网络支架结构。理想化支架的降解特性应该接近天然细胞外基质的降解。良好的软骨替代物还必须能够与周围正常软骨组织整合，产生的新生细胞外基质可以在关节面承受正常压力时显示组织弹性。

Ⅰ型和Ⅱ型胶原海绵、聚乙醇酸、聚乳酸、纤维蛋白、岩藻酸和氧化聚乙烯等一系列的生物合成高分子和水凝胶材料被用于可能的软骨组织代替物的研究，内容包括软骨细胞分离、细胞表型的维持、产生细胞外基质等。当前，以肽为基础的生物材料已被应用于组织再生修复的应用研究。这些肽可以在很低的浓度下（0.1%～1%）自组装成稳定的水凝胶。该自组装是通过疏水氨基酸和亲水氨基酸残基的交替排列设计来实现的，亲水氨基酸侧还有正电荷与负电荷的交替排列，可实现分子间的离子键作用。自组装肽在去离子水中溶解后呈稳定的β折叠结构，当去离子水替换为含离子的水溶液，肽发生自组装形成交织状态的纳米纤维网络。溶液中离子强度超过某一阈值，或者pH在肽表面净电荷接近零的时候，自组装过程可以快速发生。自组装肽支架在组织工程上有其独特的特性：纳米纤维尺寸比微米级高分子支架材料几乎小3个数量级，细胞在该支架材料上生长可以实现细胞间的相互作用；此外，肽序列可以按照需要加入特别的序列来模拟特别的细胞外基质，影响细胞分化和组织成型；最后，化学合成的肽成分清楚，可以最大限度减少动物来源生物材料可能引起的危险。一系列的哺乳动物细胞被证明可以黏附在肽基质表面，并且能够增殖。

本实验对利用自组装肽KLD-12水凝胶作为3D支架材料包裹软骨细胞进行了研究。已经证明，软骨细胞在琼脂糖或岩藻酸水凝胶材料中连续传代几次后可以保持原有细胞表型或者再分化。基于此结果，该实验研究了肽水凝胶维持细胞表型和使细胞合成有机械功能的软骨细胞外基质的能力。

一、分离软骨细胞，制备含种子细胞的肽及琼脂糖凝胶

软骨细胞来源是1～2周小牛髌骨，细胞分离方法见 RaganPM，Chin 等发表的方法（Arch Biochem Biophys，2000，383：256～264）。自组装肽 KLD－12 序列为 AcN－KLDLKLDLKLDL－CNH_2，使用多肽合成仪合成（applied biosystems peptide synthesizer 431A），合成产物低压冻干；溶液使用295mmol/L 蔗糖溶液溶解，最终浓度0.5%（w/v）。分离的软骨细胞使用一定体积的蔗糖溶液重悬浮，使肽－细胞悬浮体积至目标总体积10%。额外加入肽溶液，使最终肽浓度0.5%。细胞密度为15×10^6/ml，蔗糖用于维持生理渗透压。悬浮液轻微旋涡振荡，注入不锈钢支架。支架大小40mm×40mm×1.6mm，支架两端使用多孔滤纸覆盖。支架放入 PBS 水浴诱导自组装成稳定胶体。25min 后，厚度为1.6mm 的种子细胞－凝胶支架制备完成，凝胶块放入表面皿长期培养。

种子细胞－琼脂糖凝胶的制作类似肽水凝胶，软骨细胞使用完全培养基再悬浮，混入3%低熔点琼脂糖（seaPlaque agarose，FMC），琼脂糖最终浓度为2%，细胞密度15×10^6/ml，铸造支架放入室温 PBS 水浴，5min 后胶体形成，放入平面皿，加入4℃预冷1 640 培养基（含10%胎牛血清），长期培养，然后放入细胞培养箱培养。成胶时使用的基本培养基含溶解在0.2% FBS 中的1% ITS（Insulin，Transferrin，和 Selenium，Sigma）。

二、细胞生物合成细胞外基质大分子实验

在培养的5、10、15、21和28d，从肽和琼脂糖胶体上各取6块直径3mm、厚度1.6mm 的打孔物，样品置于12孔板，使用含5μCi/ml ^{35}S－sulfate 和10μCi/ml ^{3}H－proline 的培养基培养，目的是计算硫酸化葡萄糖胺聚糖（GAG）和总蛋白合成量。20h 后将样品从放射性培养基中取出，使用 PBS 漂洗5次，总计90min。样品放入蛋白酶 K－Tris－HCl（Roche Applied Science）中，在60℃过夜消化，通过 DMMB 染色，测量混合物中 GAG 的浓度，方法参考相关组织化学实验手册。培养35d 的样品被单独分析用来获得如下数据：①大分子与小分子放射性强度的比率；②细胞－肽凝胶内与释放到培养基中的 ECM 的放射性强度的比率；③^{3}H－hydroxyproline 掺入的比率，以测量新合成的胶原。

为进行大分子分析，要从细胞－肽凝胶提取物中分离放射性标记样品。使用 PD10 凝胶过滤柱 Sephadex G－25（分子截流范围1－5 000；

Amersham Pharmacia）分离培养基中高分了和低分子组分。每 0.5ml 洗脱液含 1% SDS、10mMDTT、50 mmol/L Tris - HCl，pH = 8.5。细胞 - 肽凝胶在 2% SDS、10mmol/L DTT、50 mmol/L Tris - HCl（pH = 8.5）的溶液中 100℃孵育 15min。提取的^{3}H - proline 分子占大分子的 89%。结果表明肽保留了约 93% 和 78% 的新合成的蛋白多糖和蛋白大分子，数据类似天然软骨组织培养物。分析细胞 - 肽凝胶提取液中 H - hydroxyproline 的含量，由于 hydroxyproline 与牛Ⅱ型胶原中的分子摩尔比率为 1∶1.2，所以计算^{3}H - hydroxyproline 混合比率时乘 2.2。结果显示，新合成的蛋白中约 70% 是Ⅱ型胶原，该数据近似同期小牛软骨胶原合成情况。

三、对软骨细胞免疫组织化学分析及肽凝胶中新合成细胞外基质分析

细胞 - 肽凝胶样品使用 4% 多聚甲醛固定，4℃过夜，异丙醇漂洗脱水，然后转移到二甲苯中，石蜡包埋。将 7μm 厚的切片铺展到覆盖有 chrome alum 的载玻片上，二甲苯脱蜡，由高到低浓度乙醇复水，苔盼蓝染液和 borax 染色 6min，依次用蒸馏水、96% 乙醇、丙醇、二甲苯处理，封片镜检。苔盼蓝染液成分：0.0714% toluidine blue（Merck）、0.071 4% pyronin Y（Fluka），borax 成分：0.143% di - sodium - tetra - borate（Merck）。

四、胶原免疫组织化学分析

样品使用胃蛋白酶处理 30min，TBS 缓冲液清洗，0.6% H_2O_2 甲醇溶液处理 10min，再次使用 TBS 缓冲液漂洗，使用鼠抗Ⅱ型胶原 IgG（Clone CII C1，Developmental Studies Hybridoma Bank，Iowa City，IA，1∶1 000 TBS 溶液）孵育 60min，一抗孵育后使用兔抗鼠 IgG（辣根过氧化酶偶联 Dako P - 0260；1∶200 TBS 溶液，含 1% 血清）孵育 30min（具体细节参考组织免疫化学实验手册），使用二氨基联苯显色（DAB Kit，Vector Laboratories）。细胞核用 Meyer 苏木明矾染色剂复染，封片，显微镜检查。

五、胶原分离与 SDS - PAGE

ITS - FBS 培养基培养样品 35d，样品低压冻干。使用胃蛋白酶（Sigma，1 mg/ml，0.2mol/L NaCl，0.5mol/L 醋酸）浸提胶原。使用

4.5mol/L NaCl 代替硫酸铵制备胶原。以鼠皮肤及鸡软骨胶原浸提物为平行对照，分析软骨细胞产生的Ⅱ型胶原和去分化的成纤样细胞表型和所分泌的Ⅰ型胶原。

六、细胞－肽凝胶的力学性能

一系列的样品在第0、6、26实验日从10% FBS培养基中取出，第28天在含ITS－FBS的培养基所培养的样品被取出。各样品的平衡模量（equilibrium modulus）和动刚度（dynamic stiffness）使用dynastat mechanical spectrometer（IMASS，Hingham，MA）测量，操作方式略。

七、软骨细胞在肽水凝胶中的生长情况

3－（4，5－dimethylthiazol－2－yl）－5－（3－carboxymethoxyphenyl）－2－（4－sulfophenyl）－2H－tetrazolium（MTS，Promega）被用来检测凝胶中的细胞密度。首先为细胞3D培养绘制标准曲线，方法如下：在5个琼脂糖凝胶中接种（10～30）$\times 10^6$/ml 细胞，分别在第2、3、5d取样。每组11个样品，6个在MTS培养基中震动孵育2h。终浓度2%的SDS加入终止MTS反应。样品在490nm测量吸光值30min，其余5个样品被消化分析DNA浓度。以MTS吸光值和DNA浓度为坐标绘制标准曲线图。细胞－肽凝胶样品的MTS吸光值按标准曲线绘制实验进行。

为验证MTS数据，将10μmol/L抗溴化脱氧尿嘧啶核苷（5'BrdUrd）掺入培养基，分别培养24h、3d和7d。样品使用2%多聚甲醛PBS（pH＝7.4）室温固定，37℃下用含0.1% Triton X－100的PBS固定2h，再使用2M HCl PBS液处理30min，用PBS清洗3次。标本加入到封闭液（含20% bovine calf serum、0.1% Triton X－100、1% DMSO的PBS）。使用抗BrdUrd的FITC偶联IgG1（PharMingen，33284X）检测BrdUrd阳性细胞。用Nikon TE300倒置相差荧光显微镜观察细胞生长。

八、结果

用软骨细胞构建软骨组织修复材料的优点在于，细胞可分裂产生数目更多的能分泌细胞外基质的细胞。肽（图7－24）支架材料中细胞活性约80%。该实验中种子细胞－肽凝胶浇铸成了圆型扁平状，但是利用自组装肽还可以浇铸出任意需要的形状。同时该浇铸技术也可应用于

其他细胞，在组织修复中，肽凝胶的上述特点十分重要。在肽凝胶中，纳米纤维的空隙距离约 50～200nm，并且进一步自组装成纳米尺度的凝胶网络结构包裹单个的软骨细胞。支架的该特征使其在细胞信号传递及细胞介导的肽降解上有独特的优势。

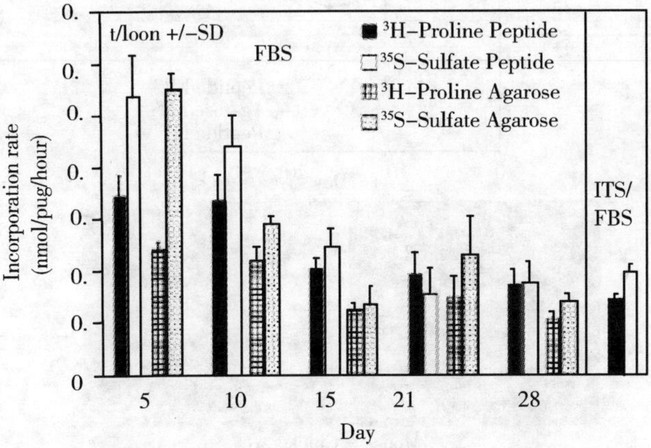

图 7-24　掺入^{3}H-proline 和^{35}S-sulfate 检测琼脂糖和肽水凝胶中软骨细胞的蛋白质和蛋白多糖合成

在 10% FBS 培养基中培养 5d 后，蛋白多糖（^{35}S-sulfate）和蛋白的合成显著增加。^{3}H-proline 5d 时与天然软骨组织比较，合成减少，细胞外基质到 28 天仍然保持相对浓度。放射性核素掺合入肽凝胶及琼脂糖凝胶显示两者细胞外基质合成相似（图 7-25）。GAG 的积累遍布整个胶体内细胞周围和细胞间隙。持续分泌的 ECM 与样品的承压刚度成正线性相关（图 7-26）。在浇注材料的当天，材料易碎，材料承压刚度仅为天然软骨组织的 1/1000～1/100。培养 6d 以后，材料硬度和韧性显著提高，平衡模量提高近一个数量级，样品培养 26d 后，样品块可以按需要任意操作，平衡模量达到 26 kPa（与样品刚浇铸时比较，增加了约 30 倍）。

Ⅱ型胶原组织化学染色呈阳性，在凝胶样品内连续分布，Ⅰ型胶原仅在细胞周围有本底表达。使用含 10% FBS 的培养基，结果显示Ⅰ型胶原表达量低，仅在凝胶表面有成纤样细胞增加。同样，对 ITS-FBS 培养基中培养的细胞-凝胶样品分析发现，细胞少量去分化，成纤维样细胞仅在凝胶表面分布。对 ITS－FBS 培养条件下的细胞－凝胶样品进行胶原分析，SDS－PAGE 结果表明，细胞外基质主要为Ⅱ型胶原。

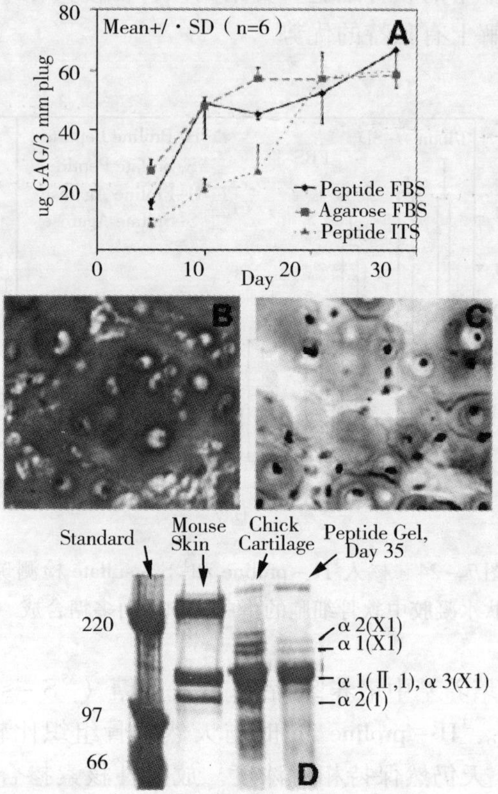

图 7－25　细胞－肽水凝胶中细胞外基质的积累

注：A. FBS 和 ITS－FBS 的培养基中培养细胞－肽水凝胶和琼脂糖的总 GAG 积累；B. 10% FBS 培养基中培养的培养细胞－肽水凝胶台酚蓝染色；C. 细胞－肽水凝胶中Ⅱ型胶原免疫组织化学染色；D. 含 1% ITS、0.2% FBS 基本培养基中培养的细胞－肽水凝胶培养物 35d 胶原提取物 SDS－PADE。Standards：鸡Ⅱ，Ⅺ型胶原带型。Mouse skin Ⅰ型胶原 α－螺旋 2，显示去分化的成纤样表形细胞分泌胶原

结果显示，在肽维持细胞表型分泌特殊的细胞外基质的时候，肽对细胞分裂有利（图 7－26）。实验对照结果显示，肽促进软骨细胞分裂的效果好于琼脂糖。但目前还不清楚这种优势的原因是因为肽－细胞间相互作用、物理环境或者其他未知因素。

本实验展示了自组装材料作为体外 3D 细胞培养支架在保持软骨细胞分化特性，特别是具有刺激合成与积累机械功能与软骨类似细胞外基质方面的潜力。实验所用自组装短肽是专门分子设计的化学合成肽，这类合成仿生材料可以按需要进行氨基酸排列，例如可以按照细胞通讯模序（motif）、支架可控降解设计专门序列。目前所使用的自组装肽未表现出毒性，但是，每一种自组装肽必须仔细进行体内筛选实验，以避免所合成序列引起宿主的免疫排斥。同时，用于软骨组织修复的肽水凝胶支架材料必须能长期维持组织形态，与周围正常组织有良好的相容性。在该实验基础上，一些细胞因子或加强营养功能的生物反应器可被运用于该培养体系研究。此外，肽还可以加入细胞结合序列或者酶切位点以调节支架材料降解速率。按此思路，有可能开发出时间和空间上可控的生物降解材料。

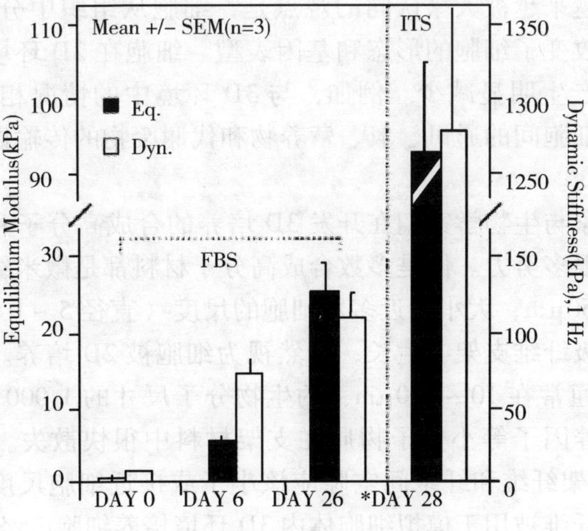

图 7－26　软骨种子细胞－肽水凝胶机械性能

注：平衡模量和动刚度通过单轴限制压缩模式（uniaxial confined compression）测量。起始细胞种植密度为 15×10^6/ml。*：ITS－FBS 培养基，直径 3mm，细胞初始种植密度 30×10^6/ml，结果显示，培养物硬度达到了人和动物软骨硬度的 20%～33%

实验四　设计自组装纳米纤维支架应用于成年小鼠神经干细胞 3D 培养

在体内，几乎所有组织细胞都被包围在三维环境中。但是细胞在体外模式下的研究几乎都使用传统的平面（2D）培养模式——包被了不同基质的2D多孔板或2D载玻片。传统的细胞2D培养模式对于细胞在3D微环境中的梯度扩散、细胞迁移和细胞间的相互作用的研究显得无能为力，因此限制了2D培养模式在肿瘤生物学、神经生物学上的研究应用。为了充分理解细胞在3D环境下的行为特征，建立成分可控的3D细胞培养系统十分必要。

细胞在体内原始生长条件是3D的，细胞被其他细胞包围，同时被不同细胞外基质成分，如胶原、层黏连蛋白等细胞外基质蛋白所包裹。细胞生长的正常3D环境是一种纳米尺度纤维装配成的纳米网络，它们制造了不同的局部微环境。该环境不仅使细胞与细胞外基质作用，还使细胞能够正常获得氧、激素和营养物质，以及排放代谢废物。细胞组织在3D环境中的活动受化学信号和分子梯度影响，这对组织发育很关键。目前，越来越被大家认同的观点是，细胞从组织中分离，进行2D培养以后，改变了细胞的形态和基因表型。细胞在2D环境下生长，细胞外基质的产生明显减少。例如，与3D环境中的情况相比，传统2D培养条件下细胞间的通讯、氧、营养物和代谢废物的传输以及细胞形态都发生了改变。

材料学家与生物学家们在开发3D培养的合成高分子和高分子共聚物方面做了很多努力。但是多数合成高分子材料都是微米级纤维，直径通常在10～50μm，大小接近多数细胞的尺度（直径5～10μm）。所以，细胞在微米级纤维支架中生长，仍然视为细胞被2D培养。此外，支架纤维间空隙通常在10～200μm，约生物分子尺寸的1 000～10 000倍，使激素、营养因子等小分子物质在支架材料中很快散失。真正的细胞3D培养，支架纤维和纤维间空隙应该小于或接近细胞尺度。合成生物高分子微米纤维被用于模拟细胞体内3D环境培养细胞已经近30年，考虑到降解产物和合成用的化学试剂，该领域依然需要做很多工作。

Matrigel™已经被广泛用于细胞培养研究，它们为细胞生长提供了纳米尺度的3D环境。但是，动物来源的生物材料经常包含残余的生长因子、未知成分或其他未能纯化的组分。这限制了动物来源生物材料在可控条件下研究细胞行为——如干细胞分化的研究，也限制了动物来源生物材料在如细胞注射治疗、组织工程修复等领域的临床医学应用。

理想的3D培养支架可以由合成的仿生材料来提供。本实验中使用的自组装肽，原料为天然氨基酸，通过化学合成和纯化可以保证不同批

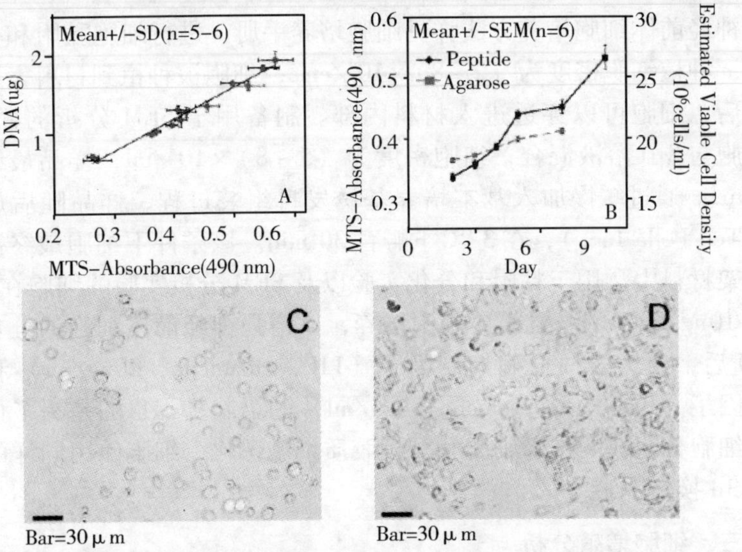

图 7－27 肽凝胶中软骨细胞的分裂

注：A. 软骨细胞－琼脂糖凝胶的 MTS 分析标准曲线；B. 肽水凝胶样品和琼脂糖样品的 MTS 分析；C 和 D. BrdUrd 掺入软骨细－肽凝胶 3d 和 7d

次肽产物的性质均一。肽发生自组装形成直径约 10nm 的纤维，纤维间的间隙 5～200nm。本实验中，肽纳米纤维末端加入了一系列的功能基团，如将促细胞黏附、分化和 BMH（Bone marrow homing）等序列加到 RADA16 的 C 端，这一系列的含功能序列的肽可发生自组装，形成类似 Matrigel 的纳米纤维结构。在进行 3D 培养时，细胞被完全包裹进 3D 支架材料中。

一、肽的设计合成和支架制备

实验所用的肽用灭菌的去离子水溶解，配制成浓度为 1%（V/W）（10mg/ml）的溶液，超声处理 30min。细胞活力和分化检测为 30μl 溶液每孔，覆盖 96 孔板底部。对于 SEM 表征样品的制备，溶液减少到 10μl 每孔。实验使用 Matrigel™ 作为阳性对照，不带功能序列的 RADA16 为阴性对照。30μl 1% 浓度溶液加入孔板以后，依次加入 200μl 基本培养基。在 37℃下自组装 30min 后，使用培养基漂洗胶体，以除去合成时残留的氨基酸。

二、细胞培养和种植

神经前体细胞培养方法详见细胞培养手册。进行细胞黏附和分化实验时，种植细胞密度为（2～8）$\times 10^4/cm^2$，细胞被种植到材料表面一段时间后，细胞可以穿透进入材料内部。制备用于SEM分析的样品时，将细胞与8μl溶液混合，细胞密度为（5～8）$\times 10^3/ml$，样品最终体积为10μl。通过缓慢加入基本培养基诱发自组装过程，样品随后放入铜网（Ted Pella Inc.），在37℃下孵育30 min。该条件下细胞最终被包裹在支架材料中。用于粘附和分化实验以及SEM分析实验的细胞在含bFGF（10ng/ml）的基础培养基中培养，以增强神经前体细胞的分化。培养3d后，换为含白血病抑制因子（LIF，chemicon，20ng/ml）和脑源神经因子（BDNF，peprotech，20ng/ml）的培养基，目的是为了使神经前体细胞分化成的神经细胞和神经胶质细胞熟化，细胞使用同样的培养基每3d换培养液。

三、细胞增殖分析

使用MTT法定量分析NSCs（neuron stem cells）在不同支架材料中的活力。每个样品进行4次独立实验，重复3次。细胞活力使用光密度值和细胞群的活力与代谢活性直接线性比例关系来测定，绘制标准曲线时，采用细胞密度从$5\times 10^3\sim 5\times 10^5$/孔的6个线性梯度，从5条不同的标准曲线中得出校正的线性关系。测定结果使用与种植细胞密度比较的增长百分比来表示。

四、免疫组织化学分析

通过双特异性抗体免疫染色或单特异性抗体免疫染色分析神经细胞和神经胶质细胞的分化：用anti－Nestin（1∶150，Chemicon）对前体细胞染色，用兔anti－b－Tubulin（1∶500，Covance）对神经元染色，用鼠anti－Glial Fibrillary Acidic Protein（1∶200，Chemicon）对神经胶质细胞染色。二抗ALEXA 488山羊anti－mouse（1∶1 000 Molecular Probes），和CY3 AffiniPure F（ab’）2 anti－Rabbit IgG抗体（1∶100 Jackson Immuno Research）。细胞核使用DAPI（Molecular Probes）染色。样品使用倒置荧光显微镜检测。对10个非重叠视野的100～300个细胞进行定量分析。进行四次重复实验，每样品重复2次。

五、扫描电镜（SEM）样品的准备及表征

NSCs 被种植进支架材料以后，样品培养 7 ~ 14 天。样品制备详见材料的 SEM 表征中生物材料相关文献。使用 JOEL JSM 6060 SEM，放大倍数 2 000 - 100 000 倍，*6KV* 加速电压，29 ~ 32 斑点大小，和 12 mm 电子工作焦距。

六、RNA 纯化及 DNAse I 处理

每个样品重复 2 次提取 RNA，总 RNA 提取详见分子克隆手册。样品使用 DNase Ⅰ（Ambion，Austin，TX）（2U/mg RNA）37℃，60 min 孵育去除染色体 DNA。50ml DNase I 处理的 RNA 使用苯酚 - 氯仿 - 异戊醇纯化，乙醇沉淀回收。

七、cDNA 分析

使用 300ng 引物六聚体（invitrogen，san diego，CA）合成单链 cDNA。体系为 5mg RNA，总反应体积 11μl，65℃ 10 min，然后冰浴冷却终止反应。8μl 反应混合物：1μl 反应物，5mmol/L dithiothreitol（DTT），2.5 mmol/L dNTPs，20U RNAout™（Invitrogen，San Diego，CA），和 200U M - MLV 反转录酶Ⅲ（Invitrogen，San Diego，CA），反应为 25℃ 5min，42℃ 1h，70℃ 10min 终止反应。

八、SYBR Green I 实时定量 PCR

使用 MJ Chromo 4 进行实时 PCR，Brilliant SYBR Green QPCR Master Mix（Stratagene，La Jolla，CA），反应体积为 25μl。反应条件为：95℃ 10 min，循环 40 次（95℃ 30s，接着 40s，56℃ 30 s，72℃ 1 min）。在 PCR 结束后，温度由 60℃升到 95℃，速度 2℃/min。每 15 s 一次荧光扫描绘制融合曲线。每组份重复 2 次，每列设一个非模板阴性对照。数据分析使用 RT2ProfilerTM（APM - 013 - 2）PCR Array（SuperArray Bioscience Corporation.）。

九、结果

自组装肽 RADA16 末端悬挂了不同的功能序列，分别来自不同类型的胶原、粘蛋白、纤维蛋白、纤维连接蛋白、骨桥蛋白、成骨肽 BMHP 和髓磷脂调节肽等。功能序列悬挂在肽的 C 末端，两个甘氨酸残基作为连接氨基酸位于 RADA16 和功能序列之间，为功能序列提供柔性连接。

肽合成由 C 末端开始，以保证合成肽拥有完整的功能序列。所有合成肽都是水溶的并且可在细胞培养基、PBS 和中性 pH 溶液中自组装成纳米纤维。RADA16 - BMHP1 和 RADA16 - BMHP2 分子模型见图 7 - 28。

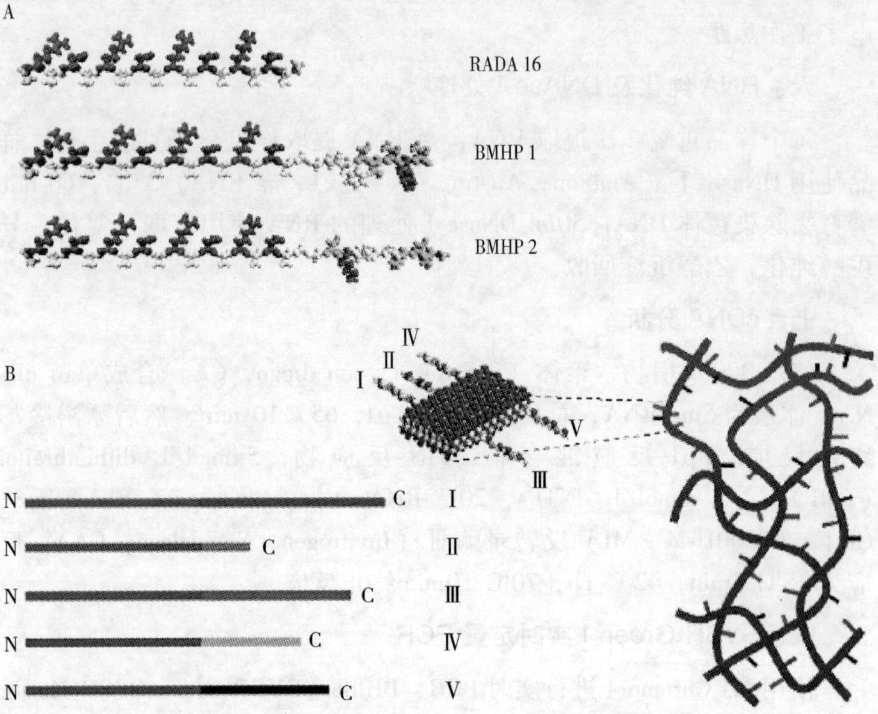

图 7 - 28 自组装肽分子和支架原理模型图

注：A. RADA16，RADA16 - Bone Marrow Homing Peptide 1（BMHP1）和 RADA16 - Bone Marrow Homing Peptide 2（BMHP2）分子模型。RADA16 为 16 个氨基酸残基的肽，精氨酸（蓝），疏水的丙氨酸（白）和天冬氨酸（红）。BMHP1 和 BMHP2 序列由两个甘氨酸残基连接在 RADA16C - 末端，包含赖氨酸（蓝），丝氨酸和苏氨酸（绿）和不同的疏水氨基酸（白）残基；B. 含不同功能序列的自组装肽的草图（不同的颜色线条）从 RADA16（蓝条）上扩展出来，以设计成不同的功能自组装肽（Ⅰ，Ⅱ，Ⅲ，Ⅳ和Ⅴ），以及带有功能序列的自组装纳米纤维支架材料示意图

SEM 表征显示，自组装肽 C - 末端的功能序列并不影响肽自组装成纳米纤维，详见图 7 - 29。纤维直径似无功能序列 RADA。SEM 表征发现，细胞完全埋入了纳米纤维支架（图 7 - 30），纳米纤维的尺度与细

胞外基质类似。SEM 结果证明了自组装肽纳米纤维可以为细胞生长提供真正的 3D 环境。

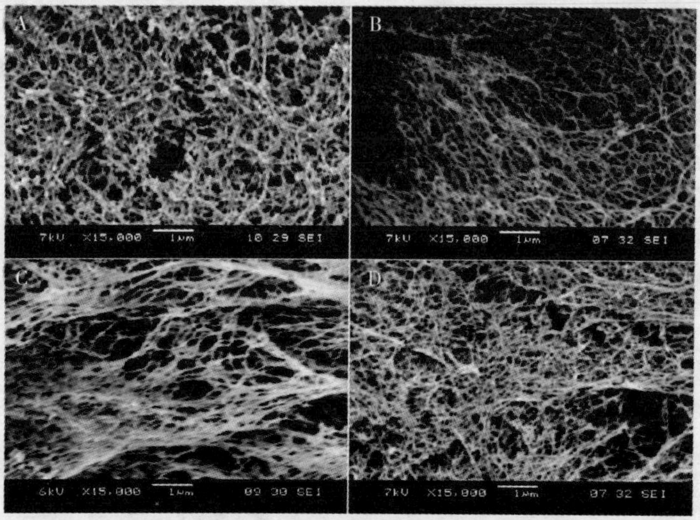

图 7－29　Matrigel™以及不同肽支架材料的 SEM 表征图

注：A. Matrigel™；B. RADA16；C. RADA16－BMHP1；D. RADA16－BMHP2 在 PBS 中自组装的纳米纤维支架材料。Matrigel™纳米结构与自组装肽纳米纤维支架尺度类似。注意未知天然蛋白衍生物的聚集体在 Matrigel™基质出现，在 B、C 和 D 中未出现。纳米纤维直径约 10nm，纤维间空隙 5～200nm。C 端功能序列不影响自组装过程

细胞培养 7d 后使用 MTT 法检测细胞活性，7d 内细胞比最初细胞密度增殖了 2.5 倍。神经前体细胞对某些多肽自组装材料表现出了很高的黏附性，如在 Matrigel，RADA16－BMHP1 和 RADA16－BMHP2 中具有很高的活性。需要特别指出的是，这 3 种支架材料进行细胞 3D 培养时，无需额外的生长因子和蛋白加入，这与 2D 培养模式下需要添加额外生长因子形成鲜明对照。Matrigel 是细胞培养提取物，含一系列的黏附蛋白和生长因子，该培养条件下，细胞密度为 RADA16 支架的 2 倍。RADA16－BMHP1 和 RADA16－BMHP2 作为细胞支架，细胞密度与无功能序列的 RADA16 比较，细胞密度增加 25%。

样品培养 7d 后，对神经干细胞的分化进行了评估：Matrigel、RA-

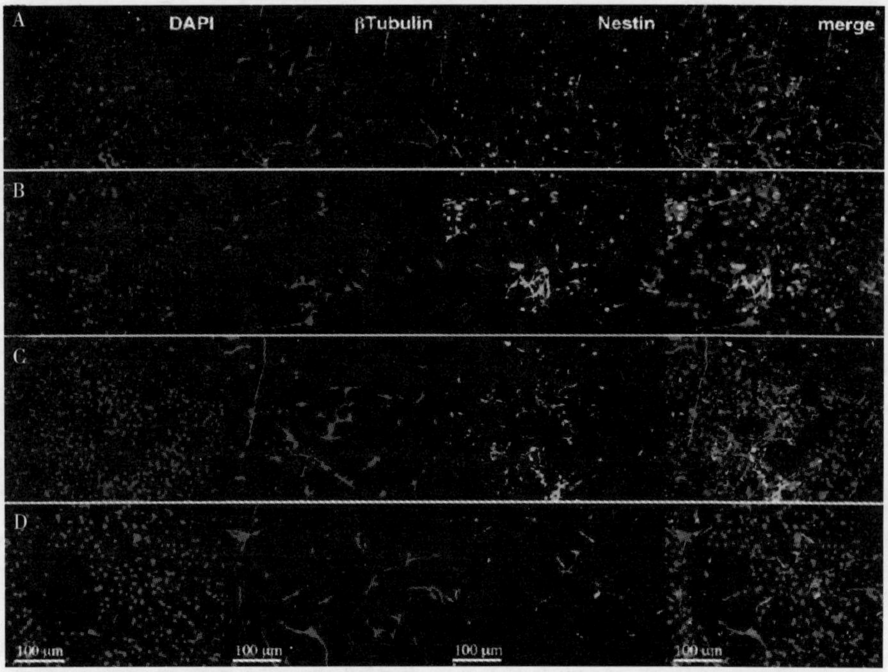

图 7－30 神经干细胞分化分析

注：A～D. 培养 7 天后，分化中的成年小鼠神经干细胞。A. 1% Matrigel；B. RADA16 肽支架材料；C. RADA16－BMHP1；D. RADA16－BMHP2，使用 DAPI 对 1% 肽支架材料染色分析，细胞核呈蓝色，b－Tubulin⁺ 神经元呈红色，Nestin⁺ 神经祖细胞呈绿色，与 RADA16 支架材料培养细胞比较，细胞在 BMHP1 和 BMHP2 中生长，b－Tubulin⁺ 表明神经元分支增多。该现象与 Matrigel 中神经元表现类似

DA16、RADA16－BMHP1 和 RADA16－BMHP2。细胞在后两种支架材料中的生长情况类似 Matrigel™。与 RADA16 比较，带功能序列的支架中细胞形态有明显区别。在所有的支架材料中，RADA16－BMHP1 和 RADA16－BMHP2 的 Nestin 阳性染色最低，分别为 43.4% ±8.9% BMHP1 和 41.5% ±4.8% BMHP2。相反，神经元分子标记 b－Tubulin 在这两种支架材料中表现出的比例很高，分别为 26.4% ±4.2% BMHP1 和 28.2% ±3.4% BMHP2，星型胶质细胞比例分别为 41.4% ±9.5% BMHP1 和 41.3% ±8.2% BMHP2。该结果与 Matrigel 支架材料类似（47.5% ±8.7% Nestin 阳性；29.7% ±3.5% b－Tubulin 阳性；

46.4% ±6% GFAP 阳性）。同时，实验显示在 RADA16 中，存在大量未分化的神经干细胞，仅有少量神经细胞被检测到。结果表明，功能序列在影响细胞分化上面起到了重要作用。需要强调的是单一功能序列所起的作用与 Matrigel 混合物类似。

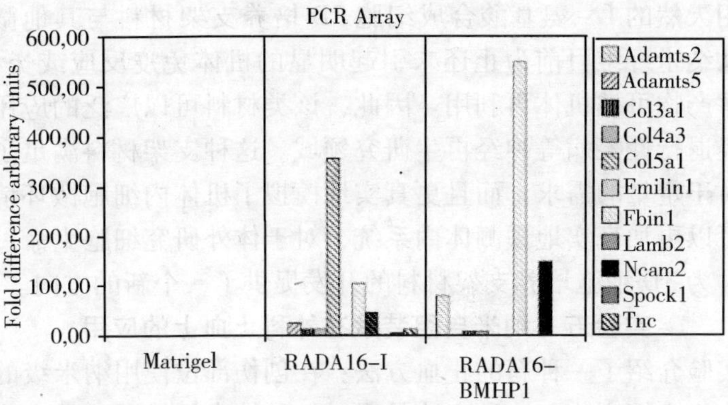

图 7－31　基因表达分析

注：Adamts2－5：disintegrin－like and metalloprotease（reprolysin type）具有 1 型 thrombospondin 的第 2 或第 5 结构域的去整合素样－金属蛋白酶（reprolysin 型）；Col3a1：前胶原Ⅲ α_1；Col4a3：前胶原Ⅳ α_3；Col5a1：前胶原Ⅴ α_1；Emilin1：弹性蛋白－微纤维 interfacer 1；Fbln1：Fibulin 1；Lamb2：层黏蛋白 β_2；Ncam2：神经细胞黏着分子 2；Spock1：Sparc/osteonectin，cwcv 及 kazal 样结构域；Tnc：Tenascin C

黏蛋白、前胶原Ⅲ α_1 和Ⅱ型神经细胞黏附分子在几乎所有的支架材料样品中检测到（图 7－31）。Fibulins 属于分泌性糖蛋白，含有两个结构功能区，一个重复序列的 EGF 类似结构域和 C 端独特的 Fibulin 模块。一些 fibulins 基因可以通过外显子的选择性剪接生成不同的蛋白。与其他细胞外基质蛋白对比，fibulins 表现出了广泛的蛋白间相互作用方式。在细胞外基质中 fibulins 扮演着分子桥的角色，连接不同的超分子结构，介导某些细胞通讯。

与其他材料比较，纳米纤维支架材料的优点有：①可以在单个氨基酸水平轻易的改变肽序列，该情况在 Matrigel 和其他高分子材料中难以实现；②化学合成肽成分清楚，不因批次不同产生质量变化；③由于肽支架和其上的功能序列清楚，材料可以应用到可控基因表达或细胞信号研究；④自组装过程由离子或 pH 引发，该成胶过程不受温度影响，与胶原有很大区别，胶原成胶过程中温度的升降波动可能引起未知的生物结果；⑤这种材料为掺合不同的功能序列提供了可能，它们很好的模拟细胞外基质，为细胞黏附和细胞在微环境下生长提供了可能。该过程不涉及化学交联，同时材料拥有良好的生物相容性。

使用天然的 L－氨基酸合成细胞 3D 培养支架材料与其他微米纤维不同：肽纳米纤维目前为止还未引起明显的机体免疫反应或炎症反应，材料降解产物可被机体再利用。因此，该类材料可以广泛的应用于神经瘤、神经退行性疾病等神经再生研究领域。这种支架材料满足了体外培养系统对于定量的需求，而且更真实地模拟了机体内细胞微环境，使体外实验可以更加真实地预测体内系统，对于体外研究细胞生命过程有重要意义，为 3D 细胞培养支架材料的开发提供了一个新的方向。

实验五　纳米自组装肽在外科止血上的应用

本实验介绍了一种新的止血方法：在创伤部位使用纳米级的自组装材料作为止血填充物。这种方法是通过一种纳米纤维屏障的生成，以达到在体液环境中止血的目的。而且，这种材料最终会降解为 L－氨基酸被周围组织摄取作修复之用。

一直以来，外科医生们在寻找有效止血的方法，研究领域从简单的压迫止血，到烧灼、结扎以及临床诱导血管收缩。目前止血药或止血操作有基本的三种：化学的、热能的和机械的。化学因子指的是那些可以改变凝血过程或者有血管收缩剂作用的物质，如血栓素－A_2，它可以使血管收缩以减慢血流速度和促进血凝。热能装置通常包括使用电极、激光或者热力来灼烧。机械的方法是使用压迫或结扎。联合治疗也同时使用化学和机械的方式，使用止血剂吸收液体和肿块，制造压力减慢血流速度以利于血凝。还可介入纤维蛋白原、凝血酵素和钙离子来产生纤维蛋白胶作为人工血凝块。

关于这些止血药的缺陷和实用性有五个主要的问题：①一些材料是固体，例如粉末，不能进入创伤部位发挥他们的止血功效；②一些液态的止血药，例如氰丙烯酸盐粘结剂，需要干燥的环境才能发生作用；③一些止血药会发生免疫反应引起周边细胞的死亡，给机体带来额外的压力，减慢伤口修复；④一些止血药有很特殊的操作要求，许多目前使用的止血药很难用于不受控制的环境（例如野外）；⑤如果一种治疗使用了阻滞方法作为止血治疗的一部分，那么必须采取附加的治疗以保证局部供血以避免额外的组织损伤或者坏死，这一点在使用发泡材料止血时尤为重要。此外部分止血材料因为其保存时间短，必须在使用前制备，为材料的使用造成了麻烦。

纳米自组装短肽溶液用于出血创面后能迅速形成透明水凝胶，并能黏附于组织表面，阻止血液的继续流出。动物实验的统计数据表明，纳米自组装短肽溶液具有优良的止血效果。

这是纳米技术首次应用于止血领域。已有的研究表明，这种纳米自组装短肽材料止血不依赖于热、压迫、血小板激活和黏附、创面干燥程度等。它是人工设计合成、有良好的生物降解性、不含有任何血液产品及胶原或者其他源于人类或者动物的生物污染物的止血材料。

因此，自组装肽作为一类新型纳米生物材料具有理想和稳定的止血效果，保存携带使用方便，而且在动物体内不刺激免疫应答或引起组织发炎，继续开发并运用将会有很大的潜力。

本实验介绍了在（神经外科手术中）使用自组装肽形成纳米纤维凝胶，并且与周围组织协同作用形成细胞外基质（ECM）的新的止血方法。实验证实可以达到15s以内完全止血，实验内容包括仓鼠和大鼠脊髓切开、股动脉切开、肝左叶矢状横切、肝左叶横切伴门静脉初级分支切断、4mm的肝脏活组织取出以及裸鼠皮肤4mm的复合切口的止血。

一、动物模型

成年叙利亚地鼠用戊巴比妥钠（50mg/kg）腹膜内注射麻醉，成年大鼠则用氯胺酮（50mg/kg）腹膜内注射麻醉。

二、脊髓损伤实验

在手术显微镜下，麻醉的成年大鼠第二胸椎（T_2）的位置在背侧椎板切除术进行之前先确定。硬脊膜切开后，使用陶制的手术刀进行右半侧的切断，切断后迅速将1%（W/V）的RADA16－I取20μl用于切口区域以控制出血。对照组则以生理盐水处理。这些动物将最长存活8周作为另一实验的一部分。

三、股动脉创伤实验

大鼠俯位固定，将其后肢伸展开来，暴露出大腿中段。切开皮肤以及覆盖的肌肉，使股动脉和坐骨神经暴露。将股动脉切开以产生高压的出血状态。用27号注射器将200μl 1%（W/V）的NHS－1溶液注入受伤部位。在另两个实验中，使用 NHS－1 干粉于受伤部位同样有效果。对照组以相同量的生理盐水和同样的压力复合处理。所有动物在实验后 4h 处死。

四、肝脏创伤实验

麻醉大鼠并仰位固定，打开腹腔暴露肝脏。用手术刀沿由头部到尾部的方向切开肝左叶，以径向切口分离该叶的两部分。用 27 号注射器将 100μl 1% 或 2%（W/V）的 NHS－1、NHS－2 或 TM－3 溶液注入受伤部位。对照则以生理盐水或烧灼处理。后者方法是用一热烧装置对伤口所有表面进行烧灼。另外一组的 28 只成年大鼠则对肝脏左叶横切。用 27 号注射器将 400μl 1%、2%、3% 或 4%（W/V）的 NHS－1 或 TM－3 溶液注入受伤部位。

暴露另一组已麻醉成年大鼠肝脏，在肝脏左叶作 4mm 活组织打孔，方向从腹侧面到背侧面。孔内组织取出。实验组以 200μl 3%（W/V）的 NHA－1 溶液注入受伤部位。对照组以生理盐水处理或烧灼创伤表面处理。创伤部位溢出的材料被擦拭干净后关闭大鼠的腹部。这些动物将最长存活 8 周。

五、透射电子显微术样品制备

对已麻醉的成年大鼠的脑和肝组织做一切口，以 1% 或 2% RADA16－I 溶液迅速注射于创伤部位，然后将处理部分取样。样品在一种混合溶液中固定 4h，该溶液由 2%（W/V）多聚甲醛和 2.5%（W/V）戊二醛混于 0.1mmol/L 磷酸盐缓冲液（PBS）中配成。然后样品在 0.1mmol/L PB 中 4℃ 下每 10 分钟冲洗 1 次，共 3 次后埋入 2% 琼脂中；琼脂块在 4℃ 下于 1% 四氧化锇中后固定 2 小时，之后在 4℃ 每 10 分钟用缓冲液冲 1 次共 3 次。处理过的组织块在乙醇中脱水、浸润，用 Lynx EM 组织处理器将其埋入纯环氧树脂中处理。切为超薄的 70nm 片，在 2003 网格筛板上收集。切片和筛板用乙酸双氧铀和枸橼酸铅染色后，置于 Philip EM208S 透射电子显微镜下观察。

六、自组装材料溶液的准备

NHS－1 溶液用 RADA16－I 人造干粉溶解于 Eppendorf 管中而成。将 10mg RADA16－I 粉溶于 1ml 高压灭菌后的 Milli－Q 水中，超声处理 5min 后过滤，配成 1%（W/V）的 NHS－1，其他浓度依次类推。

NHS－2 和 TM－3 干粉依照同样方法制备。制备的次数不影响溶液的使用效果。

七、结果

由于血液对于神经组织显示出毒性作用，快速止血可使外科手术导致的继发性损伤被降低。切开椎板后去除硬脊膜，T_2 段半横断脊髓，自背侧至腹侧用 20μl 自组装溶液处理，10s 后凝血就可完成。而生理盐水对照组（$n=5$）流血持续 5min。用 Tukey 检验在 99% 可信区间内对处理组和生理盐水对照组作比较，显示有显著差异。

暴露 14 只大鼠的股动脉，横切，分别用 200μl 自组装肽与生理盐水灌注并且包扎两种方法处理，处理组（$n=10$）10s 后凝血，生理盐水加包扎对照组 6min 后仍有出血。到达凝血的时间有显著差异（t 检验 $p<0.0001$）。

对 76 只大鼠造成 3 种不同的肝切口：①径向切口检验自组装肽对于不规则撕裂损伤的效果；②横向切口，合并了门静脉主分支横断及剧烈出血；③穿通肝叶 4mm，均一伤口。第一种切口损伤，$n=8$，加 100μl 自组装肽后 10s 内出血停止。部分处理组 $n=3$ 烧灼伤口后 90s 出血停止；0.9% NaCl 溶液处理组 $n=3$ 出血持续超过 5min。Tukey 检验 99% 可信区间内比较烧灼和生理盐水组有显著差异。

第二种切口损伤检验快流环境下自组装肽的效用。4 倍浓度的自组装肽处理 $n=12$ 和 $n=4$ 的对照。当加了 400μl 的自组装肽 11s 后，出血停止。高血压横断肝损伤需要 2% 以上的浓度才可在 15s 内完全止血。方差分析显示自组装肽组和对照组有显著差异，每组分别与对照组比较也有显著差异。Tukey 检验 99% 可信区间内，除 1% 浓度外，其他浓度没有显著差异。

在电镜下，交界面处的肽内肝细胞和红细胞均是完整的。损伤后立即加入肽溶液似乎阻止了血管内血液的运动而对肝脏红细胞没有什么副作用，也没有溶解的迹象。并且，经处理后不同时间点取标本显示，也没有血小板凝集于血液及肽材料交界处。

在脑内，发现了脑组织与肽材料间有密切的相互结合。在肽材料内我们没有见到红细胞以及血小板凝集的迹象。自组装肽边缘的红细胞也没有出现溶解现象。另外，也没有在经自组装肽处理过动物的脑、肺或者肝脏内发现血栓。

研究证明，在多种组织的多种创伤情况下，止血作用均可在15s内生效。这是首次将纳米技术应用于动物实验的外科止血，这向我们展示了一类新的止血材料，不依靠热力、压力、血小板的激活、黏附或者是干燥作用来实现止血。这种多肽分子组装的止血材料可在体内被降解，不含有血制品、胶原或者像纤维蛋白胶那样具有生物污染可能的人来源或动物来源的止血成分。它们可以直接用于伤口表面或者内部而不用担心材料扩散致血流减少而造成的次级损伤。并且，NHS的降解产物是氨基酸，可被机体用作损伤修复的材料。

对于纳米材料止血机制的探讨有几点需要注意。首先，止血并不是由凝块造成的。通常情况下，损伤后会形成血凝块，但据病人血液凝固的数据及时间显示，血凝块并不形成于出血的头一两分钟内。第二，电子显微镜显示在材料和损伤部位的交界面上没有血小板的凝集。精氨酸可以抑制血小板的凝集作用，而NHS中的精氨酸可能在这方面起到了作用。NHS溶液似乎是自组装形成了一个屏障，阻止了血流并且诱导了伤口邻近部位细胞的运动性。第三，电镜显示（未提供照片）NHS溶液易于填充且能与不规则伤口相吻合，相信这种由肽液体材料形成的与伤口的紧密结合对于止血有至关重要的作用。电镜也显示了肽不会对红细胞造成溶解作用，还避免红细胞暴露于空气而被破坏。以上这些研究表面，这种快速止血的方法可减少将来外科手术中的需血量。而现在的外科手术中50%的时间被用于包扎伤口及止住血流。NHS溶液在技术上提供了质的变化，将对外科手术及创伤过程中的出血控制进行彻底的变革。但是在其能够真正被用于病人之前，还有待临床实验的检验。

实验六：两亲性肽纳米纤维的自组装与矿化

自组装及生物矿化已经被应用于生物学领域用来制造一系列的复合材料。骨组织是这类复合材料的一个例子，该组织包含多层次的等级组织。最低一个等级是胶原纤维与羟基磷灰石晶体。胶原纤维由胶原三螺旋自组装而成，羟基磷灰石晶体在纤维上生长，C轴与纤维的长轴一致。在纳米尺度上制备材料是一个极大的挑战。

加工类似骨组织的材料是一项非常困难的工作，即使是构建最低级层次结构，也涉及到两类完全不同性质的有机以及无机纳米相，它们在骨组织中有着特别的相互空间关系。克服上述困难的其中一种方式是设计纳米有机相来控制晶体核晶过程以及该无机组分的生长。实验使用

pH 诱导的自组装两性肽来构建模拟细胞外基质的纳米纤维支架。该类两亲性肽形成的纳米纤维可以通过可逆的交联以增强或降低支架微观结构的完整性。交联后，纤维可直接被羟基磷灰石矿化形成复合材料，该材料中羟基磷灰石晶 C 轴与纤维长轴一致。这种一致性与骨组织中观察到的胶原纤维与羟基磷灰石结晶的关系相同。

该实验运用自组装和矿化制备纳米结构的复合材料，重现骨组织中羟基磷灰石和胶原间的结构取向。混合材料是自组装、共价捕获和矿化的两亲性肽（PA）。PA 采用固相合成，在 N 末端烷基化。

有研究报道，在溶液中，天然或者合成的多肽体系，其单、双烷基尾巴影响肽的聚集和二级结构。由现有的关于 PA 的知识可以知道，肽带有 16 个碳的烷基尾巴后，将使肽具有两亲性。由于肽的锥型结构，肽在水溶液中可自组装成柱型胶束。烷基尾巴被折叠进胶束内部，肽段暴露在水溶液中。柱型胶束可看作纤维，肽段重复出现在纤维表面。PA 具有 3 个特征。①制备的纤维很结实，为实现该目的，4 个连续的半胱氨酸掺合在序列中，与纳米纤维的超分子结构有关。这些残基在氧化条件下使相邻分子形成二硫键，使超分子的纳米纤维空间结构稳定。二硫键是可逆的，这样就允许分子进行自我校正和温和还原，恢复其超分子结构；②在适当的环境条件下，纤维可以羟基磷灰石成核。酸根在生物矿化中扮演着关键角色，并且磷酸根对形成磷酸钙矿至关重要。如牙齿，磷蛋白家族包含大量的重复序列 Asp - Ser（P） - Ser（P）和 Ser（P）- Asp 大量的硫酸化蛋白与胶原细胞外基质联合，在 HA 矿化中扮演着重要角色。该实验中，按照此目的将磷酸化残基掺入肽序列。当自组装完成后，使肽表面充满磷酸基团；③材料适合细胞附着和生长，对材料的生物医学应用是很有利的。另外一种胶原偶连蛋白，纤维连接蛋白，有序列 RDG。该序列已经被证明在促进细胞黏附上扮演着重要功能。所以在实验中 RGD 序列也被引入两亲性肽。

合成完成后，在 pH = 8 的条件下使用二硫苏糖醇（DTT）处理 PA，目的是还原半胱氨酸巯基。该 pH 条件下，PA 的溶解度是 50mg/ml。但是，当溶液酸化，pH 降低到 4 以下时，PA 变为不溶解。溶液中 PA 浓度 2.5mg/ml 时，自组装成透明胶体，胶的强度可以达到支持容器翻转胶不滴落。用 cryo - TEM 表征，胶体中多肽纤维的直径 7.6nm ± 1nm，长度可达到几个微米，阳性及阴性肽直径 6.0nm ± 1nm。当使用 TEM 表征乙酸双氧铀染色样本时，随着 PA 浓度增加，可见大量扁平的丝带出现。通过傅里叶变换红外光谱检测自组装材料，结果为双峰酰胺，峰1在1 658 cm^{-1}（A螺旋）和1 632 cm^{-1}（B折叠），在3 287 cm^{-1}还有一个N－H拉伸峰，表明氢键结构，可能利用了A螺旋和B折叠的复合物。

基于以上数据，建立了纳米纤维柱型胶束模型。烷基尾巴被折叠在胶束内部，肽段暴露在表面，以A螺旋和B折叠的混合体存在。该模型下纤维直径8.5nm，在TEM测量的误差范围内。

当使用HCl处理溶液到pH低于4的时候，材料发生自组装，使用KOH使pH恢复到中性，材料发生去组装。PH诱发自组装和凝胶化使材料可以对环境条件做出反应，该特点使材料还可以被应用到分子的可控缓释。当PA分子发生自组装以后，分子上的半胱氨酸使用0.01M碘氧化，材料使用TEM表征，结果显示氧化后材料在pH8的碱性溶液中一个月仍然保持稳定的纤维结构，相反，如果未进行氧化处理，材料在同样pH条件下不到一分钟即降解。

该共价俘获历程（covalent capture process）很容易可以被弱还原剂如DTT逆转。逆转以后，纤维恢复对pH的敏感性并且在pH＝8时迅速去组装。pH条件以及氧化剂与还原剂共同作用该可控的自组装系统，使该系统高度动态，该系统可在去组装分子、自组装的超分子纤维、和共价俘获高分子纤维间因为不同环境条件而互换。

为研究PA纳米纤维的矿化特性，在多孔碳覆盖的TEM支架上进行多肽的自组装和矿化。实时研究矿化的动态过程和矿化产物。样品准备方法为，将一滴PA溶液（1mg/ml）包埋在TEM支架上，使用HCl蒸汽诱发自组装过程，支架被置于碘溶液中对材料的半胱酸进行氧化，使用去离子水漂洗后，PA包埋的支架两边分别使用5ml的10mol/L $CaCl_2$和5 ml 5mmol/L Na_2HPO_4在不同的时间段用TEM表正。10分钟后，纤维周围有无机物质生成，图像相差增加，晶体相位通过电子散射并未检测到。20分钟后纤维开始被晶体覆盖，同时非晶体物质仍然存在。30分钟后，检测到碟型多晶在材料的表面形成。EDS分析显示矿物Ca/P比为1.67与HA的比例相同，揭示出分子式为，$Ca_{10}(PO_4)_6(OH)_2$。为确定PA纤维中的HA晶体方位。对样本进行了电子衍射分析，所有的样本显示，HA晶体的C轴与纤维长轴优先对齐。碳包埋的支架没有PA纤维，所以支架上无结晶。另一对照，PA材料的磷酸化丝氨酸被丝氨酸代替，材料使用钙磷溶液处理，有结晶形成，但是不形成对齐结构。该试验表明，PA纤维可以使羟基磷灰石在表面成核。设计的纳米纤维带负电荷，被认为有益于矿化，因为负电荷在材料表面形成了离子过饱和。

尤其值得指出，两酸性氨基酸被使用，磷酸化丝氨酸和天冬氨酸在生物体的矿化组织中普遍存在，表现出了诱发结晶现象。纤维在形成结晶相前存在额外的高密度电子。实验中研究的HA结晶表现出对与纤维长轴共对齐的特点。该结果表明，核晶的方向和其后的结晶过程并非随机的而是受PA微束控制。造成该结果的机制并不清楚。但是，相似的试验发现，酸根的特别排列影响晶体的方向性。羟基磷灰石晶体C轴与纤维长轴一致对设计材料很有利，包括用于矿化的组织工程修复。羟基磷灰石晶体在有机纤维上的结晶也是平行结晶到纤维长轴。该特点是骨家族材料的重要特点，胶原的组织，空隙率，矿物－有机物比率在该家族中变化很大，但是所有材料都是在胶原纤维上出现平行羟基磷灰石晶体结晶。

该试验研究了PH控制的可重复自组装，去组装的纳米纤维材料。纤维可以被分子间二硫键交联，同时，该交联可被还原剂还原这种高度动态的自组装系统可以依照不同的矿化组织修复来设计氨基酸排列，折中矿化类似骨组织里面最低层的晶体C轴与有机纤维长轴方向一致。

（赵晓军）

参　考　文　献

1. X. J. Zhao, S. G. Zhang. Designer self－assembling peptide materials. Macromol Biosci, 2007; 7 (1) : 13
2. X. J. Zhao, S. G. Zhang. Molecular designer self－assembling peptides. Chem. Soc. Rev, 2006; 35 : 1105
3. X. J. Zhao, S. G. Zhang. Building from bottom up: Fabrication of molecular materials using peptide construction motifs. Trends Biotechnol, 2004, 22 : 470
4. X. J. Zhao, S. G. Zhang. Self－assembling nanopeptides become a new type of biomaterial · Advances in polymer science, 2006; 203 : 145
5. X. J. Zhao. Fabrication of nanobiological materials through molecular self－assembly. Nanomed Nanotechnol Bio Med, 2006; 2 (4) : 275
6. Xiaojun Zhao, Takafumi Uematsu, Kranthi K. Vistakula, et al. Conformational

Transition From ? - Sheet to α - Helices Prevents Extensive Nanofiber Formation. Mat Res Soc Symp Proc, 2003; 46

7. Xiaojun Zhao, Jessica Dai, Shuguang Zhang. The fabrication of self - assembling peptides into nanofiber scaffolds through molecular self - assembly. Mat Res Soc Symp Proc, 2004; 820 : O1. 1. 1/W1. 1. 1.
8. Shuguang Zhang, Xiaojun Zhao · Design of molecular biological materials using peptide motifs. J. Mater. Chem., 2004; 14 : 2082
9. S. Fung, Y. Hong, B. Dhadwar, et al. Self - assembly of ionic - complementary peptides and their applications in nanobiotechnology. //Ed. Nalwa, H. S. Handbook of Nanostructured Biomaterials and their Applications in Nanobiotechnology. Stevenson Ranch, CA.: American Scientific Publishes, 2005; 2 : 1 - 66
10. S. Zhang, H. Yokoi, X. Zhao. Ed. Yoseph Bar - Cohen · Molecular design of biological and nano materials in Biomimetic: Mimicking and Inspiration of Biology · Boca Raton, FL: CRC Press, 2005; 229 - 242
11. S. Zhang, X. Zhao, L. Spirio. Eds. Ma & Elisseeff · PuraMatrix: Self - assembling peptide nanofiber scaffolds In: Scaffolding in Tissue Engineering. Boca Raton, FL: CRC Press, 2005; 217 - 238
12. X. J. Zhao, S. G. Zhang. Self - assembling nanopeptides become a new type of biomaterial. Advances in polymer science, 2006; 203 : 145
13. S. Zhang, X. Zhao. Designed self - assembling peptide nanobiomaterials. //Eds. Desai, T.; Bhatia, S. & Ferrari, M. · Encyclopedia on BioMEMS and Biomedical Nanotechnology, V3 Therapeutic Micro/Nanotechnology. MA: Springer: 2006; 39 - 53
14. Ye Z, Zhang H, Luo H, et al. Temperature and pH effects on biophysical and morphological properties of self - assembling peptide RADA16 - I. J Pept Sci, 2008; 14 (2) : 152
15. Xiaojun Zhao, Yusuke Nagai, Philip J. Reeves, et al. Designer short peptide surfactants stabilize G protein - coupled receptor bovine rhodopsin. PNAS, 2006; 103 : 17707
16. Kiley P, Zhao X, Vaughn M, et al. Self - assembling peptide detergents stabilize isolated photosystem I on a dry surface for an extended time. PLoS Biol, 2005, 3 (7) : e230
17. Xiaojun Zhao, Yusuke Nagai, Shuguang Zhang. Self - assembling Peptide Detergent A6D Directly Associates with Bovine Rhodopsin and Forms Lipid - like Vesicles. Mat Res Soc Symp Proc, 2005; 845 : AA5. 51. 1
18. Zhang S, Gelain F, Zhao X. Designer self - assembling peptide nanofiber scaffolds

for 3D tissue cell cultures. Semin Cancer Biol, 2005; 15 (5) : 413
19. Wang Y, Ameer GA, Sheppard BJ, et al. A tough biodegradable elastomer. Nat Biotechnol, 2002; 20 (6) : 602
20. Lavik E, Teng YD, Snyder E, et al. Seeding neural stem cells on scaffolds of PGA, PLA, and their copolymers. Methods Mol Biol, 2002; 198 : 89
21. Teng YD, Lavik EB, Qu X, et al. Functional recovery following traumatic spinal cord injury mediated by a unique polymer scaffold seeded with neural stem cells. Proc Natl Acad Sci USA, 2002; 99 (5) : 3024
22. Lee H, Cusick RA, Browne F, et al. Local delivery of basic fibroblast growth factor increases both angiogenesis and engraftment of hepatocytes in tissue - engineered polymer devices. Transplantation, 2002; 73 (10) : 1589
23. Girotto D, Urbani S, Brun P, et al. Tissue - specific gene expression in chondrocytes grown on three - dimensional hyaluronic acid scaffolds. Biomaterials, 2003; 24 (19) : 3265
24. Perets A, Baruch Y, Weisbuch F, et al. Enhancing the vascularization of three - dimensional porous alginate scaffolds by incorporating controlled release basic fibroblast growth factor microspheres. J Biomed Mater Res A, 2003; 65 (4) : 489
25. Bensa? d W, Triffitt JT, Blanchat C, et al. Enhancing the vascularization of three - dimensional porous alginate scaffolds by incorporating controlled release basic fibroblast growth factor microspheres. Biomaterials, 2003; 24 (14) : 2497
26. Langer R, Vacanti JP. Tissue engineering · Science, 1993; 260 (5110) : 920
27. Langer R · Selected advances in drug delivery and tissue engineering · J Control Release, 1999; 62 (1 - 2) : 7
28. Hubbell JA. Bioactive biomaterials. Curr Opin Biotechnol, 1999, 10 (2) : 123
29. Zhang S. Fabrication of novel biomaterials through molecular self - assembly. Nat Biotechnol, 2003; 21 (10) : 1171
30. Zhang S, Holmes T, Lockshin C. Spontaneous assembly of a self - complementary oligopeptide to form a stable macroscopic membrane · Proc Natl Acad Sci USA, 1993; 90 (8) : 3334
31. Zhang S, Lockshin C, Cook R. Unusually stable beta - sheet formation in an ionic self - complementary oligopeptide. Biopolymers, 1994; 34 (5) : 663
32. Zhang S, Holmes TC, DiPersio CM, et al. Self - complementary oligopeptide matrices support mammalian cell attachment. Biomaterials, 1995; 16 (18) : 1385
33. Holmes TC, de Lacalle S, Su X, et al. Extensive neurite outgrowth and active synapse formation on self - assembling peptide scaffolds. Proc Natl Acad Sci USA, 2000; 97 (12) : 6728

34. Kisiday J, Jin M, Kurz B, et al. Self – assembling peptide hydrogel fosters chondrocyte extracellular matrix production and cell division: implications for cartilage tissue repair · Proc Natl Acad Sci USA, 2002; 99 (15) :9996
35. Davide M, Marini, Wonmuk Hwang, et al. Left – Handed Helical Ribbon Intermediates in the Self – Assembly of a β – Sheet Peptide. Nano Letters, 2002,; 2 (4) : 295
36. Caplan MR, Moore PN, Zhang S, et al. Self – assembly of a beta – sheet protein governed by relief of electrostatic repulsion relative to van der Waals attraction. Biomacromolecules, 2000; 1 (4) :627
37. Caplan MR, Schwartzfarb EM, Zhang S, et al. Control of self – assembling oligopeptide matrix formation through systematic variation of amino acid sequence. Biomaterials, 2002; 23 (1) :219
38. Zhang S. Emerging biological materials through molecular self – assembly. Biotechnol Adv, 2002; 20 (5 – 6) :321
39. Zhang S. Beyond the Petri dish. Nat Biotechnol, 2004; 22 (2) :151
40. Asakura T, Sugino R, Okumura T, et al. The role of irregular unit, GAAS, on the secondary structure of Bombyx mori silk fibroin studied with 13C CP/MAS NMR and wide – angle X – ray scattering. Protein Sci, 2002; 11 (8) :1873
41. Hayashi CY, Lewis RV. Molecular architecture and evolution of a modular spider silk protein gene. Science, 2000; 287 (5457) :1477
42. Reches M, Gazit E. Casting metal nanowires within discrete self – assembled peptide nanotubes. Science, 2003; 300 (5619) :625
43. Ryadnov MG, Woolfson DN. Engineering the morphology of a self – assembling protein fibre. Nat Mater, 2003, 2 (5) :329
44. Gay NJ, Packman LC, Weldon MA, et al. A leucine – rich repeat peptide derived from the Drosophila Toll receptor forms extended filaments with a beta – sheet structure. FEBS Lett, 1991, 291 (1) :87
45. Aggeli A, Bell M, Boden N, et al. Responsive gels formed by the spontaneous self – assembly of peptides into polymeric beta – sheet tapes. Nature, 1997, 386 (6622) :259
46. Matsumura Sachiko, Uemura Shinobu, Mihara Hisakazu. Fabrication of nanofibers with uniform morphology by self – assembly of designed peptides. Chemistry – A European Journal, 2004; 10 (11) :2789
47. van Raaij MJ, Mitraki A, Lavigne G, et al. A triple beta – spiral in the adenovirus fibre shaft reveals a new structural motif for a fibrous protein. Nature, 1999, 401 (6756) :935

48. Kelly JW，Balch WE. Amyloid as a natural product. J Cell Biol，2003，161（3）：461
49. Dobson CM. Protein misfolding，evolution and disease. Trends Biochem Sci，1999，24（9）：329
50. Jiménez JL，Guijarro JI，Orlova E、Zurdo J，et al. Cryo - electron microscopy structure of an SH3 amyloid fibril and model of the molecular packing. EMBO J，1999，18（4）：815
51. Krebs MR，Wilkins DK，Chung EW，et al. Formation and seeding of amyloid fibrils from wild - type hen lysozyme and a peptide fragment from the beta - domain. J Mol Biol，2000，300（3）：541
52. Rochet JC，Lansbury PT Jr. Amyloid fibrillogenesis：themes and variations. Curr Opin Struct Biol，2000，10（1）：60
53. Polymeropoulos MH. Autosomal dominant Parkinson's disease and alpha - synuclein. Ann Neurol，1998，44（3 Suppl 1）：S63
54. Lee S，Eisenberg D. Seeded conversion of recombinant prion protein to a disulfide - bonded oligomer by a reduction - oxidation process. Nat Struct Biol，2003，10（9）：725
55. Scheibel T，Parthasarathy R，Sawicki G，et al. Conducting nanowires built by controlled self - assembly of amyloid fibers and selective metal deposition. Proc Natl Acad Sci U S A，2003，100（8）：4527
56. Michael W，Weixun Wang，Jennifer Patterson，et al. De novo amyloid proteins from designed combinatorial libraries. PNAS，1999，96：11211
57. Manuela López de la Paz，Kenneth Goldie，Jesús Zurdo，et al. De novo designed peptide - based amyloid fibrils. PNAS，2002，99：16052
58. Wendy A. Petka，James L. Harden，Kevin P. McGrath，et al. Reversible Hydrogels from Self - Assembling Artificial Proteins. Science，1998，281：389
59. A. P. Nowak，V. Breedveld，L. Pakstis，et al. Rapidly recovering hydrogel scaffolds from self - assembling diblock copolypeptide amphiphiles. Nature，2002，417：424
60. Joel P. Schneider，Darrin J. Pochan，Bulent Ozbas，et al. Responsive Hydrogels from the Intramolecular Folding and Self - Assembly of a Designed Peptide · J. Am. Chem. Soc. 2002，124（50）：15030
61. Joel M. Schnur. Lipid Tubules：A Paradigm for Molecularly Engineered Structures. Science，1993，262：1669
62. Mark S. Spector，Kalpathy R. K. Easwaran，Ghanta Jyothi，et al. Chiral molecular self - assembly of phospholipid tubules：A circular dichroism study. PNAS，

1996, 93:12943

63. Owen M. Astley, Athene M. Donald. A Small - Angle X - ray Scattering Study of the Effect of Hydration on the Microstructure of Flax Fibers. Biomacromolecules, 2001, 2 (3) :672

第八章　电纺丝制备纳米纤维技术及其生物医学应用研究

第一节　概　述

“组织工程”一词最早由美国科学基金会于1987年在华盛顿举办生物工程小组会上提出，组织工程学是应用生命科学与工程学的原理与技术，在正确认识哺乳动物的正常及病理两种状态下的组织结构与功能关系的基础上，研究、开发用于修复、维护、促进人体各种组织或器官损伤后的功能和形态的生物替代物的一门新兴学科。根据 Langer 和 Vacanti 于1993年给出的定义，“组织工程”是一个多学科交叉的研究领域，通过应用工程学和生命科学的原理与技术来发展新型的生物替代物，这些替代物能够恢复、维持或改善组织的功能。组织工程研究包括3个主要的方面：①种子细胞（seeding cells）；②细胞生长支架（scaffolds for cell growth）；③动态培养环境（dynamic conditions）。随着组织工程研究的发展，早期的概念在不断扩展，目前“组织工程”的研究主要分为两个大的类别，一是在体外培育工程化的组织（construct），即将种子细胞种植在支架上，在体外培育而得到细胞和支架的复合体；另外一方面是将支架植入组织缺损部位，在体内引导组织再生与修复。前者通常指传统意义上的“组织工程”，后者一般称为“再生医学”。可以很清楚地看到，无论是“组织工程”，还是“再生医学”研究，其中的一个重要方面就是支持细胞体外生长支架或体内原位引导细胞长入支架的设计和制备。组织工程支架的功能是作为人造细胞外基质为细胞提供一个可以黏附和生长的三维框架。

在多细胞组织中，绝大多数的细胞是在与细胞外基质接触的环境中生长的，因此，细胞外基质在细胞的生长过程中起着至关重要的调控作用，细胞与细胞外基质的作用可以调控细胞的迁移、增殖、分化、基因表达以及各种激素和生长因子的分泌，这些过程大多发生在纳米尺度上、或介于纳米与微米的尺度上，例如，细胞在亚显微尺度上的一个共同特点是：不论生物膜的厚度、遗传信息表达体系颗粒与纤维结构的大小，还是骨架纤维的直径，都是在5～20nm的尺度范围。天然的细胞外基质是由蛋白质和多糖构成的纳米纤维网络，这些网络错综复杂，其结构和组成在空间上和时间上都是动态的，它们通过提供直接或者间接的信号来影响细胞的表型和其他的行为，其中最重要的成分之一胶原蛋白也主要以纳米纤维的形式存在。因此，组织工程和再生医学的研究必然与纳米结构有密切的关联。人工构建的组织工程支架除了需要满足一些共同性的生物相容性要求外，更为重要的是在微观结构、化学组成以及生物功能上应该尽可能地接近天然细胞外基质，才能为细胞提供理想的体外生长环境，实现对细胞生长行为的调控，这是引导组织再生与修复的重要物质基础。因此，利用各种技术来构建具有类似天然细胞外基质结构和功能的生物材料支架是决定组织再生与修复成败的关键因素之一。

自组织工程和再生医学研究兴起以来，已经出现了多种用于细胞体外生长和体内引导组织再生的支架及相应的制备技术。例如，可以通过纤维黏结（fiberbonding）、溶剂浇铸－粒子沥滤（solvent casting/particulate leaching）、乳化－冻干、气体发泡（gas foaming）、相分离（phase separation）、及快速成型（rapid prototyping）等技术得到微米尺度的多孔结构支架。随着纳米科技的快速发展以及纳米生物学和医学研究的深入，研究人员对材料的控制和制备能力进入到纳米尺度，有关纳米拓扑结构构建及其对细胞行为影响的研究迅速增加。近几年来，利用高压静电纺丝技术构建具有纳米纤维网络结构的细胞生长支架受到了越来越多的关注，成为一个快速发展的新方向。相对于其他制备方法，静电纺丝技术具有设备简单易建、工艺条件可控、适用材料品种多样、能够连续制备纳米级或亚微米级超细纤维的特点，显示了在仿生天然细胞外基质方面的独特优势，对于引导组织的再生与修复、细胞的体外大规模扩增、新型药物的研发等都产生了重要的影响，并显示出巨大的医学应用潜能。

本章主要介绍高压静电纺丝技术的原理、纺丝过程的关键参数控制对组织工程支架构建的影响、细胞对纳米纤维结构的生物学响应行为，同时介绍高压静电纺丝技术在组织工程中的应用探索和取得的最新进展。

第二节 天然细胞外基质的结构、成分和功能概述

细胞与基质以及细胞与细胞之间的相互作用在生物学中起着关键性的作用。理解这些相互作用可以帮助我们解释细胞在体内和体外的生长行为，并有可能进一步获得调控这些行为的能力。组织和器官的形成是细胞－基质黏附、增殖、迁移、细胞－细胞黏附、分化以及细胞死亡等一系列复杂过程的结果。因此，细胞与细胞外基质的相互作用是上述一系列过程的核心，而组织工程的关键策略之一就是要了解细胞周围的天然微环境，并据此来构建人造细胞外基质。

一、天然细胞外基质概述

虽然细胞膜在活细胞和其生长的环境之间构建了一个边界，但是细胞外的材料在细胞的生命过程中起着极其重要的作用，这些材料被称为细胞外基质（extracellular matrix，ECM），它们是由蛋白质和聚糖经化学和物理交联形成的复合物，为细胞生长提供了微环境。细胞外基质的主要成分包括胶原、糖胺聚糖、蛋白聚糖、层黏连蛋白、纤连蛋白、弹性蛋白等，这些蛋白和多糖通过自组装形成了内部相互贯通的三维纳米纤维网络，对细胞的生长、增殖和分化均有重要影响（图 8－1A 和图 8－1B）[1]。

以机体组织中普遍存在的基底膜为例，它是一种典型的细胞外基质，在组织的发育与重构上起到重要的作用。基底膜厚度小于 200nm，由纳米尺度的孔、脊、纤维组成，是一个高度有序排列的纳微米纤维网络结构的微环境。例如，短尾猿角膜上皮基底膜为一多孔的薄膜，由紧密交联的纤维网格组成。平均孔径为 72nm，纤维直径为 77nm。平均厚度（mean elevation）为 160nm（图 8－1C）[2]。细胞外基质具有纳米纤维特征的另外一个例子是人角膜组织。图 8－1D[2] 的电镜照片显示，人角膜组织的上皮基底膜是由细胞外基质组成的纳米纤维网络。

二、细胞外基质的功能

细胞外基质不仅具有连接、支持、保水、抗压及保护等物理学作用，而且对细胞的基本生命活动发挥全方位的生物学作用，主要包括以下方面：

（一）影响细胞的存活、生长与死亡　正常真核细胞，除了成熟血

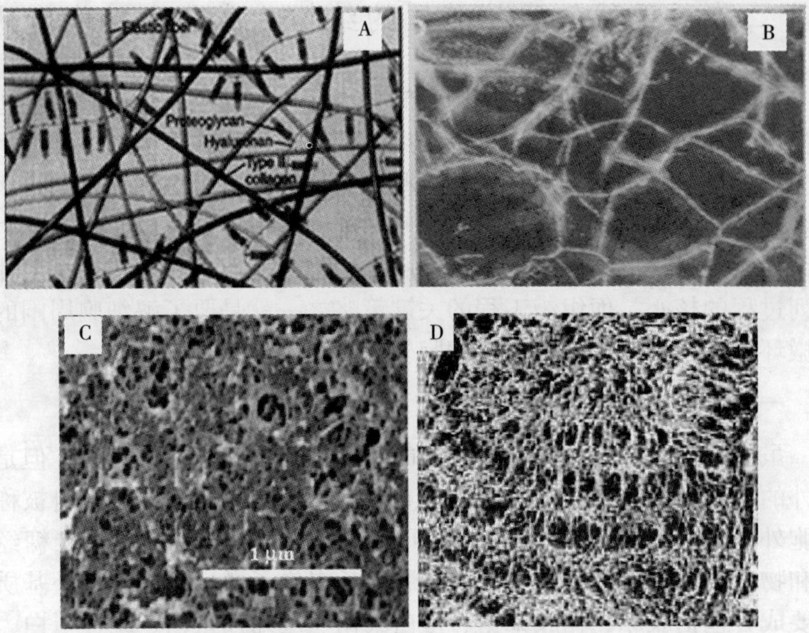

图 8－1 天然细胞外基质的组成

注：A. 天然细胞外基质示意图；B. 由Ⅳ型胶原蛋白纤维构成的纳米纤维网络的电镜照片；C. 猴视神经基底膜的电镜照片；D. 人角膜上皮基底膜电镜照片

细胞外，大多须黏附于特定的细胞外基质上才能抑制凋亡而存活，称为定着依赖性（anchorage dependence）。不同的细胞外基质对细胞增殖的影响不同。例如，成纤维细胞在纤黏连蛋白基质上增殖加快，在层黏连蛋白基质上增殖减慢；而上皮细胞对纤黏连蛋白及层黏连蛋白的增殖反应则相反。肿瘤细胞的增殖丧失了定着依赖性，可在半悬浮状态增殖。

（二）决定细胞的形状　细胞的形状与其功能密切相关。大量体外实验证明，各种细胞脱离了细胞外基质后以单个游离状态存在时多呈球形。同一种细胞在不同的细胞外基质上黏附时可表现出完全不同的形状。例如，上皮细胞黏附于基膜上才能显现出其极性。细胞外基质决定细胞的形状这一作用是通过其受体影响细胞骨架的组装而实现的。不同细胞具有不同的细胞外基质，介导的细胞骨架组装的状况不同，从而表现出不同的形状。

（三）控制细胞的分化　细胞通过与特定的细胞外基质成分作用而

发生分化。例如，成肌细胞在纤黏连蛋白上会增殖并保持未分化的表型；而在层黏连蛋白上则停止增殖，进行分化，融合为肌管。

（四）参与细胞的迁移　细胞外基质可以控制细胞迁移的速度与方向，并为细胞迁移提供“脚手架”。例如，纤黏连蛋白可促进成纤维细胞及角膜上皮细胞的迁移；层黏连蛋白可促进多种肿瘤细胞的迁移。细胞的趋化性与趋触性迁移皆依赖于细胞外基质。这在创伤愈合中具有重要意义。细胞的迁移依赖于细胞的黏附与细胞骨架的组装。细胞黏附于一定的细胞外基质时诱导黏着斑的形成，黏着斑是联系细胞外基质与细胞骨架“铆钉”。

第三节　高压静电电纺丝技术

正是因为天然细胞外基质在细胞生存、增殖及发挥功能的过程中起着至关重要的调控作用，因此构建接近于细胞外基质的生物相容性的支架是组织工程与再生医学中最为关键的技术之一。近年来发展了许多制备纳米纤维支架的方法，如拉伸、模板聚合、自组装和静电纺丝等。拉伸工艺类似于纤维工业中的干法纺丝，该法能制得很长的单根纳米纤维长丝，只有那些能够承受巨大的应力牵引形变的黏弹性材料才可能拉伸成纳米纤维。模板聚合是用纳米多孔膜作为模板，制备纳米纤维或中空纳米纤维。这种方法的主要特点在于可使用多种原料，如导电聚合物、金属、半导体、碳素纳米管和原纤维。但是另一方面，采用该方法不能制备连续的纳米长纤维。高压静电纺丝技术是近年来快速发展的一种制备纳米纤维结构的技术，其最大的优势在于可以采用多种原料进行连续纺丝，设备相对简易、低廉，制备工艺参数可以调控。

一、电纺丝技术原理

高压静电纺丝的基本方法是在喷射装置和接收装置间施加上万伏的静电场，从纺丝液的锥体端部形成射流，并在电场中被拉伸，最终在接收装置上形成无纺状态的纳米纤维。

电纺丝装置由基座、喷射口、高压电源和接收屏组成。在喷射头与接收屏之间施加一个高压电场，电压可以从 1kV 到 4kV。需要纺丝的材料首先被溶解在适当的溶剂中，加入到带有喷射口的容器中。在喷射口和接收屏之间施加的电场力与液体表面张力的作用方向相反，就会在半球形状的液滴表面产生一个向外的力。当电场逐渐增强时，溶液中的同性电荷被迫聚集在液滴表面，液滴表面电荷所产生的电场使喷射口的液滴由半球形逐渐变为锥形（也称为 Taylor 锥）。当电场足够大时，射流就从液滴表面喷出。一般来说，溶液的导电性越强，越容易形成喷射。喷射流随后被电场力加速并拉长，与此同时，易挥发的溶剂开始挥发，造成射流束，射流束直径随着溶剂的挥发而变小；射流的黏性增加。射流离开液滴表面附近的基底区域进入下一个区域的时候，由于射流表面所带电荷的相互排斥力，射流会分散开来，形成许多直径相似的细小纤维落在接收屏上，得到具有纳米纤维结构的薄膜材料。最终得到的纤维直径取决于单位长度上的电荷以及射流分散形成纤维的多少。

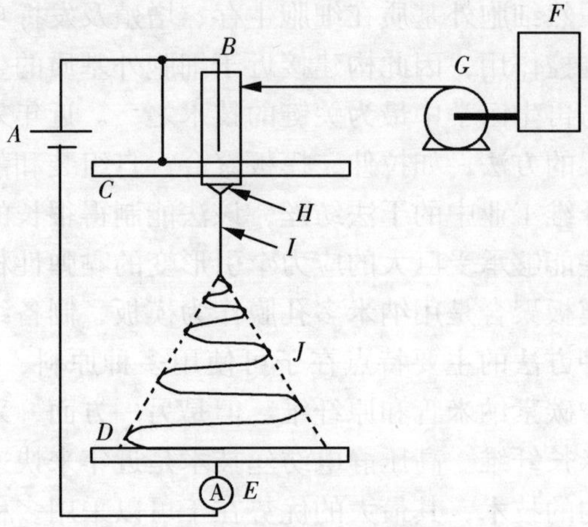

图 8-2　高压静电纺丝装置示意图

注：A. 高压电源；B. 加料装置；C. 高压电极；D. 收集屏；E. 电流测量计；F. 溶液储存器；G. 液流控制器；H. Taylor 锥；I. 喷射；J. 不稳定区域

Rutledge 等通过高速照相的方法研究了射流分散的过程，发现看起来在喷射口散射的液流实际上是一个快速摆动的单射流[3]。他们观察到射流在高压电场中向下运动一段距离后开始快速的摆动、弯曲和拉长。研究小组将射流的变化总结成为 3 种不稳定性：经典的 Rayleigh 不稳定性和两种“传导”模式。轴对称的 Rayleigh 不稳定性由表面张力大小决定，在高压电场下受到抑制。传导模式则不受表面张力的影响，主要受到电场力的影响。两种传导模式分别是轴对称和非轴对称。Rutledge 和他的同事进一步研究了上述 3 种不稳定性在不同的电场中和不同的流量下的相互关系，得出了一个理论模型。据此模型可以确定在何种条件下射流能够形成适宜的摆动，这些理论预测在实验中得到了证实。

二、控制电纺丝过程的主要常数

从上述对电纺丝原理和过程的描述中，我们可以清楚地看出，整个电纺丝过程由多个可变化的参数调控。Doshi 和 Reneker 将影响电纺丝过程的参数归纳为以下几个类别：溶液的性质、可控变量和周围参数，并做了比较全面的综述[4]。以下将概要介绍每个参数对电纺丝纤维的形态，大小的影响（除专门标注外，所描述的实验结果均来自参考文献 4）。

溶液的性质包括：溶液的黏度、传导性、表面张力、聚合物分子量、偶极距和介电常数。虽然在下面的内容中会分别阐述不同参数对纺丝过程的影响，但是实际上我们很难将溶液的各种特性清楚地区分开来，因为改变一个常数通常会引起溶液其他特性的改变，例如，改变溶液的传导性将引起溶液黏度的改变。可控变量包括：流量、电场力、针头与接收屏之间的距离、针头的形状、接收屏的材料成分和表面形态。周围参数包括：温度、湿度和风速。

（一）黏度和浓度　溶液的黏度（由聚合物的浓度决定）是对纤维直径和形态造成影响的最主要因素。人们已经研究了在不同聚合物系统中聚合物浓度和纤维直径的关系。包括聚乳酸（poly lactic acid，PLA）、乳酸 - 乙醇酸共聚物［poly（lactic - co - glycolic acid），PLGA］、聚氧化乙烯［poly（ethylene oxide），PEO］，聚乙烯醇［poly（vinyl alcohol，PVA］、聚甲基丙烯酸甲酯［poly（methyl methacrylate），PMMA］、聚苯乙烯（polystyrene）、明胶、右旋糖酐以及胶原等。在低浓度的条件下，喷射出的溶液通常会在接收屏上形成珠子和小液滴。整个过程可以看作是电喷而不是电纺。除此之外，还会出现交织、打结情况，提示射流束在落到接收屏上时溶剂未完全挥发。一般来说通过增加聚合物的浓度可以得到直径比较一致的纤维，罕见珠子和交联现象。当溶液的黏度过大时，液滴在没有掉落的时候就已经干了，也会影响纺丝的进行。

有很多研究试图通过实验来确定能够形成纺丝纤维的最小聚合物浓度。Koski 等发现，对于 PVA 来说，当［η］×c＞5 时可以形成纤维，［η］是固有黏度，c 为溶液浓度。而对于 PEO，当［η］c＞10 时可以形成纤维。McKee 等发现，要对线型或支化的［poly（ethylene terephthalate－coethylene isophthalate），PET－co－PEI］进行纺丝，需要使溶液的浓度高于缠结浓度（entanglement concentration，Ce）；当溶液的浓度为缠结浓度的 2～2.5 倍的时候，可以得到均一的，没有珠子的纤维。Gupta 等尝试确定出临界链交叠浓度（critical chain overlap concentration，C^*），他们的研究显示，当溶液的浓度低于 C^* 时，将没有足够的高分子链交叠形成，不能形成纤维；而当浓度介于 C^* 与 Ce 之间时，偶尔有珠子形成。当浓度为 Ce 的两倍时，可以形成均一的、没有珠子的纤维。

电纺丝纤维的直径也随溶液浓度的提高而增加。例如：当溶液的浓度为 1wt% 时，PLLA 的直径为 100nm～300nm，当浓度为 5wt% 时，直径为 800nm～2 400nm。另外，当浓度从 1wt% 到 5wt% 时，PVA 的直径从（87nm±14nm）增加到（246nm±50nm）。另外人们还发现，纤维直径的增加与接收的面积反比相关。

研究人员一直希望能够确定纺丝溶液的浓度与所得到的纳米纤维之间的关系。但是迄今还不能给出普适性的结论，研究结果基本是针对某些具体的材料。例如，如果增加明胶溶液的浓度，就会得到直径比较粗的纤维；对于分子量分布比较窄的聚氨酯材料来说，纤维的直径与浓度的立方之间存在正比的关系；而对于前面曾提到的 PET－co－PEI 溶液来说，高分子的链长度和支化程度对纤维直径的影响并不显著，纤维的直径与 C/Ce 正相关。

电纺丝纤维的直径分布通常符合单峰分布规律。但是也会有例外的情况。例如 Deitzel 等发现用高浓度 PEO 溶液得到的纳米纤维支架中，有一部分纤维的直径是主要纤维直径的 1/3，电纺丝纤维的直径会形成双峰分布。分析认为这种情况可能是由纤维束在运动中部分发生散射所致。Demir 等也报道，当聚氨酯溶液浓度为 12.8wt% 时，可以得到 3 种直径的纤维。

我们认为，这种直径尺寸为双峰甚至多峰分布的纳米纤维材料可能也具有其独特的应用价值，因为在天然细胞外基质中，纳米纤维的尺寸并不是均一的，不同直径的纤维各自发挥着不同的作用。因此，在某些情况下，可以考虑利用这种现象来设计更加接近天然细胞外基质的纳米纤维材料。

（二）传导性溶液的电荷密度　获得表面光滑和均匀的纳米纤维是研究人员追求的主要目标之一，但是如果纺丝条件不适当，经常会得到表面粗糙、粗细不均的纤维，而且纤维上还分布很多珠子。已有的很多研究结果显示，通过增加溶液的电导性或电荷浓度，有助于形成直径更加均匀的纤维，并可减少珠子的形成。

一种增加溶液传导性的方法是在溶液中添加一些盐的成分，通过增加溶液中盐的含量，可以使聚氧化乙烯（PEO）、Ⅰ型胶原与 PEO 的复合物、聚丙烯酸（polyacrylic acid，PAA）、尼龙 6（polyamide - 6）和聚乳酸（PDLA）等材料获得理想的纺丝效果。在 PLLA 溶液中添加吡啶甲酸盐（Pyridium formiate）也会显著增加 PLLA 溶液的导电性，减少纤维中的珠子。一般认为这种易挥发的有机盐很少残留在纤维中，不会影响纤维的性能。

研究人员还发现，通过在聚羟基丁酸 - 戊酸共聚物（PHBV）溶液中添加乙醇也可以达到增加溶液传导性的作用，从而形成更加光滑和均匀的纤维；依此类推，添加四氯化碳则会降低溶液的传导性，使得纤维上形成较多的珠子。阳离子表面活性剂的加入也有助于减少珠子的形成，而添加非离子活性剂 Triton - X - 405 则没有这种作用。由此推测，离子表面活性剂可以增加溶液的传导性，从而形成均一的纤维。

关于溶液传导性和电荷密度对电纺丝纤维直径的影响已经有相当多的研究报道。Zhang 等发现，PVA 纤维的直径随着氯化钠的浓度由 0.05% 增至 0.2%，从（214 ± 19）nm 减少到（159 ± 21）nm。Zong 等在 PDLA 溶液中加入不同的盐（NaCl、KH_2PO_4、NaH_2PO_4），研究它们对纤维直径的影响。他们发现盐的离子半径越小，纤维的直径也越小；相反，添加离子半径大的盐，获得的纳米纤维的直径也相应增大。他们将这种现象解释为，离子半径越小活性越强，同时溶液的电荷密度也越高，施加的电场就会对纤维产生更强的拉伸力。

另外，研究发现在葡聚糖纺丝溶液中添加蛋白质分子可以使纤维直径减小，由于蛋白质并不会增加溶液的黏度，所以可以推断，纤维直径的改变是由于溶液电荷密度的变化所导致的。与此相同，在纺丝溶液中加入阳离子表面活性剂也可以获得直径更小的纤维。在纺丝溶液中添加阴离子表面活性剂的作用目前还没有系统的研究。

虽然已经有大量证据表明增加溶液的导电性和电荷密度可以减小纤

维的直径，但是也观察到一些相反的现象。例如，在进行聚丙烯酸（PAA）纺丝的过程中，增加溶液的传导性反而会得到直径更大的纤维。发生这种现象的原因可能与PAA固有的离子基团有关。与此相似，当在尼龙－6（polyamide－6）中添加1wt%～5wt%的$MgCl_2$使溶液的传导性增加时，纤维的直径反而增加了。

（三）表面张力　表面张力对纤维的形态和直径也有明显的影响，但是还没有找到统一和明确的规律。例如，通过在溶液中添加三乙基苯氯化铵（triethylbenzyl ammonium chloride）可以获得具有表面张力不同、传导性相似的PHBV溶液，结果发现纤维中是否形成珠子与溶液的表面张力相关。在PEO和PVA溶液中加入乙醇都可以降低溶液的表面张力，对于PEO溶液，得到的纤维中具有较少的珠子；但是对PVA溶液而言，纤维中反而具有较多的珠子。产生这种不同的原因是PVA和PEO在乙醇中的溶解性不同。另外，通过加入聚二甲基硅氧烷（polydimethylsiloxane）可以降低聚氨酯溶液的表面张力，但是对纤维的形态却没有明显的影响。

（四）聚合物的分子量　许多研究结果已经阐明了聚合物分子量与电纺丝纤维的形态和直径之间的关系。Gupta等人合成了不同分子量的聚甲基丙烯酸甲酯（PMMA），分子量范围从12.47kD到365.7kD不等。他们发现，聚合物的分子量增加会使其C^*降低。当在完全相同的条件下对上述不同分子量的聚合物进行纺丝时，发现随着聚合物分子量的增大，纤维中所形成的珠子明显减少。当溶液的浓度不低于C^*的6倍时，无论聚合物的分子量高低，上述所有聚合物都可以得到均匀的电纺丝纤维。此外，另外一个需要考虑的规律是，分子量分布比较窄的PMMA可以在相对较低的浓度下得到均匀的纤维，而分子量分布比较宽的PMMA则需要更高的浓度来得到均匀的纤维。

对于壳聚糖的醋酸溶液，壳聚糖的分子量为30kD时，得到的电纺丝纤维强度很低，同时纤维上有很多珠子形成；当壳聚糖的分子量为398kD时，可以得到很细的电纺丝纤维，但是纤维的表面比较粗糙。有研究人员配制了PEO与壳聚糖的混合溶液来进行静电纺丝，他们发现在相当大的范围内改变溶液中PEO的分子量不会对电纺丝纤维的直径产生影响。对于N－异丙基丙烯酰胺来说，降低分子量可以使电纺丝纤维的直径减小，所得到的纤维材料比较致密。对于尼龙－6这种材料，改变聚合物分子量对电纺丝纤维直径产生的影响依赖于聚合物溶液的黏度。

（五）偶极矩和介电常数　迄今对偶极矩和介电常数与纺丝纤维特性之间关系的研究还比较少。因为这两个常数很难与其他参数相区分。将聚苯乙烯溶于18种不同的溶液中，进行高压静电纺丝，只有在溶剂具有高偶极矩时，才获得了电纺丝纤维。聚苯乙烯纺丝纤维的产量（单位时间内纤维产生的）也与偶极矩和介电常数相关。

（六）电场电压强度　在不同参数对电纺丝过程影响的研究中，最多研究的参数是电场强度。在适当的电压或电场下，液滴通常会悬挂在针尖处。在喷嘴处形成"Taylor 锥"，可以纺出没有珠子的纺丝薄膜。随着电压的增加，在针尖部聚集的液滴变小，形成的"Taylor 锥"后退，液体表面喷射点退缩到针尖的内部，纺丝纤维会出现大量的珠子。当电压继续增加的时候，喷射点围绕针尖处旋转，在这种情况下会形成大量的珠子。应用激光衍射技术，发现增加电压可以在液滴表面形成大直径的喷射点，并最终形成许多喷射点。迄今对纤维直径和电压之间的关系还没有清楚的认识，一般来说与材料的种类有关。例如，对PDLA和PVA来说，高电压纺丝会形成较粗直径的纤维，然而对纤维蛋白来说，纤维的直径会随着电压的增加而减小。

（七）针头和收集屏之间的距离　改变收集屏和针头之间的距离是控制纤维的直径和形态的手段之一，最小距离应允许纤维在喷射到收集屏之前溶剂完全挥发。当收集屏的距离过远或过近时，纺丝纤维均会出现珠子。但是在对聚乙烯醇（PVA）、明胶（gelatin）、壳聚糖（chitosan）和聚氟乙烯［poly（vinylidene fluoride），PVF］溶液进行纺丝时，没有发现距离与纤维形态之间有明显的关系。使用具有 fibronectin 功能的类丝（silk like）聚合物进行电纺丝时，当针头与收集屏之间的距离比较近时会得到像"带子"一样的扁平纤维，当距离增加后，纤维会逐渐变回圆形。对双酚A聚砜（bisophenol－A polysulfone）这种材料而言，距离越近，所得到的电纺丝纤维的直径越小。

（八）针尖的设计和摆放　电纺丝用针尖可以有很多样式。如在两个喷射器中注入两种不相溶的液体，应用这种方法可以纺出中空的纳米纤维。应用这种喷丝头也可以制造芯－壳型复合纳米纤维。此外，在电纺丝过程中应用多喷头技术，可以提高纺丝的效率，也可用于制备多种纳米纤维混合的薄膜。例如应用四个喷射头，改变PVA和醋酸纤维素的量，可以纺织出不同组成的纤维；利用两个针头，一个可以横向移动的收集屏，可以制成两种纳米纤维的混合物，横向移动的收集屏可以形成更加均一的纤维分布。

（九）收集屏的成分组成和几何结构　收集屏采用的材料和几何结构都会对纤维形貌产生影响，是重要的控制因素之一。Kim 等分别用金属板、水和甲醇来收集 PLLA 和 PLGA 纤维。他们发现，在金属屏上收集到的纤维光滑，在水面上收集的疏水性聚合物纤维发生皱缩，而在甲醇表面收集得到的纤维会发生膨胀。用铜垫、铝箔、水和纸收集醋酸纤维素纤维，发现纤维的密度会受收集屏传导性的影响：传导性好的收集屏可以分散掉纤维所带的电荷，得到比较致密的纤维薄膜。使用传导性低的收集屏时，由于纤维表面电荷间的排斥作用，可以得到更加疏松的多孔结构。此外，多孔的收集屏，如纸和铜垫收集屏，与铝箔收集屏相比，得到的纤维薄膜会比较松散。

收集屏的几何形状也对纤维形貌有一定的影响。Rutledge 等采用了两个平行的盘子作为收集屏，在收集屏与针尖之间建立了均匀的电场。在另外一些工作中，应用导电性的框架式收集屏可以获得定向排列的纤维，而降低框架的导电性则得到无纺纳米纤维。同样，通过两个具有传导性的环状接受屏可以得到电纺丝纤维阵列。这些电纺丝纤维悬挂于两个环之间，最终获得薄膜直径大于 10cm 的纳米纤维阵列材料。如果使其中的一个收集环旋转，还可以制造出含有多根细丝的纤维束。采用多电场技术也可以对 PEO 材料进行纺丝，在纺丝过程中，喷射聚合物的喷头穿过 3 个平行的环，每个环都有独立的电源。应用这种方法可以制造出更细且没有珠子的纤维，纤维可以被收集到一个更加集中的区域。

电纺丝纤维也可用一个旋转的圆筒来接收，这样可以得到定向排列的纤维。把这种方法做进一步的改良，用铜丝缠绕出一个鼓型接收装置，就可以得到定向排列更好的纳米纤维。另外一种方法是用一个钢针作电极，置于没有传导性的旋转圆柱状收集屏后面，可以得到长度大于 10cm 的定向排列的纤维。这种旋转的鼓式接收屏也可与之前提过的多电场方法相结合，获得很细的纤维束。Theron 等应用一种“锥形的接地的轱辘样线轴”，收集获得定向排列的 PEO 纳米纤维。应用这种方法获得的纤维长度有几百微米，直径 100 ~ 300nm（图 8 - 3、图 8 - 4）。

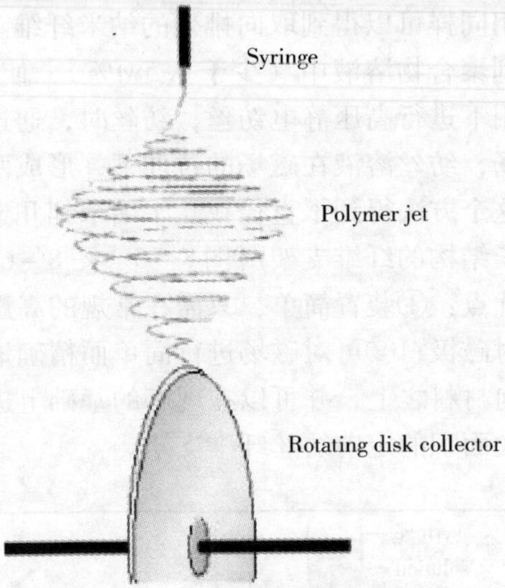

图 8－3　通过旋转的收集屏可以获得取向排列的纳米纤维[5]

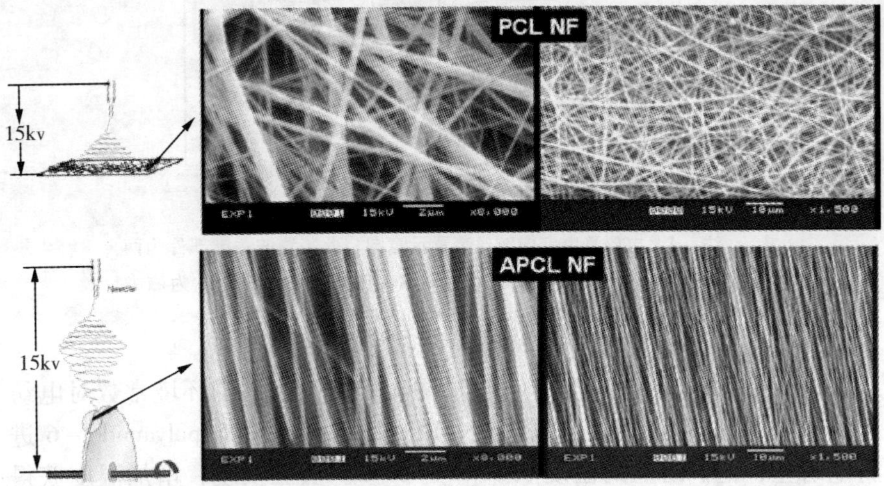

图 8－4　高压静电纺丝的纤维收集方法及纤维薄膜的相应微观结构[5]

注：左侧：不同的收集方法示意图，左上图为无规纳米纤维的收集方法，左下图为取向纳米纤维的收集方法。右侧：不同收集方法得到的纳米纤维薄膜的扫描电镜图

（十）制备取向纳米纤维材料的其他收集方法　新近的研究结果显示，通过磁场作用同样可以得到取向排列的纳米纤维。蒋兴宇等[6]将磁性纳米粒子加入到聚合物溶液中（少于0.5wt%），使聚合物溶液磁化，之后，在磁场作用下进行高压静电纺丝，纺丝时，通过两个平行放置的永久磁体获得磁场，纺丝溶液在磁场的拉伸下，形成两极之间平行排列的纤维。他们用这个方法得到了直径在几十纳米到几十微米的定向排列的或具有多层格子结构的纤维支架（图8-5、图8-6）。此种新型的纺丝方法具有以下优点：①装置简单，只需在常规的高压静电纺丝装置基础之上，加上一对磁极；②可对磁场进行简单而精确地控制；③定向纺丝可以放置于任何材料之上，并可以在现有的基础上进行其他结构的纺丝；④可获得更大面积的定向纺丝纤维支架。

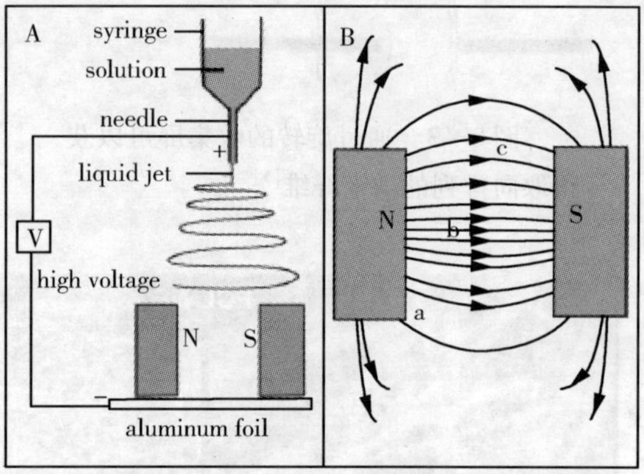

图8-5　磁场作用下得到取间排列的纳米纤维[6]

注：A. 电磁静电定向纺丝装置示意图，此装置的关键部件为两个平行放置的磁极；B. 磁极之间形成的电磁力。箭头指示为磁力线。a处磁场强度为120 mT，b为32 mT，c为25 mT

（十一）周围环境常数　有少量的实验研究了周围环境常数对电纺丝的影响，如温度和湿度的影响。Mit - Uppatham 等对 polyamide - 6 进行电纺丝，他们纺丝的温度从25℃到60℃。实验发现，增加温度获得的纤维直径变小。他们将这种由温度引起的改变归结为温度的增加使溶液的黏度降低。Casper 等在不同的湿度环境中进行了聚苯乙烯的电纺丝。他们发现，湿度增加会使纤维表面形成一些圆形小孔；进一步增加湿度会导致小孔相互黏合。在真空环境中可以获得较高的电场，在这种

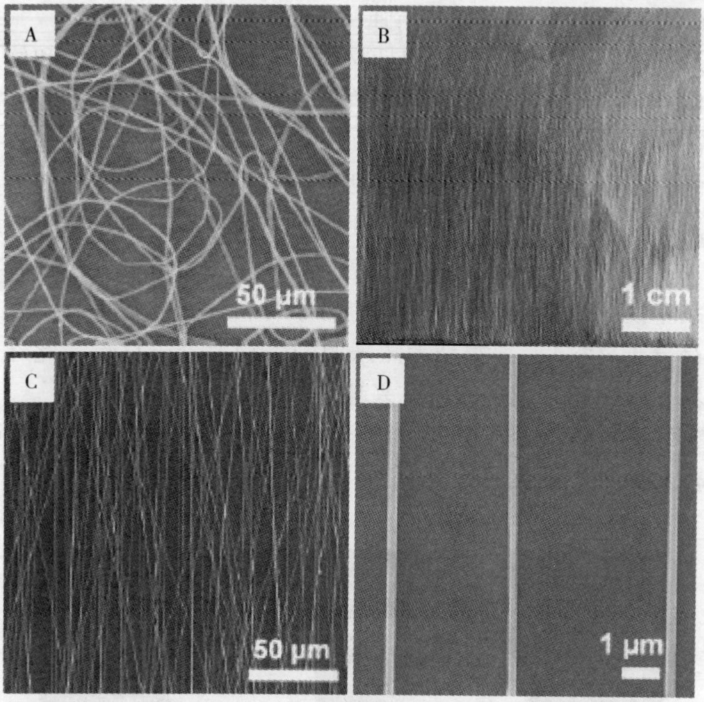

图 8－6　PVA 高压静电纺丝图像[6]

注：A. 常规的无取向 PVA 纤维支架；B、D. 是通过磁场静电纺丝技术得到的定向排列的纤维支架；其中 B 为数码相机图像，C、D 是扫描电镜照片

条件下，获得的纤维直径较大。

综上所述，不同参数对电纺丝过程均有影响，相互之间不是独立的，而是相互关联。例如，改变溶液的浓度和黏度将影响其他溶液的性质，如传导性和表面张力。

第四节　用于高压静电纺丝的常用生物材料

在针对某种特定的组织来设计和制备细胞生长支架时，我们会面对着种类众多的材料，选择适当的材料是十分关键的一步。理想的细胞生长支架应具有以下特点：①材料在结构和功能上与天然的细胞外基质相似，具有很好的生物相容性，对周围组织环境没有不良影响；②加工制作方便、高效，便于应用，而且可以调节材料在物理、化学、生物及力学等多方面的性能；③结构稳定，有一定力学强度以支持新生组织的生长。

在选择中需要考虑的因素包括材料的理化性能、在体内和体外的降解速率以及对细胞黏附和增殖的影响等。从理论上说，所有能够配制成溶液的高分子材料都可以通过静电纺丝的方法来制备纳米纤维，包括天然高分子材料、合成高分子材料、两者的复合材料以及高分子与无机物或者金属的复合材料等。从实际应用来看，高分子材料、陶瓷材料、金属、以及复合材料都被不同的实验室选择使用过。综合分析来看，迄今电纺丝技术使用最多的主要是合成高分子材料（包括可以降解的和不可降解的高分子材料），其次是天然来源的生物大分子材料，此外，各种复合材料正吸引越来越多的研究兴趣。

（图 8－7）给出了根据 2001 年至 2006 年发表的文献分析得到的主要电纺丝材料种类及大致比例[7]。

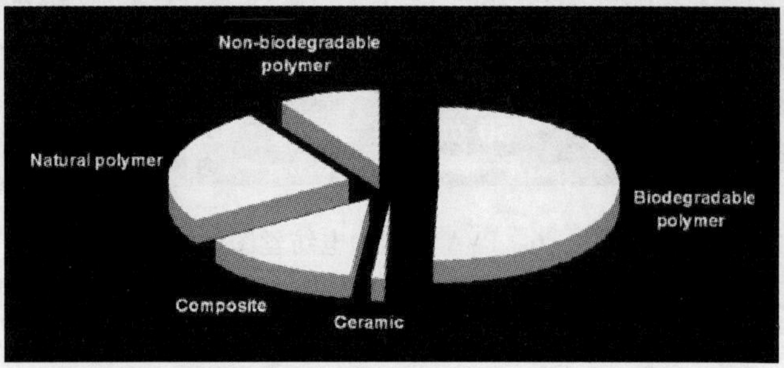

图 8－7　根据 2001 年至 2006 年发表的文献分析得到的主要电纺丝材料种类及大致比例[7]

一、天然生物材料

天然生物材料来源于动植物或者人体，由于其与细胞相容性好，常用来构建组织工程用支架。主要可以分为胶原、聚糖及生物衍生材料。天然生物材料的优势在于它们含有有利于细胞黏附或维持细胞不同功能的物质（如特定的蛋白质），但是天然生物材料的主要问题是缺乏力学强度，此外还存在重现性差、难以大批量生产等不足。

（一）胶原蛋白　胶原蛋白是细胞外基质的一种主要的结构成分，是哺乳动物体内主要的结构蛋白，来源丰富。由于在进化过程中的保守性，胶原保留了原始的氨基酸顺序，具有无抗原性、生物相容性好等优点，是一类优良的可用于引导组织再生的生物材料。胶原蛋白参与组织愈合过程，在止血、促进伤口愈合、作为烧伤创面敷料、骨移植替代材料、组织再生诱导物方面得到广泛应用。但胶原材料存在降解速度快、机械强度小等缺点，使其应用受到限制。如果条件控制得好，可能会获得与天然细胞外基质相同的结构和生物性能，所以用胶原制备细胞支架曾一度引起研究人员的重视。例如有研究人员将胶原蛋白溶解在乙酸水溶液里，用静电纺丝的方法制备支架[8]，还有研究组将胶原和硫酸软骨素（CS）混合，用静电纺丝的方法制备成纳米纤维支架，并通过交联使支架的生物稳定性提高。将兔结膜成纤维细胞培养在该支架上，发现7d后交联支架上的细胞要多于未交联的支架，分析认为交联可以增加支架的生物稳定性和力学强度，为细胞增殖提供了更好的物理支持[9]，但是对细胞在交联胶原支架上的黏附和增殖也有一些值得注意的相反报道。虽然使用静电纺丝的方法制备胶原支架取得了一些进展，总的来说加工制备过程不易控制。而且胶原的机械性能较差，不能长时间支撑细胞的黏附和生长，短期内容易被酶降解，这些都影响了胶原作为支架主导材料的应用。

（三）纤维蛋白（fibrin）　纤维蛋白是应用较多的天然生物材料。纤维蛋白本身作为天然细胞外基质成分，有较好介导细胞间信号传导及相互作用的性能。另外，纤维蛋白凝胶可塑性强，通过降低凝血酶浓度的方法可延缓纤维蛋白的聚合过程，为凝胶的塑形提供充分的时间。此外，纤维蛋白可以与其他材料复合，如把纤维蛋白黏合剂与致密微晶羟基磷灰石颗粒混合在一起形成复合物。但是纤维蛋白凝胶也存在天然生物材料的共同缺点，如缺乏机械强度、大量获取困难、降解时间难以控制等。

（四）壳聚糖（chitosan）　壳聚糖的结构和某些性质与细胞外基质中的主要成分氨基多糖极其相似，其表面有高密度的正电荷，有利于黏附表面带负电荷的细胞。大量的研究表明，壳聚糖无毒，生物相容性好，可生物降解，因此可以作为细胞的三维支架，用于修复或重建病损组织。同时，壳聚糖还被证明有缓释和抑制炎症反应的作用。但是目前用于组织工程的壳聚糖支架材料仍然存在许多缺点，如力学强度有限、降解速率与新生组织的生成速率不匹配、材料与宿主的整合性差、材料缺乏表面特异性等。

（五）透明质酸（haulic acid）　透明质酸是一种天然酸性黏多糖

类高分子聚合物，广泛存在于生物的结缔组织中。透明质酸本身是一种天然的细胞外基质，在体内可控制细胞和分子的渗透以及某些细胞的分化。另外，透明质酸为非抗原性，不会引起炎症和异体反应。但由于透明质酸的溶解性、不易黏附和力学性能有限的特点，也限制了它在组织工程中作为细胞培养支架材料的应用。

二、合成高分子材料

合成高分子材料由于其来源方便，机械性能好，成为静电纺丝制备细胞支架的主要材料。用合成高分子材料制备的纳米纤维支架可以达到很高的孔隙率，Li 等制备的乳酸－乙醇酸共聚物（PLGA）纳米纤维支架，孔隙率达 90% 以上[10]。用聚己内酯（PCL）制备的骨组织支架也具有很高的孔隙率，这样就为细胞间的相互作用和有效地进行物质代谢提供了良好的微环境；高空隙率也为矿化组织的形成提供了有利的环境，从而有助于骨损伤的治疗[11]。

尽管目前 PLA、PGA 及其共聚物是应用最为广泛的组织工程细胞外基质材料，但在应用过程中发现不少缺点：①亲水性差，缺乏细胞识别的生物信号，导致细胞在其上的黏附力较弱；②容易引起无菌性炎症。在临床应用过程中，发现使用 PLA 和 PGA 的患者出现非特异性无菌性炎症的反应率较高，约为 8%。目前认为出现无菌性炎症的原因可能与聚合物降解过程中酸性降解产物引起局部 pH 值下降有关；③机械强度不足，单纯 PGA 编织成的无纺纤维支架不具备一定的抗压强度。通过聚合物包埋或热处理虽然可改善其机械强度，但仍然存在抗压强度不足的缺陷；④PLA 和 PGA 及其共聚物还存在其他一些问题，如聚合物中残留的有机溶剂的细胞毒作用，以及可能引起的纤维化及与周围组织的免疫反应等问题。

一般来说，生物可降解的合成高分子材料的力学性能不尽如人意，近年来一些力学性能优异的不可降解材料也被用来制备纳米纤维支架，所谓“组织工程支架必须能够降解”的一般概念正在被扩展。一方面，以聚乳酸材料为代表的生物可降解材料在体内会逐步降解，在此过程中，酸性的降解产物会对周围组织产生刺激；另外一方面，在某些组织工程和引导组织再生的研究中，不降解的支架是可以被接受的，如引导神经修复的管腔、引导内壁内皮化的小口径血管等。因此，聚氨酯、聚苯乙烯也都成为制备电纺丝纳米纤维支架的材料。例如，Jennifer Southgate 等采用力学强度优异的聚苯乙烯作为原料来制备电纺丝纳米纤维 3D 支架。研究结果表明，所得到的支架中纤维的取向和无规分布比例与天然细胞外基质接近，支架的断裂强度和应变大约为 0.15MPa 和 2.5%，易于在细胞培养中使用。细胞培养实验的结果显示，这种支架可以支持膀胱组织的平滑肌细胞生长[12]。

三、天然生物材料与合成高分子材料的复合物

虽然合成材料有理想的力学强度，但是缺乏生物信号。天然生物材料大多保留了生物活性，但是力学性能差成为限制其应用的主要障碍。因此，目前的研究越来越多地倾向于将天然生物材料与合成高分子材料结合起来，从而提高材料的生物相容性和实用性。

将天然生物材料和高分子合成材料制备成复合支架，主要有 3 种方法：①先制备高分子材料的纳米纤维支架，再在表面涂覆天然生物材料；②将高分子材料与天然生物材料混合，再制成纳米纤维；③用同轴静电纺丝的方法。

以胶原为基础的结构可以承受大约 225mmHg（1mmHg = 0.133 kPa）的压力，不能满足动脉置换手术的要求。为了满足临床应用的要求，必须将胶原基质进行更为合理的组装以增强其机械特性。Venugopal 等[13]制备了 PCL 纳米纤维、胶原纳米纤维以及表面涂覆胶原的 PCL 纳米纤维，比较平滑肌细胞在这三种支架上的黏附、生长和增殖情况。结果表明，细胞在胶原纳米纤维支架上生长最快，细胞数最多，其次是涂覆了胶原的 PCL 支架，在 PCL 支架上的生长情况最差。但是细胞骨架中的肌动蛋白在涂覆了胶原的 PCL 纳米纤维基质上的表达较其他基质多。

HE[14]等通过静电纺丝的方法将胶原与乳酸－己内酯共聚物（PLLACL）的混合溶液纺成复合纳米纤维。与表面修饰方法相比，直接将胶原和聚合物的混和溶液进行静电纺丝要简单的多。而且还能够向纳米纤维中添加新成份，如生长因子、蛋白聚糖和糖蛋白。实验结果表明，这种复合纤维能够促进人冠状动脉内皮细胞的黏附和伸展能力。

同轴静电纺丝是在传统静电纺丝技术基础上发展起来的新方法，能够制备芯－壳型纳米结构。与广泛采用的模板合成法相比，无需经过很多步骤，单步便可以制备连续的中空纳米管，被认为是静电纺丝技术最近的三大进展之一。同轴静电纺丝的原理与传统静电纺丝相同，只是在喷丝系统上进行了改进，将芯质和壳质材料的溶液分装在两个不同的注

射器中。喷丝系统则由两个同轴但不同内径的毛细管组成。在高压电场作用下，外层液体流出后与芯质液体汇合。采用此技术可以制备纳微米包囊、芯-壳结构的纳米纤维、中空纳米纤维。

用同轴静电纺丝的方法可以在纳米纤维支架中加入生物大分子，制备复合纳米纤维。Zhang 等[15] 用同轴静电纺丝的方法制备了内层为PCL、外层为胶原的芯-壳结构纤维膜，以及有胶原涂覆的 PCL 纤维膜，并比较了人真皮成纤维细胞在两种支架上的生长情况。培养至 6d 时，发现同轴静电纺丝支架上的细胞密度远远高于涂覆了胶原的 PCL 支架。结果提示，同轴静电纺丝纤维能够更有效地将天然生物材料与人工合成材料融合在一起，既能发挥天然生物材料良好的生物活性和亲水性，又能利用合成材料的力学强度和可加工特性。

为了增强生物相容性，许多研究对高分子材料支架进行表面修饰。除了以上提到过的用胶原涂覆之外，还可以用多种材料进行修饰。MA[16] 等将 PCL 制备纳米纤维支架用于血管组织工程。为了提高支架的组织相容性，作者将凝胶分子接枝到支架表面，与对照样相比，接枝凝胶后的支架可以明显促进内皮细胞的伸展和增殖，在经过修饰的支架上生长的内皮细胞仍保留其自身功能，正常表达三个特征性因子：血小板-内皮细胞黏附分子、细胞内黏附分子和血管细胞黏附分子。

四、碳纳米管及其与高分子材料的复合物

无机纳米粒子通常具有一些独特的性质，但是直接在组织工程支架中应用有一定的难度。将无机纳米粒子引入到有机聚合物基体中，形成高分子基体纳米复合材料，可以带给高分子材料以全新的性能，是新材料发展的一个重要方向。

碳元素是组成生物体的基本元素，碳材料具有相对稳定的物理特性和良好的生物相容性，已经被广泛地用于生物医学领域，例如，低温各向同性碳或类金刚石等都被成功的用于人工心脏等。碳纳米管是一种纳米尺度的新型碳材料，它可以看成是直径在纳米尺度，长度在微米尺度的纳米石墨空心纤维。这种独特的结构赋予了碳纳米管奇异的物理化学性能，如独特的金属或半导体导电性、极高的机械强度、储氢能力、吸附能力和较强的微波吸收能力等。大量应用研究表明，碳纳米管可用于多种高科技领域。如用它作为增强剂和导电剂可制造性能优良的汽车防护件；用它做催化剂载体可显著提高催化剂的活性和选择性等。

除了优异的传导性和力学性能以外，碳纳米管具有一些独特的化学性质和生物学性能，例如，碳纳米管表面可以被多种分子修饰而获得良好的生物相容性和特异性生物分子识别功能；进入生物系统后，容易被包括吞噬细胞在内的多种细胞摄入，定位在细胞核附近。由于上述原因，碳纳米管在生物学领域，如生物传感器件、药物和诊断性分子载体等领域吸引了众多的研究者[17~20]。此外，近年来研究者发现，碳纳米管材料在一定的应用方式下也表现出优良的生物相容性，无论是作为无纺薄膜或是“毛毡”应用，还是与高分子材料形成复合材料应用，都可以支持和促进骨细胞的生长[21,22]，因此，考虑到碳纳米管的特殊结构和优异的传导特性，碳纳米管将会是在组织工程领域具有应用前景和独特价值的一类新材料。

Mattson 等[23]证明了神经元细胞可以在 MWNT 表面生长，而且发现经生物活性分子（4 - HNE）修饰的 MWNT 作为神经元的培养基质具有良好的生物相容性。他们在经过 4 - HNE 功能化的 MWNT 上培养胚胎小鼠脑神经元细胞，发现神经元能够存活并持续生长至少 8d，说明神经元细胞在碳纳米管上可以长期生存。此外，在 4 - HNE 功能化的碳纳米管表面上生长的神经元较之未经处理的碳纳米管上的神经元细胞有更多的复杂轴突和分支，表明以 4 - HNE 功能化的 MWNT 对神经元的轴突生发和进一步分支均有促进作用。

Hu 等[24]通过化学修饰方法使 MWNT 表面分别带有正、负电荷，作为小鼠海马神经元细胞的培养基质，在 3 种电负性不同的 MWNT 上培养的结果显示，神经元在 3 种基质上均生长良好，在单个神经元轴突数目上没有显著差异。但碳纳米管表面电负性的差异的确可以对神经元轴突的分支生发产生显著的影响，在正电表面生长的神经元，其轴突平均长度和轴突分支数目上都显著优于其他两种基质上的神经元；而在负电表面生长的神经元生长丘数目和轴突分支数都明显低于另外两种基质上的情况。

以上实验结果显示出碳纳米管在神经科学的研究中，特别是在神经细胞的体外生长机制的研究方面有着潜在的重要应用价值，它有可能作为体内移植物诱导脊索和脑神经损伤组织的再生，也可以作为细胞外骨架诱导神经轴突的定向生长，同时能够调节轴突的分支形成，最终形成神经元突触间的复杂连接。

中国科学院物理所解思深教授实验室通过直接化学气相沉积方法合成制备了一种新型碳纳米管材料——单壁碳纳米管无纺膜[25]，这种材料由单壁碳纳米管（SWNT）管束无规缠结而成，SWNT 的直径多数在 1～3nm 之间，通过紧密排列形成直径约 10～30nm 的单壁碳纳米管管束；许多单壁碳纳米管的管束无序地交织在一起，形成三维致密网格结构，具有几十到几百纳米尺寸的网孔（图 8－8、图 8－9）。这些结构参数与天然基底膜的结构参数十分接近[26]。此外，由于 SWNT 无纺膜由大量单壁碳纳米管束相互纠缠而形成，这种紧凑的结构和坚固的交织使得应力可以在无纺膜中能够很好地传递；同时，这种单壁碳纳米管是在相对较高的温度（1 100℃）下生长而成的，碳纳米管的石墨化程度很高，缺陷很少，这一特点也使得单壁碳纳米管具有很高的弹性模量。

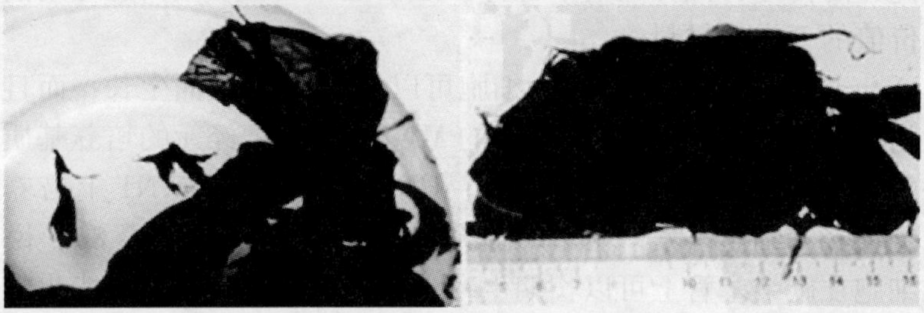

图 8－8　SWNT 无纺膜的光学照片[26]

注：薄膜宏观面积可以达到几十个平方厘米。SWNT 无纺膜具有良好的强度和韧性，不容易破裂，可以根据不同需要平铺到任何基片上，例如硅片、载玻片、微栅、PU 浇铸膜上等

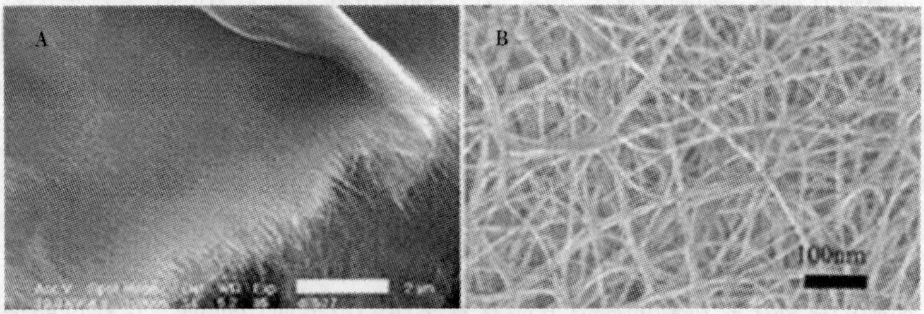

图 8－9　SWNT 无纺膜的 SEM 照片[26]

注：其中 A. 低倍照片；B. 高倍照片；薄膜由大量相互无规缠结的单壁碳纳米管管束构成，管束直径约在几十纳米，与三股螺旋的胶原纤维的直径非常相似；碳纳米管管束长度很长，从几十微米到几百微米，甚至可达毫米量级。从无纺膜断口的电镜照片（A 图）可以看出，薄膜的厚度大约有几个微米。这种网格结构全部是由碳元素组成的，其中碳纳米管束作为网格的骨骼脉络，并可组成具有几十到几百纳米尺寸的网孔

SWNT 无纺膜的纳米纤维结构使这种支架具有极高的比表面积，从而具有很强的吸附能力。XPS 分析和电镜观察结果均表明，将 SWNT 无纺膜浸泡在含 10% 血清的细胞培养液中，其表面会很快形成明显的蛋白分子吸附层，形成了一种内芯为碳纳米管、外表面为蛋白质吸附层的纳米纤维网络，为细胞提供了近似天然细胞外基质的环境。（图 8－10）

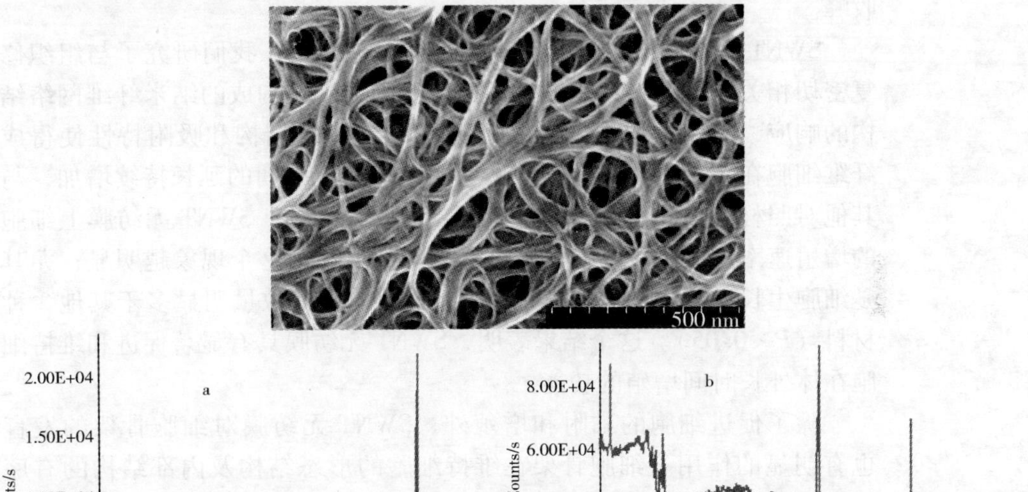

图 8－10　SWNT 无纺膜在 IMDM 完全培养基中浸泡 6h 后，膜表面的扫描电镜照片和表面 XPS 图谱[27]

注：图中 a 为 SWNT 无纺膜的 XPS 扫描谱，b 为在 IMBM 培养基中浸泡 6h 后的 XPS 扫描谱，c 为 a 的 C_{1s} 谱，d 为 b 的 C_{1s} 谱

是 SWNT 无纺膜与 IMDM 完全培养基接触 6h 后的表面形貌和 X 线光电子能谱。可以看到，碳纳米管边缘变得略为模糊，提示培养液中所含蛋白分子吸附到了碳纳米管的表面。从 SWNT 无纺膜的表面能谱可以看到，在培养基中浸泡 6h 后，除了碳元素外（结合能 286.95eV）以外，还出现了明显的氧（结合能 532.15eV）和氮（结合能 400.07eV）的吸收峰。

SWNT 无纺膜对成纤维细胞生长有促进作用，我们研究了与组织修复密切相关的成纤维细胞对上述由单壁碳纳米管构成的纳米纤维网络结构的响应[27]。结果显示，这种独特的纳米纤维结构和吸附特性使得成纤维细胞在 SWNT 无纺膜表面的黏附数量随着时间的延长持续增加，与其他对照材料之间有显著差异。在之后的 3 周内，SWNT 无纺膜上细胞的增殖速率持续高于其他材料，而且越到后期，这个现象越明显；尤其是细胞生长达到 3 周时，SWNT 无纺膜上的细胞数量明显多于其他 3 种材料（$P<0.05$）。这个结果表明，SWNT 无纺膜具有显著促进和维持细胞在体外长时间增殖的功能。

除了促进细胞的黏附和增殖外，SWNT 无纺膜对细胞骨架的发育也有明显的作用。细胞骨架在维持细胞的形态结构及内部结构的有序性，以及在细胞运动、物质运输、能量转换、信息传递、细胞分化等一系列方面起重要作用。细胞骨架是细胞内以蛋白质纤维为主要成分的网络结构，由主要的 3 类蛋白纤丝（filamemt）构成，包括微管、微丝和粗细介于两者之间的中间纤维。中间纤维分布在整个细胞中。微管主要分布在核周围，是细胞质中细长而具一定刚性的圆管状结构（中空圆筒状），平均外径 24nm，并呈放射状向胞质四周扩散。微管具有多方面功能，主要表现为维持细胞形状、控制细胞内物质运输、参与非肌细胞的运动、控制细胞分裂时染色体的运动、组成中心粒和基体等。微丝主要分布在细胞质膜的内侧，是由肌动蛋白组成、直径为 7nm 的骨架纤维。微丝系统除肌动蛋白纤维外，还包括许多微丝结合蛋白，它参与形成微丝纤维高级结构，对肌动蛋白纤维的动态装配有调节作用，以行使特定的功能。真核细胞中，肌动蛋白在微丝结合蛋白的协同下，形成独特的微丝性骨架结构，在肌肉收缩、物质运输、细胞器运动、胞质分裂等活动中起重要作用。近年来发现微丝骨架系统与细胞信号传递有关。

从对细胞骨架和形态的观察可以看出（图 8－11），在 SWNT 无纺膜上生长的细胞，其肌动蛋白排列非常整齐一致，表明细胞的骨架发育状况很理想。细胞在 SWNT 无纺膜上生长 6h 时，FITC 标记的肌动蛋白明显集中在细胞边缘的某些区域，而在平坦的 PU 膜上却没有这样明显的聚集现象；培养 24h 后，生长在 SWNT 无纺膜和 PU 浇铸膜上的细胞其弹力纤维都已发育，肌动蛋白均匀地分布在细胞质内；3d 后，生长在 SWNT 无纺膜上的细胞与 PU 浇铸膜上的相比，肌动蛋白的排列更为整齐，表明细胞可以感受生长环境，对具有纳米纤维拓扑结构的 SWNT 无纺膜比对平坦的 PU 膜能够产生更强的反应。

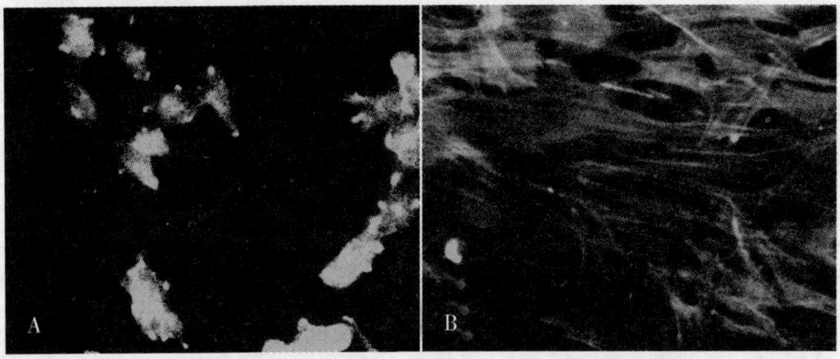

图 8－11　在 SWNT 无纺膜上生长的成纤维细胞（3T3－L1）的肌动蛋白发育情况[27]

注：A. 显示细胞在 SWNT 无纺膜上生长 6h 时肌动蛋白在细胞边缘聚集；B. 细胞在 SWNT 无纺膜上生长 72h 时肌动蛋白发育情况，肌动蛋白组成的应力纤维清晰，排列整齐

从制备复合材料的角度来看，碳纳米管在纳米尺度上具有非常高的长径比和比表面积，因此与多种高分子之间存在较强的相互吸附作用，可以形成含有单质碳的高分子复合材料。从理论上说，在制备无机（有机）复合材料时，如果无机相材料的尺度在微米范围内，无机相材料对聚合物基体产生增强的作用，而无机相材料的尺度在纳米量级时，还会同时对聚合物基体产生增韧作用，因此碳纳米管－高分子复合材料能够保持或者进一步提高其原有的优良力学性能。此外，碳素材料具有优异的生物相容性，在骨修复材料、人工心瓣以及众多与血液接触的生物医学器械方面已经有很多应用。在聚合物基体中引入碳纳米管成分，可以获得高强度、高弹性、加工性能优良、生物相容性好的新型复合材料。

我们实验室以聚氨酯为基体，选择多壁碳纳米管为无机相，以提高聚氨酯材料的生物相容性（特别是血液相容性）为目的，制备了多壁碳纳米管－聚氨酯复合材料。我们对复合材料成分的选择出于以下考虑。

在众多高分子材料中，聚氨酯是生物材料领域应用较为广泛的生物材料之一，它既具有优异的力学性能（优异的弹性、高强度、抗扭结性好、物理机械性能范围宽），同时有临床上可以接受的生物相容性，在介入性诊疗器件、人工心脏驱动膜、人工血管以及医用黏合剂和密封剂等许多方面都获得了应用。医用聚氨酯材料种类很多，一般医学研究多直接选择规模化生产的医用聚氨酯产品使用，或者根据具体的需要对现有产品做一定的修饰和改性。大多数聚氨酯材料属于不可降解的高分子，但是目前已经有一定数量的生物可降解聚氨酯材料。

多壁碳纳米管直径一般在 20～30nm，长度可以达到微米量级，在纳米尺度上具有非常高的长径比，这一特点为制备高分子基复合材料和避免其从基体脱落提供了特殊的优势。此外，与单壁碳纳米管相比，多壁碳纳米管价格明显低廉，而且表面更容易进行氧化处理。我们采用控制超声强度并结合混合浓酸氧化方法将含氧基团引入到多壁碳纳米管表面，增加其在水－有机溶剂混合溶液中的分散稳定性，通过共沉淀技术制备出多壁碳纳米管与聚氨酯的复合材料（MWNT－PU）。研究发现，这种含有碳纳米管的聚氨酯复合材料具有更好的抗凝血性能，同时仍然保持了聚氨酯原有的优异力学性能和易于加工成型的优点[28]。

Webster 等[29]证明，在提高基体材料的力学性能的同时，碳纳米管还可以改进基体材料的细胞相容性。他们研究了 MWNT（聚氨酯复合材料）对小鼠嗜铬细胞瘤细胞（模型神经元细胞）、小鼠星形细胞、人成骨细胞和小鼠成纤维细胞的作用。研究结果表明，随着复合物中碳纳米管含量的增加，神经元细胞和成骨细胞在复合材料上的黏附与生长也越来越活跃，而星形细胞和成纤维细胞的活性则呈现同等程度的下降。神经组织中的星形细胞往往会在神经组织的植入物表面形成胶质瘢痕组织，从而阻碍植入设备的正常工作，骨科植入物的表面也经常被成纤维细胞所形成的纤维组织所包裹，造成伤处不愈合和移植物的松脱。所以无论对于神经组织还是骨组织而言，使用碳纳米管含量较高的复合材料，均能促进组织再生，同时也能显著地抑制对植入设备产生不利影响的胶质瘢痕和纤维组织的形成。

第五节　纳米纤维结构对细胞生长行为的作用

近年来已经有越来越多的研究结果显示，电纺丝技术制备的纳米纤维能够提供与天然组织相似的三维细胞外基质环境，对细胞的生长也起到明显的促进作用。以构建引导组织再生与修复支架为目标，大量的工作集中在研究多种细胞对纳米纤维结构的生物学响应和进一步优化设计纳米纤维网络结构方面，在软骨细胞、成骨细胞、皮肤细胞、血管内皮细胞、神经细胞、心肌细胞方面的研究相对较多。

一、细胞对高分子纳米纤维支架的生物学响应

Shin 等[30] 用高压静电纺丝方法将聚己内酯制成直径为纳米级的纤维，纤维随机排列，形成类似细胞外基质的高度多孔结构。将鼠源性的骨髓干细胞移植到该纳米支架中的血管化区域，检测细胞存活和骨形成情况。结果表明，小直径纤维可以形成高特异性的表面区域，非常有利于细胞的附着和增殖。分析原因可能是因为纳米纤维构成的纤维网络结构有利于细胞的移动、相互间交流以及营养物和废物的转运。用静电纺丝的方法制成的蚕丝蛋白（silk fibroin，SF）纳米纤维薄膜能够显著促进成纤维细胞、造骨细胞、正常人角化细胞等多种细胞的黏附、发育、生长和分化[31]。

纳米纤维结构能够显著促进细胞在其上的黏附和增殖这一现象背后的深层机制一直是研究人员的探索目标。一个得到比较普遍接受的观点是纳米纤维通过其表面大量吸附蛋白质分子的能力促进了细胞在其表面的黏附，进而提高细胞的增殖速率。例如，Woo 等[32] 发现聚乳酸纳米纤维支架所吸附的血清蛋白比实心多孔的聚乳酸支架高 4 倍。更为有趣的是，纳米纤维构建的三维结构可选择性地促进某些有利于细胞附着的蛋白分子，包括促进纤黏连蛋白（fibronectin）和玻璃体结合蛋白在支架上的吸附，从而更有利于细胞在支架上的黏附和生长。Woo 等分析认为，除了纳米纤维支架中高的表面与体积比率（surface - to - volume ratio）可有助于增强蛋白吸附以外，支架的几何构象、结晶度（crystallinity）以及高分子链的取向度都有可能会影响到纳米纤维对蛋白的吸

附。纳米纤维支架所具备的这种对蛋白分子的强吸附特性有利于细胞在支架上的黏附和生长。例如，MC3T3 - E1 造骨细胞在 PLLA 纳米纤维支架上的附着力比在微孔支架表面上高 1.7 倍。我们实验室的研究数据也支持上述分析，例如，用同种聚氨酯材料分别制备同样面积的溶液浇铸薄膜和电纺丝纳米纤维薄膜，它们对细胞培养基中血清蛋白的吸附量会相差数倍，电纺丝纳米纤维对蛋白的吸附能力非常高，同时能够支持和促进细胞在其上的生长。

Xu 等用电纺丝方法将乳酸 - 聚己内酯共聚物（PLLACL）制备成纳米纤维支架，形成与天然动脉中层的纤维取向相似的线形拓扑结构。研究发现，人冠状动脉平滑肌细胞（smooth muscle cells，SMCs）[33] 以及内皮细胞[34] 在此支架中的黏附和增殖能力明显高于平坦的聚合物膜；SMCs 在纳米纤维上黏附后，沿着线形纤维的轴移动，并表现出纺锤样可收缩表型，说明细胞除了增殖能力增强之外，还保持了它们特异的表型，具有生物学功能。

Yang 等[35] 用电纺丝技术将聚乳酸（PLLA）制备成纳米纤维支架，用于神经组织工程。结果显示，神经干细胞的生长以及它神经突的走向与支架中 PLLA 纤维的方向平行；细胞在不同直径纤维上的生长走向没有很大区别，但是神经干细胞在 PLLA 纳米纤维上的分化效率要高于微米级纤维。

二、成纤维细胞对碳纳米管 - 聚氨酯复合材料纳米纤维的响应[36]

我们应用高压静电纺丝技术，通过选择不同的样品收集方式，将 MWNT - PU 制备成无规排列纳米纤维薄膜和取向排列的纳米纤维薄膜。（图 8 - 12）给出的是无规排列的纳米纤维薄膜的扫描电镜图片和薄膜的外观。可以看到薄膜呈均匀的黑灰色，薄膜中的孔隙在几个微米的范围，大多数纤维的直径为 300 ~ 500nm。

1. MWNT - PU 纳米纤维无纺膜支持细胞的迁移和连接

我们比较了 4 种薄膜材料对成纤维细胞生长行为的影响，从中探究支架的化学成分和纳米纤维结构各自的作用。4 种薄膜分别是：光滑的 PU 薄膜、光滑的 MWNT - PU 薄膜以及这两种材料的纳米纤维无纺薄膜。从黏附实验和增殖实验的结果可以看到，四种薄膜上细胞的黏附数量和后续的增殖速率有一个共同的次序：MWNT - PU 无纺膜 > PU 无纺膜 > MWN - PU 光滑薄膜 > PU 光滑薄膜。

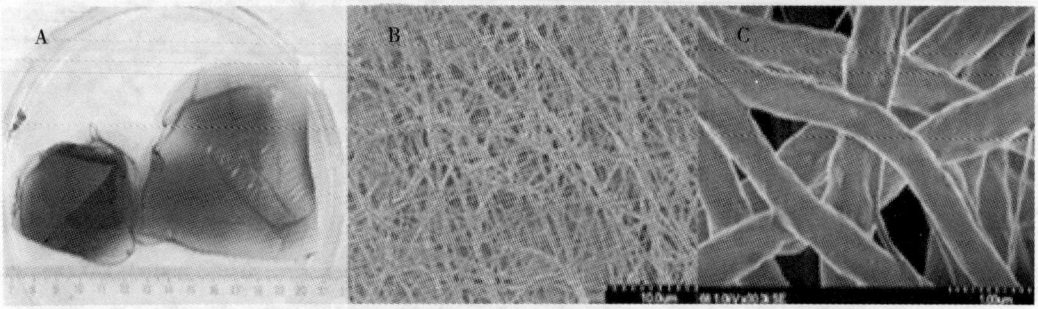

图 8－12　复合材料 MWNT－PU 纳米纤维无纺膜的光学照片及 SEM 图片[36]

注：其中 A. 光镜照片，薄膜宏观的面积可以达到几十个平方厘米；B. SEM 低倍照片；C. SEM 高倍照片

我们注意到由复合材料制成的纳米纤维薄膜对细胞生长具有显著的促进作用，而且这种作用具有明显的时间依赖性。统计学分析表明，虽然从始至终纳米纤维结构对细胞的黏附和增殖起着明显的促进作用，但是随着时间的延长，碳纳米管成分的作用会越来越明显，含有碳纳米管的纳米纤维支架表现出的促进细胞黏附与增殖的能力越为显著。其原因可能是因为纳米纤维的高比表面积及碳纳米管的加入使得薄膜具有很强的吸附蛋白分子的能力，吸附蛋白的量随着培养时间的延长逐渐增多。在细胞生长过程中，除了培养液中含有一定的蛋白分子外，细胞自身会合成和分泌多种蛋白分子，重建细胞外基质。因此，随着培养时间的增加，复合材料制成的纳米纤维支架上吸附的蛋白分子会越来越多，创造出越来越适合细胞生长的微环境，使得细胞能够保持较强的生长势头及良好的状态；同时，这种良好的生长势头反过来使细胞能够分泌更多的蛋白，反过来更增加了支架的蛋白吸附量，从而构成了利于细胞生长的良性循环。

从高倍数的电镜照片可以看到（图8－13），成纤维细胞在MWNT－PU 纳米纤维无纺膜上生长 48h 后，细胞之间聚集形成“细胞片”，细胞完全伸展。有趣的是“细胞片”之间还通过“细胞链”相互连接（图中箭头所示）。从高倍数的电镜照片上可以看到，细胞与支架表面高度融合（图中箭头所示），说明 MWNT－PU 纳米纤维支架所提供的环境非常适合细胞生存及生长。

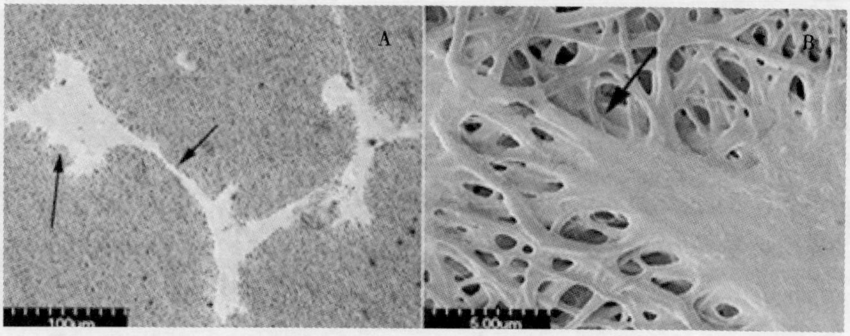

图 8－13 成纤维细胞（3T3－L1）在 MWNT－PU 纳米纤维无纺膜上生长 48h 的电镜图片[36]

注：其中 A. 大视野电镜图片；B. 高倍数电镜图片

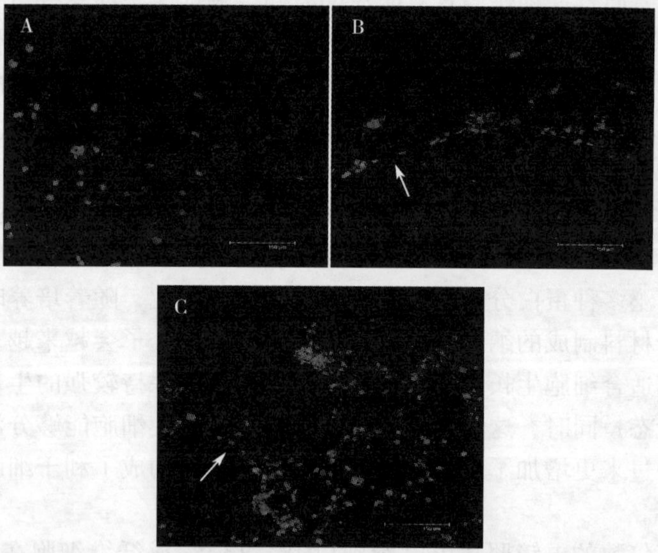

图 8－14 成纤维细胞（3T3－L1）分别在 PU 光滑膜 A 和 MWMT－PU 纳米纤维无纺膜（B、C）上生长 48h 后肌动蛋白发育情况[7]

注：红色：肌动蛋白（actin），蓝色：DAPI（标记细胞核）

通过肌动蛋白染色可以看出（图 8 – 14），细胞在 MWMT – PU 纳米纤维无纺膜上的形态与在 PU 浇铸膜上有明显的差异。生长在 MWNT – PU 无纺膜上的细胞倾向于连接成片，且片与片之间由绳状的细胞串连接，而在 PU 浇铸膜的平滑表面上生长的细胞则是单个生长，并无聚集成片的现象出现。细胞对 MWMT – PU 无纺纳米纤维的响应行为说明，含碳纳米管成分的纳米纤维无纺膜支持细胞在支架上的迁移和聚集。在机体中，细胞迁移及相互连接在细胞增殖及组织再生中有着重要的意义。

除了迁移之外，在 MWNT – PU 纳米纤维无纺膜上的细胞还出现了一种特别的现象，细胞伸出的长突触可以长入到三维支架的内部。上述两种现象在 SWNT 无纺膜上都没有出现过，在 SWNT 无纺膜上的单个细胞没有像在 MWNT – PU 纳米纤维无纺膜上那样相互聚集和连接，表明在支持细胞迁移和相互连接方面，MWNT – PU 纳米纤维无纺膜有更强的优势，其原因可能是 SWNT 对蛋白质分子的吸附力非常强，进而导致细胞在其上的迁移运动也受到一定的限制；而 MWNT – PU 纳米纤维对蛋白质分子的吸附作用相对于 SWNT 要弱，使得细胞更易于在其上迁移和相互聚集。因此，这一点提醒我们，支架材料对蛋白质分子的吸附性能应有一个适当的“度”。

细胞没有长入到 SWNT 无纺膜内部的原因可能还来自另外两个方面：①SWNT 无纺膜的孔径较小，只有几十纳米，结构较为致密，而 MWNT – PU 纳米纤维无纺膜的孔径达到几百纳米至几个微米，结构相对疏松；②MWNT – PU 纳米纤维无纺膜的主体材料是聚氨酯弹性体，每根纤维都具有优异的弹性，因此生长在 MWNT – PU 纳米纤维无纺膜上的细胞能够推开纳米纤维进入网络孔隙，向支架内部生长。在组织工程支架研究中，已经有很多研究者认识到诱导细胞从支架表面向支架内部生长是实现体外构建三维组织的重要因素之一。迄今的大多数支架在这方面尚未得到理想的性能，其中一个原因可能也与较少选择弹性体材料有关。

2. MWNT – PU 纳米纤维无纺膜促进细胞外基质的合成

分泌细胞外基质是成纤维细胞的重要生物功能之一，与细胞外基质重建和创伤修复密切相关。胶原是细胞外基质的主要成分之一，它遍布于体内各种器官和组织，是细胞外基质中的框架结构，可由成纤维细胞、软骨细胞、成骨细胞及某些上皮细胞合成并分泌到细胞外，是参与组织再生的重要蛋白之一。Ⅰ型和Ⅲ型胶原是所有胶原类型中与组织修复关系最为密切的两种。Ⅰ型胶原的原纤维平行排列成较粗大的束，成为胶原纤维，其中3 股螺旋由2 条α_1（Ⅰ）链及1 条α_2（Ⅰ）链构成。每条α链约含1 050 个氨基酸残基，由重复的Gly－X－Y 序列构成。带有前肽的三股螺旋胶原分子称为前胶原（procollagen）。

我们的研究发现，培养 2d 后，在前述四种不同材料上生长的细胞所分泌的总蛋白量同样为 MWNT－PU 无纺膜 > PU 无纺膜 > MWNT－PU 平坦薄膜 > PU 平坦薄膜，表明纳米纤维结构能够促进细胞的生物合成与分泌；而对于拓扑结构相同、化学组成不同的两种材料，在 MWNT－PU 基质上生长的细胞所分泌的蛋白要多于在 PU 上生长的细胞（$p < 0.05$），说明引入到 PU 基体中的 MWNT 成分也有促进细胞的蛋白分泌的作用。蛋白分泌量的顺序与黏附及增殖的顺序相一致，说明 MWNT－PU 中的纳米纤维结构和碳纳米管成分可以通过刺激细胞的生物合成及分泌来构建更适合于细胞生长的微环境，这也进一步解释了为什么生长在 MWNT－PU 纳米纤维无纺膜上的细胞，其增殖速度随着培养时间的增加而逐渐增快。

值得注意的是质谱分析结果表明，MWNT－PU 纳米纤维无纺膜在促进细胞分泌胶原蛋白的同时，也促进基质金属蛋白激酶的分泌，而酶的分泌是细胞迁移过程中的一个重要因素。细胞外基质在时间和空间上都是一种动态的网络，通过基质金属蛋白激酶的作用，细胞外基质在不断的降解和重建过程中支持细胞的迁移。这个结果提示，MWNT－PU 纳米纤维支架为细胞提供的生长微环境有利于细胞合成和分泌基质金属蛋白激酶，使得细胞能够在支架上迁移和相互聚集。这一点与对细胞形态的观察结果一致，在 MWNT－PU 纳米纤维薄膜上生长的细胞易于迁移并聚集成片，细胞间有更多的通讯连接。MWNT－PU 纳米纤维薄膜的这种性能对组织的再生与修复具有重要意义。

MWNT－PU 纳米纤维无纺膜对细胞合成和分泌细胞外基质的作用可以进一步促进细胞的增殖，这一点从 transwell 实验中可以得到证明（图 8－15）。将细胞分别培养在 Transwell 的上层和下层，上层均以光滑的聚氨酯薄膜为对照基底，下层分别以实验材料为基底。上下两层的细胞相互之间不能接触，但是培养液互相贯通，可以通过扩散进行物质交换。实验结果表明，MWNT－PU 纳米纤维无纺膜对细胞增殖的促进作用可以通过培养液中物质的输运传递到上层细胞，促进它们的增殖，提示生长在 MWNT－PU 纳米纤维无纺膜支架上的细胞可能通过旁分泌方式将某些物质分泌到细胞外液中，经局部扩散作用于靶细胞。此外，这种促进作用也表现出时间依赖性，纳米纤维结构对细胞增殖的促进作用在培养早期就表现出来，这时，在具有同样拓扑结构基底材料上生长的细胞数量并没有明显差异；细胞生长 10 天后，碳纳米管成分的作用逐渐显现出来，含碳纳米管成分的纳米纤维无纺膜对细胞的增殖有更加显著的促进作用。

三、纳米纤维支架表面修饰的作用

通过高压静电纺丝技术制备合成材料的纳米纤维支架简单易得，材料的种类可以有多种选择，但是也存在一些不足之处，其中包括表面通常缺少生物活性物质。虽然纳米纤维所具有的高比表面积和表面活性有利于其吸附培养液中的蛋白质分子和其他生物活性物质，但是在很多情况下并不能满足细胞黏附和增殖的需求。与天然生物材料支架相比，细胞在其上黏附的数量和速度较低。采用某些具有促细胞黏附的生物大分子进行表面修饰是改善纳米纤维支架表面生物活性的途径之一。常用的生物大分子包括：胶原蛋白、黏连蛋白、明胶等。

纤维黏连蛋白（fibronectin，Fn）是细胞外基质的成分之一，具有促进细胞黏附的功能。Y Zhu 等[37]将纤维黏连蛋白偶连到生物可降解材料乳酸－己内酯共聚物［poly（L－lactide－co－caprolactone），PLLC］制成纳米纤维支架的表面以模拟正常上皮细胞的再生环境。纤维表面偶连纤维黏连蛋白后，支架的抗张强度没有受到明显的影响，支架的表面形态也没有明显改变。将猪食道上皮细胞种植于上述支架上，比较表面修饰前后 PLLC 纳米纤维支架对细胞生长的影响，并以常规组织培养板为对照。实验结果表明，种植在经过表面修饰的纳米纤维支架上的细胞可以维持其表型。研究人员还通过扫描电镜观察、免疫染色和 Western Blotting 比较了上皮细胞的Ⅳ型胶原的合成，发现表面修饰有 Fn 的 PLLC 的纳米纤维支架可以显著促进上皮组织的再生。这种修饰支架有望成为功能性食管替代物的支架。

Ma 等利用高压静电纺丝技术制备出定向和非定向的聚己内酯（PCL）纳米纤维，用明胶对支架表面进行了修饰。他们首先通过空气等离子法处理支架表面，引入－COOH 基团，然后以水溶性碳二亚胺为偶联剂，在支架表面共价结合上明胶分子，之后在材料表面

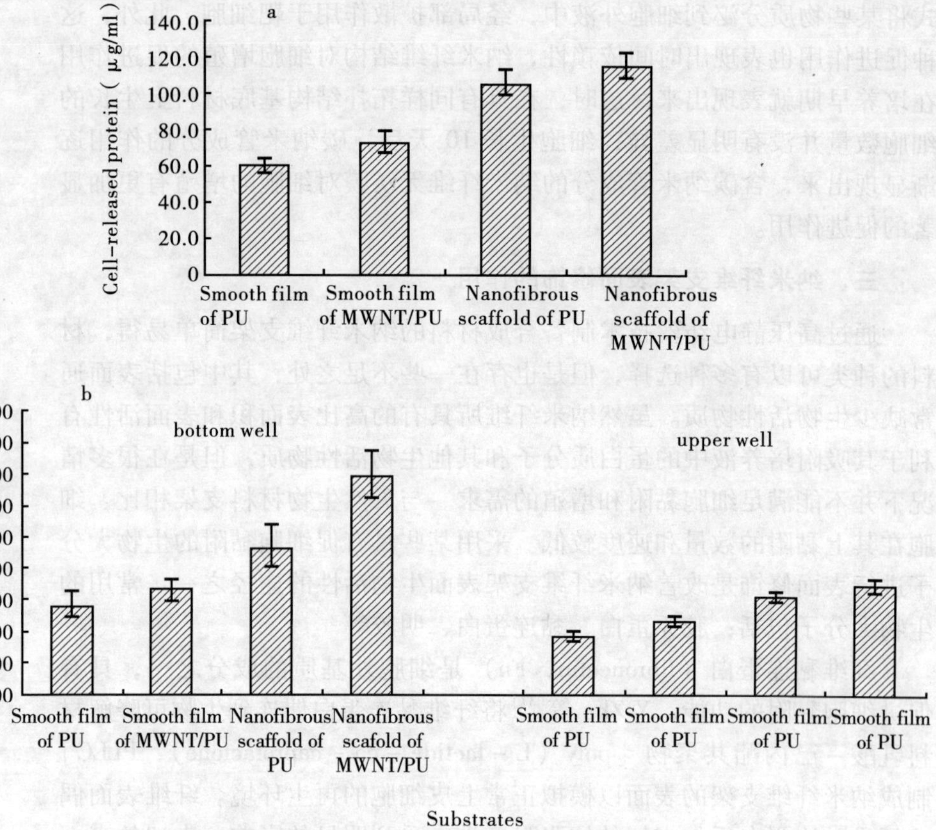

图 8－15　mwnt-pn 纳米纤维天纺膜对细胞分泌蛋白的作用

注：a：成纤维细胞在不同基质上生长 24h 后分泌的蛋白总量[36]；b：成纤维细胞在 Transwell 各层培养池中生长 10d 后的情况。下层分别为 PU 浇铸光滑膜、MWNT－PU 浇铸膜、PU 无纺膜、MWNT－PU 无纺膜。上层均为 PU 浇铸光滑膜。

种植内皮细胞，检测明胶修饰后的定向、非定向纳米纤维支架的细胞相容性。实验结果显示，种植于经过明胶修饰的定向纳米纤维支架上的内皮细胞沿支架的取向生长，而种植于未经修饰的纳米纤维支架上的细胞则没有上述生长趋势。免疫荧光显微镜下观察发现，种植于明胶修饰的支架上的内皮细胞保持其原有的特征性标志分子，包括血小板－内皮细胞黏附因子－1（PECAM－1）、细胞间黏附分子－1（ICAM－1）、血管细胞黏附分子－1（VCAM－1）。上述实验结果说明了表面修饰的PCL纳米纤维支架有望在今后用于组织工程化血管支架[38]。

第六节　纳米纤维结构支架在组织工程中的应用研究

近年来，通过高压静电纺丝技术制备的纳米纤维支架已经开始用于体外构建工程化组织的研究。

一、组织工程化皮肤

为开发性能稳定和生物相容的组织工程化皮肤用细胞支架，研究人员已经尝试使用了多种聚合物纤维支架。聚己内酯和细胞外基质成分现已成为在组织工程化皮肤中优先选用的安全生物材料，用此类复合材料制成的纳米纤维支架，具有良好的支持成纤维细胞生长的功能。培养72 h后，细胞数量比生长在组织培养板上高出54%，且细胞可以深入支架生长[39]。Chong等应用高压静电纺丝技术直接将聚己内酯与明胶的复合溶液喷射在一种医用聚氨酯敷料上（Tegaderm，3M Medical），获得纳米纤维支架。经过成纤维细胞培养实验证实，此种纳米纤维支架可以很好地支持细胞黏附、生长与增殖，从而有望成为新型经济的组织工程化皮肤的三维支架，取代现在应用的价格昂贵的人工皮肤[40]。

此外，复合材料得到了越来越多的重视和应用。例如，Pan等用右旋糖酐（dextran）和PLGA的混合溶液进行电纺丝，并用光致交联的方法来使纤维的性能稳定。种植在这种支架上的真皮纤维原细胞能渗透到三维多孔支架内部，形成类似天然真皮的多层结构[41]。Min等用PLGA和甲壳素纳米粒子共混纺丝，并将Ⅰ型胶原或层黏连蛋白吸附到复合纤维的表面，通过这种方法来模拟天然真皮的细胞外基质[42]。他们的研究结果显示，人角化细胞在PLGA和甲壳素电纺丝复合纤维上的黏附能力比单纯的PLGA电纺丝纤维好。经Ⅰ型胶原包被后，纤维支架对正常人角化细胞和纤维原细胞的黏附都增强，细胞的增殖速率增加；但经层黏连蛋白包被的纤维支架只能增强人纤维原细胞的黏附和增殖。

由于Ⅰ型胶原能够促进正常人角化细胞的黏附和增殖能力，很多研究人员会选择使用胶原直接制备纳米纤维支架。例如，Rho等[43]制作了Ⅰ型胶原电纺丝纳米纤维支架，然后用戊二醛蒸气使胶原蛋白分子交联，提高支架在水中的稳定性。但是，他们发现当正常人角化细胞种到支架上后，细胞的黏附水平却出人意料的非常低。这种现象可能是由于电纺丝或者交联过程会在一定程度上影响胶原蛋白分子结构，导致了其生物功能的损失。电纺丝和交联过程中用到的溶剂和其他的化学物质都有可能使胶原变性。电纺丝过程中对黏性胶原溶液的拉伸作用可能破坏胶原的三股螺旋结构。因此，迄今为止，使用胶原蛋白进行电纺丝制备纳米纤维支架与胶原蛋白性能的损失之间的平衡还难以把握，电纺丝和交联过程对胶原电纺丝纤维的结构和特性的影响还需要进一步细致的研究。Rho 等的研究显示，与直接使用单纯的胶原纤维支架相比，将Ⅰ型胶原或层黏连蛋白吸附到支架的表面能够显著增强人角化细胞的黏附能力。另外也可以采取另一种方法在细胞支架中来使用胶原蛋白，以提高细胞在支架上的黏附和增殖，例如 Venugopal 等[44]将Ⅰ型胶原与 PCL 共混，将这种共混溶液进行电纺丝，可以得到纳米复合纤维支架。培养在这种支架上的细胞，其生长速度与生长在 TCPS 上的细胞相同。

二、组织工程化骨和软骨

在软骨替代物方面，电纺丝纳米纤维能够为软骨细胞提供一个良好的生长环境。把软骨细胞在 75∶25 的 PLGA 电纺丝纤维支架上培养 7d 后，可以发现电纺丝支架上的 DNA 和 GAG 含量要明显高于浇铸薄膜。软骨主要由Ⅱ型胶原组成，所以可以用电纺丝技术将Ⅱ型胶原制成纳米纤维无纺膜。种植在这种支架上的软骨细胞在培养一周后即可分布到整个支架中[45]。

Li 等[46]证明了软骨细胞的增殖和分化也受培养基影响。与无血清培养基相比，在含血清培养基中，电纺丝薄膜上种植的胎牛软骨细胞增殖较快但分化较慢。但这些软骨细胞能够更有效的保持它们的分化表型，而在聚苯乙烯培养板上单层生长的软骨细胞通常会去分化和丧失软骨细胞表型。因此，把电纺丝薄膜独特的微观结构特征和培养基的成分结合起来可以对胎牛软骨细胞的生物学响应产生很强的影响。

细胞的成熟和分化受调控分子影响。但也有一种观点认为很多种力学刺激作用会对关节软骨的发育产生一定影响，并且已有人证明软骨细胞能对力学刺激做出应答。Shin 等证明，用生物反应器对种植有软骨细胞的 PLGA 电纺丝纳米纤维支架施加 0.2MPa 的间歇静水压，可以使细胞的增殖和 ECM 形成速度得到明显增加[45]。

半月板是承重的软骨组织，在运动疾病中半月板损伤十分常见。现在的常规治疗方法是去除受损伤的部分半月板，但这样常常会损伤膝关节，并引发骨关节炎。Baker 等[46]应用高压静电纺丝技术，以生物可降解材料聚已内酯制成了非取向和取向的纳米纤维支架，以半月板纤维软骨细胞和间充质干细胞为种子细胞，构建组织工程化半月板。

体外实验结果显示，上述两种纤维支架都支持两种细胞的生长，在70d 的培养时间内，细胞逐渐长入到支架内部。除了种植于非取向的纳米纤维支架上的干细胞外，随着培养时间的增加，细胞分泌黏多糖的量显著增加，从而形成了富含蛋白聚糖的细胞外基质。拉伸试验表明，在细胞培养过程中，支架-细胞复合物的力学强度不断增加，其中定向排列的纳米纤维支架-细胞复合物的力学强度明显高于非取向支架-细胞复合物，平均为非取向支架-细胞复合物的三倍。以种植半月板纤维软骨细胞的取向支架为例，培养 1d 时，纳米纤维支架-细胞复合物的强度为 12.1 MPa，培养到 70d 时，强度为 19.7 MPa，增加了 63%。

实验结果说明，上述取向排列的纳米纤维支架具有良好的力学性质，支持细胞生长并促进细胞分泌细胞外基质。今后还应进行进一步的体内实验研究。可以期望将此种支架广泛应用于半月板损伤的替换修复，此外，这种支架也有可能应用于其他富含纤维组织的骨骼肌系统中。

在骨组织工程中，Yoshinoto 等[47]用成骨分化培养基在 PCL 电纺丝纳米纤维支架上培养间充质干细胞（MSCs）。这些 MSCs 在旋转的生物反应体系中分化成成骨细胞，并迁移进入到支架内。细胞在整个支架中分泌 ECM 胶原。PCL 电纺丝纳米纤维支架能够在不降低其结构稳定性的情况下支持矿化组织的形成，这种性能使之成为治疗骨损伤的重要候选材料。

考虑到天然骨骼是由胶原纤维和其他一些重要的矿物质组成的，Fujihara 等将 PCL 纳米纤维与 $CaCO_3$ 共混，制造了一种电纺丝复合纤维支架[48]。尽管 $CaCO_3$ 含量低时成骨细胞的增殖较快，但是当 $CaCO_3$ 含量较高时能观察到更多小颗粒，这说明 $CaCO_3$ 含量较高时更有利于矿化。Supaphol 等将羟基磷灰石（HA）纳米粒子复合到 PCL 纳米纤维中。他们发现成骨细胞在 PCL-HA 复合纳米纤维支架中比在 PCL-$CaCO_3$ 复合纳米纤维支架中的生长得状况更好。Kaplan 等做了更深入的比较，他们在聚氧化乙烯（PEO）制成的电纺丝纳米纤维支架中分别加入蚕丝（silk）、骨形态发生蛋白（BMP-2）和 HA 纳米粒子，研究这些复合材料对人骨髓间充质干细胞分化成骨的影响。研究结果显示，silk/PEO 支架上的钙浓度最低，但 DNA 水平最高，而混有 HA 和/或 BMP－2 后 silk/PEO 上钙沉淀量升高。Silk/PEO/HA/BMP/2 支架上钙沉淀量最高[49]。

在引导骨再生的动物实验中，Kim 等用丝素蛋白制成的电纺丝纳米纤维支架来促进骨损伤的修复[50]。他们首先在新西兰白兔的颅骨上做出两个 8mm 直径的损伤。在丝素蛋白电纺丝膜治疗组中，颅骨损伤被完全治愈，12 周后损伤部位形成了新的骨骼，并且没有发现任何炎症反应。而在没有使用电纺丝膜的对照组中，没有骨骼损伤完全治愈的情况。Shin 等将 MSCs 种在 PCL 电纺丝支架中，在含有诱导成骨分化成分的旋转生物反应器中培养 4 周后，将其移植入大鼠的网膜上再培养 4 周。将支架从反应器中移出时，发现整个支架中都有细胞和 ECM 形成，能检测到矿化和 I 型胶原的沉积[51]。

三、血管组织工程

血管的再生与修复一直是组织工程研究的重要方向之一。内皮细胞作为天然血管内层覆盖的一层细胞，可以感应周围环境的变化，合成释放多种生物活性物质，调节血管的凝血与抗凝血功能[52]。如何制作出适合内皮细胞生长的、具有适宜孔径，表面拓扑结构的支架，以模拟天然细胞外基质结构，促进内皮细胞生长，维持正常表型和形态，是组织工程化血管研究中的关键问题之一。

迄今在血管组织工程中使用的支架主要有两类，一是直接采用脱细胞的血管，利用血管中胶原分子固有的三维结构和化学组成来发挥其作为支架来引导细胞增殖的生物活性，但是这类支架存在机械强度差、抗压力弱、不同批次的质量难以控制等不足；另一类比较典型的支架是将胶原、壳聚糖等天然生物分子与合成高分子材料相结合形成的复合材料。

近些年来，人们观察到具有纳米结构的支架会对血管细胞的行为产生更加显著的影响。例如，Dalby 等研究了内皮细胞在不同尺寸纳米岛结构支架上的生物行为，这些纳米岛具有不同的高度，包括 13 nm、35 nm、95 nm 等。他们的研究发现，内皮细胞在具有纳米岛结构的表面上生长时，形态较在光滑表面生长时更加伸展，细胞骨架沿纳米岛方向发育。其中细胞在 13nm 岛上生长时，形态变化最为显著[53]。C. Boura

等选用聚合电解质多层支架（polyelectrolyte multilayers）、聚合电解质单层支架和聚苯乙烯研究内皮细胞的生长。实验结果显示，与其他材料相比，多层聚合电解质支架可支持并诱导大量细胞的增殖，细胞形态正常，骨架发育良好，且细胞分泌白细胞黏附分子的水平很低，说明在此支架上生长的内皮细胞能够维持其原有的表型[54]。

以上这些研究结果提示，当支架具有纳米结构时，有可能调节和控制细胞的生长行为和功能。天然内皮细胞在血管表面是沿血流方向轴向排列生长的，对于血管内皮细胞来说，定向生长排列的方向会影响细胞的分化、增殖及功能。利用高压静电纺丝技术构建具有取向纳米纤维结构的人工细胞外基质，可能会为内皮细胞提供更加“友好”和接近天然的微环境，诱导内皮细胞在体内、外的增殖并表现出正常的生理功能。

在选择用于动脉血管替代物的电纺丝材料时，能量和形状回复能力是需要考虑的重要参数。在血管扩张时储存的能量应该能够在血管收缩时被利用，使血管恢复到原始状态而不变形。一些天然高分子材料，如弹性蛋白，已被用作电纺丝材料。Huang 等[55]基于弹性蛋白多肽片段（Val - Pro - Gly - Val - Gly）$_4$（Val - Pro - Gly - Lys - Gly）重复序列制备了重组蛋白，通过电纺丝技术将这种蛋白材料制成无纺纤维膜。这种无纺纤维的最大张力为 35MPa，材料模量为 1.8GPa。

除了考虑力学特性外，另一个重要因素是细胞在该材料上的黏附和增殖能力。例如，对于血管替代物或者工程化血管的支架来说，在达到完全内皮化之前，支架应该一直具有抗凝活性。为了满足上述要求，Kwon 和 Matsuda 将两种不同的混合溶液用于电纺丝[56]。第一种混合液由 PLCL 和胶原组成，第二种由 PLCL 和肝素的三聚丁胺盐组成。人脐静脉内皮细胞在含 5wt% ~ 10wt% 胶原的电纺丝纤维支架上高度伸长充分伸展，当胶原含量达到 30wt% ~ 50wt% 时，支架上的内皮细胞则呈现圆形，伸展程度也受到限制。这种现象与其他研究组的报道相反，在其他研究组的报道中，培养在胶原与聚合物（ratio 1∶1）混合支架上的内皮细胞伸展呈现多角形。当肝素和 PLCL 混合支架浸泡到 37℃的 PBS 中后，由于聚合物的降解，混合在聚合物中的肝素会在前 12h 内表现出“爆释”现象，之后会有连续 4 周的稳定释放。将上面所提到的两种混合物溶液同时进行电纺丝，并用同一个收集屏上接收，有可能可以制造出一种既能促进细胞黏附和增殖，又具有抗凝血特性的支架。

Stitzel 等比较了单纯 PLA 电纺丝纤维与内层为直径 10nm 左右的胶原纤维构成的 PLA 电纺丝纤维复合物的性质[57]。对于复合支架来说，外层的 PLA 电纺丝纤维可以承受内层胶原纤维施加给它的压力，这种结构模拟了天然动脉的受压模式。在上述两种血管支架上培养平滑肌细胞时，PLA 电纺丝纤维上生长的 SMCs 分布没有规律，而胶原纤维 - PLA 电纺丝纤维复合物上培养的细胞沿主应力线方向总体呈现取向排列。根据这个实验结果，我们有可能可以通过在电纺丝支架上施加一定的残余应力，从而影响 SMCs 的增殖和取向。

在用电纺丝技术制造血管替代物方面，另一个具有吸引力的方向是用电纺丝技术制造不同尺寸的小口径血管，使它们具有均一的壁厚和纤维分布。Stitzel 等[58]制造了一个由 PLGA、Ⅰ型胶原和弹性蛋白构成的无取向电纺丝纤维管状支架，内径为 4.75mm。支架的轴向和环向没有力学特性上的明显差异。交联纤维的耐压力是收缩压的 12 倍，顺应性为 12%～14%，而天然血管的顺应性是 9%。这种管状支架可以支持平滑肌细胞和内皮细胞的生长。Matsuda 等用 PLCL 制造了口径更小的血管替代物。对这种小口径血管的一系列的测试结果表明，管壁越薄，血管替代物的顺应性越好。在模拟循环系统中的高流量条件下，这种血管替代物的张力与兔子大动脉的张力非常吻合。

有多种方法能够改变电纺丝管状支架的结构、拓扑形貌和材料成分。通常选择不同性能的材料制备双层的管状支架。例如，可以用电纺丝技术制作一种双层管状支架，外层是硬度较高的取向的 PLA 纤维，内层是顺应性高的无取向 PCL 纤维。此外也可以采用胶原与高分子相结合的思路来制造双层的管状支架，例如内层是较薄的胶原层，外层采用较厚的嵌段聚氨酯材料[59]。

我们实验室通过高压静电纺丝技术，制备了具有取向纳米纤维结构的聚氨酯薄膜（ANF - PU），并在纤维表面涂覆了胶原蛋白，研究人脐静脉内皮细胞（HUVEC）在 ANF - PU 上的增殖、形态和抗凝血功能[60]。

ANF - PU 取向纳米纤维薄膜的面积可达到几十平方厘米，大部分纤维取向排列，纤维直径为 300～500nm，中间有极细的纤维将取向纤维相互连接，交织形成具有微米尺度孔隙的取向三维网络结构（图 8 - 16）。其中以纳米尺度纤维来模拟天然细胞外基质中蛋白纤维的尺寸与结构，微米尺度的孔隙有利于细胞的长入、营养成分和代谢产物的交换以及细胞的迁移。

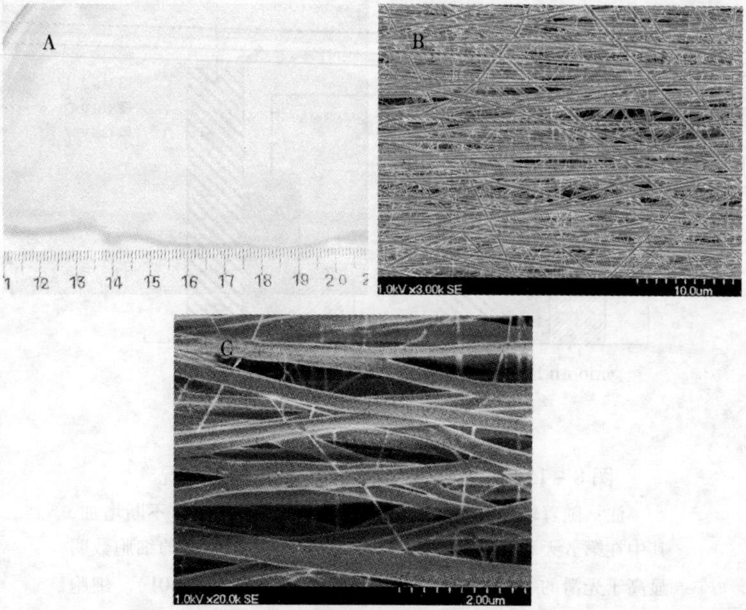

图 8 - 16　取向聚氨酯纳米纤维薄膜的形貌[60]

注：A. 光学照片，薄膜呈白色，面积可达 $100cm^2$；B. 薄膜的低倍 SEM 照片，可见大部分薄膜中的纤维沿同一方向排列，纤维的平均直径为 300～500nm；C. 薄膜的高倍 SEM 照片

将从人脐静脉消化分离出的内皮细胞分别种植在 ANF - PU 和平坦的 PU 薄膜（S - PU）上，在一周的培养时间内，两种材料上的细胞数量均不断增多（图 8 - 17）。培养 1d 时两种材料无明显差异（$P > 0.05$），但是在第五天和第七天时，ANF - PU 上的细胞数明显高于 S - PU，具有显著性差异（$P < 0.01$）。这个结果表明，具有取向纳米纤维结构的 ANF - PU 薄膜具有显著促进和维持 HUVEC 增殖的功能。

从细胞骨架发育情况来看，细胞在 ANF - PU 上生长时，细胞沿纤维方向伸长生长，细胞骨架沿纳米纤维方向排列，肌动蛋白、β - 微管蛋白、钮蛋白均发育良好，排列整齐（图 8 - 18A 和图 8 - 18C），其中第七天较第二天时，HUVEC 更加伸长，取向更加明显。而在 S - PU 上，细胞呈扁平形态，无取向排列生长（图 8 - 18B），第七天时，细胞呈不规则形态，细胞骨架不清晰（图 8 - 18B）。上述结果提示，取向的

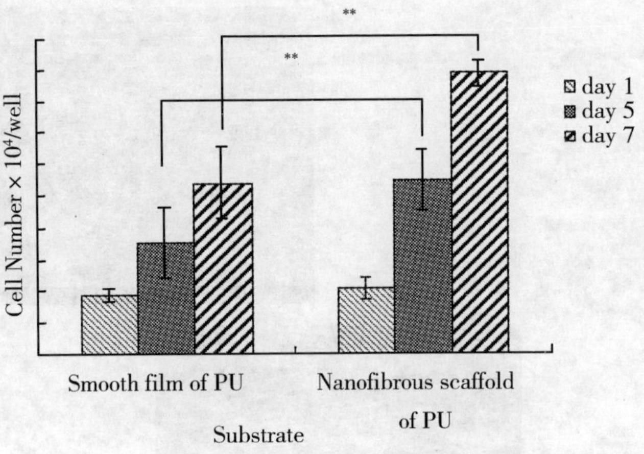

图 8－15　不同支架上 HUVECs 的增殖情况[60]

注：随着培养时间的增加，各支架上的细胞数目不断增加，其中在第五天和第七天时，PU 取向纳米纤维支架上的细胞数明显高于光滑的 PU 平膜（Mean ± SD，n = 3，** $p < 0.01$）。细胞数目通过 MTS assay 检测。细胞种植浓度为 12 500/cm^2

纳米纤维结构可以控制细胞的迁移和骨架形成，使其沿着纤维排列的方向生长。此外具有纳米纤维结构的薄膜更有利于 HUVEC 在体外的长时间生长。

正常内皮细胞的重要生物功能之一是抑制凝血。组织因子（TF）是血管内皮细胞分泌的启动外源性凝血的重要因子。在具有完整内膜的血管中，内皮细胞不分泌或少量分泌 TF；而当血管受损，内皮的完整性被破坏时，内皮细胞会释放大量的 TF，引起凝血。图 8－19 显示了 HUVEC 在两种材料上生长 2d 时所释放的 TF 量。由图可见，细胞在取向纳米纤维薄膜（ANF－PU）上生长时，释放的 TF 量明显低于平坦的 PU 薄膜（$p < 0.05$），说明与 S－PU 相比，在 ANF－PU 上生长的 HUVEC 呈现抗凝血表型，保持了良好的抗凝血功能。

四、心肌组织工程

为了制造一个心肌替代物的支架，Shin 等[61] 用电纺丝技术将 PCL 纺到一个直径 15mm 的线圈上。支架表面用纯化的Ⅰ型胶原溶液包被来提高细胞黏附。在这种 PCL 支架上培养新生小鼠心肌细胞。细胞在支

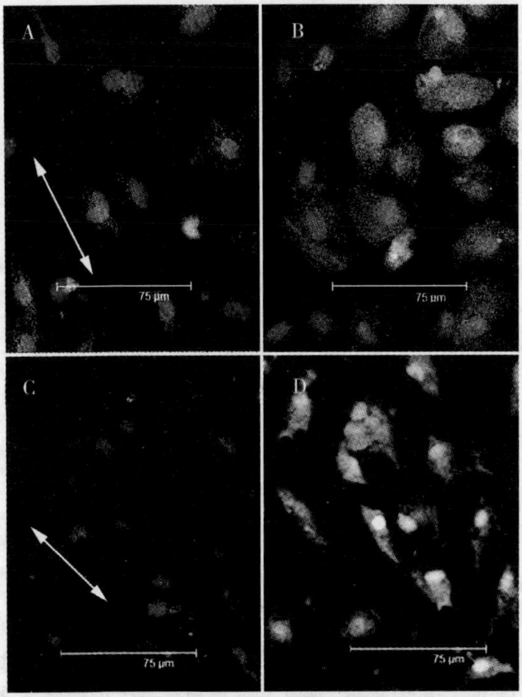

图 8－18　HUVEC 在不同基底材料上的的激光扫描共聚焦显微镜照片

注：A，C．在定向纳米纤维支架上生长 2d 和 7d；B，D．在 PU 光滑平膜上生长 2d 和 7d；细胞通过罗丹明标记的鬼丙环肽（红色）标记 α－肌动蛋白，通过 FITC（绿色）标记 β－微管蛋白和钮蛋白，通过 DAPI（蓝色）标记细胞核。细胞种植浓度为 31 250/cm^2，双向箭头指出细胞沿纳米纤维方向定向排列生长

架上黏附状况很好，培养 3d 后在 10μm 厚的支架上可以观察到心肌细胞的收缩。虽然支架表面有较多的细胞，但可以观察到心肌细胞长入整个支架内，且细胞间形成了紧密连接。这种电纺丝支架可以做到足够柔软，不会影响心肌细胞的收缩，同时其力学强度又足够使研究人员对它进行操作。通过把电纺薄膜分布在线圈上，可以在其上生长的心肌细胞能够像天然状态一样收缩。

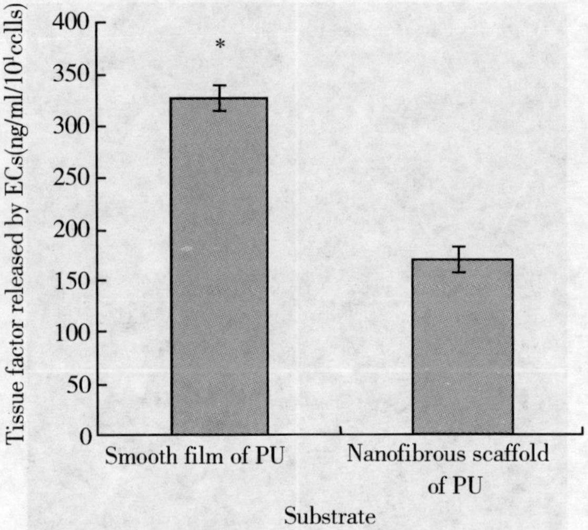

图 8－19　在不同基底材料上生长的 HUVEC 的 TF 释放量[60]

注：细胞种植浓度为 31 250/cm^2，培养 2d 后检测 TF 的释放量，在纳米纤维支架上生长的细胞所分泌 TF 的量明显低于在 PU 光滑平膜上生长的细胞。TF 的释放量通过 TF assay 检测并归一化。（Mean ± SD，n = 3，$^*p < 0.05$）

第七节　纳米纤维支架作为药物和生物大分子载体的研究

近年来，纳米纤维支架的设计和功能化已经扩展到生物功能大分子的控制释放领域，可望在医药领域产生巨大的经济效益。负载生物活性物质并实现对这些物质的控制释放，将使纳米纤维支架的功能得到突破，有可能在时序和空间上获得对细胞生长行为的调控能力，引导其按照机体内的自然程序进行分化、增殖，形成功能性组织。目前这方面的研究还处于起始阶段，研究较多的是一些药物或模型生物活性大分子的控释。

Kim K 等利用高压静电纺丝技术将亲水性的抗生素药物溶于乳酸和乙醇酸的共聚物（PLGA）溶液中，纺制成载药的纳米纤维支架[62]。支架中纤维的形态与所载药物的浓度相关，这可能是由于电纺丝过程中受到盐离子的影响。实验研究了支架中药物的释放情况，并检测了药物抗葡萄球菌的效果。实验发现，在 37℃ 水浴环境下，支架的最大药物释放发生在 1h 时。在纺丝溶液中同时加入接枝了 PEG 的聚乳酸（PEG－b－PLA）后可以减少早期药物的释放与聚集，并可延长药物的释放时间，使药物的释放时间长达一周。释放出的药物可以有效抑制葡萄球菌的生长（＞90%）。这种将无纺纳米纤维支架的机械屏障作用与抗生素释放相结合的方法将有可能应用于生物医学领域，特别是用于预防手术后伤口的黏连与感染上。

同轴静电纺丝是融合可溶性大分子的一个有效的方法，并且可以稳定地从支架中释放。Jiang H 等[63]利用同轴静电纺丝技术织造了以生物可降解材料 PCL 为外壳、以含有蛋白分子的 PEG 为内核的纳米复合纤维支架，支架中还掺有可控制释放的牛血清白蛋白和溶菌酶。纤维的外壳和内核的厚度可以通过调整内部针头的给料速率来控制，进而控制蛋白分子的释放。BSA 和溶菌酶等生物大分子以及抗生素的控释研究中发现，释放出来的溶菌酶或抗生素能够保持结构完整性和生物活性。说明电纺丝过程对于蛋白或抗生素的结构和稳定性没有明显的负面影响。如何更有效地控制释放时间和释放量是有待于进一步解决的问题。

Nikkola 等[64]通过高压静电纺丝技术制成了可以控制释放 diclofenac sodium（DS）的纳米纤维。他们将共聚比为 95∶5 的己内酯－乳酸共聚物溶于乙酸中配制成 20%（W/V）的溶液，然后将 2%（W/W）的 DS 加入到溶液中搅拌均匀，进行静电纺丝。针头距离收集屏的距离大约为 10cm，电场强度为 2kV/cm。通过纺丝得到了富含微孔的纳米纤维支架，支架厚度约 2mm，支架中纤维直径大约为 130nm。实验通过 UV－Vis 分光光度计检测了 DS 的释放率。结果显示，大约 45% 的 DS 在 24h 内释放，之后释放量几乎一直为零；35d 后释放率又开始增加。这个实验结果表明，通过高压静电纺丝技术可制造出释放 DS 的多孔纳米纤维支架。这种纳米纤维支架可在短时间内获得高 DS 释放率，从而有可能应用于需要迅速控制组织反应的场合。

近年来电纺丝纳米纤维支架的应用研究已经扩展到非病毒基因转运方面。例如，Leong 等[65]将装载有 DNA 的 PEI 纳米粒子复合到用水溶性甲壳素和藻酸盐复合材料制备的纳米纤维支架中，构建了一种新型非病毒基因载体。包覆在纳米纤维中的 DNA - PEI 纳米粒子可以被持续地释放出来，这些 DNA 仍然保持了它们的生物活性，而且可以持续地对生长在纳米纤维支架上的细胞进行基因转染。种植在这种载 DNA 纳米粒子支架上的 HEK293 细胞和人上皮成纤维细胞的转染基因表达在两周后仍然显著高于对照细胞中 3d 的表达。种植在含有 DNA 编码的碱性成纤维细胞生长因子（bFGF）的支架上的成纤维细胞对 bFGF 的分泌明显高于基础水平。这项研究的价值在于它明确了纳米纤维支架可以用于基因运载和传递，在组织工程中引导和支持细胞的发育和生长。Wang 等[66]在 PLGA - HAP 复合支架中加入了包覆 DNA 的壳聚糖纳米粒子。我们知道，裸 DNA 转染效率很低，载有 DNA 的壳聚糖粒子虽然转染效率显著提高，但是会引起比较强烈的细胞免疫反应。这种纳米纤维支架能持续释放 DNA，而不引起细胞的免疫反应。研究结果显示，纳米纤维中的羟基磷灰石纳米粒子可以促进 DNA 的释放速率。细胞培养实验的结果显示，加入了包覆 DNA 的壳聚糖纳米粒子的纳米纤维支架有更高的细胞黏附性、细胞增殖速率以及理想的转染效率。

第八节　综　　述

随着组织工程和再生医学研究的进展，研究人员正在不断寻找各种各样的方法来仿生天然细胞外基质，以实现引导和促进组织的再生与修复的目标。静电纺丝技术及其所取得的进展表明，从结构上来仿生构建细胞生长支架能够在一定程度上重建细胞外基质，使人造支架更加接近特定组织中天然细胞外基质的构造。

今后的电纺丝支架需要向两个方向做深入的研究，一是根据特定的组织需要，在结构上进一步的仿生；二是应该更加关注如何赋予纳米纤维支架以生物活性，例如已经可以做到通过在纺丝材料中加入胶原蛋白来促进细胞在支架上的增殖和分化。电纺丝技术可控性较高，对材料也有很广泛的适应性，可以通过表面修饰、掺杂复合等多种方式获得具有生物活性的纳米纤维支架，因此电纺丝技术在组织工程和再生医学的研究中具有很大的发展空间和潜力。总而言之，我们为细胞构建生长环境，应师法自然，不仅要从结构上，而且要从功能上。

（许海燕　孟　洁　韩昭昭　孔　桦　齐小谨　朱广瑾）

参 考 文 献

1. Cell and Biology: Concepts and Experiments, Edited by Gerald Karp. 4th Edition. John Wiley & Sons, Inc. 2005.
2. Yim EK, Leong KW. Significance of synthetic nanostructures in dictating celluar response, Nanomedicine, 2005, 1 (1): 10-21.
3. Rutledge GC, Fridrikh SV. Formation of fibers by electrospinning. Adv Drug Deliv Rev, 2007, 10; 59 (14):1384-1391.
4. Pham QP, Sharma U, Mikos AG. Electrospinning of polymeric nanofibers fo tissue engineering applications: a review. Tissue Eng, 2006, 12 (5):1197-1211.
5. Xu CY, Inai R, Kotaki M, et al. Aligned biodegradable nanofibrous structure: a potential scaffold for blood vessel engineering. Biomaterials, 2004, 25 (5):877-886.
6. Yang D, Lu B, Zhao Y, et al. Fabrication of Aligned Fibrous Arrays by Magnetic Electrospinning. Adv Mater, 2007, 19:3702-3706.
7. Wee-Eong Teo, Wei He, Seeram Ramakrishna1. Electrospun scaffold tailored for tissue-specific extracellular Matrix. Biotechnol. J. 2006, 1, 918-929.
8. Huang L, Nagapudi K, Apkarian RP, et al. Engineered collagen-PEO nanofibers and fabrics. J Biomater Sci Polym Ed, 2001, 12 (9):979-993.
9. Zhong S, Teo WE, Zhu X, et al. Formation of collagen-glycosaminoglycan blended nanofibrous scaffolds and their biological properties. Biomacromolecules, 2005, 6 (6):2998-3004.
10. Li WJ, Laurencin CT, Caterson EJ, et al. Electrospun nanofibrous structure: A novel scaffold for tissue engineering. J Biome Mater Res, 2002, 15; 60 (4):613-621.
11. Yoshimoto H, Shin YM, Terai H, et al. A biodegradable nanofiber scaffold by electrospinning and its potential for bone tissue engineering. Biomaterials, 2003, 24 (12):2077-2082.
12. Simon C. Bakera, Neil Atkinb, c, Paul A. Gunningb, et al. Characterisation of electrospun polystyrene scaffolds for three-dimensional in vitro biological studies. Biomaterials 2006; 27:3136-3146.
13. Zhang Y Z, Venugopal J, Huang Z M, et al. Characterization of the surface biocompatibility of the electrospun PCL-collagen nanofibers using fibroblasts. Biomacromolecules 2005, 6:2583-2589.
14. He W, Yong T, Teo WE, et al. Fabrication and Endothelialization of Collagen-Blended Biodegradable Polymer Nanofibers: Potential Vascular Graft for Blood Vessel

Tissue Engineering. Tissue Eng, 2005, 11 (9/10): 1574 – 1588.
15. Zhang YZ, Venugopal J, Huang ZM, et al. Characterization of the surface biocompatibility of the electrospun PCL-collagen nanofibers using fibroblasts. Biomacromolecules, 2005, 6 : 2583 – 2589.
16. Ma Z, He W, Yong T, et al. Grafting of Gelatin on Electrospun Poly (caprolactone) Nanofibers to Improve Endothelial Cell Spreading and Proliferation and to Control Cell Orientation. Tissue Eng, 2005, 11 (7/8): 1149 – 1158.
17. So HM, Won K, Kim YH, et al. Single-walled carbon nanotube biosensors using aptamers as molecular recognition elements. J Am Chem Soc, 2005, 31; 127 (34) : 11906 – 11907.
18. Yan YM, Zheng W, Zhang MN, et al. Bioelectrochemistry functional nanohybrids through co-assembling of proteins and surfactants onto carbon nanotubes : facilitated electron transfer of assembled proteins with enhanced faradic response. Langmuir, 2005, 21 : 6560 – 6566.
19. Balavoine F, Schultz P, Richard C, et al. Helical crystallization of proteins on carbon nanotubes : a first step towards the development of new biosensors. Angew Chem Int Ed, 1999, 38 (13 – 14): 1912 – 1915.
20. Chen RJ, Zhang YG, Wang DW, et al. Noncovalent sidewall functionalization of single-walled carbon nanotubes for protein immobilization. J Am Chem SOC, 2001, 123 (16): 3838 – 3839.
21. Price RL, Waid MC, Haberstroh KM, et al. Selective bone cell adhesion on formulations containing carbon nanofibers. Biomaterials, 2003, 24 (11): 1877 – 1887.
22. Zanello LP, Zhao B, Hu H, et al. Bone cell proliferation on carbon nanotubes. Nano Lett. 2006, 6 (3): 562 – 567
23. Mark P Mattson, Robert C Haddon, Apparao M Rao. Molecular functionalization of carbon nanotubes and use as substrates for neuronal growth. J. Mol. Neurosci. 2000; 14 : 175 – 182.
24. Song L, Ci LJ, Li LV, et al. Direct synthesis of macroscale single-walled carbon nanotubes nonwoven. Advance Materials 2004; 16 : 1529.
25. Jie Meng, Li Song, Haiyan Xu, et al. Effects of single-walled carbon nanotubes on the functions of plasma proteins and potentials in vascular prostheses. Nanomedicine : Nanotechnology, Biology, and Medicine 1 (2005) 136 – 142.
26. Jie Meng*, Hua Kong*, Zhaozhao Han, et al. Enhancement of nanofibrous scaffold of MWNTs/polyurethane composite to the fibroblasts growth and biosynthesis. Journal of Biomedical Materials Research : Part A. 2006; 79 (2): 298 – 306.
27. Meng J[2], Kong H, Xu HY, et al. Improving the blood compatibility of polyurethane

using carbon nanotubes as fillers and its implications to cardiovascular surgery. J Biomed Mater Res A. 2005 Aug 1; 74 (2): 208 - 214.
28. Thomas J Webster, Michael C Waid, Janice L McKenzie, et al. Nano-biotechnology: carbon nanofibres as improved neural and orthopaedic implants. Nano Tech. 2004; 15: 48 - 54.
29. Shin M, Yoshimoto H, Vacanti JP. In vivo bone tissue engineering using mesenchymal stem cells on a novel electrospun nanofibrous scaffold. Tissue Eng, 2004; 10 (1 - 2): 33.
30. Min BM, Lee G, Kim SH, et al. Electrospinning of silk fibroin nanofibers and its effect on the adhesion and spreading of normal human keratinocytes and fibroblasts in vitro. Biomaterials, 2004; 25 (7 - 8): 1289 - 1297.
31. Woo KM, Chen VJ, Ma PX. Nano-fibrous scaffolding architecture selectively enhances protein adsorption contributing to cell attachment. Biomed Mater Res, 2003, 1; 67 (2): 531 - 537.
32. Xu C, Inai R, Kotaki M, Ramakrishna S. Electrospun nanofiber fabrication as synthetic extracellular matrix and its potential for vascular tissue engineering Tissue Eng. 2004, 10 (7 - 8): 1160 - 1168.
33. Mo XM, Xu CY, Kotaki M, et al. Electrospun P (LLA-CL) nanofiber a biomimetic extracellular matrix for smooth muscle cell and endothelial cell proliferation. Biomaterials, 2004, 25 (10): 1883 - 1890.
34. Yang F, Murugan R, Wang S, et al. Electrospinning of nano/micro scale poly (L-lactic acid) aligned fibers and their potential in neural tissue engineering. Biomaterials, 2005, 26 (15): 2603 - 2610.
35. Meng J, Kong H, Han ZZ, et al. J Biomed Mater Res A. published online in Feb, 2008.
36. Zhu Y, Leong MF, Ong WF, et al. Esophageal epithelium regeneration on fibronectin grafted poly (L-lactide-co-caprolactone) (PLLC) nanofiber scaffold. Biomaterials, 2007, 28 (5): 861 - 868.
37. Ma Z, He W, Yong T, et al. Grafting of Gelatin on Electrospun Poly (caprolactone) Nanofibers to Improve Endothelial Cell Spreading and Proliferation and to Control Cell Orientation. Tissue Eng, 2005, 11 (7/8): 1149 - 1158.
38. Venugopal J, Ramakrishna S. Biocompatible nanofiber matrices for the engineering of a dermal substitute for skin regeneration, Tissue Eng, 2005, 11 (5 - 6): 847 - 854.
39. Chong EJ, Phan TT, Lim IJ, et al. Evaluation of electrospun PCL/gelatin nanofibrous scaffold for wound healing and layered dermal reconstitution. Acta Biomater,

2007, 3 (3): 321 - 330.

40. Pan, H., Jiang, H., Chen, W., Interaction of dermal fibroblasts with electrospun composite polymer scaffolds prepared from dextran and poly lactide-co-glycolide. Biomaterials 2006, 27, 3209 - 3220.

41. Min, B. M., You, Y., Kim, J. M., et al. Formation of nanostructured poly (lactic-co-glycolic acid) /chitin matrix and its cellular response to normal human keratinocytes and fibroblasts. Carbohyd. Polym. 2004, 57, 285 - 292.

42. Rho, K. S., Jeong, L., Lee, G., et al. Electrospinning of collagen nanofibers: Effects on the behavior of normal human keratinocytes and early-stage wound healing. Biomaterials 2006, 27, 1452 - 1461.

43. Venugopal, J., Ma, L. L., Ramakrishna, S., Biocompatible nanofiber matrices for the engineering of a dermal subsititute for skin regeneration. Tissue Eng. 2005, 11, 847 - 854.

44. Shin, H. J., Lee, C. H., Cho, I. H., et al., Electrospun PLGA nanofiber scaffolds for articular cartilage reconstruction: mechanical stability, degradation and cellular responses under mechanical stimulation in vitro. J. Biomater. Sci. Polym. Ed. 2006, 17, 103 - 119.

45. Baker BM, Mauck RL. The effect of nanofiber alignment on the maturation of engineered meniscus constructs. Biomaterials, 2007, 28 (11): 1967 - 1977.

46. Yoshimoto, H., Shin, Y. M., Terai, et al. A biodegradable nanofiber scaffold by electrospinning and its potential for bone tissue engineering. Biomaterials 2003, 24, 2077 - 2082.

47. Fujihara, K., Kotaki, M., Ramakrishna, S., Guided bone regeneration membrane made of polycaprolactone/calcium carbonate composite nano-fibers. Biomaterials 2004, 26, 4139 - 4147.

48. Li, C., Vepari, C., Jin, H. J., Electrospun silk-BMP-2 scaffolds for bone tissue engineering. Biomaterials 2006, 27, 3115 - 3124.

49. Kim, K. H., Jeong, L., Park, H. N., et al., Biological efficacy of silk fibroin nanofiber membranes for guided bone regeneration. J. Biotechnol. 2005, 120: 327 - 339.

50. Shin, M., Yoshimoto, H., Vacanti, J. P. In vivo bone tissue engineering using mesenchymal stem cells on a novel electrospun nanofibrous scaffold. Tissue Eng. 2004, 10: 33 - 34.

51. McGuigan AP, Sefton MV. The influence of biomaterials on endothelial cell thrombogenicity. Biomaterials, 2007, 28 (16): 2547 - 2571.

52. Dalby MJ, Riehle MO, Johnstone H, et al. In vitro reaction of endothelial cells to

polymer demixed nanotopography. Biomaterials, 2002, 23 (14): 2945 – 2954.

53. Boura C, Muller S, Voegel JC, et al. Behaviour of endothelial cells seeded on thin polyelectrolyte multilayered films: a new biological scaffold. Clinical Hemorheology and Microcirculation, 2005, 33 (3): 269 – 275.

54. Huang, AL., McMillan, R. A., Apkarian, R. P., et al., Generation of synthetic elastin-mimetic small diameter fibers and fiber networks. Macromolecules 2000, 33: 2989 – 2997.

55. Kwon, I. K., Matsuda, T., Co-electrospun nanofiber fabrics of poly (Llactide-co-ε-caprolactone) with type I collagen or heparin. Biomacromolecules 2005, 6, 2096 – 2105.

56. Stitzel, J. D., Pawlowski, K. J., Wnek, G. E., et al. Arterial smooth muscle cell proliferation on a novel biomimicking, biodegradable vascular graft scaffold. J. Biomater. Appl. 2001, 16: 22 – 33.

57. Zhong, S., Teo, W. E., Zhu, X., et al., Formation of collagen-glycosaminoglycan blended nanofibrous scaffolds and their biological properties. Biomacromolecules 2005, 6: 2998 – 3001.

58. Kidoaki, S., Kwon, I. K., Matsuda, T., Mesoscopic spatial designs of nano- and microfiber meshes for tissue-engineering matrix and scaffold based on newly devised multilayering and mix electrospinning techniques. Biomaterials 2005, 26, 37 – 46.

59. Zaozhao Han, Hua Kong, Jie meng, et al. Electrospinning of aligned Carbon nanotubes-Polyurethane composite scaffold for endothelial cells growth. Journal of nanotechnology (accepted)

60. Shin, M., Ishii, O., Sueda, T., Vacanti, J. P., Contractile cardiac grafts using a novel nanofibrous mesh. Biomaterials 2004, 25: 3717 – 3723.

61. Kim K, Luu YK, Chang C, et al. Incorporation and controlled release of a hydrophilic antibiotic using poly (lactide-co-glycolide)-based electrospun nanofibrous scaffolds. J Control Release, 2004, 23; 98 (1): 47 – 56.

62. Jiang H, Hu Y, Li Y, et al. A facile technique to prepare biodegradable coaxial electrospun nanofibers for controlled release of bioactive agents. J Controlled Release, 2005, 28; 108 (2 – 3): 237 – 243.

63. Nikkola L, Seppälä J, Harlin A, et al. Electrospun multifunctional diclofenac sodium releasing nanoscaffold. J Nanosci Nanotechnol, 2006, 6 (9 – 10): 3290 – 3295.

64. Lim SH, Liao IC, Leong KW. Nonviral gene delivery from nonwoven fibrous scaffolds fabricated by interfacial complexation of polyelectrolytes. Mol Ther. 2006; 13

(6): 1163 – 1172.

65. Nie H, Wang CH. Fabrication and characterization of PLGA/HAp composite scaffolds for delivery of BMP-2 plasmid DNA. J Control Release. 2007 Jul 16; 120 (1 – 2): 111 – 121

第九章　纳米材料对健康的影响及分析评价

第一节　概　述

当物质的尺寸减小到纳米级后，单位体积的比表面积极大，最高可达几千平方米/cm^3，表面原子占总原子的比例明显升高（图 9-1）[1]。巨大的比表面使得物质的表面能极高，极不稳定，易与其他原子相结合，如最常见的纳米颗粒极易发生团聚就是一个明显的例证。纳米材料这种超高的反应活性会使其在进入生命体后，它们的化学特性和生物活性与化学成分相同的常规物质有很大不同[2]。国内外的初步的动物学实验和细胞学实验结果表明，普通无害的微米物质一旦细分成纳米级的超细微粒后，就会出现潜在毒性，且颗粒愈小，表面活性越大，生物反应活性也愈大；纳米材料进入机体和细胞，通过血脑、血睾和肺血屏障的几率同常规物质相比大大增加[3~5]。在这种情况下，人们对纳米材料的

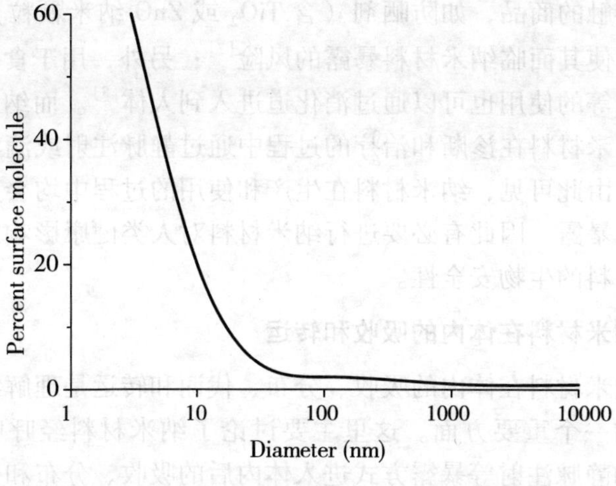

图 9-1　表面原子数占全部原子数的比例和粒径之间的关系

生物安全性提出了质疑，比如纳米材料进入体内的关键途径、进入体内的纳米颗粒一些特殊生物化学行为及这些生物化学行为所导致的特殊的毒理学效应等，这都是目前发展纳米科技的同时需要考虑的问题。只有对纳米材料的生物安全性有了清楚的了解，才能有助于纳米产业把纳米材料对生物的影响降到最低，减少政府和公众对此问题的担忧，保障纳米科技健康和可持续发展。

本章从体内和体外两个方面系统地评价了纳米材料对健康的影响，首先介绍了纳米材料对人体的暴露途径，并对纳米材料在体内和体外的吸收、分布和转运及其产生的毒理学效应进行了总结和分析，最后探讨了纳米材料毒理学效应的机制和消除纳米材料毒性的一些方法。

第二节　纳米材料生物安全性的体内研究

纳米材料的广泛应用使得研究者、生产者和消费者将有更多的机会接触纳米材料。纳米材料因其小尺寸的特性在人体和环境中具有高的运动能力，从而可以通过呼吸道、消化道及皮肤等多种途径进入人体。对于职业暴露者，纳米材料多是直接通过皮肤吸收或呼吸道暴露进入人体[6]。对于消费者，大量包含纳米材料的消费品的使用，特别是那些与人体直接接触的商品，如防晒剂（含 TiO_2 或 ZnO 纳米颗粒）和化妆品等的使用，使其面临纳米材料暴露的风险[7]；另外，用于食品中的纳米颗粒添加剂等的使用也可以通过消化道进入到人体[8]。而纳米药物的使用，使得纳米材料在诊断和治疗的过程中通过静脉注射或滴注的方式进入到人体。由此可见，纳米材料在生产和使用的过程中均会产生对人和其他生物的暴露，因此有必要进行纳米材料对人类健康影响的研究，以评价纳米材料的生物安全性。

一、纳米材料在体内的吸收和转运

研究纳米材料在体内的吸收、分布、代谢和转运是理解纳米材料生物安全性的一个重要方面。这里主要讨论了纳米材料经呼吸道、胃肠道、皮肤和静脉注射等暴露方式进入体内后的吸收、分布和代谢等动力学行为。

（一）纳米材料经呼吸道暴露的吸收和转运

1. 纳米材料在呼吸道的沉积和清除　呼吸道是吸入纳米颗粒进入人体的重要途径，纳米材料的粒径、溶解度和表面性质都会直接影响纳米材料在呼吸道的沉积部位和沉积效率。纳米颗粒在呼吸道沉积的机制与大颗粒不同，前者主要是通过弥散或与气体分子碰撞而沉淀，而后者则通过惯性撞击，重力沉降和拦截。国际辐射防护委员会（ICRP）1994年的研究指出，纳米颗粒可以在人类呼吸道及肺泡中沉积，而且不同尺寸的纳米颗粒靶向呼吸道不同的区域[9]。粒径为1nm的颗粒，90%左右沉积在鼻咽部，其余10%沉积在气管支气管区，肺泡中几乎不沉积；粒径为5～10nm的颗粒，纳米颗粒在上述3个区域的沉积均为20%～30%；粒径为20nm的颗粒，有50%左右沉积在肺泡内（图9-2）[9]。近来的多项研究也都发现纳米材料可以在动物的呼吸道各段和肺泡内沉积[10,11]。虽然被人体吸入的纳米材料质量浓度并不高，但由于粒径极小，数量极大，所有这些都为纳米材料致肺脏损伤提供了可能。

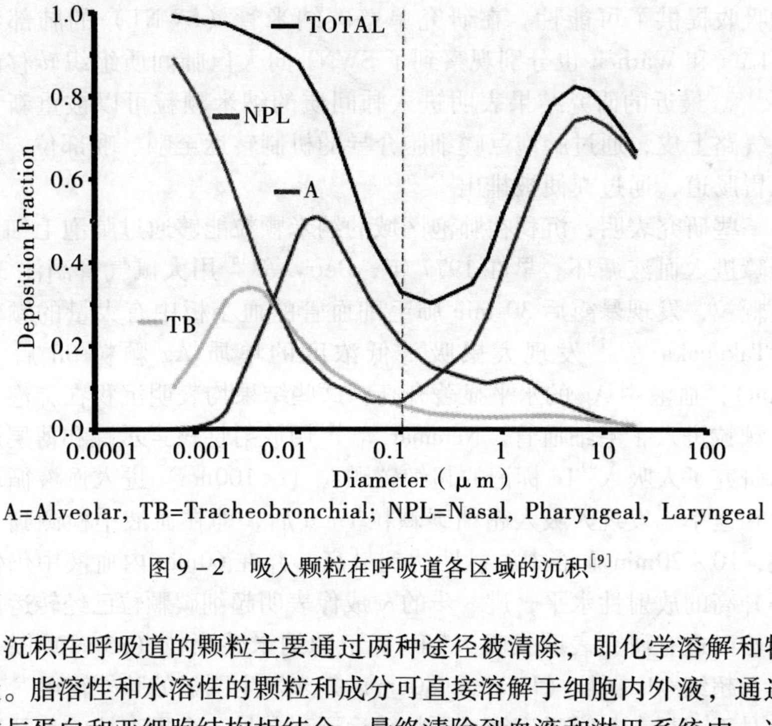

图9-2　吸入颗粒在呼吸道各区域的沉积[9]

沉积在呼吸道的颗粒主要通过两种途径被清除，即化学溶解和物理转运。脂溶性和水溶性的颗粒和成分可直接溶解于细胞内外液，通过扩散或与蛋白和亚细胞结构相结合，最终清除到血液和淋巴系统中。这种化学清除可以在呼吸道各个区域发生，只是清除效率不同，取决于细胞内外液的 pH 条件。而物理转运在呼吸道各区域具有明显的不同，沉积在上呼吸道（鼻、咽、喉部位）的颗粒可通过黏膜纤毛的迁移运送到鼻腔后部或通过打喷嚏、呼气来清除。沉积在肺泡内的固体颗粒主要通过肺泡巨噬细胞吞噬，然后经黏膜纤毛的提升被清除；这种清除机制与颗粒大小密切相关。Oberdörster 等比较了大鼠肺泡巨噬细胞对相同质量不同尺寸 TiO_2（20nm 和 250nm）粉末的清除机制[10]。结果发现肺泡清除 250 nm TiO_2 的半衰期为 177d；清除 20nm TiO_2 的半衰期为 541d。这表明，尺寸越小，越难于被巨噬细胞清除，巨噬细胞清除外来毒物的能力降低，其吞噬能力也会降低。

2. 纳米材料在体内的迁移和输运　纳米材料进入机体后，可以向周围组织甚至更远的范围迁移。吸入的纳米颗粒，观察到最多的迁移方式是纳米颗粒由呼吸道表面向黏膜下组织迁移。Oberdörster 等[12] 发现大鼠吸入 20nm 多聚四氟乙烯（PTFE）颗粒 4h 后，PTFE 已经进入到呼吸道黏膜下及肺泡间质区域。纳米颗粒在肺泡区域的沉积为其在肺组织中的吸收提供了可能性。在研究单壁碳纳米管（SWNT）的肺部毒性时，Lam 和 Warheit 也分别观察到了 SWNT 向大鼠肺间质组织转移的情况[13,14]。最近的研究结果表明进入肺间质的纳米颗粒可以被重新分散进入气路上皮，通过肺泡巨噬细胞介导的机制转运至咽、喉部位，从而进入胃肠道，通过粪便被排出[15]。

一些研究表明，沉积在肺泡区域的纳米颗粒能够通过肺泡毛细血管壁屏障进入血液循环。早在 1977 年，Berry 等[16] 用大鼠气管滴注 30nm 的金颗粒，发现暴露后 30 min 肺毛细血管的血小板中有大量的颗粒存在。Takenaka 等[17] 发现大鼠吸入低浓度的单质 Ag 颗粒 6h 后（>100nm），血液中 Ag 的水平显著升高。这些结果均表明沉积在肺泡中的纳米颗粒进入了毛细血管。Nemmar 等[18] 用放射性核素示踪和薄层层析技术研究了人吸入 ^{99}Tc 标记的超细碳颗粒（<100nm）进入血液循环的能力和速率。发现人吸入超细碳颗粒 1min 后，即在血液中检测到了放射性，10~20min 血液中放射性达到最高；并在 60min 内血液中仍保持显著升高的放射性水平，进一步的 γ 成像表明超细碳颗粒已经转运至肝脏。然而也有研究表明人吸入 ^{99}Tc 标记的纳米碳颗粒（35nm）以及大鼠吸入超细 ^{192}Ir 颗粒（15nm 和 80nm）并未发生明显的肺外转运[19~21]。

对于沉积在上呼吸道纳米颗粒转运还存在另一个更直接的途径即通

过嗅觉路径转运进入中枢神经系统。近年来，经鼻黏膜给药已成为重要的快速高效脑部给药方式之一，为中枢神经系统疾病的治疗提供了一条有效的给药途径。嗅觉系统提供了一个直接联系脑和外周环境的桥梁，使得一些外源性物质可以绕过血脑屏障，避开肝脏的首过效应及胃肠道中代谢酶作用而直接进入脑中。物质经鼻腔直接进入中枢神经系统主要有两条通路：嗅神经通路和嗅黏膜上皮通路。大多数亲神经的病毒、金属离子（Ni^{2+}、Cd^{2+} 和 Zn）、甾体激素与蛋白质可经嗅神经通路入脑[22-24]，嗅球是物质经此路经进脑的必经之路。多数小分子药物如可卡因、利多卡因、多巴胺、头孢氨苄、胰岛素、脑啡肽等可通过鼻黏膜上皮吸收入脑，该通路比嗅神经路径吸收迅速[25-27]。此外，一些金属离子和纳米微球还可以通过三叉神经路径直接进入中枢神经系统[28,29]。由于纳米颗粒物在鼻腔黏膜中具有极高的沉积效率和转运速率，研究嗅觉路径在纳米颗粒的吸收、清除和转运中的作用，对纳米材料的生物安全性评价将有非常重要的意义。目前已有一些动物研究证实吸入的超细颗粒物可以经嗅觉路径进入中枢神经系统（CNS）（表 9－1）。早在 1970 年，de Lorenzo 曾经报道给猴子经鼻滴入 50nm 经过银修饰的金颗粒，发现颗粒物可沿嗅觉轴突进入嗅球，而且转运速率相当快，达 2.4 mm/h[31]。近年来，先后有研究表明吸入的超细碳（36nm）和 MnO_2（30nm）颗粒均能通过嗅神经路径进入到 CNS[32,35]。利用同步辐射 X 线荧光光谱技术（SRXRF），中国科学院高能物理所赵宇亮研究小组证明鼻腔滴注的 TiO_2（80nm）（图 9－3）[33,34] 和 Fe_2O_3 纳米颗粒（280nm）能够经嗅神经路径进入脑组织中（图 9－4）[33,34]。上述结果表明嗅神经路径是沉积在呼吸道鼻、咽喉区域的纳米颗粒转运进入脑组织的最直接途径，CNS 是吸入纳米颗粒潜在的一个靶器官。

表 9－1 沉积在呼吸道的超细颗粒经嗅觉路径进入中枢神经系统

年份	研究结果
1941	Bodian and Howe：在黑猩猩鼻腔中滴注脊髓灰质炎病毒颗粒（30 nm），观察到病毒沿嗅觉轴突迁移的速率为 2.4 mm/h[30]。
1970	de Lorenzo：给猴子经鼻滴入 50 nm 经金属银修饰的金颗粒沿嗅觉轴突迁移的速率为 2.5 mm/h；用透射电镜成像观察了颗粒沿轴突迁移的整个过程；纳米颗粒主要富集在线粒体而非胞质中[31]。
1998	Hunter and Undem：大鼠鼻腔滴注 20 nm～200 nm 若丹明标记的微球沿眼神经和上颚神经转运至三叉神经区域[28]。
2004	Oberdörster 等：大鼠吸入超细 ^{13}C 颗粒（36 nm）7d，嗅球中 ^{13}C 的水平持续升高[32]。
2005	王等：鼻腔滴注的 TiO_2 纳米颗粒（80 nm）能够通过小鼠的嗅觉神经系统进入到嗅球的嗅神经层、内部粒状细胞层、嗅觉脑室区进一步迁移到大脑皮质、海马和丘脑区[33]。
2005	汪等：鼻腔滴注的 Fe_2O_3 纳米颗粒（280 nm）能够进入小鼠的嗅神经层、突触小球层和前嗅核外侧部[34]。
2006	Elder 等：大鼠吸入 MnO_2 纳米颗粒（30 nm）12d 后，嗅球内 Mn 的浓度增高 3.5 倍，肺内仅增高 2 倍[35]

（二）纳米材料经皮肤的渗透和吸收　皮肤暴露也是纳米材料进入机体的重要途径之一，皮肤对纳米材料的吸收主要来自化妆品和防晒剂的使用，也包括某些药物治疗[7]。皮肤由外向内可分为 3 层，即表皮、真皮和皮下组织。皮肤主要是通过表皮部分来吸收营养物质，一般是通过角质层、毛囊及汗孔来进行的。角质层是一种半通透膜，属亲油性，类脂质溶解物可通过角质层的细胞膜而被皮肤吸收。人表皮角质层是纳米颗粒经皮肤进入体内的第一道屏障，已有研究表明防晒霜中的 ZnO 和 TiO_2 纳米颗粒能够渗透兔皮的角质层[36]。Reinert 等[37]利用与人体皮肤接近的猪皮做纳米颗粒的渗透性实验，发现大小在 45～150nm 和 17～35nm 范围内的 TiO_2 纳米颗粒很容易通过角质层进入表皮下的颗粒层。进一步的研究发现 5～20nm TiO_2 颗粒进入皮肤后进一步和免疫系统相互作用[38]。这种渗透过程可能是纳米颗粒经由角质层细胞的脂质双分子层进入皮肤内部，被免疫系统中的朗格汉斯细胞所吞噬[39,40]。

尽管目前有关皮肤对纳米颗粒吸收和渗透的数据非常有限，现有的

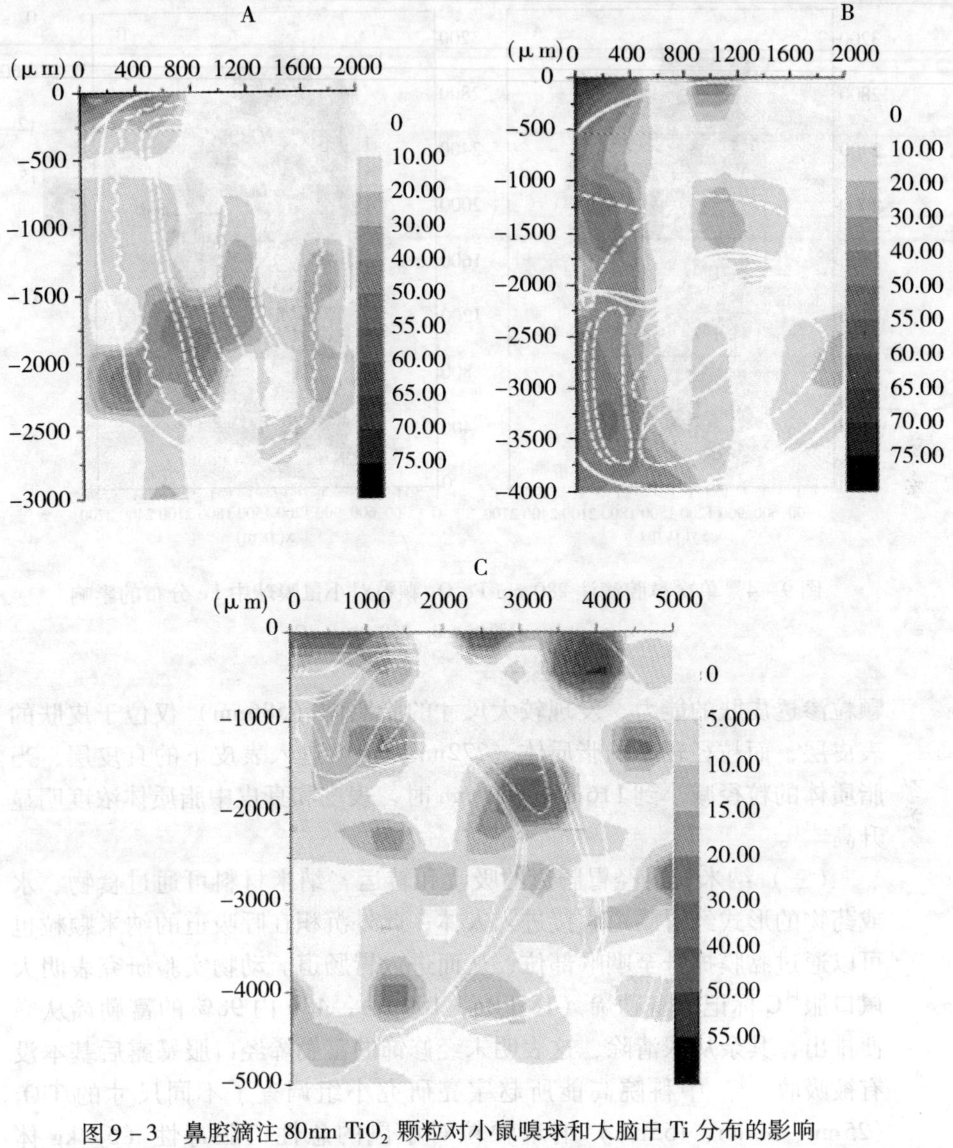

图 9－3　鼻腔滴注 80nm TiO_2 颗粒对小鼠嗅球和大脑中 Ti 分布的影响

注：A. 嗅球中部；B. 嗅球后部（含大脑皮质）C. 大脑

研究结果表明这种吸收过程具有尺寸依赖性，颗粒的尺寸越小，通过皮肤的渗透能力越强。例如，Verma 等通过荧光成像技术研究脂质体纳米

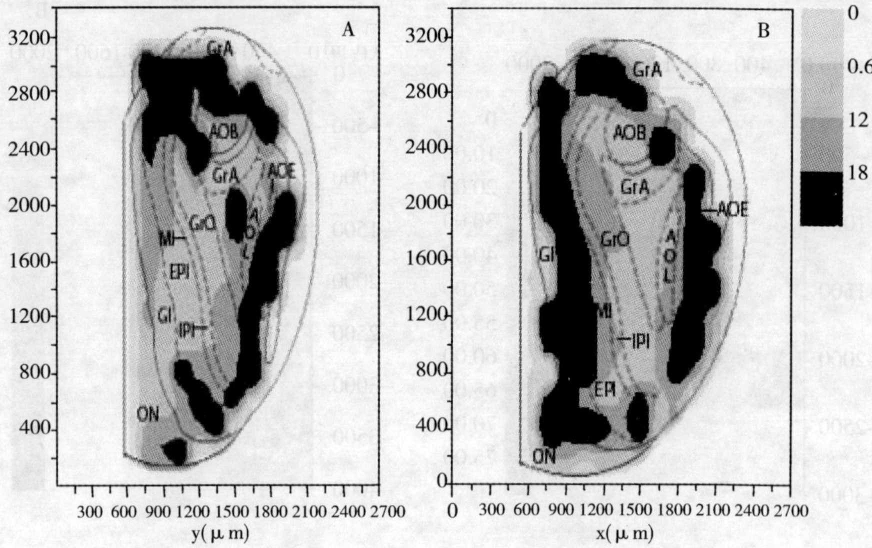

图 9-4　单次鼻腔滴注 280 nm Fe_2O_3 颗粒对小鼠嗅球中 Fe 分布的影响

注：A. 对照组；B. 280 nm Fe_2O_3

颗粒渗透皮肤的能力，发现较大尺寸的脂质体（586nm）仅位于皮肤的表皮层，而粒径较小的脂质体（272nm）能够进入表皮下的真皮层，当脂质体的粒径减小到116nm 和 72 nm 时，表皮和真皮中脂质体浓度明显升高[41]。

（三）纳米材料经胃肠道的吸收和转运　纳米材料可通过食物、水或药物的形式经胃肠道直接进入人体；此外沉积在呼吸道的纳米颗粒也可以通过黏膜提升至咽喉部位，从而进入胃肠道。动物实验研究表明大鼠口服^{14}C 标记的富勒烯（18 kBq，100μl），48h 内 98% 的富勒烯从粪便排出，其余从尿清除，这表明未经修饰的富勒烯经口服暴露后基本没有被吸收[42]。中科院高能所赵宇亮研究小组调查了不同尺寸的 TiO_2（25nm、80nm、155nm）纳米颗粒对小鼠的急性口服毒性（5g/kg 体重），发现小于 100nm TiO_2 颗粒能够进入血液循环，在肝、肾、脾和肺组织中蓄积（图 9-5）[43]。这些研究结果表明，化学组成不同的纳米颗粒，经胃肠道暴露后在体内的吸收代谢也各不相同。

外源物质经胃肠道吸收主要通过以下几种方式：

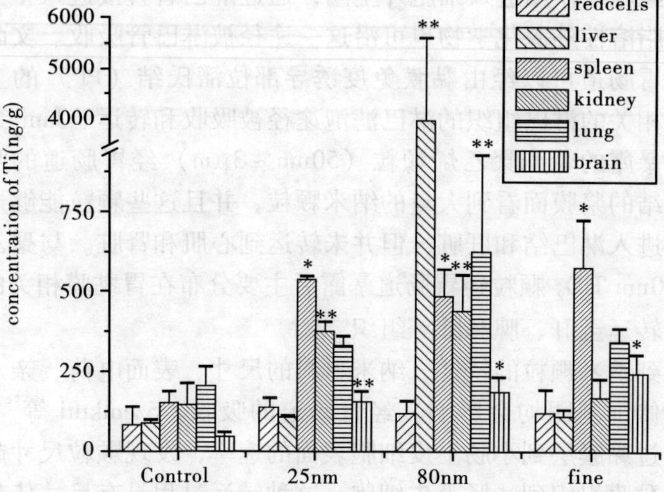

图 9－5　急性口服暴露不同尺寸的 TiO_2 纳米颗粒对小鼠体内 Ti 含量的影响

注：＊．暴露组与对照组比较（$p<0.05$）；＋．25μm 和 80nm 组与细颗粒组比较（$p<0.05$）

1．简单扩散　简单扩散是外源化学物在胃肠道吸收的主要方式。分子量小的（＜200Da），脂溶性大，极性低的（解离度小）化学物较易通过生物膜被吸收。

2．滤过　小肠黏膜细胞膜上有直径 0.4 nm 左右的亲水性孔道，分子量 100Da 左右，直径小于亲水性孔道的小分子，可随同水分子一起滤过而被吸收，例如，经口摄入的 10% 铅、4% 锰、1.5% 镉和 1% 铬可被胃肠道吸收。

3．主动转运　机体需要的某些营养物质如糖类、氨基酸、核酸、无机盐可由肠道通过主动转运逆浓度梯度被吸收，少数外源化学物，由于其化学结构或性质与体内所需的营养物质非常相似，也能通过主动转运进入机体。例如抗癌药氟尿嘧啶（5-FU）和 5-溴尿嘧啶可利用小肠上皮细胞上的嘧啶运载系统。

4．胞吞作用　偶氮色素及某些微生物毒素可通过胞吞作用进入肠黏膜上皮细胞。

5. 淋巴管吸收　脂肪经肠道吸收后，与磷脂和蛋白质一起形成乳糜微粒，经胞吐作用进入细胞外空间，通过淋巴管直接进入全身静脉血流。某些脂溶性外源化学物也可沿这一途径被淋巴管吸收。文献报道纳米颗粒在胃肠道可以经由黏膜免疫诱导部位潘氏结（PP）的上皮细胞或胃黏膜相关的淋巴组织的淋巴滤泡途径被吸收和转运。Jani 等[44,45]研究了口服暴露的荧光聚乙烯颗粒（50nm ~ 3μm）经胃肠道的吸收，发现在潘氏结的浆膜面看到大量的纳米颗粒，并且这些颗粒能够通过肠系膜淋巴管进入淋巴结和肝脏，但并未转运到心肌和肾脏。与聚乙烯颗粒不同，500nm TiO_2 颗粒经胃肠道暴露后主要分布在胃黏膜相关的淋巴组织，此后转运至肝、脾和肺等组织[46]。

考虑到纳米颗粒的特性，纳米材料的尺寸、表面电荷、亲水－疏水性和化学修饰基团均会影响其经胃肠道的吸收。Szentkuti 等[47]研究纳米颗粒通过黏膜层到小肠上皮细胞表面的速率，发现颗粒尺寸越小，越容易渗透黏膜组织到达肠上皮细胞，这种转运过程具有尺寸依赖性。例如，14nm 的颗粒渗透黏膜组织需要 2min，而 415nm 的颗粒渗透黏膜组织需要 30min，而粒径为 1 000nm 的颗粒不能跨越胃黏膜屏障。关于纳米颗粒的亲水－疏水性和表面电荷对吸收的影响，研究表明疏水性有利于纳米颗粒经黏膜组织的扩散，有较高的吸收水平；表面负电的纳米颗粒有较低的吸收率[48]。

（四）纳米材料经注射给药后的吸收和转运　纳米材料用于药物的传输、疾病的诊断和治疗时通常以静脉注射或腹腔注射的方式给药。Wang 等[49]研究了放射性 ^{125}I 标记的单壁碳纳米管（SWNT）经腹腔、静脉及皮下注射等多种途径给药后，SWNT 在体内的分布，以小鼠每克湿组织的剂量百分比计算，发现 SWNT 均可迅速分布于小鼠各器官组织中（脑组织除外）（图 9－6），这表明相对分子质量超过 60 万的 SWNT 可以像小分子一样在各器官组织中自由穿梭，这一点与常规物质截然不同，而且在 11d 后仍有 30% 的 SWNT 蓄积在体内。Singh 等[50]研究了静脉给药 ^{111}In 标记的功能化单壁碳纳米管（DTPA－SWNT）在小鼠体内的分布及血液清除速率，发现［^{111}In］DTPA－SWNT 通过肾排泄的途径在血液中被迅速清除（血液清除半衰期 3h），并未在肝、脾等单核－吞噬细胞系统蓄积（图 9－7）。王等[51]采用 ICP－MS 技术检测了腹腔注射内包金属 Gd 的羟基化富勒烯［$Gd@C_{82}(OH)_{22}$］（3.14μg Gd/kg 体重，22.5nm）在体内的分布，发现 Gd 已迅速转运至骨骼、肾、胃、胰腺和脾等脏器（图9-8）。

血脑屏障是由星形胶质细胞和血管内皮细胞共同构成的具有防御功能的结构，约85%的脑毛细血管周围包绕着星形胶质细胞。在正常的生理状态下，血脑屏障为中枢神经系统提供解剖和生理上的保护，防止血液中的有害物质进入中枢神经系统，从而维持中枢神经系统内环境的稳定。然而血脑屏障的存在，也使一些作用于中枢神经系统药物的应用受到限制。目前，一些研究表明经过表面修饰的纳米颗粒能够作为药物的载体，携带药物穿过血脑屏障进入中枢神经系统[52]，而且纳米颗粒表面的修饰基团和表面电荷都会影响纳米颗粒穿过血脑屏障的能力。尽管表面修饰的纳米颗粒介导的药物穿过血脑屏障的机制还不完全清楚，已有研究表明脑毛细血管内皮细胞的内吞作用是最可能的机制，Ramge等[53]研究了聚山梨脂-80修饰的聚氰基丙烯酸正丁酯纳米颗粒与人和牛的脑毛细血管内皮细胞之间的相互作用，发现与未经修饰的纳米颗粒相比，脑毛细血管内皮细胞对聚山梨脂-80修饰的纳米颗粒的吸收增强了20倍，通过荧光和激光共聚焦显微镜的观察，证明这种吸收的过程以内吞的方式进行。

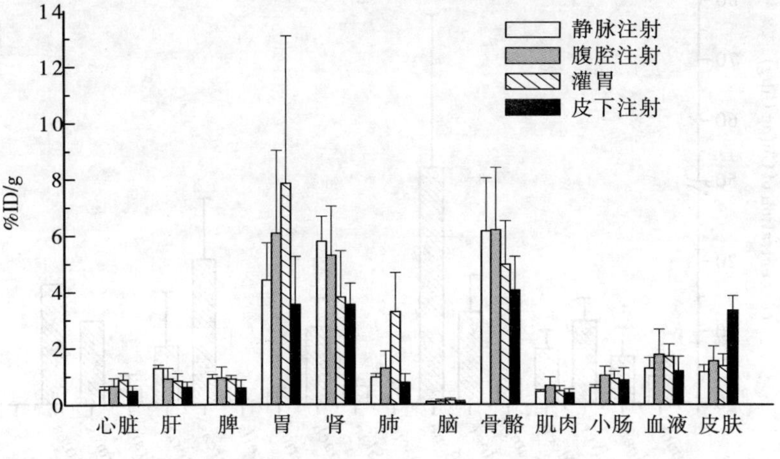

图9-6　不同的给药方式对羟基化单壁碳纳米管在小鼠体内分布的影响

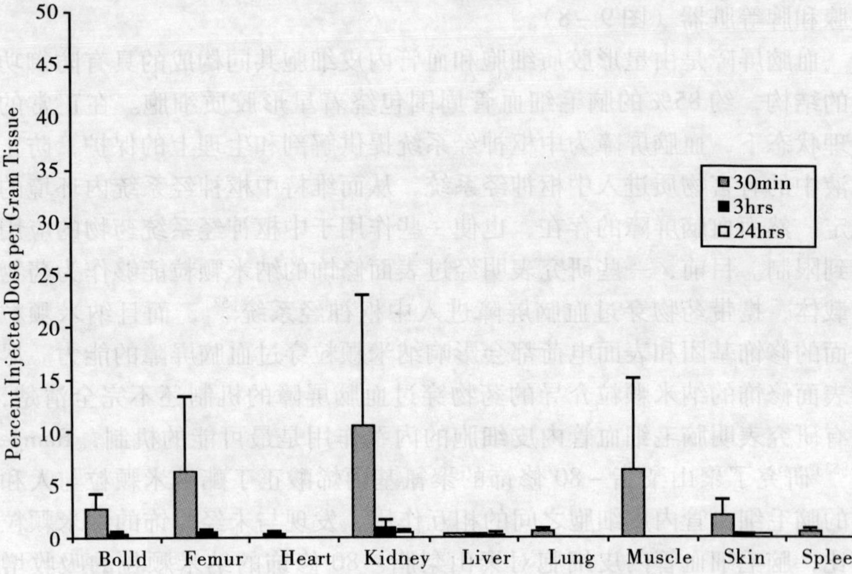

图 9－7　静脉注射［^{111}In］DTPA－SWNT 在大鼠体内的分布[50]

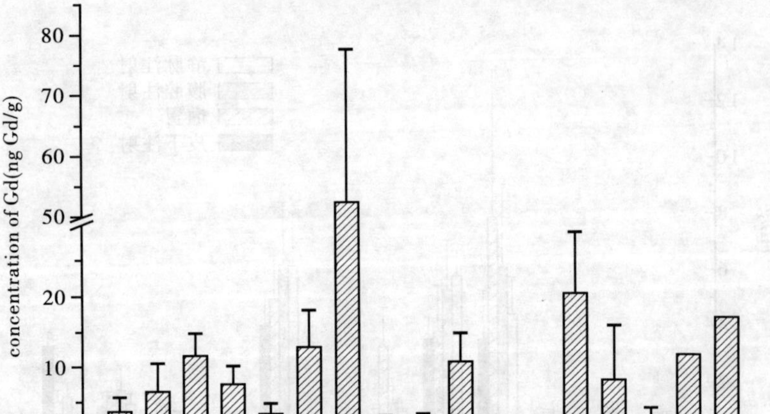

图 9－8　［Gd@ C_{82}（OH）$_{22}$］在肿瘤小鼠体内的分布[51]

二、纳米材料对机体的影响

由于生物体内各器官组织具有不同的生物微环境（如 pH，离子浓度）、组织结构和生理功能，因此纳米材料进入体内后与各个组织器官相互作用的机制也各不相同，对各组织器官产生影响也有很大的差异。迄今为止，研究表明纳米颗粒进入体内后，对各生理系统（如呼吸系统、心血管系统、中枢神经系统、免疫系统）和各组织脏器（皮肤、肺、肝、肾、脾）等均能产生明显的毒性效应。

（一）纳米材料对呼吸系统的影响　纳米材料对呼吸系统的影响主要包括纳米材料对肺及肺泡巨噬细胞的损伤。关于纳米材料对肺泡巨噬细胞的损伤将在纳米材料的细胞毒性部分予以详细的介绍，这里主要介绍纳米材料对肺组织的损伤。肺是环境有害物质进入机体的主要途径。吸入的纳米颗粒一旦沉积在呼吸道，由于他们的纳米特性，可能会直接影响到他们在肺部的清除速率，导致肺组织中纳米颗粒长期过载。虽然人体吸入的纳米材料质量浓度并不高，但由于粒径极小，数量极大，导致肺泡巨噬细胞的过载，为纳米材料致肺脏损伤提供了可能。已有研究表明长期暴露于低水平的大气颗粒物可导致哮喘、肺功能下降、肺部炎症反应和其他呼吸疾病[54~56]。纳米材料的尺寸、结构、表面特性和化学组成等都会影响其肺部毒性。目前有关肺部毒性研究较多的纳米材料主要包括碳纳米管和纳米 TiO_2。

由于单壁碳纳米管（SWNT）在机械和电子磁性方面有优越的性质，有着广泛的应用和商业价值。未被处理过的纳米管非常轻，有可能通过空气到达人的肺部。因此，SWNT 对于环境和生物的安全性也最先被人们注意。在单壁碳纳米管肺部毒性研究方面，美国 NASA Johnson 空间中心的 Lam 等人[13]和美国杜邦公司的 Warheit 等人[14]做了详细的研究。Lam 等（2004）[13]发现，小鼠暴露于 SWNT 后出现了上皮样肉芽肿，并呈剂量依赖性增加，他们认为，在其实验条件下，一旦 SWNT 到达肺脏则其毒性比炭黑和石英都高（图 9－9）。Warheit 等[14]研究了 SWNT 对大鼠肺组织的影响，也观察到了肺损伤和肉芽肿的形成，但是，SWNT 暴露所导致的是多病灶肉芽肿，且没有进行性肺部炎症和细胞增生的表现，这种肉芽肿损伤更像免疫反应或是肺对外来物质的清除反应，这也许预示着 SWNT 具有新的致肺部损伤机制（图 9－10，图 9－11）。

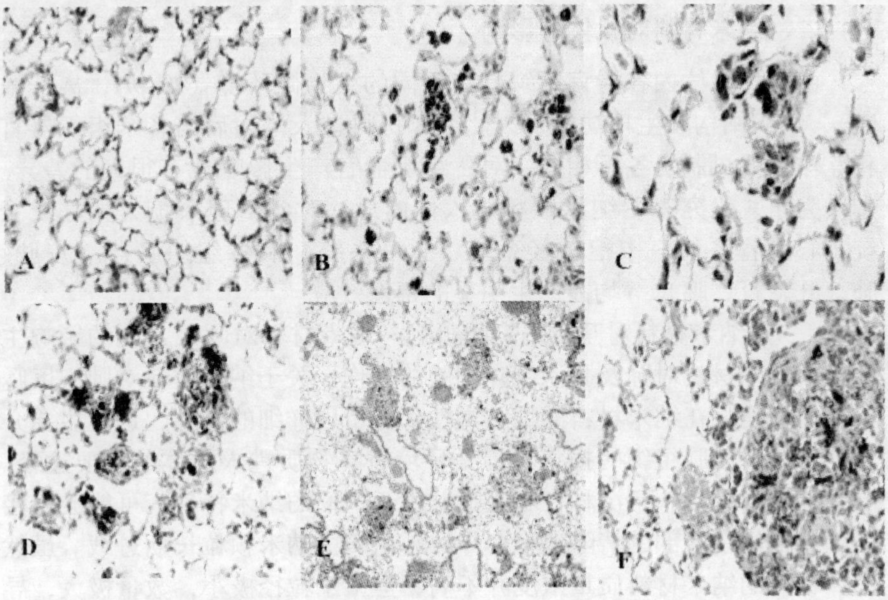

图 9-9 支气管滴注 0.5 mg SWNT 对小鼠肺部组织影响（×200）[13]

注：A. 血清对照组；B. 碳黑组；C. 石英组；D. SWNT（含镍）组；E. 未经纯化的SWNT（含铁）组；F. 纯化的SWNT组

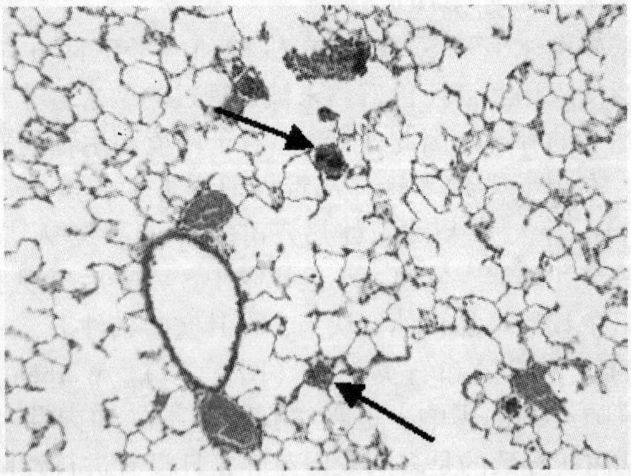

图 9-10 暴露于 SWNT（1mg/kg）一周后大鼠肺组织的病理切片（×100）[14]

注：箭头：SWNT

纳米 TiO_2 在涂料、抗老化、污水净化、化妆品和抗静电方面存在广泛的应用因而产量较高，对其毒性研究也较多。Oberdörster 等[10] 用粒径为 20nm 和 250nm 的 TiO_2 颗粒做了大鼠亚慢性吸入实验，发现两组大鼠的下呼吸道都呈现了 TiO_2 颗粒的沉积。对比 250nm 组发现，20nm 组 TiO_2 颗粒在肺部滞留时间显著延长，肺Ⅱ型细胞增生，并开始出现间质纤维化病灶，其向肺间质组织和周围淋巴结侵袭的程度显著升高，肺泡巨噬细胞（AM）清除能力明显下降。这些都表明，TiO_2 纳米颗粒产生的肺部炎症具有尺寸效应，20nm 组的肺部炎症反应要强于 250nm 组。Bermudez 等[11] 比较了吸入 TiO_2 纳米颗粒（平均直径 21nm）对不同种属动物肺的损伤。将动物暴露于浓度为 0.5、2.0 和 10mg/m^3 的纳米 TiO_2 环境中，6h/d，每周 5d，连续 13 周，发现，大鼠和小鼠 10mg/m^3 剂量组 AM 与中性粒细胞数量增多，肺泡灌洗液中乳酸脱氢酶和总蛋白质含量持续增加，直到暴露晚期才下降。此研究表明，不同种系动物对纳米材料生物效应的敏感性不同，大鼠的敏感性要高于小鼠和仓鼠，仓鼠的敏感性最低。

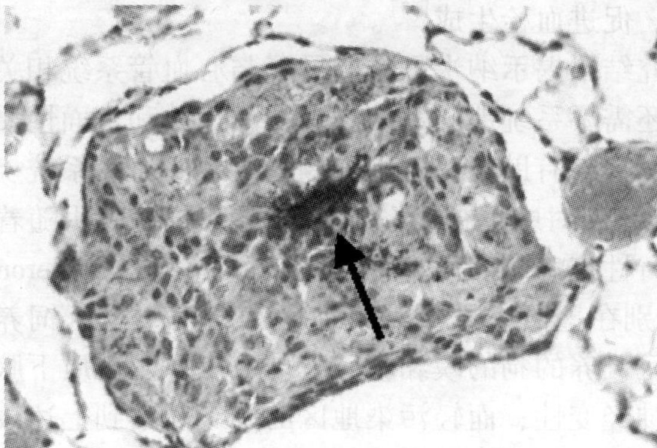

图 9－11　暴露于 SWNT（1mg/kg 体重）一个月后大鼠肺组织的病理切片（×400）[14]

注：箭头：SWNT

（二）纳米材料对心血管系统的影响

心血管系统疾病是构成人类健康和生命威胁最大的一类疾病，流行病学的研究表明，大气颗粒物中的超细颗粒与心血管系统疾病的致死率密切相关[57-59]。超细颗粒暴露不但引起了心率变异性和血压的改变，还导致人体凝血功能和血液粘度上升，构成了心血管疾病发病的危险因素[60-66]。Nemmar 等[67]研究静脉注射或支气管滴注不同剂量（5、50、100、500、5 000μg/kg 体重）未经修饰或经羧基化和氨基化修饰的聚乙烯颗粒（60nm）对小鼠血栓形成的影响，发现静脉注射未经修饰的聚乙烯颗粒在 5 000μg/kg 体重的剂量下对小鼠血栓形成未产生明显影响，羧基化修饰的聚乙烯颗粒（500μg/kg 和 100μg/kg）显著抑制了小鼠血栓的形成；而氨基化修饰的聚乙烯颗粒（500μg/kg 和 50μg/kg）使小鼠血栓形成程度显著增强。这表明纳米颗粒诱导心血管系统的疾病和纳米颗粒的表面化学密切相关。

迄今为止，尽管对大气颗粒物所导致的心血管系统疾病确切的机制还不清楚，已有证据表明肺部炎症、血液黏度升高、血浆纤维蛋白原或 C-反应蛋白的升高、血小板激活或纳米颗粒转运至血液循环直接作用于心血管系统，这些因素均可能是纳米颗粒导致心血管系统疾病的原因（图 9-12）[60]。此外，也有研究表明经动脉注射的超细碳颗粒，能够在小鼠肝组织中富集，产生强烈的促凝血效应，从而导致肝组织微血管血小板的蓄积，促进血栓生成[68]。

上面的研究结果揭示纳米颗粒诱导了与心血管系统相关的疾病如血栓生成，然而还需要系统地研究纳米颗粒的尺寸和表面性质对心血管系统疾病的影响，这将有助于理解纳米颗粒导致心血管系统疾病的机制。

（三）纳米材料对中枢神经系统的影响　研究表明随着环境污染的加重，神经退行性疾病的发病率正在逐年升高[69]。Calderon-Garcidueñas 等[70]研究了分别在墨西哥城重污染地区和轻污染地区饲养的狗，结果发现重污染地区饲养的狗的嗅黏膜、嗅球、皮质及皮质下脑组织均出现明显的炎症和神经变性；而轻污染地区的狗未观察到上述改变。也有研究表明大气颗粒物能够诱发肿瘤坏死因子 TNF-α 明显增多，多巴胺能神经元减少[71,72]。然而这些效应是否和大气颗粒物中的超细颗粒（UFP）直接相关，还不清楚。

研究表明纳米颗粒能够通过嗅觉转运进入中枢神经系统（CNS），那么进入 CNS 的纳米颗粒是否导致 CNS 的损伤引起了科学家的关注。Eva Oberdörster 研究组[73]将大口黑鲈在含 0.5μg/ml 富勒烯（C_{60}）的水中饲养 48h，发现鱼脑部发生明显的过氧化反应，这是第一次关于纳米材料影响中枢神经系统的报道。为了进一步研究中枢神经系统疾病的发

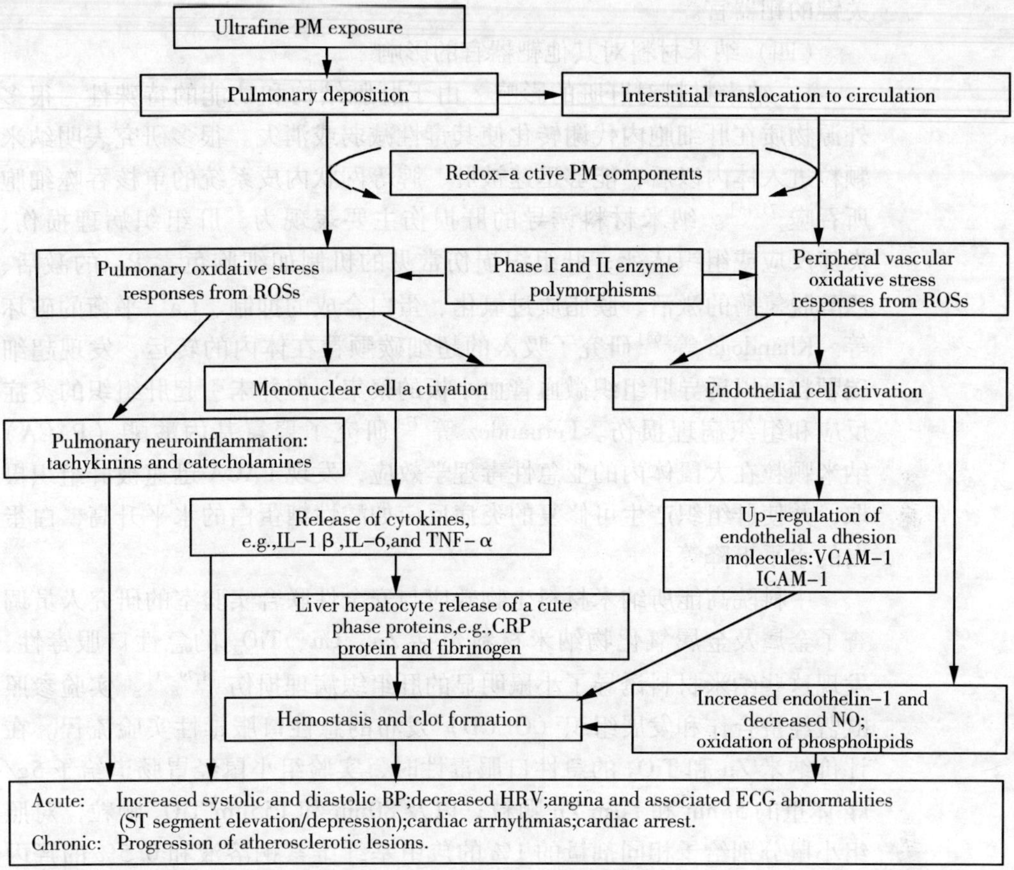

图 9-12　超细颗粒诱导心血管系统疾病可能的机制[60]

生是否和大气颗粒物中的超细颗粒相关，科学家研究了吸入或鼻腔滴注的纳米颗粒对中枢神经系统的影响。Tin-Tin-Win-Shwe 等[74]研究了鼻腔滴注的超细碳颗粒对小鼠脑的影响，发现鼻腔滴注的 14nm 超细碳颗粒诱导了嗅球细胞因子（IL-1β 和 TNF-α）和化学趋化因子 mRNA 表达，而 95nm 的超细碳颗粒并未引起相似的效应。Elder 等[35]研究了大鼠吸入超细二氧化锰（MnO_2）颗粒（30nm）对中枢神经系统的影响，发现 MnO_2 颗粒诱导了嗅球 TNF-α mRNA 和蛋白的表达，并导致巨噬细胞炎性蛋白-2、胶质纤维酸性蛋白、神经细胞黏附分子 mRNA 的显著升高。这些结果均表明中枢神经系统是超细颗粒物吸入暴露一个关键的靶器官。

（四）纳米材料对其他靶器官的影响

1. 纳米材料对肝脏的影响　由于肝脏结构和功能的特殊性，很多外源物质在肝细胞内代谢转化使其毒性减弱或消失。很多研究表明纳米颗粒进入体内以后，能够迅速被肝、脾等网状内皮系统的单核吞噬细胞所吞噬[75,76]。纳米材料诱导的肝损伤主要表现为，肝组织病理损伤、炎症反应或组织坏死；肝组织损伤常见的机制如细胞色素 P_{450} 的激活、乙醇脱氢酶的激活、膜脂质过氧化、蛋白合成的抑制、Ca^{2+} 平衡的破坏等。Khandoga 等[68]研究了吸入的超细碳颗粒在体内的转运，发现超细碳颗粒可以诱导肝组织微血管血小板的聚集，但并未引起肝组织的炎症反应和组织病理损伤。Fernandez 等[77]研究了聚氰基丙酸酯（PACA）纳米颗粒在大鼠体内的亚急性毒理学效应，发现 PACA 迅速被肝组织摄取，并使肝组织产生可修复的炎症反应如酸性糖蛋白的水平升高，白蛋白的水平下降等。

中科院高能所纳米材料生物效应与安全性联合实验室的研究人员调查了金属及金属氧化物纳米材料包括 Zn、Cu、TiO_2 的急性口服毒性，发现这些纳米材料诱导了小鼠明显的肝组织病理损伤[78,79,43]。实验参照欧盟经济合作和发展组织（OECD）发布的急性口服毒性实验流程。在评价纳米 Zn 和 TiO_2 的急性口服毒性时，实验组小鼠经胃肠道给予 5g/kg 体重的 58nm 和 1μm Zn 颗粒；以及 80nm 和 155nm TiO_2 颗粒，对照组小鼠分别给予相同剂量的 1% 的羧甲基纤维素钠溶液和 0.5% 的羟丙基甲基纤维素钠溶液。在评价纳米金属 Cu 颗粒的急性口服毒性时，实验组小鼠经胃肠道给予不同剂量水平的 23.5nm 和 17μm 金属 Cu 颗粒（500～5 000mg/kg 体重）；对照组小鼠分别给予相同剂量水平的 1% 羟丙基甲基纤维素钠溶液。染毒后第 14 天，通过对小鼠进行组织病理学检查，结果发现 58nm 和 1μm Zn 颗粒均诱导了小鼠中央静脉周围肝细胞的水样变性（图 9－13）[78]；80nm TiO_2 颗粒也诱导了小鼠中央静脉周围肝细胞的水样变性，而 155 nm TiO_2 颗粒还引起小鼠肝细胞呈现小灶状坏死（图 9－14）[43]。23.5nm Cu 诱导了小鼠肝细胞脂肪变性，并具有明显的剂量－效应关系；而 17μm Cu 暴露组小鼠未呈现明显的组织病理损伤（图 9－15）[79]。从这些结果中，可以看到，由于化合物组成的不同，各种纳米材料所变现肝组织的损伤也不相同。

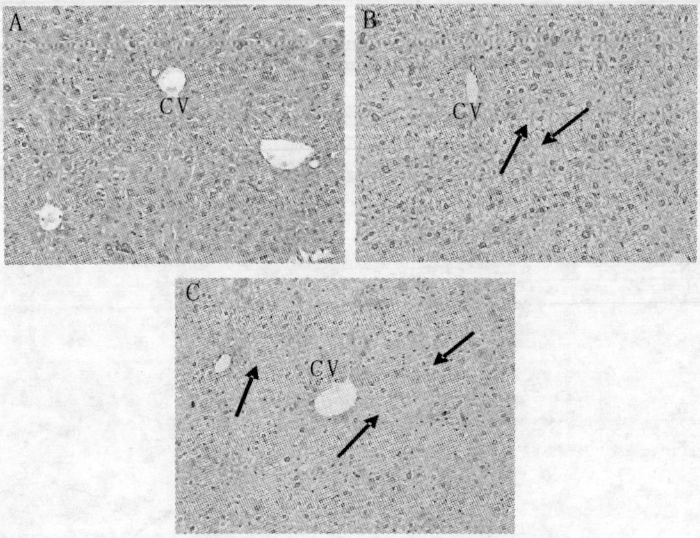

图 9－13　急性口服暴露 Zn 纳米颗粒后小鼠肝组织的病理损伤（×200）

注：A. 对照组；B. 58 nm Zn 组；C. 1μm Zn 组 CV. 中央静脉；箭头. 中央静脉周围肝细胞水肿变性

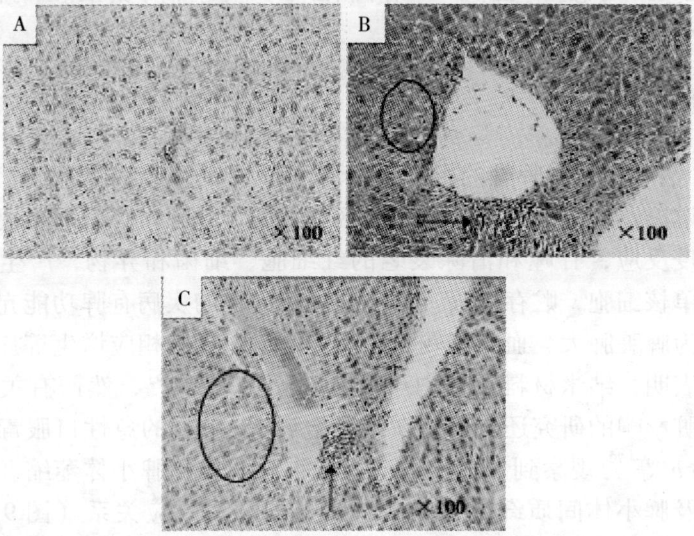

图 9－14　急性口服暴露 TiO_2 纳米颗粒后小鼠肝组织的病理损伤（×100）

注：A. 对照组；B. 80 nm TiO_2 组；C. 155 nm TiO_2 组圆圈. 中央静脉周围肝细胞水样变性；箭头. 肝细胞灶状坏死

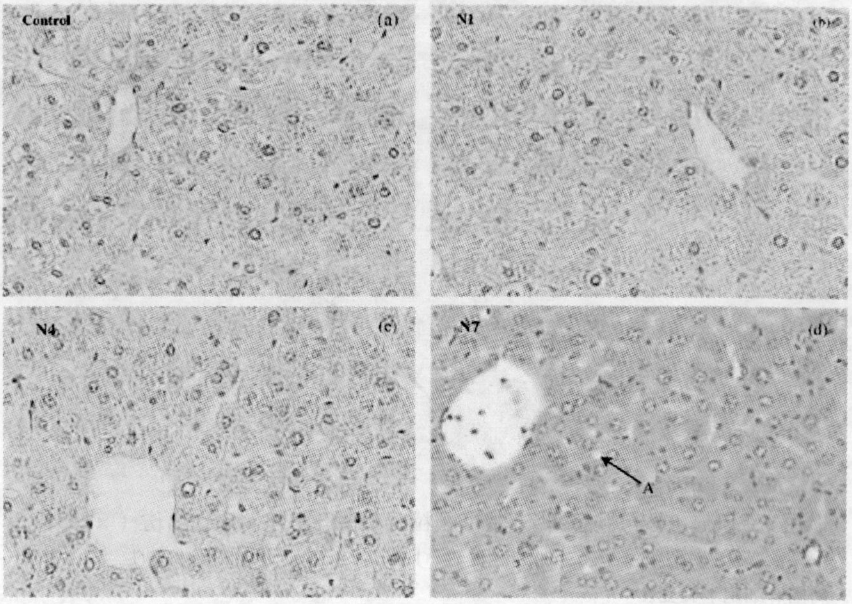

图 9-15 急性口服暴露 Cu 纳米颗粒（23.5nm）后小鼠肝组织的病理损伤（×200）

注：Control. 对照组；N1. 108mg/kg；N4. 341mg/kg；N7. 1 080mg/kg；箭头. 肝细胞脂肪变性

2. 纳米材料对脾脏的影响 脾属于单核－吞噬细胞系统，是人体最大的淋巴器官，分为白髓、边缘区和红髓 3 部分。脾脏的主要功能是参与免疫反应，吞噬和清除衰老的红细胞、细菌和异物，产生淋巴细胞，及单核细胞，贮存血液。常见的脾脏损伤的疾病有脾功能亢进，主要表现为脾脏肿大、血细胞较少，而骨髓造血细胞相应增生等症状。已有研究表明，纳米材料在体内可以转运至脾脏[75,76]，然而有关纳米材料对脾脏影响的研究还较少。在纳米金属 Cu 颗粒的急性口服毒性研究中，Chen 等[79]观察到 23.5nm Cu 引起小鼠明显的脾小体萎缩、淋巴细胞减少及脾小体间质纤维化，并有明显的剂量效应关系（图 9-16）。然而关于金属 Cu 纳米颗粒诱导脾脏损伤的机制还需进一步的研究和探讨。

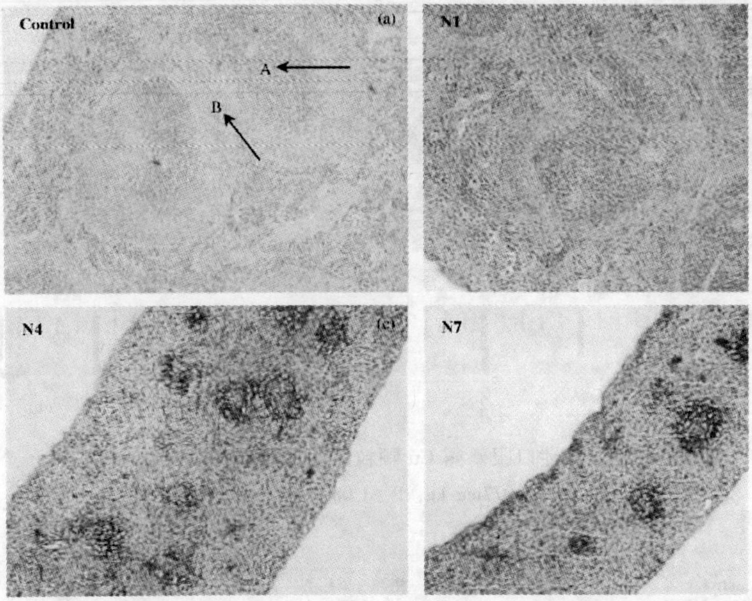

图 9－16　急性口服暴露 Cu 纳米颗粒（23.5nm）后小鼠脾脏的病理损伤（×40）[79]

注：Control. 对照组；N1. 108 mg/kg；N4. 341 mg/kg；N7. 1080 mg/kg；A. 脾小体；B. 脾小体间质

3. 纳米材料对肾脏的影响　肾脏在机体内具有重要的生理功能，通过肾小球的滤过，肾小管的分泌和重吸收，肾脏可以排出体内大部分毒性物质，调节酸碱平衡。此外肾脏还有重要的内分泌功能，能够分泌前列腺素、激肽、促红细胞生成素等。因此肾脏在维持机体内环境稳定方面发挥着重要的功能。已有研究表明，纳米颗粒能够通过肾脏进行排泄并导致明显的肾损伤。Chen 等[79]考察了纳米 Cu 颗粒的急性口服毒性，发现肾脏是纳米 Cu 急性口服暴露的一个靶器官。与对照组和 17μm Cu 组相比，23.5nm Cu 暴露组小鼠的肾组织呈现明显的棕红色（图 9－17）。组织病理学观察也表明 23.5 nm Cu 颗粒诱导了严重肾小球炎症和近端肾小管上皮细胞损伤并且肾组织的损伤随剂量的升高而加重（图 9－18）[79]。此外小鼠经胃肠道单次给予 5 g/kg 体重的 Zn 和 TiO_2 纳米颗粒均呈现肾组织的病理损伤，如肾小球肿胀，肾小管内蛋白性液体渗出等[78,43]。

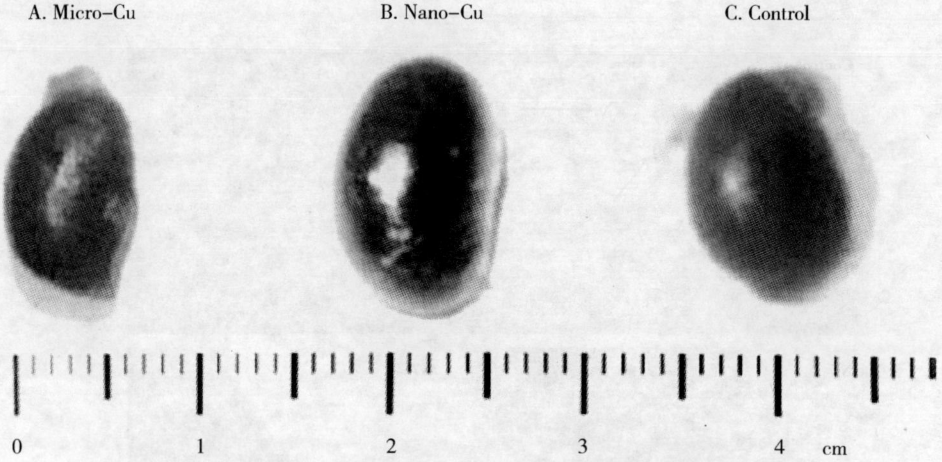

图 9-17 急性口服暴露 Cu 颗粒后小鼠肾组织的形态变化[79]

注：A. 1 077mg/kg；B. 1 080mg/kg；C. 对照组

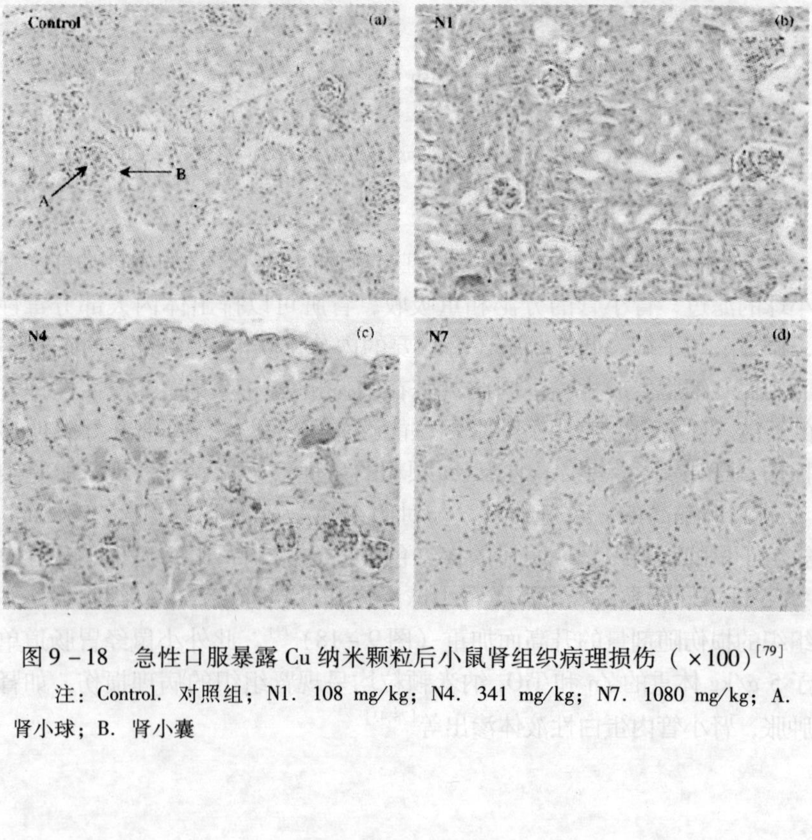

图 9-18 急性口服暴露 Cu 纳米颗粒后小鼠肾组织病理损伤（×100）[79]

注：Control. 对照组；N1. 108 mg/kg；N4. 341 mg/kg；N7. 1080 mg/kg；A. 肾小球；B. 肾小囊

第三节　纳米材料生物安全性的体外研究

一、细胞对纳米材料的摄取

纳米材料能够通过不同途径进入体内，并在靶器官中富集，纳米材料也能通过多种转运方式被细胞摄取，进入细胞内部。生物细胞的大小通常在几个到几十个微米数量级，相比之下，纳米材料的体积要比细胞小得多，容易进入细胞并与之发生相互作用。物质进出细胞必须通过质膜，在活细胞中，质膜对物质的通透有高度的选择性，物质通过质膜主要有 3 种途径，被动运输、主动运输、内吞与外排作用。一些离子和小分子能够以被动和主动运输的方式进入细胞（图 9－19），而一些大分子和颗粒性物质主要通过内吞作用进入细胞（图 9－20）[80,81]。当细胞摄取大分子和颗粒时，首先被摄入的物质附着于细胞表面，被一小部分质膜逐渐包围，质膜凹陷，然后分离下来，形成细胞内的小囊，其中含有被摄入的物质，这个过程称为内吞作用。内吞作用有多种形式，包括吞噬、胞饮、笼形蛋白介导的内吞、胞膜窖和脂筏介导的内吞和非笼形蛋白、非胞膜窖介导的内吞作用[82,83]。物质以哪种内吞形式进入细胞主要取决于物质本身的性质及细胞表面的受体。生物体内一些具有专职吞噬功能的细胞如巨噬细胞、单核细胞、中性粒细胞，能够吞噬外来的颗粒物质；这种吞噬过程通常伴随炎症介质的释放及超氧阴离子的形成。而巨胞饮、蛋白介导的内吞、胞膜窖和脂筏介导的内吞和非笼形蛋白、非胞膜窖介导的内吞作用能够发生在所有的细胞中。

随着纳米材料在生物医疗领域的广泛应用，科学家开始致力于研究纳米材料进入细胞的机制。很多研究表明纳米颗粒能够改变巨噬细胞的吞噬功能，并导致炎症介质的释放、细胞骨架功能的改变，然而这些研究并未表明巨噬细胞摄取纳米颗粒的机制和途径。Shukla 等[84]用高分辨原子力显微镜研究纳米金颗粒（3～8nm）和巨噬细胞的相互作用，发现纳米颗粒在巨噬细胞内以微囊的形式被内化，其形状和尺寸表明巨噬细胞摄取纳米颗粒是通过受体介导的内吞形式而非吞噬方式。Rejman 等[85]研究了不具备吞噬能力的真核细胞（B16）对纳米颗粒的摄取，发现细胞对纳米颗粒的摄取途径具有尺寸依赖性，粒径小于 200nm 的荧光乳胶微球主要通过笼形蛋白介导的内吞途径被摄取，随着粒径增加，胞膜窖介导的内化作用变得明显，对于500nm的颗粒，胞膜窖介导的内吞途径成为纳米颗粒进入细胞的主要机制。

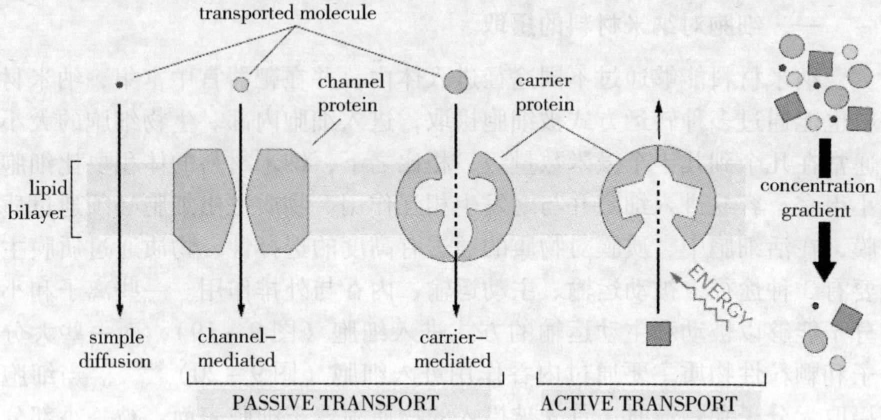

图9-19 物质通过质膜的主动运输和被动运输[80]

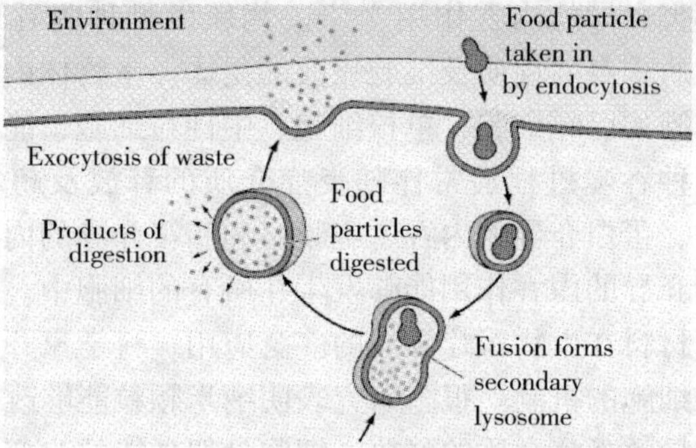

图9-20 物质通过质膜的内吞和外排

相对于粗颗粒而言，纳米颗粒更容易逃过吞噬细胞的吞噬作用，增强与上皮细胞、内皮细胞、神经细胞的接触[86]。研究表明，这些细胞对纳米颗粒的摄取是能量依赖的主动运输过程。例如 Lohbach 等[87]用低温实验证明人血管内皮细胞对荧光标记纳米颗粒（50～1 000nm）的吸收是能量依赖的主动运输过程，特别是对50nm的颗粒，这个过程表现得最为明显。Xing 等[88]评价了纳米颗粒的浓度、孵育时间、温度对人宫颈癌上皮细胞摄取硅包被的荧光纳米颗粒的影响，发现硅包被的荧光纳米颗粒的摄取过程是浓度、时间、能量依赖的内吞过程。

然而纳米颗粒进入细胞可能通过多种方式相结合，而非单一的方式。Qaddoumi 等[89]研究了原代培养的兔结膜上皮细胞对聚乳酸－聚羟基乙酸共聚物（100nm）的内化作用，通过阻断笼形蛋白介导的转运途径，发现细胞对纳米颗粒的摄取减少了；而阻断胞膜窖介导的转运途径并未影响细胞对纳米颗粒的摄取。通过激光共聚焦显微镜观察原代培养的兔结膜上皮细胞，在质膜及笼形蛋白包被的囊泡中观察到纳米颗粒。用反义寡核苷酸阻断笼形蛋白，发现细胞对纳米颗粒的摄取并未发生明显的变化。这些结果表明原代培养的兔结膜上皮细胞对聚乳酸－聚羟基乙酸共聚物纳米颗粒的摄取部分经由笼形蛋白介导的转运机制，而绝大部分时以非笼形蛋白，非胞膜窖介导的机制进入细胞的。

考虑到纳米颗粒的特性，细胞对纳米颗粒的摄取机制与纳米颗粒本身物理化学性质，如纳米材料组成、表面电荷、修饰基团和纳米颗粒所处的体内微环境等因素密切相关。例如，同一种细胞对两种不同纳米颗粒的摄取机制并不相同。Raynal 等证明巨噬细胞摄取超顺磁氧化铁纳米颗粒是通过受体介导的内吞作用，需要特异的清道夫受体和 GTP 酶[90]；然而对于金纳米颗粒，主要通过胞饮的作用来摄取[84]。Roser 等[91]比较了单核细胞和巨噬细胞对带正电和接近电中性的清蛋白纳米颗粒的摄取，发现与电中性的纳米颗粒相比，这两种细胞对带正电的纳米颗粒摄取量升高。然而，也有研究表明，碳纳米管的功能化基团、表面电荷都不会影响碳纳米管和细胞之间的相互作用，而且碳纳米管能够穿过不同的细胞屏障，进入细胞的能力与细胞的类型无关，这可能与碳纳米管的独特形状有关[92]。

然而，与主动运输和特异性的吞噬或内吞方式相比，一些研究也表明纳米颗粒能够通过非特异性的方式与细胞发生相互作用。如 Geiser 等[93]研究大鼠吸入 22 nm TiO_2 颗粒能够转运至肺组织的各个室和毛细血管，而且胞内的纳米颗粒以非膜键合的方式位于胞质或细胞核内。体外的研究表明这些纳米颗粒是通过扩散或黏附的方式被细胞摄取的。

二、纳米材料在亚细胞器中的分布

纳米材料进入细胞后，他们在亚细胞器中的分布可以通过电子显微镜或激光共聚焦扫描显微镜原位识别。Savić用三标记染色和激光共聚焦显微镜研究了荧光标记的嵌段共聚物纳米微束（20~45nm）在大鼠嗜铬瘤细胞中的亚细胞分布，发现纳米微束分布在胞质的内质网、高尔基体、溶酶体和线粒体中[94]。Gupta研究了未经修饰和经聚乙烯胺修饰的超顺磁氧化铁颗粒和人纤维细胞的相互作用，在TEM下观察到一簇簇氧化铁纳米颗粒分布在胞质的溶酶体中[95]。

研究表明纳米颗粒不但可以进入细胞胞质中，还可以进入细胞核。细胞核是细胞内最大的亚细胞器，由核被膜、染色质和核仁组成（图9-21）[96]。核被膜由内外两层单位膜组成，单位膜的厚度为7.5nm，把胞质与核质分开，在核被膜上有规律排列的核孔，在核孔周围有一层贯穿核内、外膜的环状结构，环状结构本身由上、下两圈，各8个对称分布的圆形小体组成。核孔、环状结构及圆形小体统称为核孔复合体，外观核孔的直径为70~80nm，而核孔通道的直径为9nm。核孔是沟通核质与胞质物质交换的通道，具有一定的选择性。一些水溶性分子和离子可以通过核孔自由扩散，而大分子核酸和核糖体亚单位从胞核输出至胞质与蛋白质从胞质输入至胞核的过程是能量依赖性的，它与核孔主动运输及这些大分子本身含有转运信号和核孔复合体上的一些受体蛋白相互作用有关。最近的一些研究证明纳米颗粒能够转运进入细胞核。Lovrić比较了绿色和红色CdTe量子点的亚细胞分布，发现绿色阳离子量子点（2.2nm）主要位于大鼠小胶质细胞的细胞核中，而红色阳离子量子点（5.2nm）分布在细胞的胞质中，不能进入细胞核[97]。Chen等用激光共聚焦扫描显微镜和干涉差显微镜研究荧光标记的SiO_2颗粒在上皮细胞中的分布，发现40~70 nm的SiO_2颗粒能够进入细胞核的染色质中，而0.2~5μm的SiO_2颗粒，仅出现在细胞质中，不能进入细胞核[98]。这些研究表明纳米颗粒的尺寸越小，越容易转运进入细胞核。纳米颗粒的表面修饰也会影响其进入细胞核的能力。如2.2nm阳离子CdTe量子点经牛血清白蛋白修饰后，不能进入小胶质细胞的细胞核中[97]。de la Fuente用透射电镜观察了巯基丙酰-甘氨酸（Au@ tiopronin，2.8nm）和反式激活蛋白表面改性的金纳米颗粒（Au@ Tat）在细胞内的分布，发现两者都能进入细胞，Au@ tiopronin纳米颗粒主要分布在线粒体中，而Au@ Tat能够穿过核孔进入细胞核[99]。

总之，纳米颗粒能否进入细胞或细胞核取决于纳米材料本身的物理化学性质，如纳米材料成分、尺寸、形状、表面电荷、功能化基团及纳

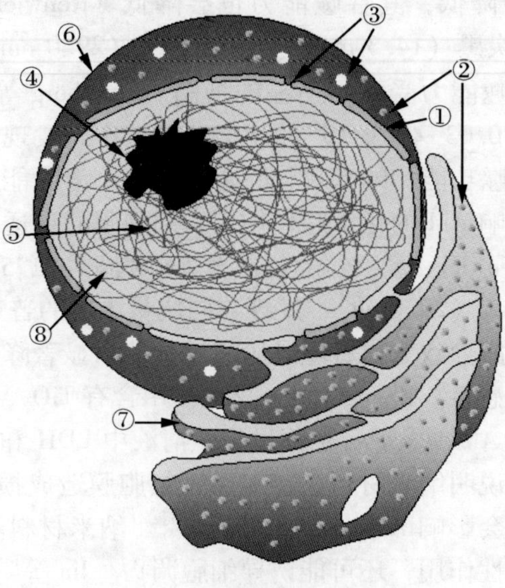

图 9－21　细胞核的结构

注：①核被膜；②核糖体；③核孔复合物；④核仁；⑤染色质；⑥细胞核；⑦内质网；⑧核质

米颗粒所处的微环境。纳米颗粒能够进入细胞或细胞核为纳米材料在靶向药物输送或基因诊断和治疗等医疗领域提供更广阔的应用前景。

三、纳米材料的细胞毒性

由于纳米颗粒能够进入细胞乃至细胞核，他们较高的生物反应活性可能会导致其与细胞或亚细胞器发生相互作用，产生毒性作用。这里重点介绍纳米材料对肺、皮肤和神经细胞的影响及对亚细胞器如线粒体和细胞核的损伤。

（一）纳米材料对肺泡巨噬细胞的影响　肺泡巨噬细胞（AM）作为一多功能的间质细胞，广泛分布于肺泡内及气道上皮表面，具有吞噬、清除异物和保护肺的功能，是呼吸道的第一道防线。研究表明纳米材料可以导致明显的 AM 损伤。Oberdörster 等[10] 比较了大鼠肺泡巨噬细胞对相同质量不同尺寸的 TiO_2（20nm 和 250nm）粉末的清除机制。结果发现 AM 清除 250nm TiO_2 的半衰期 177d；清除 20nm TiO_2 的半衰期为541d。这表明，尺寸越小，越难于被巨噬细胞清除，巨噬细胞清除外来毒物的能力降低，其吞噬能力也会降低。Renwick 等[4]证明小鼠AM在含有纳米炭黑（14.3 nm）及纳米 TiO_2（29.0 nm）的培养基中培养8 h后，其吞噬能力受到了明显的抑制。Lundbörg 等[100]将健康志愿者的AM暴露于0.03 ~ 3μg/10^6 的超细碳颗粒中，发现超细碳颗粒也能够抑制AM的吞噬功能。纳米颗粒除了引起AM清除能力和吞噬功能下降外，还能够影响AM的化学趋化作用、细胞膜的渗透性和细胞骨架的功能[101~103]。Renwick 等[101]给大鼠气管内滴注125g和500g炭黑（14.3nm）和 TiO_2（29.0nm），发现与同质量浓度的普通炭黑和 TiO_2 相比，纳米颗粒暴露导致大鼠吞噬乳胶微球的能力显著降低，增强了对趋化因子C5a的敏感性。Zhang 和 kusaka[102]用含有 TiO_2、Ni 和 Co 纳米颗粒的培养基孵育AM，发现各个剂量组上清液中LDH和TNF-α活性呈剂量反应关系，说明纳米材料已经对AM细胞膜造成损伤；Möller 等发现纳米材料暴露会影响AM骨架的功能[103]。纳米材料不但能够引起肺泡巨噬细胞的毒性作用，还可能诱导细胞凋亡。Jia 等[104]比较了单壁碳纳米管SWNT（1.4nm）、多壁碳纳米管MWNT（10 ~ 20nm）和富勒烯 C_{60}（0.7nm）3种碳纳米材料对豚鼠AM的毒性，发现3种纳米材料均导致肺泡巨噬细胞吞噬功能的下降，其细胞毒性大小次序为：SWNT > MWNT > SiO_2 > C_{60}。暴露于（0.38μg/cm^2）SWNT组，巨噬细胞出现皱褶；MWNT组细胞核退化、核基质减少（图9-22C）。当剂量升高到3.06μg/cm^2 时，SWNT组巨噬细胞肿胀，并出现空泡和吞噬小体（图9-22D）；MWNT组染色体缩小，细胞质中出现空泡，这些细胞超微结构的变化都是细胞凋亡的症状（图9-22E和图9-22F）。这些结果也表明即使是同一种材料，其不同的结构产生的细胞毒性也不同。

（二）纳米材料对肺上皮细胞的影响　研究表明纳米颗粒容易逃过巨噬细胞的吞噬作用，增加与上皮和内皮的接触，导致上皮和内皮细胞的损伤。Tamaoki 等[105]将超细碳颗粒（11.2μm ± 0.5nm）与人支气管上皮细胞共孵育72h，发现超细碳颗粒诱导了上皮细胞的增殖，通过药理阻断剂、免疫细胞化学和免疫共沉淀的方法研究上皮细胞损伤的机制，发现上皮细胞的增殖是通过表皮细胞生长因子受体和细胞外信号调节蛋白激酶介导的途径。Sayes 等[106]比较了两种晶型的纳米 TiO_2（金红石和锐钛矿）对人肺上皮细胞（A549）的影响，将A549与0.3μg/ml ~ 30mg/ml 金红石（5.2nm）和锐钛矿（10nm）共孵育，通过乳酸脱氢

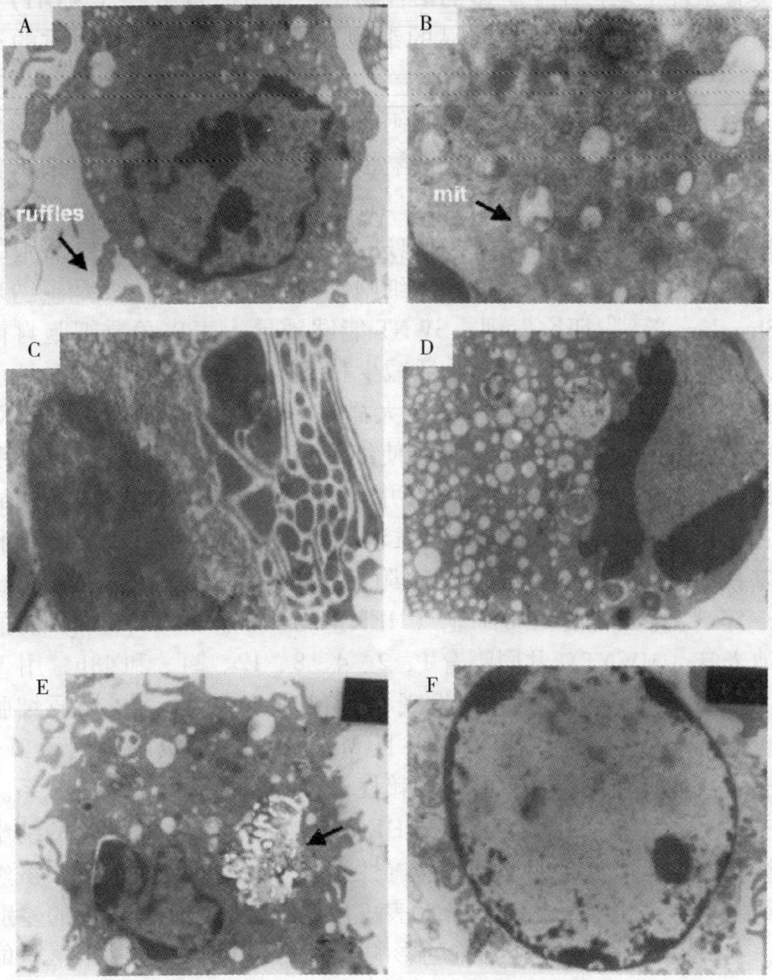

图 9 – 22　暴露于不同剂量 SWNT 和 MWNT，巨噬细胞结构的变化[104]

注：A. 对照组，箭头：皱褶 8000 ×；B. 对照组，箭头：线粒体 27000 ×；C. 0.38μg/cm² 的 SWNT 组，10000 ×；D. 3.06μg/cm² 的 SWNT 组，8000 ×；E. 0.38μg/cm² 的 MWNT 组，箭头：吞噬小体 6700 ×；F. 3.06μg/cm² 的 MWNT 组 8000 ×

酶、MTT 和炎症因子（IL – 8）的测定，发现锐钛矿对 A549 细胞产生明显的细胞毒性，具有剂量 – 效应关系，而金红石无明显的细胞毒性。从体外实验来证明两种晶型 TiO_2 产生不同细胞毒性的原因，发现与金红石相比，锐钛矿在水、培养基、培养基 + 超声分散、培养基 + UV 照射等实验条件下均产生了更多的活性物质，如氢氧自由基（·OH）。因此锐钛矿对 A549 细胞产生明显的细胞毒性可能与活性氧物质的产生相关。

（三）纳米材料对表皮角质细胞的影响　角质细胞位于皮肤的表皮层，直径约 20μm，厚 0.5μm，富含蛋白质而缺乏脂质，这些细胞包埋在层状脂质双层的细胞外基质中，具有防止水分散失的功能。研究表明纳米材料能穿越表皮层的角质细胞进入真皮层，并诱导角质细胞的损伤[107~109]，目前，关于对皮肤角质细胞影响研究较多的主要是碳纳米材料。Shvedova 等[107]研究发现，SWNT 能够诱导人表皮角质细胞自由基形成，过氧化物积聚及抗氧化物质减少和细胞活力下降等，同时还引起了细胞形态和超微结构的改变。崔大祥等[108]研究 SWNT 对人 HEK293 细胞的影响，发现单壁纳米碳管会使细胞分裂过程停留在 G_1 期，引起细胞凋亡，降低细胞的黏附能力，并呈现“剂量－效应”关系。通过生物芯片和 Western Blot 印记转移发现，单壁纳米碳管可以影响细胞周期的基因表达，并诱导与细胞黏附有关的蛋白低表达。Monteiro－Riviere 等[109]将人表皮角质细胞（HEK）与 0.1、0.2、0.4mg/ml 的多壁碳纳米管（MWNT）共同孵育 1、2、4、8、12、24、和 48h，用 TEM 观察 MWNT 在细胞中的分布。发现在所有时间点，人表皮角质细胞胞质的囊泡中均可观察到 MWNT；并且 MWNT 诱导促炎细胞因子 IL－8 的释放，这种炎症反应具有时间依赖性，无明显的剂量－效应关系。然而，Scrivens[110]将 ^{14}C 标记的 C_{60} 与 HEK 共孵育 6h，发现 60% 的纳米颗粒被细胞摄取，未产生明显的细胞毒性效应。上面的结果表明，虽然同是碳纳米材料，由于结构不同，对表皮角质细胞的影响有较大的差别。

（四）纳米材料对神经细胞的影响　研究表明吸入的纳米颗粒能够进入中枢神经系统，并造成中枢神经系统的组织损伤，然而有关纳米材料对神经细胞损伤的研究还较少。Hussain 等[111]研究了大鼠嗜铬神经瘤 PC12 细胞与 5、10、50μg/ml Mn（40nm）和 Ag（15 nm）纳米颗粒及相应的 Mn^{2+} 和 Ag^+ 之间的相互作用，结果表明两种纳米颗粒呈现了不同的细胞毒性。通过相差显微镜观察，发现 Mn 纳米颗粒和 Mn^{2+} 都未引起细胞形态的变化，而 Ag 纳米颗粒和 Ag^+ 暴露导致细胞萎缩，核膜边界不规则等细胞形态变化。通过对线粒体功能的测试发现，与相同剂量的 Mn^{2+} 和 Ag 纳米颗粒相比，Mn 纳米颗粒产生了轻微的细胞毒性。与 Mn^{2+} 相似，Mn 纳米颗粒诱导了剂量依赖性的多巴胺（DA）及其代谢产物（DOPA 和 HVA）的耗竭；而 Ag 纳米颗粒仅在 50μg/ml 的剂量下引起 DA 和 DOPA 的含量的显著降低。Long 等[112]研究 TiO_2（50 ~ 120 ppm，30nm）纳米颗粒对小胶质细胞的神经毒性。发现 TiO_2 纳米颗粒以团簇的形式存在于小胶质细胞的胞质中，并引起了线粒体的肿胀。通过荧光和化学发光探针检测 ROS 的产生，发现 TiO_2 纳米颗粒通过干扰线粒体的电子呼吸链产生氧化爆发，从而导致线粒体的损伤。

（五）纳米材料对线粒体的影响　线粒体是真核细胞最重要的细胞器，是动物细胞生成 ATP 的主要地点。线粒体由外膜、内膜、膜间隙和基质组成。很多研究表明线粒体是纳米材料潜在的靶向细胞器，如 50nm 银包被的金纳米颗粒[31]、富勒烯[113]、嵌段共聚物胶束[94]和 MWNT 均富集在线粒体附近或线粒体内[114]。最近的一些实验结果表明金纳米颗粒（3nm）能够通过膜电压依赖性的阴离子通道穿透线粒体外膜，增加了线粒体膜的通透性，造成线粒体的肿胀[115]。Xia 等[116]研究了不同的工业纳米颗粒对巨噬细胞株（RAW 264.7）的毒性，发现大气中的超细颗粒（UFP）和表面带有正电的氨基化聚乙烯颗粒（NH_2 - PS）诱导了线粒体肿胀、线粒体脊的减少（图 9 - 23）。进一步的研究表明 UFP 和 NH_2 - PS 纳米颗粒暴露诱导了细胞内活性氧物质的产生及还原型谷胱甘肽的耗竭，及线粒体内 Ca^{2+} 浓度的升高，因此两种纳米材料诱导的线粒体损伤可能是经由 Ca^{2+} 通道调控的。

纳米材料除了影响线粒体结构的完整性外，还会导致线粒体功能的改变。Hussain 等[117]将鼠肝细胞株 BRL3A 暴露于 Ag（15、100nm）、MoO_3（30、150nm）Al（30、103nm）、Fe_3O_4（30、47nm）、TiO_2（40nm）纳米颗粒中，采用四唑盐（MTT）比色法测定线粒体的功能，发现 5 ~ 50μg/ml 的 Ag 纳米颗粒诱导了线粒体功能的显著下降，而 Fe_3O_4，Al，MoO_3 and TiO_2 纳米颗粒在低剂量下［（10 ~ 50）μg/ml］对线粒体功能无影响，在高剂量下（100 ~ 250μg/ml）使线粒体功能显著降低。线粒体结构和功能的损伤可以导致各种各样的细胞损伤，如细胞凋亡、细胞 ROS 产量增加。过多的 ROS 会攻击线粒体基因组，由于线粒体 DNA 编码电子传递链的大多数结构蛋白和 ATP 合成酶，因此纳米颗粒暴露可能会诱导线粒体 DNA 的突变，进而会影响氧化磷酸化作用或导致电子转移中断。这些缺陷会进一步产生更多的 ROS，形成恶性循环，最终导致细胞的衰老[118]。

（六）纳米材料对细胞核的影响　越来越多的证据表明纳米材料能

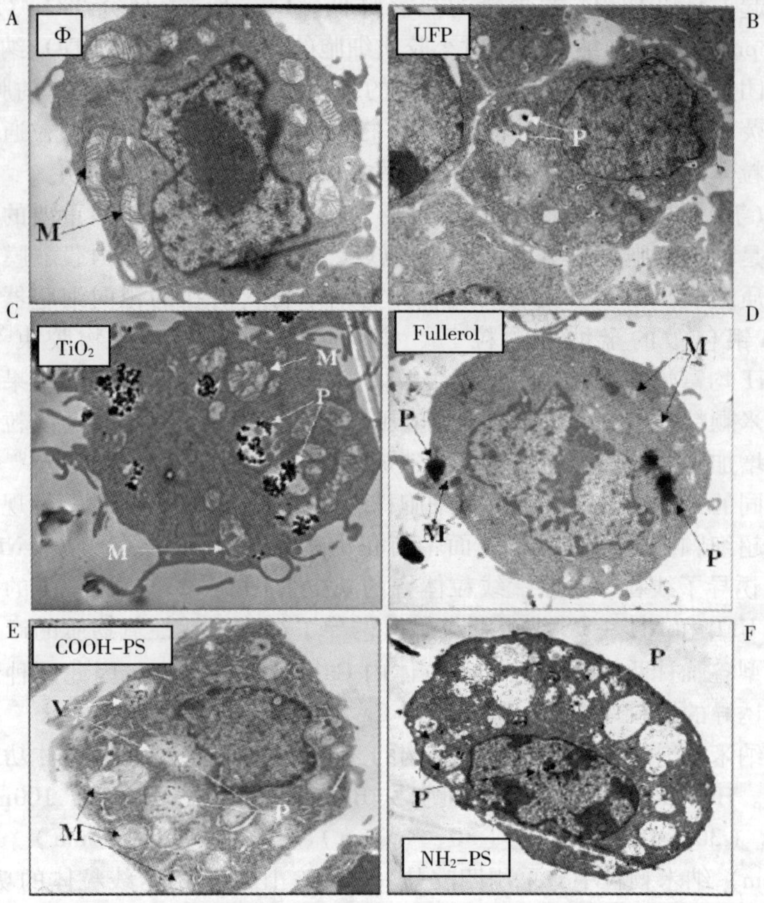

图 9－23　纳米颗粒在 RAW 264.7 细胞中的摄取及分布[116]

注：A. 未处理的 RAW264.7 细胞；B. 10μg/ml UFP 组；C. TiO_2；D. Fullerol；E. COOH－PS；F. NH_2－PS；M. 线粒体；P. 纳米颗粒

够转运进入细胞核，关于纳米颗粒与细胞核的相互作用源于纳米颗粒能够作为 DNA 的载体。细胞核是细胞内最大的细胞器，载有全部基因组的染色体，它是基因复制、RNA 转录的中心，是细胞生命活动的控制中心。Chen 和 Mikeca[98] 研究了未经修饰的 SiO_2 纳米颗粒（70nm～5μm）对人肺上皮细胞和小鼠脑成神经细胞细胞核的影响（25μg/ml），

发现 SiO_2 纳米颗粒诱导核基质中 DNA 拓扑异构酶异常聚集和蛋白聚集物如泛素、蛋白酶体、多聚谷氨酰胺（polyQ）等的形成。这些核内蛋白质聚集物类似于神经元核内包涵体，这是典型的神经退行性疾病的病理特征。SiO_2 纳米颗粒不但改变细胞核的结构，而且对细胞核的功能如 DNA 的转录和复制产生了明显的损伤。此外也有研究表明一些具有光敏特性的纳米颗粒如 TiO_2 和富勒烯能够引起细胞核 DNA 损伤[119,120]。例如，光敏剂 TiO_2 纳米颗粒（锐钛矿，21nm）在光照条件下能够诱导小鼠淋巴瘤细胞的 DNA 损伤，然而在无光照条件下，TiO_2 纳米颗粒对细胞核无损伤[121]。

既然纳米材料进入细胞核后已经诱导了 DNA 的损伤，那么研究纳米材料对基因组完整性的影响、纳米材料与核 DNA、核基质成分之间直接的相互作用将是纳米材料生物安全性评价的一个重要方向，也对维持遗传完整性具有非常重要的意义。

第四节　纳米材料毒性作用的机制

体内和体外的研究均表明，活性氧物质（ROS）的产生和氧化应激反应是纳米材料产生毒性效应的机制（图 9－24，图 9－25）[59,54,116,122,123]。在正常的生理状态下，细胞在代谢的过程中可产生少量的活性氧物质（ROS），容易被体内的抗氧化防御系统如还原型谷胱甘肽（GSH）和一些抗氧化酶（SOD、CAT、GSH－Px）清除，使自由基的生成与清除达到相对的动态平衡。氧化应激是指机体在遭受各种有害刺激时，体内 ROS 产生过多，超出抗氧化防御系统的清除能力，导致氧化和抗氧化系统失衡所引起的生化生理过程的异常。Nel 等[122]认为大多数纳米材料表现出毒性是由于材料的电子活性点（给电子或受电子基团）能与氧分子发生作用，形成超氧阴离子（O_2^-），通过歧化或 Fenton 反应产生额外的 ROS，导致组织和细胞氧化损伤（图9－24）。纳米材料产生氧化应激的过程与其组成、电子结构、表面键合物质和溶解性等性质密切相关。Li 等[124]比较了不同尺寸的大气颗粒物诱导肺泡巨噬细胞和上皮细胞 ROS 的产生及氧化应激反应的能力，发现与细颗粒相比，超细颗粒导致更为明显的细胞内血红素氧合酶的升高和谷胱甘肽的消耗。

ROS 和氧化应激的产生能够影响细胞信号传导通路。生理状态下，

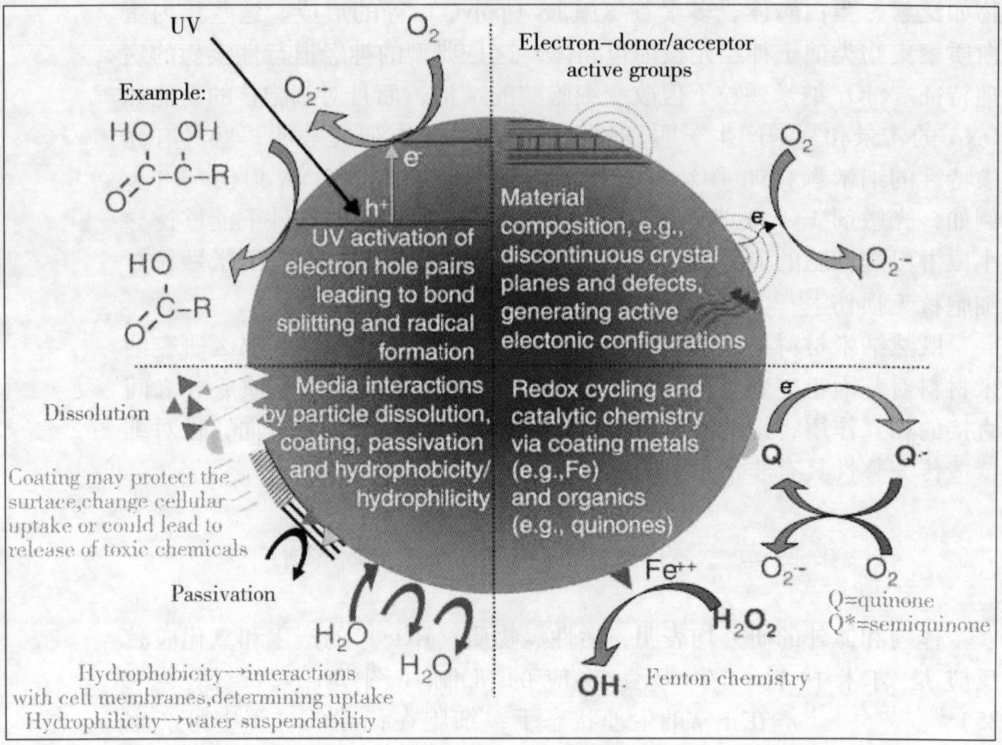

图 9-24　纳米材料和生物组织相互作用的机制[122]

核转录相关因子 2（Nrf2）与胞质蛋白伴侣分子（Keap1）结合，活性处于相对抑制状态。在低水平的氧化应激源作用下，Nrf2 与 Keap1 解偶联后转移入核，与抗氧化反应元件（ARE）上 GCTGAGTCA 位点结合，启动 ARE 调控的第Ⅱ相解毒酶及抗氧化酶基因表达，增加细胞对氧化应激的抗性。当氧化应激水平升高到一定程度，激活核因子（NF-κB）和活化蛋白（AP-1）导致系统性炎症反应。在生理状态下，NF-κB 与其抑制蛋白 IκB 形成三聚体以失活状态存在于细胞质中，在外界刺激作用下，IκB 磷酸化和泛素化，并被蛋白酶降解，NF-κB 遂从三聚体上释放出来，迅速移位入细胞核（核易位）与靶基因启动子 κB 位点发生特异性结合，从而启动基因转录。然而，已有研究表明 NF-κB 和 AP-1 的激活与细胞内 Ca^{2+} 浓度相关。ROS 的产生和氧化应激反应能

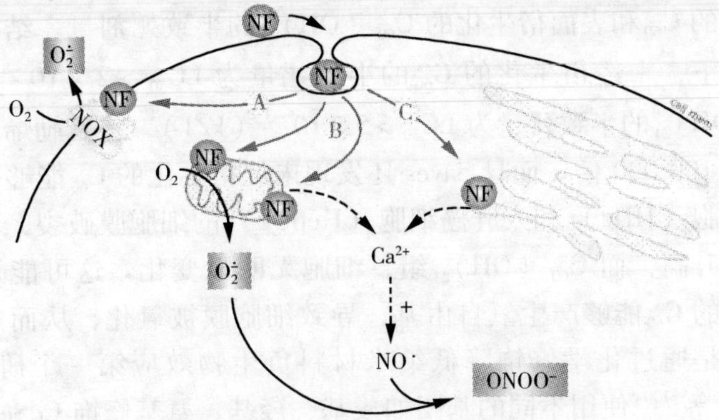

图 9-25　纳米颗粒和亚细胞组分相互作用诱导 ROS 形成[123]

注：A. 细胞膜上的 NADPH 氧化酶；B. 线粒体；C. 内质网

够氧化质膜和内质网上 Ca-ATP 酶的一些巯基基团或影响细胞膜的钙离子通道和钙结合蛋白，调控细胞内 Ca 信号，导致细胞内核转录因子的激活和炎症反应[125]。Brown 等将肺泡巨噬细胞用超细碳黑颗粒处理（14nm 和 260nm）发现超细碳颗粒通过活性氧介导的机制调控细胞内 Ca 信号，激活 NF-κB 和 AP-1，最终导致 TNF-α 的表达[126]。

第五节　纳米材料毒性的消除

研究纳米材料特殊毒理学效应的目的在于揭示纳米材料与生物体系相互作用基本规律的同时，保障纳米科技本身的发展。因此消除或降低纳米材料特殊的毒性效应就成为纳米技术领域的重要课题之一。纳米材料的亲水/疏水性、表面电荷和粒径、纳米颗粒表面修饰等都会改变纳米物质与生物体的相互作用。因此改变这些因素就可以调控纳米物质的生物毒理学行为。例如，邢更妹等[127]利用羟基修饰 C_{60} 的表面，发现 C_{60}（OH）$_X$ 的结构稳定性随外接 OH 基数目的增多而降低。对 Gd@ C_{82}（OH）X 的表面化学修饰，也揭示了这个特点。当碳笼 C_{82} 上所修饰的 OH 基数目逐渐改变时，Gd@ C_{82}（OH）$_X$ 的电子性质发生很大的变化[128]。纳米颗粒穿越细胞膜的能力与其表面电荷性质直接相关，因此，这些变化无疑会极大地影响纳米颗粒的生物毒理学效应。Sayes

等[129]进行了体外细胞实验，研究了人表皮纤维细胞（HDF）暴露于未经衍生化的C_{60}和表面衍生化的$C_{60}(OH)_{24}$的半致死剂量。结果表明在相同条件下，未经衍生化的C_{60}的半致死量为$LC_{50}>2\times10^{-8}$（V/V）；而$C_{60}(OH)_{24}$的半致死量为$LC_{50}>5\times10^{-3}$（V/V），将富勒烯的纳米毒性降低了100 000倍。而且Sayes还发现未经衍生化的C_{60}能够引起人表皮纤维细胞（HDF）和人肝癌细胞（HepG2）的细胞膜破裂，乳酸脱氢酶的含量升高，而$C_{60}(OH)_{24}$组，细胞无明显变化。这可能是由于未经衍生化的C_{60}能够产生氧自由基，导致细胞膜被氧化，从而产生细胞毒性。这是通过化学修饰降低纳米材料负生物效应第一个研究结果。Yamamoto等[130]使用不同的基团如羧基、羟基、氨基修饰CdSe量子点，通过MTT法和细胞流式技术考察细胞毒性，发现量子点的细胞毒性对其表面修饰很敏感。总之，通过一定的化学修饰或物理处理来降低和消除某些纳米材料的毒性，同时保持其有益的纳米特性，为化学领域提出了新的研究方向，也为纳米技术的发展、纳米物质的利用提供了必要的安全支撑。

第六节　综　　述

目前关于纳米材料对健康影响的研究主要包括以下几个方向：纳米材料的主要暴露途径以及每种途径所带来的生物效应，纳米材料的尺寸、结构及表面性质与其毒性之间的关系，纳米材料与生理系统、器官、组织、细胞和分子等不同层面的生物体系相互作用的机制。然而由于纳米材料本身物理化学性质的复杂性，以及国际上尚未形成统一的、针对纳米材料的生物安全性评价标准，因此对纳米材料的生物效应研究会得到不同的结论。比如Monteiro－Riviere等研究了碳纳米材料作用于人体皮肤角化细胞的毒性，分别利用透射电镜、中性红染色、MTT细胞活力分析和IL－8释放这4种评价方法进行研究，但是得到的结果却不一致[109]。因此建立有效的、全面的、切实可行的纳米材料生物安全性评定的标准或体系势在必行。总之，纳米材料的生物安全性研究尚处于国际上的科研前沿，是一个新的交叉学科研究领域。开展这方面的研究关系到人类的生存健康，同时又充满了新的研究机遇。

（赵宇亮　汪　冰　丰伟悦　张智勇　邢更妹）

参 考 文 献

1. Oberdörster G, Oberdörster E, Oberdörster J. Nanotoxicology: an emerging discipline evolving from studies from ultrafine particles. Environ Health Perspect, 2005, 113: 823 - 839.
2. Dreher KL. Health and environmental impact of assessment of manufactured nano-pacticles. Toxicol Sci, 2004, 77:3 - 5.
3. Wang HF, Deng XY, Wang J, *et al*. XPS study of C-I covalent bond on single walled carbon nanotubus (SWNTs) · Acta Phys-Chim Sin, 2004, 20 (7): 673 - 675.
4. Renwick LC, Donaldson K, Clouter A. Impairment of alveolar macrophage phagocytosis by ultrafine particles · Toxicol Appl Pharm, 2001, 172:19 - 27.
5. Rahman Q、Lohani M、Dopp E et al · Evidence that ultrafine titanium dioxide induces micronuclei and apoptosis in syrian hamster embryo fibroblast · Environ Health Perspect, 2002, 110:797 - 800.
6. Colvin V. The potential environmental impact of engineered nano-materials · Nat Biotechnol, 2003, 21 (10):1166 - 1170.
7. The Royal Society & The Royal Academy of Engineering. Nanoscience and nanotechnologies: opportunities and uncertainties. 2004, http://www.nanotec.org.uk/finalReport.htm
8. Donaldson K, Stone V, Tran CL, et al. Nanotoxicology · Occup Environ Med, 2004, 61 (9):727 - 728.
9. ICRP. Human Respiratory Model for Radiological Protection. Annals of the ICRP, 1994, 24:ICRP publication#66
10. Oberdöster G, Ferin J, Lehnert BE. Correlation between particle size, in vivoparticle persistence and lung injury. Environ Health Perspect, 1994, 102:173 - 179.
11. Bermudez E, Mangum J. B, Wong BA, et al · Pulmonary responses of mice, rats, and Hamsters to subchronic inhalation of ultrafine titanium dioxide particles · Toxicol Sci, 2004, 77:347 - 357.
12. Oberdöster G, Finkelstein JN, Johnston C, et al · Acute pulmonary effects of ultrafine particles in rats and mice · Res Rep Health Eff Inst, 2000, 96:5 - 74.
13. Lam CW、James JT、McCluskey R et al · Pulmonary toxicity of single-wall carbon nanotubes in mice 7 and 90 days after intratracheal instillation · Toxicol Sci, 2004, 77 (1):126 - 134.
14. Warheit DB, Laurence BR, Reed KL et al. Comparative pulmonary toxicity asses-

ment of single wall carbon nanotubes in rats · Toxicol Sci, 2004, 77 (1): 117 – 125.

15. Semmler-Behnke M, Takenaka S, Fertsch S et al. Efficient Elimination of Inhaled Nanoparticles from the Alveolar Region: Evidence for interstitial uptake and subsequent reentrainment onto airways epithelium. Environ Health Perspect, 2007, 115: 728 – 733.

16. Berry JP, Arnoux B, Stanislas G, et al. A microanalytic study of particles transport across the alveoli: role of blood platelets. Biomedicine, 1977, 27: 354 – 357.

17. Takenaka S, Karg E, Roth C. et al. Pulmonary and systemic distribution of inhaled ultrafine silver particles in rats · Environ Health Perspect, 2001, 109: 547 – 551.

18. Nemmar A, Hoet PHM, Vanquickenborne B, et al. Passage of inhaled particles into the blood circulation in humans. Circulation, 2002a, 105: 411 – 414.

19. Brown JS, Zeman KL, Bennett WD. Ultrafine particle deposition and clearance in the healthy and obstructed lung. Am J Resp Crit Care Med, 2002, 166: 1240 – 1247.

20. Wiebert P, Sanchez-Crespo A, Falk R et al. No significant translocation of inhaled 35-nm carbon particles to the circulation in humans. Inhal Toxicol, 2006, 18: 741 – 747.

21. Mills NL, Amin N, Robinson SD, et al. Do inhaled carbon nanoparticles translocate directly into the circulation in humans · Am J Respir Crit Care Med, 2006, 173: 426 – 431.

22. Sunderman EW Jr. Nasal toxicity carcinogenicity and olfactory uptake of metals. Ann Clin Lab Sci, 2001, 31: 3 – 22.

23. Henriksson J, Tallkvist J, Tjälve H. Uptake of nickel into the brain via olfactory neurons in rats. Toxicol Lett, 1997, 91: 153 – 162.

24. Burd GD. Morphologic study of the effects of intranasal zinc sulfate irrigation on the mouse olfactory epithelium and olfactory bulb. Micros Res Tech, 1993, 24: 195 – 213.

25. Eriksson C, Bergman U, Franzen A. Transfer of some carboxylie acids in the olfactory system following intranasal administration. J Drug Target, 1999, 7 (2): 131 – 142.

26. Wang Y, Aun R, Tse FL. Brain uptake of dihydroergotamine after intravenous and nasal administration in the rat. J Biopharm Drug Dispos, 1998, 19 (9): 571 – 575.

27. Jansson B, Bjork E. Visualization of in vivo olfactory uptake and transfer using fluorescein dextran · J Drug Target, 2002, 10 (5): 379 – 386.

28. Hunter DD, Dey R. D. Identification and neuropeptide content of trigeminal neurons

innervating the rat nasal epithelium. Neuroscience, 1998, 83 : 591 – 599.

29. Lewis J, Bench G, Myers O, et al. Trigeminal uptake and clearance of inhaled manganese chloride in rats and mice. Neurotoxicology, 2005, 26 : 113 – 123.

30. Bodian D, Howe H、A. The rate of progression of poliomyelitis virus in nerves. Bull Johns Hopkins Hosp, 1941, 69 : 79 – 85.

31. DeLorenzo A. The olfactory neuron and the blood-brain barrier. In: Taste and smell in vertebrates (Wolstenholme G, Knight J, eds). London: J& A、Churchill, 1970, 151 – 176.

32. Oberdörster G, Sharp Z, Atudorei V, et al. Translocation of inhaled ultrafine particles to the brain. Inhal Toxicol, 2004, 16 : 437 – 445.

33. 王江雪，陈春英，孙谨，等. 用 SRXRF 研究纳米 TiO_2 颗粒沿小鼠嗅觉神经系统得迁移. 高能物理与核物理、2005, 29 : 76 – 79.

34. 汪冰，丰伟悦，王萌等. 鼻腔滴入 Fe_2O_3 细颗粒在小鼠嗅球中的微区分布及对其他微量元素的影响。高能物理与核物理，2005, 29 : 71 – 75.

35. Elder A, Gelein R, Silva V, et al. Translocation of inhaled ultrafine manganese oxide particles to the central nervous system · Environ Health Perspect, 2006, 114 (8): 1172 – 1178.

36. Lansdown ABG. Taylor A. Zinc and titanium oxides: promising UV-absorbers but what influences do they have on the intact skin · Int J Cosmet Sci, 1997, 19 : 167 – 172.

37. Reinert MT, Vogt J, Butz T. Investigations of percutaneous uptake of ultrafine TiO2 particles at the high energy ion nanoprobe Lipsion. Nucl Instrum Meth In Phys Res B 2004, (219) – (220): 82 – 86.

38. Kreilgaard M. Influence of microemulsions on cutaneous drug delivery. Adv Drug Del Rev, 2002, 54 (suppl): 77 – 98.

39. Menon GK, Elias PM. Morphologic basis for a pore-pathway in mammalian stratum corneum. Skin Pharmacol, 1997, 10 : 235 – 246.

40. Hoet PHM, Bruske-Hohlfeld I et al · Nanoparticles-known and unknown health risks. J Nanobiotech, 2004, 2 (12): 1 – 15.

41. Verma DD, Verma S, Blume G · Particle size of liposomes influences dermal delivery of substances into skin. Int J Pharm, 2003, 258 : 145 – 151.

42. Yamago S, Tokuyama H, Nakamura E · In vivo biological behavior of a water-miscible fullerene: ^{14}C labeling, absorption, distribution, excretion and acute toxicity. Chem Biol, 1995, 2 : 385 – 389.

43. Wang JX, Zhou GQ, Chen CY. Acute toxicity and biodistribution of different sized titanium dioxide particles in mice after oral administration. Toxicol Lett, 2007, 168

:176 – 185.
44. Jani PU, Mccarthy DE, Florence AT. Nanosphere and microsphere uptake via Peyer ś patches: observation of the rate of uptake in the rat after a single oral dose. Int J Pharm, 1992, 86:239 – 246.
45. Jani PU, Florence AT, McCarthy DE. Further histological evidence of the gastrointestinal absorption of polystyrene nanospheres in the rat Int J Pharm, 1992, 84:245 – 252.
46. Jani PU, McCarthy DE, Alexander T. Florence Titanium dioxide (rutile) particle uptake from the rat GI tract and translocation to systemic organs after oral administration. Int J Pharm, 1994, 105:157 – 168.
47. Szentkuti L · Light microscopical observations on luminally administered dyes, dextrans, nanospheres and microspheres in the pre-epithelial mucus gel layer of the rat distal colon. J Control Release, 1997, 46:233 – 242.
48. Norris DA, Sinko P J. Effect of size, surface charge, and hydrophobicity on the translocation of polystyrene microspheres through. gastrointestinal mucin. J Appl Polym Sci, 1997, 63:1481 – 1492.
49. Wang HF, Deng XY, Wang J et al · XPS study of C-I covalent bond on single walled carbon nanotubus (SWNTs). Acta Phys-Chim Sin, 2004, 20 (7):673 – 675.
50. Singh R, Pantarotto D, Lacerda L, et al. Tissue biodistribution and blood clearance rates of intravenously administered carbon nanotube radiotracers. PNAS USA, 2006, 103 (9):3357 – 3362.
51. Wang JX, Chen CY, Li Bet al · Tang J., Chen Z., Meng H ·. Antioxidative function and biodistribution of [Gd@C_{82} (OH) (22)] (n) nanoparticles in tumor-bearing mice. Biochem Pharmacol, 2006, 71:872 – 881.
52. Kreuter J · Nanoparticulate systems for brain delivery of drugs. Adv Drug DelivRev, 2001, 47:65 – 81.
53. Ramge P, Unger RE, Oltrogge JB et al · Polysorbate-80 coating enhances uptake of polybutylcyanoacrylate (PBCA) -nanoparticles by human and bovine primary brain capillary endothelial cells. Eur J Neurosci, 2000, 12:1931 – 1940.
54. Zhang Q, Kusaka Y, Sato K · Differences in the extent of inflammation caused by intratracheal exposure to 3 ultrafine metals: Role of free radical · J Toxicol Environ Health A, 1998, 53 (6):423 – 438.
55. Utell MJ, Frampton MW · Who is susceptible to particulate matter and why · Inhal Toxicol, 2000, 12 (suppl. 1):37 – 40.
56. Chalupa DC, Morrow PE, Oberdörster G, et al · Ultrafine particle deposition in subjects with asthma. Environ. Health Perspect, 2004, 112:879 – 182.

57. Utell MJ, Frampton MW, Acute health effects of ambient air pollution: the ultrafine particle hypothesis, J Aerosol Med, 2000, 13, 355 - 359.
58. Peters A, Wichmann HE, Tuch T. Respiratory effects are associated with the number of ultrafine particles. Am J Resp Crit Care Med, 1997, 155 : 1376 - 1383.
59. Frampton MW. Systemic and cardiovascular effects of airway injury and inflammation: ultrafine particle exposure in humans · Environ Health Perspect, 2001, 109 : 529 - 532.
60. Delfino RJ, Sioutas C, Malik S. Potential role of ultrafine particles in associations between airborne particle mass and cardiovascular health. Environ Health Perspect, 2005, 113 : 947 - 955.
61. Dhalla NS, Temsah RM, Netticadan T. Role of oxidative stress in cardiovascular diseases. J Hypertens, 2000, 18 : 655 - 673.
62. Donaldson K, Stone V, Seaton A, et al. Ambientparticle inhalation and the cardiovascular system: potential mechanisms. Environ Health Perspect, 2001, 109 : 523 - 527.
63. Godleski JJ, Verrier RL, Koutrakis P, et al. Mechanisms of morbidity and mortality from exposure to ambient air particles. Res Rep Health Eff Inst, 2000, 91 : 5 - 88.
64. MacNee W, Donaldson K. How can ultrafine particles be responsible for increased mortality. Monaldi Arch Chest Dis, 2000, 55 : 135 - 139.
65. Nel AE, Diaz-Sanchez D, Li N · The role of particulate pollutants in pulmonary inflammation and asthma: evidence for the involvement of organic chemicals and oxidative stress · Curr Opin Pulm Med, 2001, 7 : 20 - 26.
66. Peters A, Dockery DW, Muller JE · Increased particulate air pollution and the triggering of myocardial infarction · Ci rculation, 2001, 103 : 2810 - 2815.
67. Nemmar A, Hoylaerts MF, Hoet PHM. et al. Ultrafine particles affect experimental thrombosis in an in vivo hamster model. Am J Respir Crit Care Med, 2002, 166 : 998 - 1004.
68. Khandoga A, Stampfl A, Takenaka SKrombach F. Ultrafine particles exert prothrombotic but not inflammatory effects on the hepatic microcirculation in healthy mice in vivo. Circulation, 2004, 109 : 1320 - 1325.
69. Brown RC, Lockwood AH, Sonawane BR · Neurodegenerative diseases: an overview of environmental risk factors · Environ Health Perspect, 2005, 113 : 1250 - 1256.
70. Calderon-Garcidueñas XL, Azzarelli B, Acune H et al. pollution and brain damage. Toxicol Pathol, 2002, 30 : 373 - 389.
71. Campbell A, Oldham M, Becaria A, et al. Particulate matter in polluted air may increase biomarkers of inflammation in mouse brain. Neurotoxicology, 2005, 26 :

133 – 140.

72. Veronesi B, Makwana O, Pooler M et al · Effects of subchronic exposures to concentrated ambient particles: VII. degeneration of dopaminergic neurons in Apo E Mice · Inhal Toxicol, 2005, 17 : 235 – 241.

73. Oberdörster E. Manufactured nanomaterials (Fullerenes, C60) induce oxidative stress in the brain of juvenile largemouth bass. Environ Health Perspect, 2004, 112 (10): 1058 – 1062.

74. Tin-Tin-Win-Shwe S, Yamamoto S A. Brain cytokine and chemokine mRNA expression in mice induced by intranasal instillation with ultrafine carbon black. Toxicol Lett 2006, 163 (2): 153 – 160.

75. Brigger I, Dubernet C、Couvreur P. Nanoparticles in cancer therapy and diagnosis. Adv Drug Deliver Rev, 2002, 54 : 631 – 651.

76. Gaur U, Sahoo SK, De TK, et al. Biodistribution of fluoresceinated dextran using novel nanoparticles evading reticuloendothelial system. Int J Pharm, 2000, 202 : 1 – 10.

77. Fernandez-Urrusuno R, Fattal E, Porquet D, et al. Valuation of liver toxicological effects induced by polyalkylcyanoacrylate nanoparticles. Toxicol Appl Pharmacol, 1995, 130 (2): 272 – 279.

78. Wang B, Feng WY, Wang TC et al · Acute toxicity of nano- and micro-scale zinc powder in healthy adult mice. Toxicol Lett, 2006, 161 (2): 115 – 123.

79. Chen Z, Meng H, Xing GM et al · Acute toxicological effects of copper nanoparticles in vivo. Toxicol Lett, 2006, 163 : 109 – 120.

80. Alberts B, Bray D, Johnson A, et al. Essential Cell Biology 2nd Edition. Garland Science, 2004.

81. Purves WK, Orians GH, Heller HC · Life: The Science of Biology, 7th Edition · Sinauer Associates and W. H. Freeman, 1998.

82. Mukherjee S, Ghosh RN, Maxfield FR. Endocytosis. Physiol Rev, 1997, 77 (3): 759 – 803.

83. Gruenberg J. The endocytic pathway: A mosaic of domains. Nat Rev Mol Cell Biol, 2001, 2 : 721 – 730.

84. Shukla R, Bansal V, Chaudhary Met al · Biocompatibility of gold nanoparticles and their endocytotic fate inside the cellular compartment: a microscopic overview. Langmuir, 2005, 8, 21 (23): 10644 – 10654.

85. Rejman J, Oberle V, Zuhorn IS, et al. Size-dependent internalization of particles via the pathways of clathrinand caveolae-mediated endocytosis. Biochem J, 2004, 377 : 159 – 169.

86. Donaldson K, Tran CL, Jimenez LA, et al. Combustion-derived nanoparticles: A critical review of their toxicology following inhalation exposure. Particle Fibre Toxicol, 2005, 2 : 10 - 23.
87. Löhbach C, Neumann D, Lehr C M. Human vascular endothelial cells in primary cell culture for the evaluation of nanoparticle bioadhesion. J Nanosci Nanotechnol, 2006 6 (9 - 10): 3303 - 3309.
88. Xing XL, He XX, Peng JF et al. Uptake of silica-coated nanoparticles by HeLa cells. J Nanosci Nanotech, 2005, 5 : 1688 - 1693.
89. Qaddoumi MG, Gukasyan HJ, Davda J et al · Clathrin and caveolin-1 expression in primary pigmented rabbit conjunctival epithelial cells: role in PLGA nanoparticle endocytosis · Mol Vis, 2003, 15 : 559 - 568.
90. Raynal I, Rrigent P, Peyramaure S, et al. Macrophage endocytosis of superparamagnetic iron oxide nanoparticles: mechanisms and comparison of ferumoxides and ferumoxtran-10. Investig Radiol, 2004, 39 : 56 - 63.
91. Roser M, Fischer D, Kissel T. Surface-modified biodegrable album nano-andmicrospheres II: effect of surface charges on in vitro phagocytosis andbiodistribution in rats. Eur J Pharm Biopharm, 1998, 46 : 255 - 262.
92. Kostarelos K, Lacerda L, Pastorin G et al. Cellular uptake of functionalized carbon nanotubes is independent of functional group and cell type · Nat Nanotech, 2006, 2 : 108 - 113.
93. Geiser M, Rothen-Rutishauser B, Kapp N et al · Ultrafine particles cross cellular membranes by nonphagocytic mechanisms in lungs and in cultured cells. Environ Health Perspect, 2005, 113 : 1555 - 1560.
94. Savi R. Luo LB, Eisenberg A et al · Micellar nanocontainers distribute to defined cytoplasmic organelles. Science, 2003, 300 : 615 - 618.
95. Gupta AK, Curtis AS. Surface modified superparamagnetic nanoparticles for drug delivery: interaction study with human fibroblasts in culture. J Mater Sci Mater Med, 2004, 15 : 493 - 496.
96. The Chemistry encyclopedia www. chemistrydaily. com/chemistry/Cell_ nucleus
97. Lovrić J. Bazzi HS. Yan C et al · Differences in subcellular distribution and toxicity of green and red emitting CdTe quantum dots. J Mol Med, 2005, 83 : 377 - 385.
98. Chen M, Mikecz AV · Formation of nucleoplasmic protein aggregates impairs nuclear function in response to SiO_2 nanoparticles. Exp Cell Res, 2005, 305 : 51 - 62.
99. de la Fuente JM, Berry CC. Tat peptide as an efficient molecule to translocate gold nanoparticles into the cell nucleus. Bioconjugate Chem, 2005, 16 : 1176 - 1180.
100. Lundbörg M, Johard U, Lastbo ML, et al. Human alveolar macrophage phagocytic

function is impaired by aggregates of ultrafine carbon particles. Environ Res Sect A, 2001, 86: 244-253.

101. Renwick LC, Brown D, Clouter A. Donaldson K. Increased inflammation and altered macrophage chemotactic responses caused by two ultrafine particle types. Occup Environ Med, 2004, 61: 442-447.

102. Zhang QW Kusaka Y. Comparative injurious and proinflammatory efects of three uhrafine metals in macrophages from young and old rats. Inhal Toxicol, 2000, 12: 267-273.

103. Möller W, Hofer T, Ziesenis A, et al. Ultrafine particles cause cytoskeletal dyfunctions in macrophages. Toxicol Appl Pharmacol, 2002, 182: 197-207.

104. Jia G, Wang HF, Yan L et al. Cytotoxicity of carbon nanomaterials: single-wall nanotube, multi-wall nanotube, and fullerene. Environ Sci Technol, 2005, 39: 1378-1383.

105. Tamaoki J, Isono K, Takeyama K et al · Ultrafine carbon black particles stimulate proliferation of human airway epithelium via EGF receptor-mediated signaling pathway. Am J Physiol Lung Cell Mol Physiol, 2004, 287: 1127-1133.

106. Sayes M, Wahi R, Kurian PA et al. Correlating nanoscale titania structure with toxicity: a cytotoxicity and inflammatory response study with human dermal fibroblasts and human lung epithelial cells Christie. Toxicol Sci, 2006, 92: 174-185.

107. Shvedova AA, Caswanova V, Kisin E. R, et al. Exposure to carbon nanotube material: assessment of nanotube cytotoxicity using human keratinocyte cells · Toxicol Environ Health, 2003, 66: 1909-1926.

108. Cui DX, Tian F, Ozkan CS. Effect of single wall carbon nanotubes on human HEK293 cells Toxicol Lett, 2005, 155: 73-85.

109. Monteiro-Riviere NA, Nemanich RJ, Inman AO et al. Multi-w33alled carbon nanotube interactions with human epidermal keratinocytes Toxicol Lett, 2005, 155: 377-384.

110. Scrivens WA, Tour JM. Synthesis of ^{14}C-labeled C_{60}, its suspension in water, and its uptake by human keratinocytes. J Am Chem Soc, 1994, 116: 4517-4581.

111. Hussain SM, Javorina A, Schrand AM et al · The interaction of manganese nanoparticles with PC-12 cells induces dopamine depletion · Toxicol Sci, 2006, 92(2): 456-463.

112. Long TC, Saleh N, Tilton RD et al · Titanium dioxide (P25) produces reactive oxygen species in immortalized brain microglia (BV2): implications for nanoparticle neurotoxicity · Environ Sci Technol, 2006, 40: 4346-4352.

113. Foley S, Crowley C, Smaihi M, et al. Cellular localisation of a water-soluble

fullerene derivative. Biochem Biophys Res Commun, 2002, 294 : 116 – 119.

114. Zhu Y, Zhao QF, Li YG et al · The interaction and toxicity of multi-walled carbon nanotubes with stylonychia mytilus. J Nanosci Nanotech, 2006, 6 : 1357 – 1364.

115. Salnikov V, Lukyánenko YO., Frederick CA The outer mitochondrial membrane in cardiac mitochondria with nanoparticles. Biophys J, 2007, 92 : 1058 – 1071.

116. Xia T, Kovochich M, Brant J et al · Comparison of the abilities of ambient and manufactured nanoparticles to induce cellular toxicity according to an oxidative stress paradigm. Nano Lett, 2006, 6 (8): 1794 – 1807.

117. Hussain SM, Hess KL, Gearhart JM · In vitro toxicity of nanoparticles in BRL 3A rat liver cells. Toxicol In Vitro, 2005, 19 (7): 975 – 983.

118. Mandavilli BS, Santos JH, Houten BV. Mitochondrial DNA repair and aging. Mutat Res, 2002, 509 : 127 – 151.

119. Konaka R, Kasahara E, Dunlap WC et al · Irradiation of titanium dioxide generates both singlet oxygen and superoxide anion. Free Radical Bio Med, 1999, 27 : 294 – 300.

120. Sera N, Tokiwa H, Miyata N. Mutagenicity of the fullerene C60-generated singlet oxygen dependent formation of lipid peroxides. Carcinogenesis, 1996, 17 : 2163 – 2169.

121. Nakagawa Y, Wakuri S, Sakamoto K et al · The photogenotoxicity of titanium dioxide particles. Mutat Res, 1997, 394 : 125 – 132.

122. Nel A, Xia T, Mädler L et al · Toxic potential of materials at the nanolevel. Science, 2006, 311 : 622 – 627.

123. Unfried K, Albrecht C, Klotz LO et al · Cellular responses to nanoparticles: Target structures and mechanisms · Nanotoxicology, 2007, 1 (1): 52 – 71.

124. Li N, Sioutas C, Cho A et al. Ultrafine particulate pollutants induce oxidative stress and mitochondrial damage. Environ Health Perspect, 2003, 111 : 455 – 460

125. Kourie JI. Interaction of reactive oxygen species with ion transport mechanisms. Am J Physiol Cell Physiol, 1998, 275 : C1 – C24.

126. Brown DM, Donaldson K, Borm PJ. Calcium and ROS-mediated activation of transcription factors and TNF-a cytokine gene expression in macrophages exposed to ultrafine particles. Am J Physiol Lung Cell Mol Physiol, 2004, 86 : 344 – 353.

127. Xing GM, Zhang J, Zhao YL et al · Influences of structural properties on stability of fullerenols · J Phys Chem B, 2004, 108 : 11473 – 11479.

128. Tang J, Xing GM, Yuan H, et al. Tuning electronic properties of metallic atom in bondage to a nanospace · J Phys Chem B, 2005, 109 : 8779 – 8785.

129. Sayes CM, John DF, Guo W, e t al. Differential cytotoxicity of water-soluble

fullerenes. Nano Lett，2004，4（10）：1881－1887.

130. Hoshino A，Fujioka K，Oku T，et al. Physicochemical properties and cellular toxicity of nanocrystal quantum dots depend on their surface modification · Nano Lett，2004，4（11）：2163－2169.

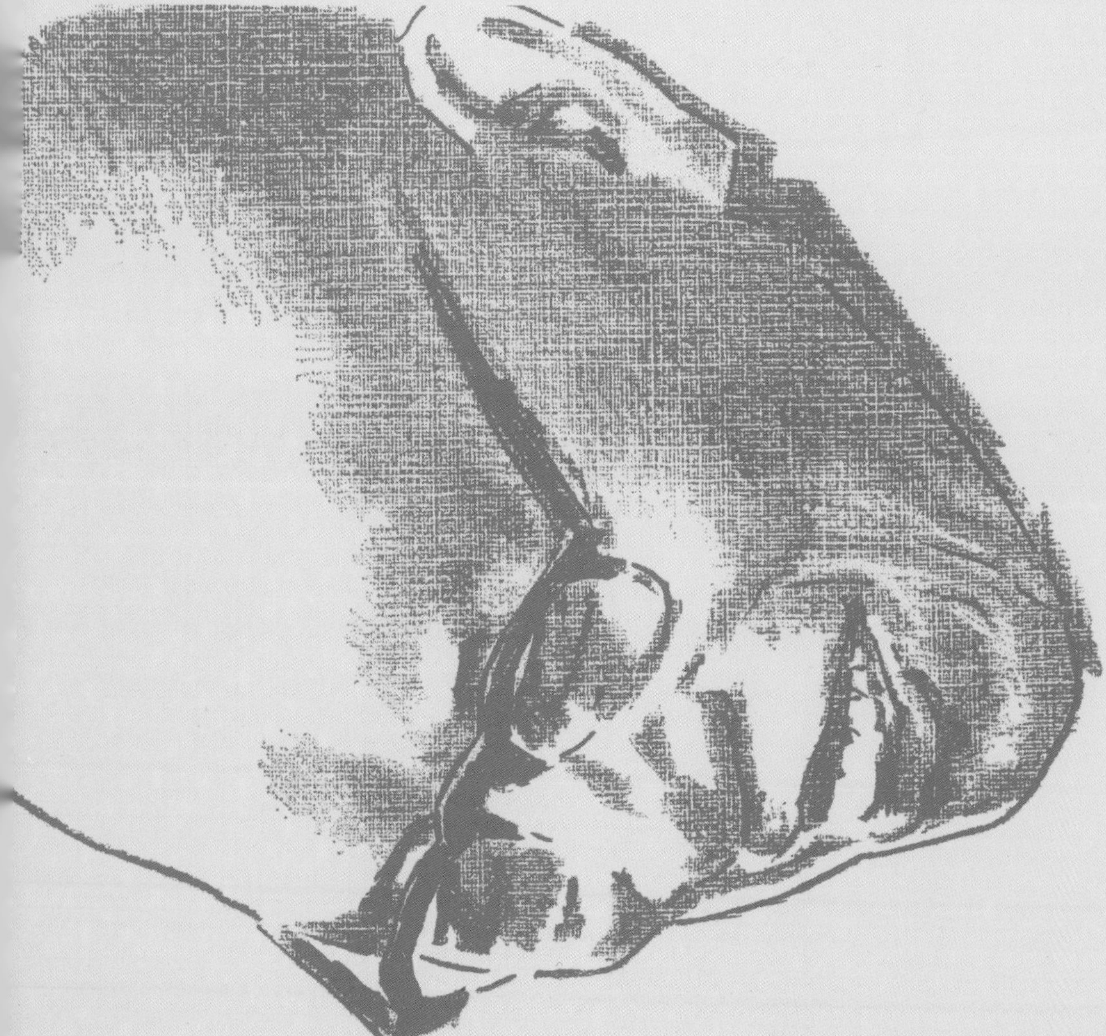

北京协和医院／编著

张孝骞

北京协和医院／编著

中国

全国高职高专建筑工程技术专业规划教材

建筑力学复习与训练

高　健　主编

黄 河 水 利 出 版 社
·郑州·

内 容 提 要

本书是全国高职高专建筑工程技术专业规划教材之一。本书主要内容包括：绪论，建筑力学基础，力系的简化，平面力系的静力学平衡，杆件的内力分析，轴向拉伸和压缩的强度计算，截面的几何性质，扭转的强度和刚度计算，弯曲的强度和刚度计算，应力状态和强度理论，组合变形，压杆稳定，平面体系的几何组成分析，静定结构的内力计算，静定结构的位移计算，力法，位移法，力矩分配法，影响线等。各章由三部分组成：建筑力学复习提要、对应的训练题及训练题参考答案。

本书可作为《建筑力学》教材的配套用书，也可作为建筑力学课程考试复习时的单独用书，希望在培养学生动手能力、综合分析能力和创新能力方面发挥作用。

图书在版编目（CIP）数据

建筑力学复习与训练/高健主编. —郑州：黄河水利出版社，2009.6

全国高职高专建筑工程技术专业规划教材

ISBN 978-7-80734-664-7

Ⅰ.建… Ⅱ.高… Ⅲ.建筑力学-高等学校：技术学校-教学参考资料 Ⅳ.TU311

中国版本图书馆 CIP 数据核字（2009）第 103700 号

出 版 社：黄河水利出版社

地址：河南省郑州市顺河路黄委会综合楼 14 层　邮政编码：450003

发行单位：黄河水利出版社

发行部电话：0371-66026940、66020550、66028024、66022620（传真）

E-mail：hhslcbs@126.com

承印单位：黄河水利委员会印刷厂

开本：787 mm×1 092 mm　1/16

印张：13.25

字数：310 千字　　印数：1—4 100

版次：2009 年 6 月第 1 版　　印次：2009 年 6 月第 1 次印刷

定价：22.00 元

前 言

为了进一步贯彻高职高专教育改革的精神,突出高职高专教育的特点,我们编写了《建筑力学复习与训练》。该书以能力素质培养为基础,不过分强调理论体系,着重基本概念和结论的应用,重视对学生工程概念和力学素养的训练与培养,以使学生具有科学的工作习惯和独立分析、解决问题的能力。希望同学们在学习的过程中,善于提出问题,勤于思考,勇于创新,牢固地掌握建筑力学课程的基本内容,为进一步深入学习和掌握其他土建专业知识打好基础。本书适用于土木工程各专业的学生,也可作为工程技术人员和各类培训人员的参考用书。

本书的主要内容包括:绪论,建筑力学基础,力系的简化,平面力系的静力学平衡,杆件的内力分析,轴向拉伸和压缩的强度计算,平面图形的几何性质,扭转的强度和刚度计算,弯曲的强度和刚度计算,应力状态和强度理论,组合变形,压杆稳定,平面体系的几何组成分析,静定结构的内力计算,静定结构的位移计算,力法,位移法,力矩分配法,影响线等。各章由三部分内容组成:建筑力学复习提要、对应的训练题及训练题参考答案。带*部分为不同专业选修内容。为了便于区分,在前三章中矢量用黑体表示。本书可作为《建筑力学》教材的配套用书,也可作为建筑力学课程考试复习时的单独用书,希望在培养学生动手能力、综合分析能力和创新能力方面发挥作用。

本书的编写分工如下:浙江水利水电专科学校高健编写绪论及第十五、十六、十七、十八章,石家庄职业技术学院高丽荣编写第一、二、三章,漯河职业技术学院于红杰编写第四、五、六、七章,沈阳农业大学高等职业技术学院杨晓阳编写第八、九、十、十一章,三门峡职业技术学院卫国芳编写第十二、十三、十四章。全书由高健教授任主编。

由于编者水平有限,本书难免存在缺点和错误,敬请读者批评指正,以便今后修改和完善。

编 者

2009 年 1 月

目 录

前 言
绪 论 …… (1)
复习提要 …… (1)
训练题 …… (3)
第一章 建筑力学基础 …… (4)
复习提要 …… (4)
训练题 …… (10)
第二章 力系的简化 …… (15)
复习提要 …… (15)
训练题 …… (16)
第三章 平面力系的静力学平衡 …… (18)
复习提要 …… (18)
训练题 …… (20)
第四章 杆件的内力分析 …… (27)
复习提要 …… (27)
训练题 …… (33)
第五章 轴向拉伸和压缩的强度计算 …… (38)
复习提要 …… (38)
训练题 …… (45)
第六章 截面的几何性质 …… (53)
复习提要 …… (53)
训练题 …… (58)
第七章 扭转的强度和刚度计算 …… (63)
复习提要 …… (63)
训练题 …… (66)
第八章 弯曲的强度和刚度计算 …… (71)
复习提要 …… (71)
训练题 …… (81)
第九章 应力状态和强度理论 …… (89)
复习提要 …… (89)
训练题 …… (95)
第十章 组合变形 …… (103)
复习提要 …… (103)

训练题 ……………………………………………………………………………… (104)
第十一章　压杆稳定 ……………………………………………………………… (111)
复习提要 ……………………………………………………………………………… (111)
训练题 ……………………………………………………………………………… (117)
第十二章　平面体系的几何组成分析 …………………………………………… (122)
复习提要 ……………………………………………………………………………… (122)
训练题 ……………………………………………………………………………… (124)
第十三章　静定结构的内力计算 ………………………………………………… (126)
复习提要 ……………………………………………………………………………… (126)
训练题 ……………………………………………………………………………… (131)
第十四章　静定结构的位移计算 ………………………………………………… (140)
复习提要 ……………………………………………………………………………… (140)
训练题 ……………………………………………………………………………… (147)
第十五章　力　法 ………………………………………………………………… (152)
复习提要 ……………………………………………………………………………… (152)
训练题 ……………………………………………………………………………… (160)
第十六章　位移法 ………………………………………………………………… (165)
复习提要 ……………………………………………………………………………… (165)
训练题 ……………………………………………………………………………… (166)
第十七章　力矩分配法 …………………………………………………………… (170)
复习提要 ……………………………………………………………………………… (170)
训练题 ……………………………………………………………………………… (173)
第十八章　影响线 ………………………………………………………………… (176)
复习提要 ……………………………………………………………………………… (176)
训练题 ……………………………………………………………………………… (182)
训练题参考答案 …………………………………………………………………… (187)
参考文献 …………………………………………………………………………… (206)